Klosterheilkunde nach Hildegard von Bingen und Anderen

Karl-Heinz Peper

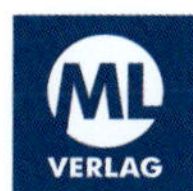

Wichtiger Hinweis:
Die in diesem Buch gemachten Aussagen zu Methoden, Risiken usw. wurden vom Autor sorgfältig erarbeitet und geprüft. Dennoch erfolgen alle Angaben ohne Gewähr. Weder der Autor noch der Verlag können für eventuelle Nachteile und Schäden eine Haftung übernehmen, die aus den im Buch gemachten Hinweisen resultieren. Die in diesem Buch enthaltenen Ratschläge können und sollen keine fachliche Beratung durch Arzt oder Heilpraktiker ersetzen.

Gender-Hinweis: Aus Gründen der besseren Lesbarkeit wird auf eine geschlechtsspezifische Differenzierung verzichtet. Entsprechende Begriffe gelten im Sinne der Gleichbehandlung grundsätzlich für alle Geschlechter. Die verkürzte Sprachform beinhaltet keine Wertung.

1. Auflage 2024

Druck: Generál Nyomda Kft., H-6727 Szeged

Titelfoto: © Karl-Heinz Peper

www.ml-buchverlag.de

ISBN (Buch): 978-3-96474-780-8
ISBN (E-Book/PDF): 978-3-96474-781-5

Inhaltsverzeichnis

Repertorium (Krankheitsregister) von A bis Z

Vorwort

Hildegard von Bingen lebte von 1098 bis 1179 n. Chr. und gilt als heilkundige Gelehrte, die vor allem die Klostermedizin stark beeinflusst hat. Knapp 900 Jahre liegt diese Zeit zurück.

Aber was war vorher? Hat sie bei Null angefangen? Nein, ganz sicher nicht. Denn es gab zu dieser Zeit bereits eine ganze Reihe von Schriften, welche auch Hildegard benutzt haben dürfte. Die Klostermedizin hat ihre ersten Wurzeln bereits bei Plinius dem Älteren (23/24–79 n. Chr.) und Dioskurides (1. Jh. n. Chr.), einem griechischen Militärarzt unter dem römischen Kaiser Nero. Allein diese beiden Werke waren und sind auch heute noch sehr bedeutsam.

Im 8. Jahrhundert kamen dann in Deutschland die ersten beiden medizinischen Kräuterbücher auf. Das „Lorscher Arzneibuch"aus der Benediktinerabtei zu Lorsch und das „Hortulus", ein Kräuterbuch in Gedichtform von Walahfrid Strabo (der Schielende), dem Abt der Benediktinerabtei auf der Insel Reichenau im Bodensee.

Im 11. Jahrhundert wurde dann das Kräuterbuch von Odo Magdunensis, einem Mönch aus dem Loire-Tal in Frankreich, und Constantinus Africanus, einem arabischen Kräuter- und Gewürzhändler veröffentlicht. Constantinus Africanus war vom Mönchstum und der christlichen Lehre begeistert, konvertierte und trat als Mönch in das Mutterkloster der Benediktinermönche in Salerno ein. Dieser bedeutende Mönch konnte arabisch und hebräisch lesen und schreiben und lernte dort die lateinische Schrift. Er übersetzte unter anderem die Werke des persischen Arztes Avicenna (Abdallah Ibn Sina, ca. 973–1037) ins Lateinische. Ich habe in meinem Buch besonders die von den Mönchen beschriebenen Anwendungen als Ergänzung aufgeführt.

Diese Werke standen also bereits vor Hildegard zur Verfügung. Es wird immer wieder behauptet, dass Hildegard auch den medizinischen Teil ihrer Werke aus einer göttlichen Schau erhalten hat, dem möchte ich aber zum größten Teil widersprechen.

Durch meine eigenen Nachforschungen und Vergleiche konnte ich nachweisen, dass sie neben der Bestimmung der Modalitäten wie heiß, warm, erwärmend, trocknend, kalt, kühlend sowie feucht auch die Signaturenlehre sehr gut beherrscht und benutzt hat. Es handelt sich dabei um die Lehre der von Gott dem Schöpfer unserer Erde in die Pflanzenwelt hineingelegten Zeichen. An diesen kann der Heilkundige erkennen, wofür er dieses Mittel einsetzen kann.

Nach Hildegard wurde weiterführend einiges niedergeschrieben. So entstand zum Beispiel die „Leipziger Drogenkunde“ um 1435 in einem sächsischen Kloster oder das „Elsässische Arzneibuch“, welches um 1418 in Straßburg geschrieben wurde.

Es gab einen bedeutenden Mönch des Norbertijnen-(Praemonstratenser-)Klosters in Postel in Belgien. Es handelte sich dabei um Guy van Leemput (1955–2022), der in der Heilkunde und in der Botanik sehr gut bewandert und erfahren war. Er besaß zudem auch in Bezug auf Anbau und Anwendung ein sehr großes Wissen und hatte darüber zwei Bücher in niederländischer Sprache geschrieben. Auch sein Wissen habe ich ergänzend in diesem Buch eingearbeitet.

Die geschichtliche Entwicklung der Klosterheilkunde und auch die Angaben der „Leipziger Drogenkunde“ sowie andere Quellen hat Pater Kilian Saum, ein Mönch aus einem bayrischen Kloster, in Zusammenarbeit mit zwei Ärzten sehr gut erforscht und in dem Werk „Das große Handbuch der Klosterheilkunde“ sehr gut beschrieben.

Mit diesem von mir zusammengetragenen Wissen habe ich in der Praxis an zahlreichen Patienten immer wieder sehr gut Erfolge beobachten können.

Ich wünsche den Lesern und Leserinnen viel Freude und auch Erfolg beim Arbeiten mit diesem Buch.

Karl-Heinz Peper
Heilpraktiker

Wer war Hildegard von Bingen?

Hildegard von Bingen (1098–1179) war eine Benediktiner-Nonne und Äbtissin, die bereits als Kind im Alter von 8 Jahren im Jahre 1106 in die Frauenklause in das Kloster am Disibodenberg kam. Sie wurde der dortigen Äbtissin Jutta von Sponheim zugeteilt und von dieser in das Klosterleben eingewiesen sowie im Lesen und Schreiben unterrichtet wurde. Im Alter von 17 Jahren empfing Hildegard den geweihten Schleier vom Bischof von Bamberg. Sie war also eine Benediktinerin geworden. Nach Ablegung des monastischen Gelübdes machte sie große Fortschritte. Mit Anerkennung und Freude sah dies ihre ehrwürdige Mutter Jutta und nahm voller Bewunderung wahr, wie aus der Schülerin eine Lehrmeisterin wurde und eine Wegbereiterin, auf den „Höhenpfaden der Tugenden".

Nach Juttas Tod im Jahre 1136 wurde die 38-jährige Hildegard einstimmig von ihren Mitschwestern zur Vorsteherin des kleinen Konvents gewählt. Hildegard, so heißt es, sträubte sich zunächst, das Amt zu übernehmen und musste erst vom Abt Kuno überredet werden.

Beinahe von Kindheit an hatte sie unter Krankheiten zu leiden. Mit 43 Jahren begann sie zu schreiben und bekam dafür sogar eine Schreiberlaubnis vom Papst Eugen III. auf der Synode von Trier (1147/48). Dieses geschah vor allem durch ihren Fürsprecher, dem französischen Abt Bernard von Clairvaux.

Papst Eugen III. sandte vorab zwei Gesandte zu Hildegard um ihre Sehergabe zu prüfen. Ein Faksimile (handgemachte, beglaubigte Kopie der Schreiberlaubnis und Anerkennung ihrer Sehergabe) hängt noch heute im Kellergewölbe des Klosters am Rupertsberg. Darauf ist Hildegard mit einem Heiligenschein abgebildet.

Sie setzte sich erfolgreich gegen den Widerstand von Abt Kuno durch und gründete unter vielen Entbehrungen ein neues Kloster am Rupertsberg (am Zusammenfluss von Nahe und dem Rhein bei Bingen). Sie musste damals über die Nahetalbrücke, welche heute noch vorhanden ist und als „Drusenbrücke" bezeichnet wird.

Hildegard selbst leitete die Bauplanungen und legte den Grundstein für eine neue Kirche. Diese wurde am 1. Mai 1152 vom Erzbischof Heinrich I von Mainz eingeweiht. Gleichzeitig erkämpfte sich Hildegard für ihr Kloster die geistige Selbstständigkeit und die völlige materielle Unabhängigkeit. Kaiser Barbarrosa stellte ihr einen Schutzbrief aus und verpflichtete sich dazu, für den Schutz des Klosters zu sorgen. Er gewährte ihr den Schutz – auch als es zum Streit kam.

Predigtreisen gab es im Mittelalter oft. Hildegard war aber die einzige Frau, die solche unternahm. 1160 reiste sie die Mosel hinauf bis nach Trier und moselaufwärts nach Metz und zur Benediktinerabtei Krauftal.

Ein Faksimile des kaiserlichen Schutzbriefes hängt noch heute im Kellergewölbe des Klosters am Rupertsberg. 1148 wurde ein bereits bestehendes Augustinerkloster in Eibingen auf der anderen Seite des Rheines gebrandschatzt. Hildegard kaufte das Kloster, ließ es renovieren und siedelte einige Nonnen dorthin um. Hildegard besuchte das Kloster in Eibingen 2-mal pro Woche.

Als 1632 (im 30-jährigen Krieg) das Kloster Rupertsberg von schwedischen Truppen zerstört wurde, siedelten die Nonnen ins Kloster nach Eibingen über. Das Kloster in Eibingen wurde im Jahre 1814 säkularisiert.

Oberhalb von Eibingen wurde um 1900 ein neues Hildegard Kloster von Fürst Karl zu Löwenstein-Wertheim-Rosenberg (1834–1921) gegründet, welches heute noch besteht. Dort wurde und wird das Wirken von Hildegard bewahrt und erforscht.

Hildegard war auch eine gute Reiterin und machte vier große Predigtreisen in die Umgebung. Dabei besuchte sie auch andere Klöster, wie zum Beispiel das Benediktinerkloster Maria Laach. Jede dieser Reisen dauerte etwa zwei bis drei Jahre und sie wurde von Soldaten begleitet, da das Reisen damals nicht ungefährlich war. Die letzte ihrer Reisen machte sie im Alter von 72 Jahren nach Schwaben über Maulbronn, Hirsau, Kirchheim bis Zwiefalten.

Das Werk von Hildegard

Neben heilsgeschichtlichen Texten wie Scivias (Wisse die Wege) verfasste sie Schriften zur Natur- und Heilkunde. Heute noch bekannt im Hinblick auf die Heilkunde ist v. a. die Physica, die in verschiedenen Kapiteln Tiere, Mineralien und Edelsteine sowie Pflanzen mit der Anwendung ihrer Wirkstoffe beschreibt.

Sie unterschied sich von zeitgenössischen oder auch antiken Medizinern durch ihr mythisches Weltbild und ihre Darstellung der Heilwirkungen von Arzneimitteln. Sie sprach auch als einzige von der Grünkraft, welche den Pflanzen innewohnt. Diese heilende Kraft war für Sie besonders wichtig. Auch verwendete Hildegard die Signaturenlehre, nach der der Schöpfer dieser Erde den Pflanzen Zeichen mitgegeben hat, durch die man erkennen kann, für welche Organe und somit auch Krankheiten sie geeignet sind.

Zu Lebzeiten stand Hildegard von Bingen im Schatten der heilkundlichen Lehren von Salerno. Erst gegen Ende des 20. Jahrhunderts wurden ihre Lehren und Schriften wiederentdeckt und vielfältig kommentiert und editiert. Im Mittelalter spielte das Buch Macer floridus von Odo Magdunensis, einem französischen Mönch, eine größere Rolle. Es war ein botanisches Lehrgedicht mit 77 Hexametern und ist heute noch eine wertvolle Ergänzung zur Hildegardmedizin. Es erschien etwa um 1080 und dürfte von Hildegard ebenfalls gelesen worden sein. Auch das Botanische Lehrgedicht Hortulus aus dem 8. Jahrhundert von Walafrid Strabo (der Schielende), einem Abt des Klosters Reichenau, dürfte von Hildegard gelesen worden sein. Weitere Quellen finden Sie unter „Wichtige Persönlichkeiten in der Klosterheilkunde“ (S. 529) sowie im Literaturregister (S. 538).

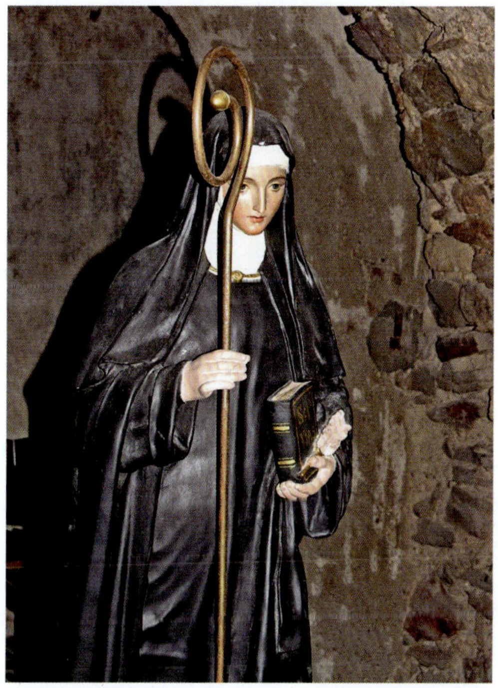

Hildegard von Bingen im Keller von Kloster am Rupertsberg

Hildegard von Bingen kam 1106 als Kind ins Kloster am Disibodenberg in die Obhut von der gebildeten Benediktinerin **Jutta von Sponheim.**

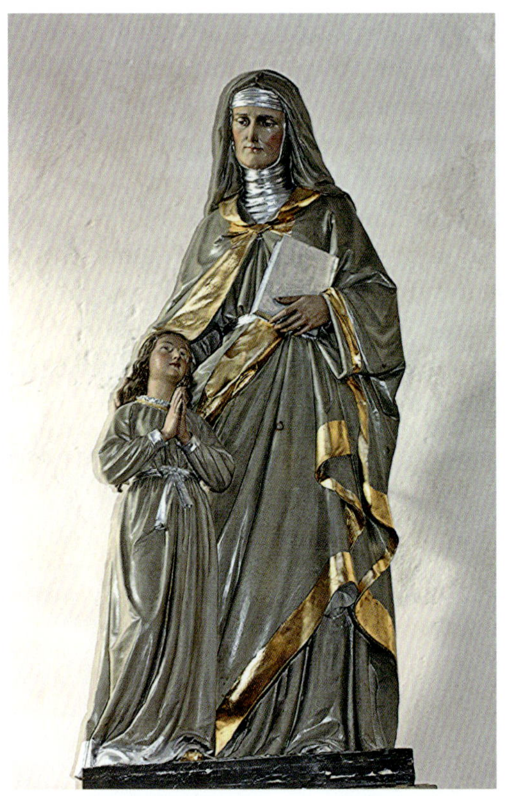

Skulptur von der kleinen Hildegard und Jutta von Sponheim im Kloster Sponheim.

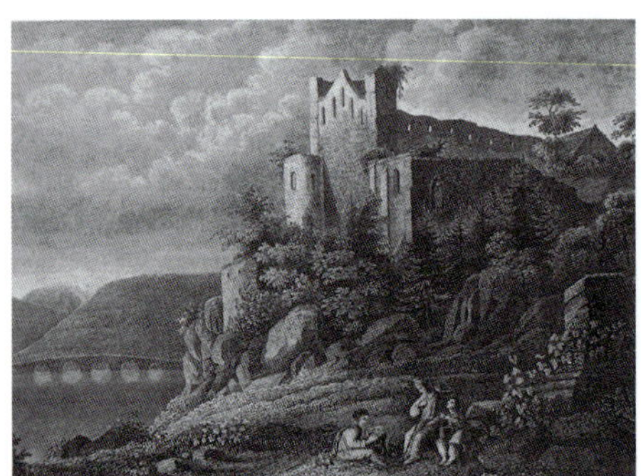

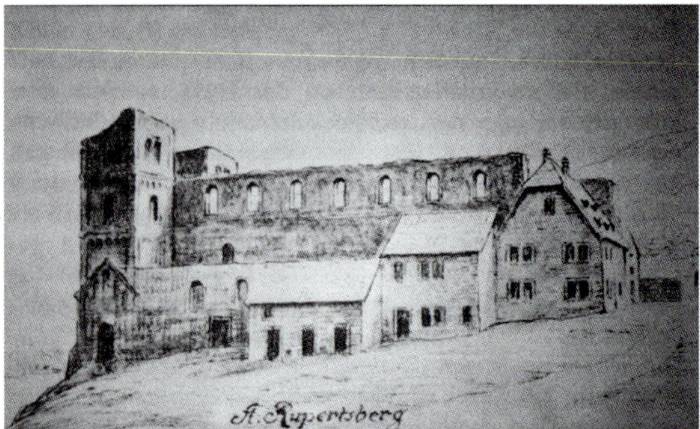

Benediktinerkloster am Rupertsberg, Gemälde aus dem Hildegardmuseum in Bingen

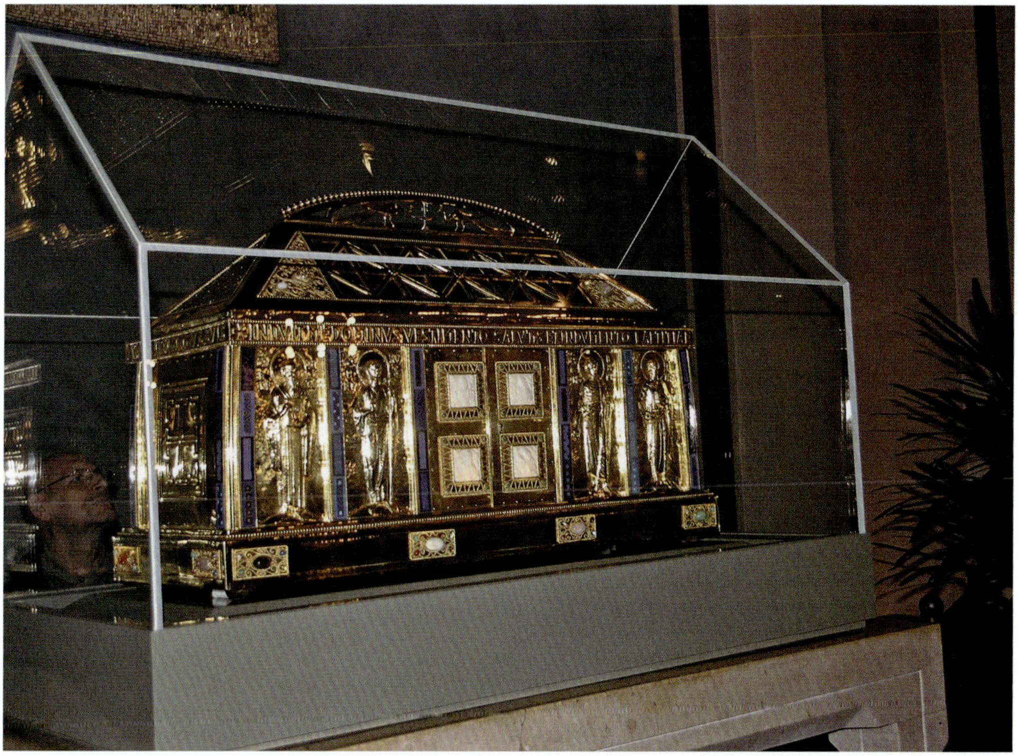

Die Gebeine von Hildegard von Bingen liegen im Reliquienschrein im Kloster Eibingen, heute die katholische Pfarrkirche St. Hildegard in Eibingen bei Rüdesheim am Rhein.

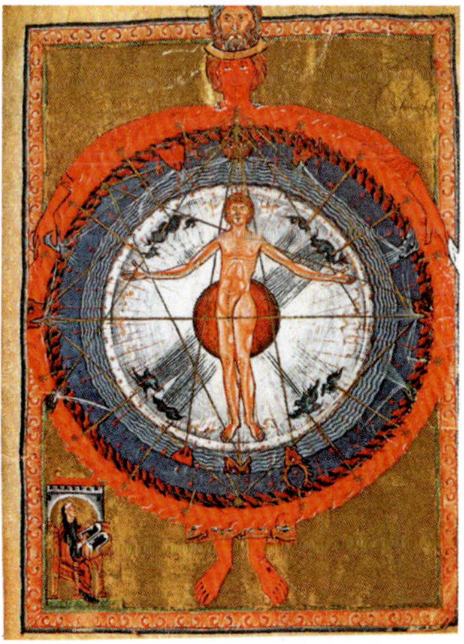

Hildegards Vorstellung: Der Mensch als Mittelpunkt im Kosmos

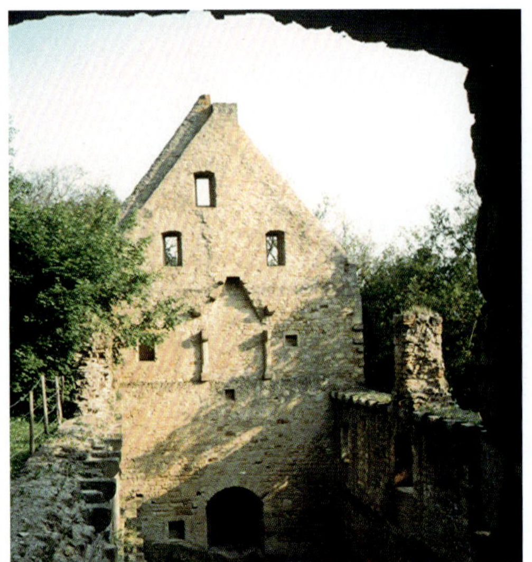

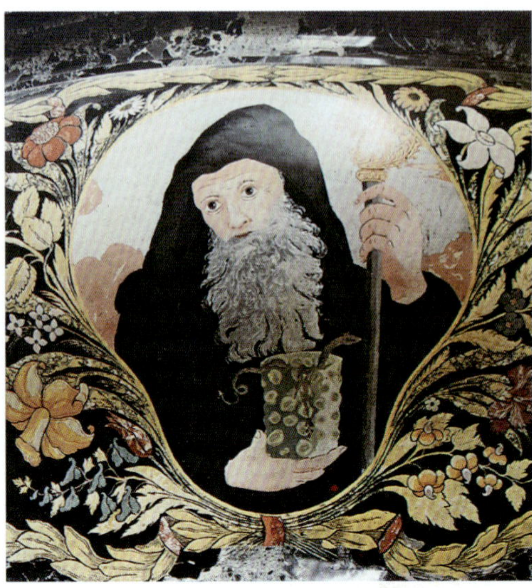

Klosterruine am Disibodenberg; Benedikt von Nursia, Begründer des Benediktinerordens als Gemälde im Benediktinerkloster Fischingen/Schweiz.

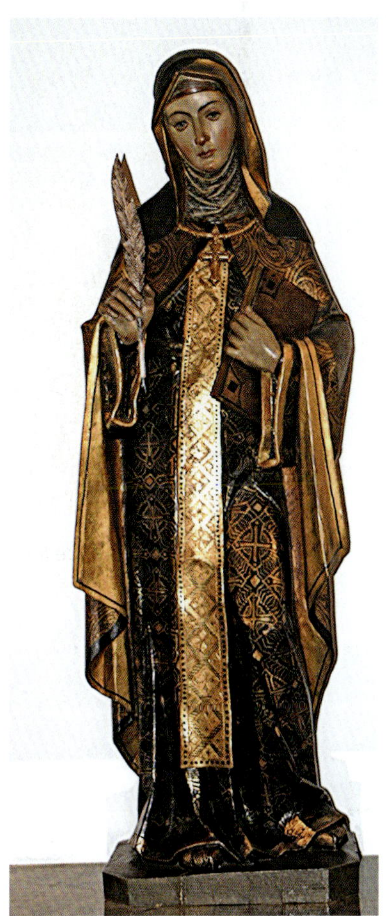

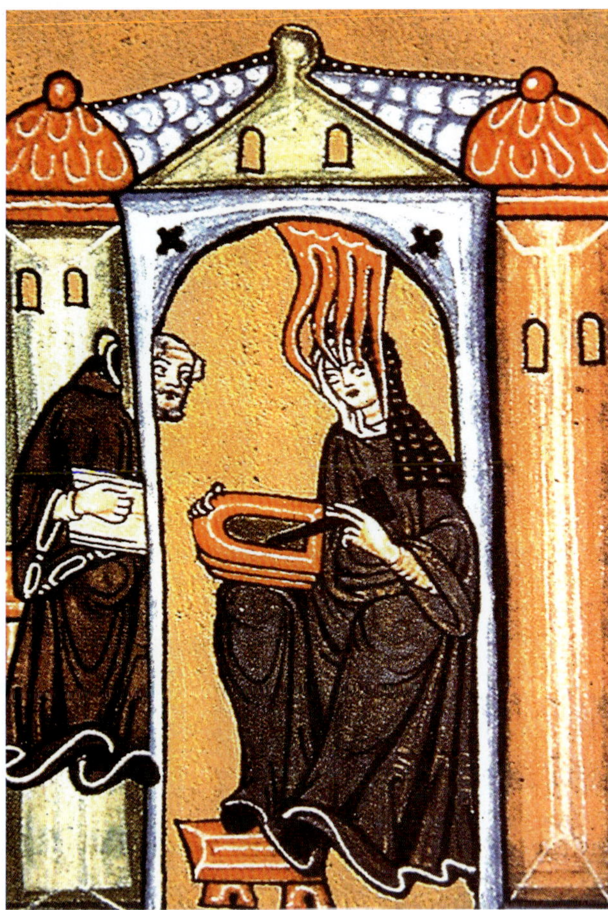

Hildegard von Bingen im Kloster Eibingen; Gemälde im Hildegardmuseum in Bingen am Rhein, Hildegard diktiert dem Benediktinermönch Vollmar ihre göttlichen Inspirationen.

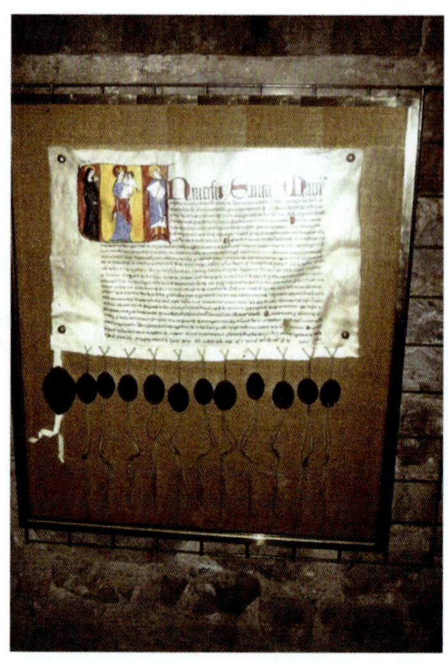

Schreiberlaubnis und Bestätigung ihrer Sehergabe von Papst Eugen dem III.
In der Darstellung wird Hildegard mit Heiligenschein gezeigt.
Im Keller des Hildegardklosters als Faksimile (handgemachte, jedoch beglaubigte Kopie) zu bestaunen.

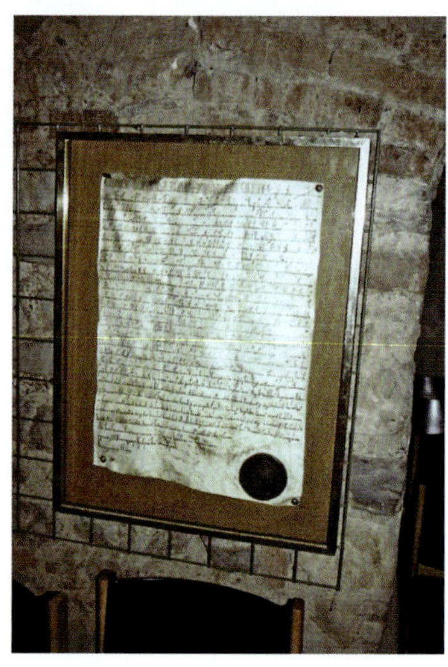

Schutzbrief des Kaisers Barbarossa für das Kloster am Rupertsberg.
Im Keller des Hildegardklosters als Faksimile (handgemachte, jedoch beglaubigte Kopie) zu bestaunen.

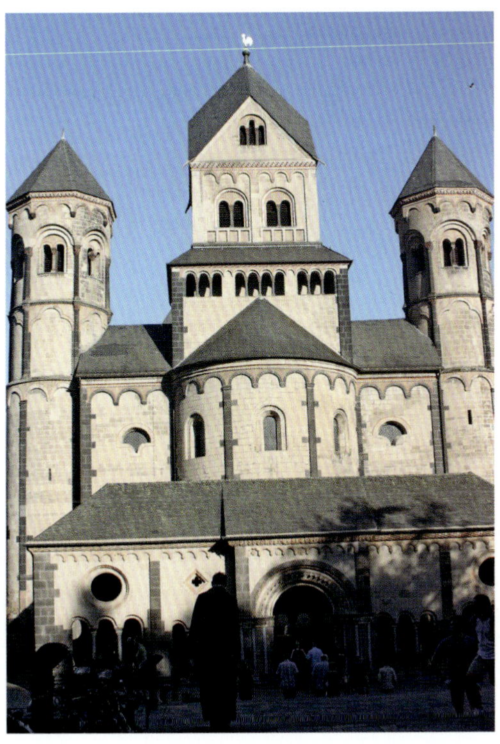

Das Benediktinerkloster Maria Laach wurde von Hildegard von Bingen auf einer ihrer Reisen besucht.

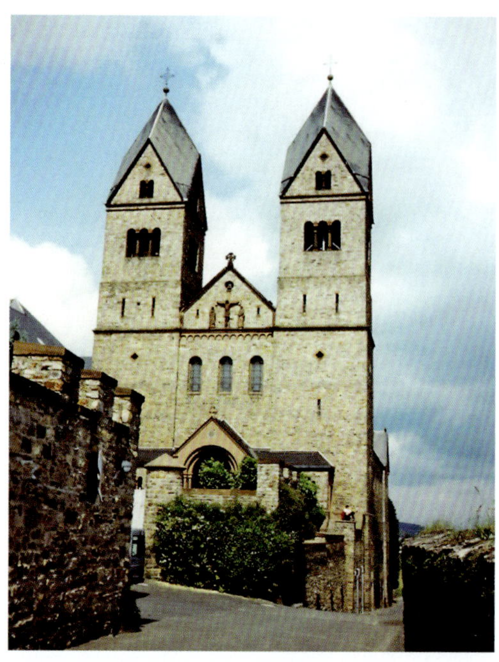

Das Benedikterinnenkloster St. Hildegardis, oberhalb von Eibingen, gestiftet um 1900 von Fürst Karl von Löwenstein.

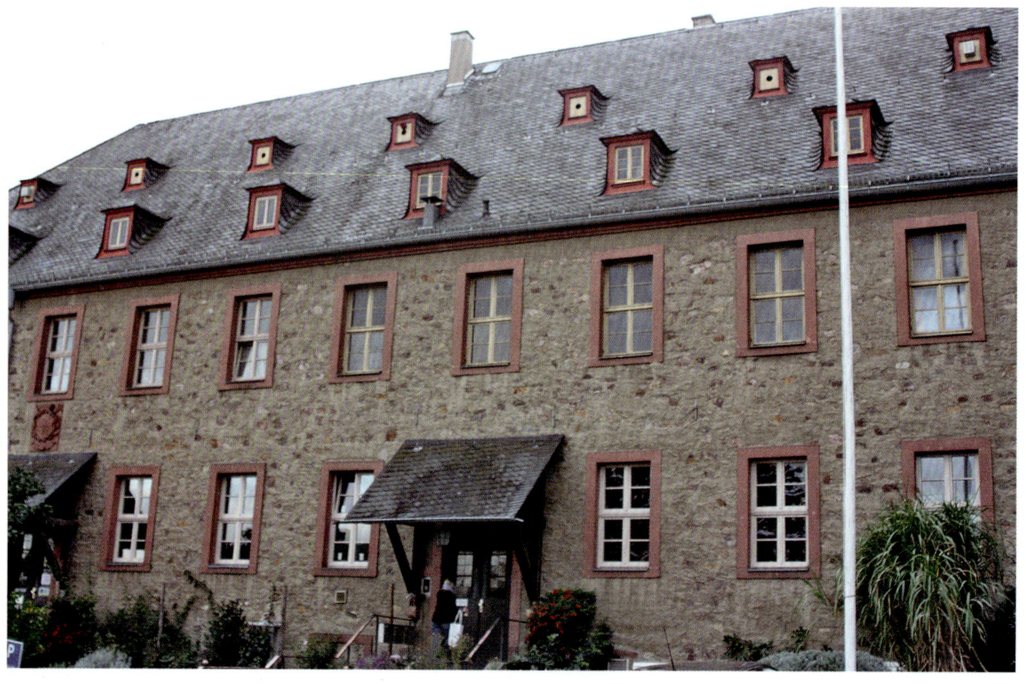

Kloster Eibingen, das Tochterkloster von Hildegard.

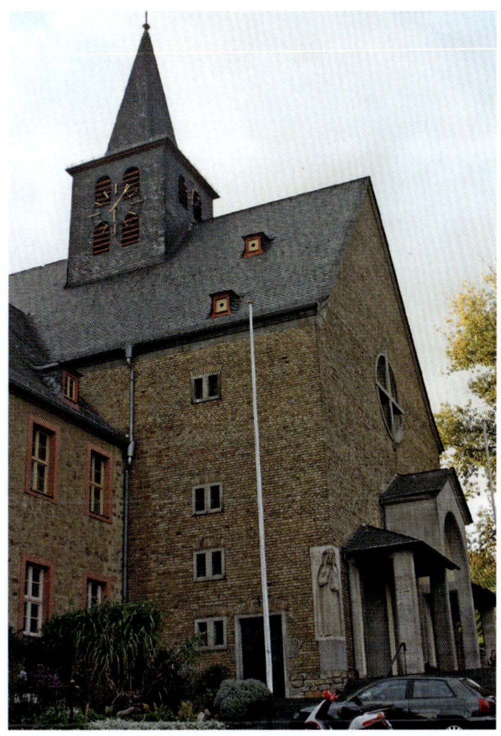

Kloster Eibingen/Pfarrkirche, hier steht der Reliquienschrein von Hildegard von Bingen

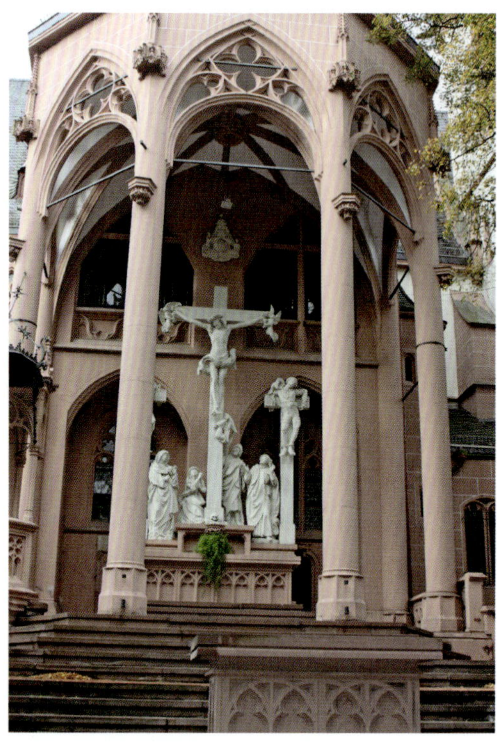

Rochuskapelle bei Bingen. Nach der Säkularisation vom Tochterkloster Eibingen wurden hier der Reliquienschrein und andere Andenken zwischengelagert. Bei einem Brand der Rochuskapelle sind sie nicht beschädigt worden.

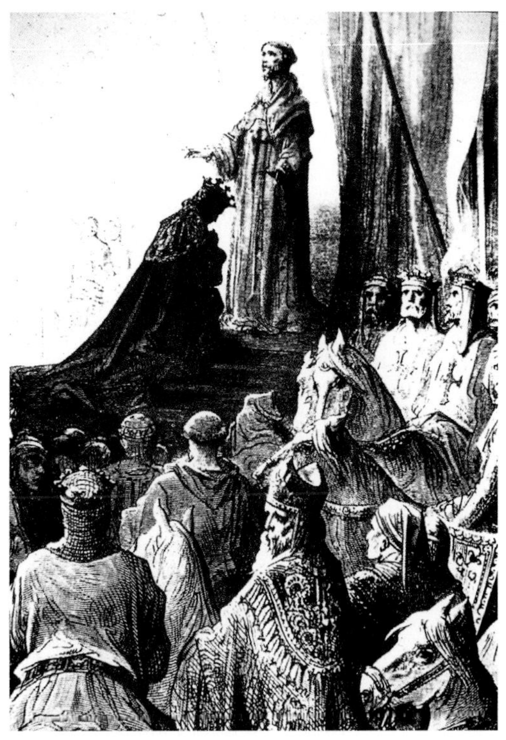

Der französische Abt Bernard von Clairvaux galt als der Fürsprecher von Hildegard bei Papst Eugen den III.

Die Gedanken der großen Mystikerin über die Grünkraft gipfelten für sie im folgenden Lied:

„O heilende Kraft, die sich Bahn bricht!

Alles durchdringest du,

die Höhen, die Tiefen

und jeglichen Abgrund.

Du bauest und bindest alles.

Durch dich träufeln die Wolken.

regt ihr Schwingen die Luft.

Durch dich birgt das Wasser das harte Gestein,

rinnen die Bächlein

und quillt aus der Erde das frische Grün.

Du auch führest den Geist,

der deine Lehre trinkt, ins Weite.

Wehest Weisheit in ihn

und mit der Weisheit die Freude."

Hildegard von Bingen

Die wichtigsten Pflanzen in der Klosterheilkunde von A bis Z

Besonderer Hinweis: Bei schweren Erkrankungen, wie z. B. Krebs ist eine Selbstbehandlung ohne Facharzt nicht ratsam!

Acker-Minze

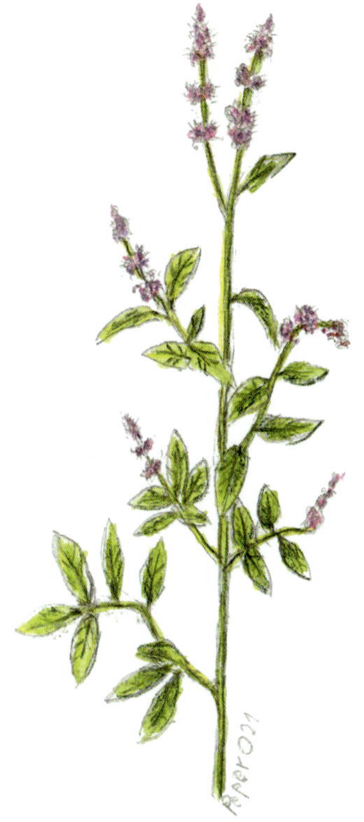

Botanische Bezeichnung

Mentha arvensis

Niederländische Bezeichnung

Akkermunt

Quelle: Physica, Cap. 1-77, S. 101.

Indikation nach Hildegard: Bei einem kalten Magen: *Wer einen* **kalten Magen** *hat und die Speisen nicht verdauen kann, der esse die kleine Minze roh oder mit Fleisch oder Fisch gekocht und sie* **wärmt seinen Magen** *und hilft ihm bei der* **Verdauung.**

Anwendung: Roh gegessen oder als Tee zubereitet.

Zusätzliche Erkenntnisse: Der französische Mönch Odo Magdunensis aus dem Loire-Tal beschrieb im 11. Jahrhundert die Ackerminze gegen **Übelkeit** und wie bei Hildegard zur Förderung der Verdauung. Außerdem soll sie nach Odo auch **ausbleibende Muttermilch** wiederbringen. Innerlich wird die Ackerminze auch bei **Katarrhen der Luftwege** und bei **Magen-, Darm- und Gallebeschwerden** angewendet.
Nach dem Abt Walahfrid Strabo ist sie nützlich bei **Heiserkeit,** um einer rauen Stimme wieder Klang zu verleihen. Hierfür könnte aber auch die Wasserminze in Frage kommen.

Teezubereitung: 2–3 TL des Krautes auf 0,25 l kochendes Wasser. 10 Minuten ziehen lassen, 3x täglich 1 Tasse.

Signatur: Die Pflanze hat eine wärmende Kraft. Sie hilft deshalb bei kaltem Magen, aber auch bei Katarrhen der Luftwege. Sie hat einen vierkantigen Stängel und zeigt dadurch, dass sie die Widerstandskraft verstärken kann. Der erfrischende Duft deutet auf das Nervensystem, aber auch auf die Atemwege hin und lässt eine antiseptische Wirkung vermuten.

Bekannte Inhaltsstoffe: Ätherisches Öl, Menthol, Flavonoide, Gerbstoff, Gerbsäure.

Handel: Als „Ackerminzekraut" über Kräuter Schulte.

Ackerschachtelhalm

siehe unter Schachtelhalm, Seite 272

Akelei

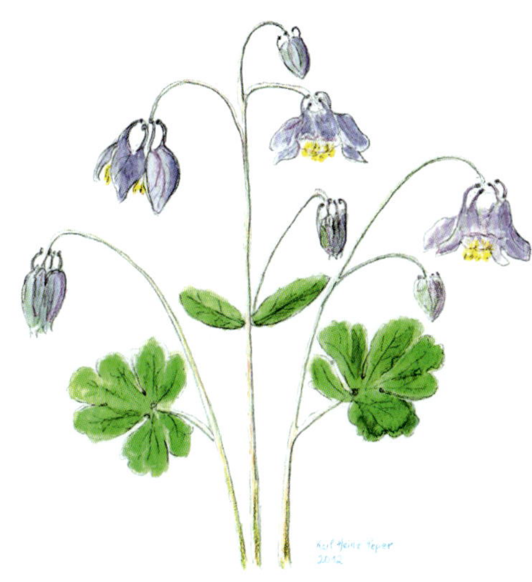

Botanische Bezeichnung
Aquilegia vulgaris

Niederländische Bezeichnung
Akelei

Quelle: Physica, Cap. 1-132, S. 149.

Indikation nach Hildegard: Halsschmerzen (Angina), **Lymphknotenschwellungen** an Hals und Nacken, **schleimiger Auswurf, Fieber, Polypen**

Anwendung: Als Akeleihonig und als Akeleielixier

Hildegard speziell: *Die Akelei ist kalt und ein Mensch in dem Anfälle was „Selega" genannt wird, der esse rohe Akelei und die Anfälle verschwinden. Und der, in dem Skrofeln (Lymphdrüsenschwellungen) zu wachsen beginnen, der esse oft rohe Akelei und die Skrofeln nehmen ab. Aber auch wer viel Schleim auswirft, der beize Akelei in Honig und esse sie oft und der Schleim nimmt ab, und sie reinigt ihn so. Wer aber Fieber hat, der zerstoße Akelei, und er seihe ihren Saft durch ein Tuch, und diesem Saft gebe er Wein bei, und so trinke er oft, und es wird ihm besser gehen.*

Zusätzliche Erkenntnisse: Das Akeleikraut ist hilfreich bei **Kopfschmerzen** durch innere Zerrissenheit. Akeleiwein / Elixier ist in der Volksmedizin als ein Mittel gegen **Impotenz** bekannt, benötigt aber eine längere Einnahme und ist nicht sehr stark wirksam.

Teezubereitung: 2–3 TL des Krautes auf 0,25 l kochendes Wasser. 10 Minuten ziehen lassen, 3x täglich 1 Tasse.

Vorsicht: Eine Überdosierung ist zu vermeiden.

Signatur: Die oberen Blütenköpfchen ähneln sowohl Lymphknoten als auch Polypen. Der relativ dicke Wurzelstock weist auf eine erdende Wirkung hin. Die lila Farbe deutet auf das Nervensystem und die Psyche hin. Die leicht behaarten Stängel geben einen Hinweis auf Haut und Schleimhäute. Die Blüten und Blätter glänzen, was auf Fieber (Fieberglanz) hindeutet. Dazu passt die kühlende Eigenschaft der Akelei.

Bekannte Inhaltsstoffe: Fett, Nitringlycosid, Lipasen, und Flavonoide, Cyanogene, Glycoside (Blausäure bildendes Glycosid) und Alkaloide wie Magniflorin und Beridin.

Wissenswert: Die in der Pflanze enthaltene Menge an Blausäure ist zu gering, um eine Vergiftung hervorzurufen.

Handel: Als „Akeleikraut" über Kräuter Schulte, als „Akelei", „Akeleihonig" (100 / 250 ml) und „Akeleisaft" über die Zähringer Apotheke in Konstanz.

Alant

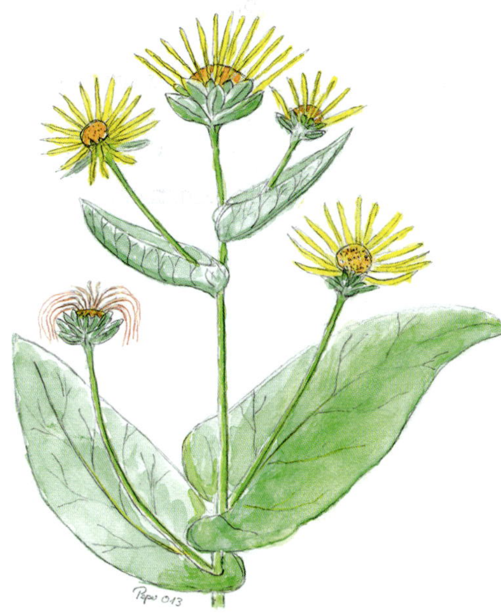

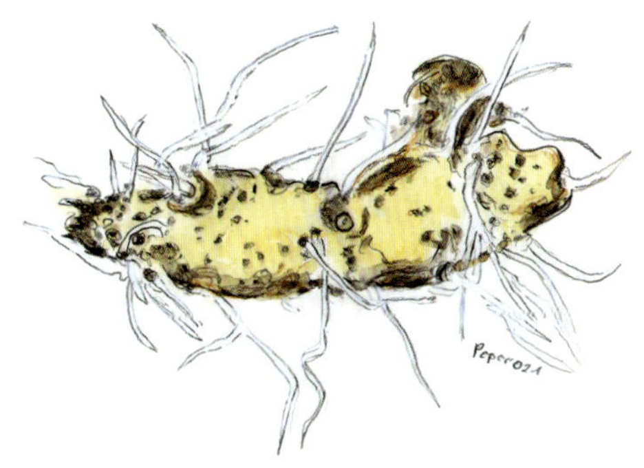

Botanische Bezeichnung
Inula helenium

Niederländische Bezeichnung
Griekse Alant

Quelle: Physica, Cap. 1-95, S. 113.

Indikation nach Hildegard: Asthma, Lungenschmerzen, Vorstufe zur Migräne

Hildegard speziell: *und wer in der Lunge Schmerzen hat, der trinke ihn täglich vor und nach dem Essen und das Gift, das ist der Eiter, nimmt er aus seiner Lunge weg.*

Anmerkung: Auch als Alantelixier anwendbar.

Zusätzliche Erkenntnisse: Der französische Mönch Odo Magdunensis aus dem Loire-Tal beschrieb im 11. Jahrhundert den Alant als Mittel bei **Husten, Verstopfung,** zur **Entwässerung,** bei **Nierenleiden** und für eine **geregelte Menstruation.** Er schrieb auch, das Pulver der Wurzeln mit Honig genossen, beschwichtige den **Husten** und heile **Atemnot,** wo der Patient nur in aufrechter Stellung Atmen kann.
Nach meinen eigenen Erkenntnissen ist der Alant hilfreich bei **Haarausfall,** bei **Husten** und besonders bei **Kreislaufschwäche.** Zudem hilft er bei **Funktionsstörungen der Leber,** sodass der Tee aus der Wurzel auch bei dem sogenannten **Leberhüsteln** wirksam ist. Auch bei **Asthma** mit Pfeifen in den Bronchien ist der Alant einsetzbar.
Der belgische Mönch Guy van Leemput nennt den Alant als Mittel bei chronischer **Bronchitis** mit **zähem Schleim,** bei **Keuchhusten** und als wirksam gegen **Blähungen, Kreislaufschwäche** und **Lustlosigkeit.**

Teezubereitung: 1 gehäufter TL Alant wird mit 0,25 l kochendem Wasser übergossen und 15 Minuten ziehen gelassen. 3–4x täglich eine Tasse, möglichst mit Rapshonig gesüßt, trinken.

Signatur: Der Alant hat große Blätter, welche einen Hinweis auf die Lunge geben. Der Geschmack von Kampfer weist durch seinen erfrischenden Geruch ebenfalls auf die Atemwege hin. Er hat aber auch eine kreislaufanregende Wirkung. Die Bitterstoffe geben einen Hinweis auf die Leber. Die feinen Wurzeln sind mit großen Lücken auf der Knolle angeordnet. Dieses Bild kann mit Haarausfall verglichen werden. Die auffälligen Blüten deuten auf eine auf den Kopf zu beziehende Wirkung hin. Die gelbe Blütenfarbe ist ein Hinweis auf Eiter, aber auch auf die Leber und die übrigen Verdauungsorgane.

Bekannte Inhaltsstoffe: Ätherisches Öl, Alantkampfer (Helenin), Bitterstoffe, Inulin (Polysacheriol).

Handel: Als Alantwurzel über Kräuter Schulte in der Apotheke unter der Bezeichnung „Radix Helenii“. Als „Alantelixier“ nur über die Zähringer Apotheke in Konstanz erhältlich.

Aloe

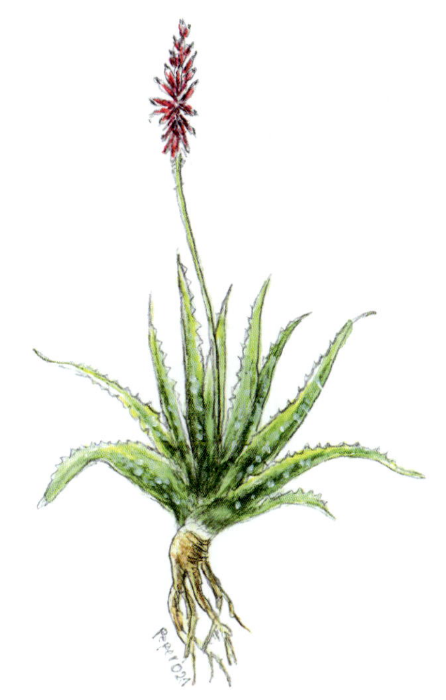

Botanische Bezeichnung
Aloe carpensis

Niederländische Bezeichnung
Aloe

Quelle: Physica, Cap. 1-174, S. 176 / Cap. 1-224, S. 209.

Indikation nach Hildegard: Bei **Gelbsucht**: *Wer Gelbsucht hat, der lege Aloepulver in kaltes Wasser und trinke dieses oft und er wird geheilt werden.*

Achtung: Es handelt sich bei der Angabe von Hildegard um eine durch Diätfehler nicht infektiös verursachte Gelbsucht. In diesem Fall hilft das Aloewasser prompt und zuverlässig.

Zusätzliche Erkenntnisse: Wenn die Augen vereitert waren, wurden sie bei uns mit Aloe bestrichen. Meiner eigenen Erfahrung nach kann man das Augenlid bei einer **Entzündung oder Reizung der Haut** und der Augenbindehaut mit Aloe bestreichen. Aloe hilft auch, wenn Beschwerden durch den Genuss oder durch den Geruch von frischem Fleisch auftreten. Der Saft der Aloe kann gegen einen erhöhten Augeninnendruck (Glaukom) eingesetzt werden.

Der französische Mönch Odo Magdunensis aus dem Loire Tal schrieb im 11. Jahrhundert: Genießt man die Aloe für sich allein, führt sie den Bauch gelinde ab. Schlechthin sei sie dem Magen freundlich zugeeignet, wohingegen die anderen Abführmittel dem Bauch wehtun (reizend wirken). Außerdem heißt es bei Odo, ihr Pulver **befreie frische Wunden vom Eiter**, wenn man es darauf streut. Löst man es in Wasser auf und gibt es auf die Lippen und die Nase, hilft dies gegen dortige **Eitergeschwüre**, nicht weniger auch an den Augen. Meiner eigenen Erfahrung nach hilft das frische Gel auch bei **rissigen Lippen**.

Der belgische Mönch Guy van Leemput nennt die Aloe als Saft äußerlich angewendet als gutes wundheilendes Mittel sowohl bei **Brandwunden** als auch bei **Schnittwunden**. Zudem aber auch bei **Hämorrhoiden** und **Ekzemen**, **Akne**, **Pilzbefall** und **Verstauchungen**. Innerlich angewandt nennt er es als **Abführmittel**, warnt aber vor Dauergebrauch.

Signatur: Zunächst fallen die Häkchen an den Blättern auf. Diese geben einen Hinweis auf die Widerstandskraft. Die rötlich gelben Blüten und der bittere Geschmack weisen auf die Leber und die Galle hin. Die Feuchtigkeit in einer Wüstenpflanze gibt einen Hinweis auf den Flüssigkeitshaushalt des Körpers, aber auch auf die Wirksamkeit bei trockenen Erkrankungen wie zum Beispiel Ekzemen und trockenen Reizungen der Augen. Das helle Gel weist auf die Lymphe hin. Es handelt sich um eine Hitzepflanze, das heißt sie kann der Kraft der Sonne widerstehen und uns bei Sonnenbrand und anderen Schäden durch die Sonne helfen. Beim Durchschneiden sieht man innen dünne Häutchen, als Hinweis auf Haut und Schleimhaut.

Ein abgeschnittenes Blatt verschließt seine Wunde wieder und zeigt somit seine blutstillende und wundheilende Eigenschaft. Auf den Blättern kann man weiße Flecken beobachten, welche wie ein Pilzbefall auf der Haut aussehen.

Bekannte Inhaltsstoffe: Aloin, Harze, Bitterstoffe, Flavonoide.

Vorsicht: Das Aloepulver hat eine sehr stark abführende Wirkung. Deshalb ist bei Menschen mit Hämorrhoiden oder Nierenerkrankungen von der Einnahme abzuraten.

Handel: Über die Apotheke unter der Bezeichnung „Aloe pulv. Cross" und „Aloe pulv. Stb." (Fa. Caelo). (Unterschied unklar. Über Apotheke abklären lassen.) Aloe Vera gibt es als Saft und als Gel bei er Firma Rossmann.

Andorn

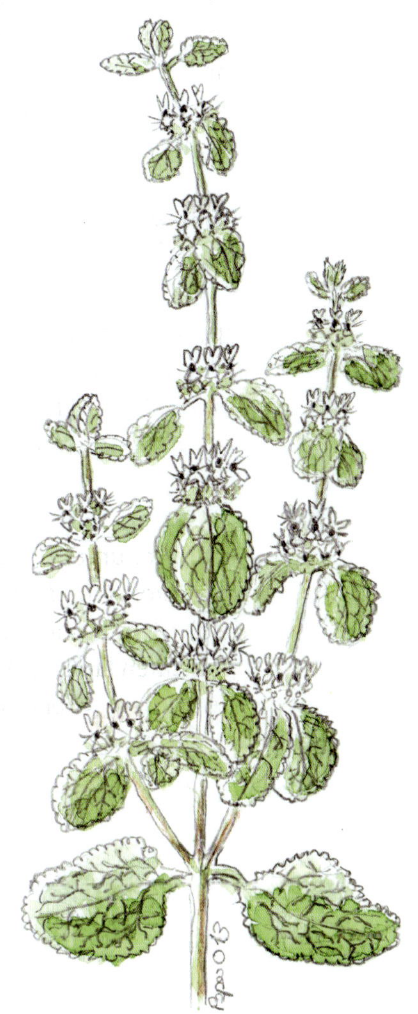

Botanische Bezeichnung
Marrubium vulgaris

Niederländische Bezeichnung
Malrove

Quelle: Physica, Cap. 1-33, S. 66/Ellen Breindl, S. 160.

Indikation nach Hildegard: Dumpfes Gehör, einfacher Husten, Kehlkopfentzündung, Eingeweidebrüche

Anwendung: Bei dumpfem Gehör wird das Frischkraut in Wasser gekocht und etwas ausgepresst und dann zweimal täglich mit einem Leinentuch als Ohrenumschlag aufgelegt. Bei chronischen Katarrhen, Bronchitis und einfachem Husten empfiehlt sich ein Elixier aus Frischkraut, das in Wein gekocht. Davon sollte dreimal täglich jeweils ein Likörglas voll kühl getrunken werden. Das getrocknete Kraut mit Wein und Honig aufgekocht, wird dreimal täglich bei Brüchen der Eingeweide möglichst warm getrunken.

Zusätzliche Erkenntnisse: Nach dem Abt Walahfrid Strabo (ca. 730 n. Chr.) vermag der Andorn arge **Beklemmung in der Brust** zu lindern und wirkt bei **Vergiftungen** als Gegenmittel. Der französische Mönch Odo Magdunensis aus dem Loire-Tal beschrieb im 11. Jahrhundert den Andorn als Mittel bei **Brustleiden**, er fügt jedoch noch **Husten** und **Asthma** hinzu. Äußerlich nennt Odo zudem die Anwendung bei **eiternden Wunden** und **Geschwüren**. Bei Blasen und Nierenleiden rät Odo davon ab, den Andorn zu gebrauchen.

Meiner eigenen Erfahrung nach wirkt Andorn auch **schleimlösend** und **appetitanregend**.

Im Lorscher Arzneibuch (um 795 n. Chr.) II. 58 wird der Andorn ebenfalls als ein schleimlösendes Mittel, besonders bei **chronischem Husten**, genannt.

Nach dem schwedischen Botaniker Carl von Linne hemmt Andorn den **übermäßigen Speichelfluss**, besonders wenn dieser durch Quecksilber (Amalgam) verursacht wurde.

Der belgische Mönch Guy van Leemput nennt die „Malrove" außerdem noch als Mittel gegen **Durchfall** und bei **schmerzhafter Menstruation** sowie bei **Herzrhythmusstörungen**.

Signatur: Die Blüten sitzen zwischen den Blättern. Dies ist ein Hinweis auf Rhythmus. Die weißen Blüten haben Ähnlichkeit mit einem geöffneten Rachen, was auf eine Wirksamkeit in den Atemwegen hindeutet. Die grün bis gräuliche Farbe der Blätter weist auf Schwermetalle hin.

Teezubereitung: 2–3 TL des Krautes auf 0,25 l kochendes Wasser. 10 Minuten ziehen lassen, 3x täglich 1 Tasse.

Achtung: Der Tee schmeckt sehr bitter, deswegen sind das Andornelixier und die Tinktur zu bevorzugen.

Bekannte Inhaltsstoffe: Bitterstoffe (vor allem Marrubiin) sowie Harze, ätherisches Öl und Gerbstoffe (5–7 Prozent).

Handel: „Andornelixier" ist über die Zähringer Apotheke in Konstanz und (weißes) „Andornkraut" und „Andornkrauttinktur" über Kräuter Schulte erhältlich. Apothekenpflichtig!

Angelikawurzel

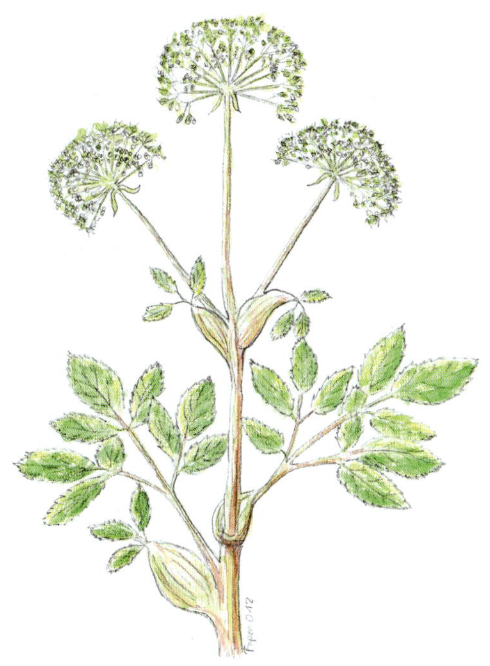

Botanische Bezeichnung
Angelica archangelica, Angelica sylvestris (Wald-Engelwurz)

Niederländische Bezeichnung
Grote en kleine Engelwortel

Quelle: Das große Handbuch Kräuterheilkunde, Pater Kilian Saum u. a.

Hintergrund: Da die Angelika in nördlichen Breiten beheimatet ist, war sie den Ärzten der Antike und der Klostermedizin wie Hildegard von Bingen und Odo Magdunensis noch nicht bekannt. Während man sie in Norwegen, Schweden, Island und Grönland bereits im 12. Jahrhundert als Gemüse- und Heilpflanze nutzte. In Mitteleuropa fand die Angelika erst im Zuge der ersten großen Pestwelle 1348/49 weite Verbreitung. Der Legende nach soll damals in der größten Not der Erzengel Raphael höchstpersönlich erschienen sein und sie den Menschen als Schutz vor dem schwarzen Tod gebracht haben. Ihr würziges, ätherisches Öl wurde Bestandteil des Benediktiner- und des Karthäuserlikörs.

In einer anonymen Klosterhandschrift aus dem 15 Jahrhundert steht ein Traktat zum Angelikabrand: *Angelikawasser ist das alleredelste Wasser, das man in Seuchenzeiten haben konnte. Vom Angelikawasser am Morgen und am Abend jeweils ein Lot getrunken, ist über die Maßen gut für die Brust, sei sie von Eiter oder von Schleim belastet. Das Wasser macht sie wieder weit. Angelikawasser in gleicher Weise getrunken über 12 oder 14 Tage ist sehr gut bei einem schlechten trägen Magen. Angelikawasser jeden Morgen nüchtern getrunken stärkt den ganzen Leib.*

Indikation: Stärkungsmittel, Blähungen

Anwendung: Als Tee, Tinktur, Wein, Likör oder Badezusatz.

Die Engelwurzwurzel, die anderenorts als Angelikawurzel bekannt ist und von mir im Unterricht – weil sie gegen Blähungen wirkt – als Eselsbrücke für die Kursteilnehmer gern als „Engelsfurz" bezeichnet wird, kennt man schon seit Urzeiten als wirksames Mittel gegen Blähungen. Als Tee, Wein oder auch als Badezusatz wirkt Engelwurz vitalisierend.

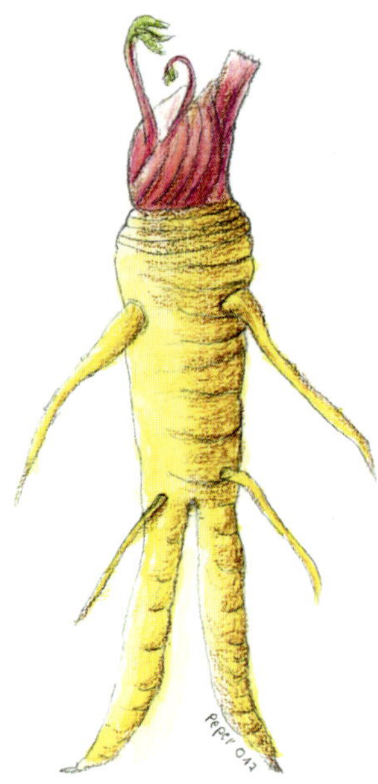

Signatur: Der Bezug zu Blähungen kann an den aufgeblähten Blattachseln und an den aufgeblähten Blütenknospen sehr gut erkennen. Die vitalisierende Wirkung zeigt die Pflanze durch ihren scharfen Geschmack ebenfalls recht deutlich. Die Angelika ist wärmend im dritten Grad.

Bekannte Inhaltsstoffe: In erster Linie ätherisches Öl, Bitterstoffe, Gerbstoffe, Angelikasäure, Furocumarine und Harze Pektin und Zucker als Begleitstoffe.

Anwendung und Dosierung: Selbst hergestellter Angelikawurzelwein: Man benötigt 50 g Angelikawurzel, die mit 1 l Weißwein übergossen werden. Dieser Aufguss muss etwa 5 Tage ruhen, bevor er durch ein Mulltuch oder eine Babywindel abgeseiht wird. Von diesem Wein nimmt man bei Bedarf bis zu 3x täglich 1 volles Schnapsglas ein.

Zubereitung als Badezusatz: 100 g Angelikawurzel mit 1 l kaltem Wasser langsam zum Sieden bringen und 15 Minuten lang kochen lassen. Die abgeseihte Flüssigkeit wird der gefüllten Badewanne als Badezusatz hinzugegeben. Dieses wohltuende Bad, von dem der Gärtner Poetschke sagt: „Bin ich mal nicht so recht auf Draht, kommt Angelikawurzel ins Bad", sollte man sich zweimal pro Woche gönnen.

Teezubereitung: 2 gehäufte TL Angelikawurzel mit 0,25 l kaltem Wasser langsam zum Sieden bringen, ca. 2 Minuten köcheln lassen und dann vom Herd nehmen. Der Aufguss muss dann noch weitere 2 Minuten ziehen, bevor er abgeseiht werden kann.

Vorsicht: Angelikawurzel darf auf keinen Fall bei einer akuten Magenschleimhautentzündung eingenommen werden! Zudem sind allergische Hautveränderungen (Photodermatosen) möglich. Allerdings nur bei einer Berührung der frischen Pflanze bei Sonnenlicht.

Handel: In der Apotheke bekommt man die Wurzel als „Radix Angelicae", im freien Kräuterhandel wird sie als „Engelwurzel, geschnitten / gemahlen" geführt.

Anis

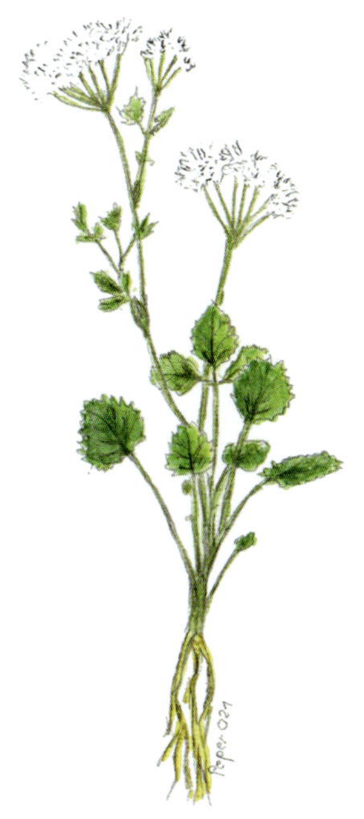

Botanische Bezeichnung
Pimpinella anisum

Niederländische Bezeichnung
Anijs

Quelle: Lorscher Arzneibuch / Leipziger Drogenkunde

Hintergrund: Anis wurde bereits im Lorscher Arzneibuch in mehreren Rezepten als Mittel bei **Erkrankungen der Atemwege**, zur Förderung der **Verdauung** und gegen **Melancholie** beschrieben.

Die um 1435 in einem sächsischen Kloster geschriebene Leipziger Drogenkunde bietet eine Beschreibung der Pflanze und ihrer Anwendungsgebiete: *Anis ist wärmend und trocknend im dritten Grade. Sein Same ist äußerst hilfreich, und sein Geschmack ist scharf und ein wenig bitter. Er hat auch die Kraft, dass er den Urin ausleitet und die Blähungen des Bauches vertreibt und die Schmerzen legt und schweißtreibend wirkt. Er wirkt gut bei Wassersucht und nimmt auch den Durst (...) und ist auch ein geeignetes Mittel für die Nieren. Er bindet den Durchfall und hemmt zu starke Monatsblutung. Er fördert die Muttermilch und weckt die Lust.*

Anis setzt man bei uns in Ostfriesland vor allem gegen **krampfartigen Husten** ein. Man kann ihn jedoch auch bei **krampfartigen Bauchschmerzen**, vor allem wenn diese mit **Blähungen** einhergehen, anwenden. Bei Kindern mit Blähungen empfiehlt sich ein Tee, der zu gleichen Teilen aus Anis, Fenchel und Kümmel gemischt wird. Diese Teemischung kann man auch in ein Leinensäckchen füllen, das leicht erwärmt auf den Bauch des Kindes gelegt wird. Als Tee oder in Milch gekocht wurde Anis früher auch gern von stillenden Müttern eingenommen, da er **anregend auf den Milchfluss und die Milchbildung** wirkt.

Signatur: Die grob gefächerten Blätter deuten auf eine krampflösende Wirkung und die weißen Blüten auf eine entzündungshemmende Wirkung hin. Bereits der Geruch zeigt seine wohltuende Wirkung auf die Atemwege.

Die Blüten und Blattachseln sind deutlich aufgebläht, was auf die Wirkung gegen Blähungen hindeutet.

Bekannte Inhaltsstoffe: Ätherische Öle (darunter in erster Linie Anethol), daneben aber auch fettes Öl sowie Zucker und Eiweiß.

Anwendung: Als **Teezubereitung:** 1 TL zerstoßene Anisfrüchte mit 0,25 l kochendem Wasser übergießen, 10 Minuten ziehen lassen und abseihen. 3–6x täglich 1 Tasse trinken. Bei Husten sollte der Tee mit Honig gesüßt getrunken werden. Anis ist besonders gut für Kleinkinder mit Husten oder Blähungen geeignet. Hier kann er auch erwärmt im Leinensäckchen auf den Bauch gelegt werden.

Handel: In der Apotheke sind zerstoßene Anisfrüchte als „Fructus Anisi contusus" (Fa. Klenk, Fa. Caelo) erhältlich. Im freien Kräuterhandel gibt es sie als „Anis" bzw. „Anis, gemahlen" oder „Anis, geschrotet".

Apfel

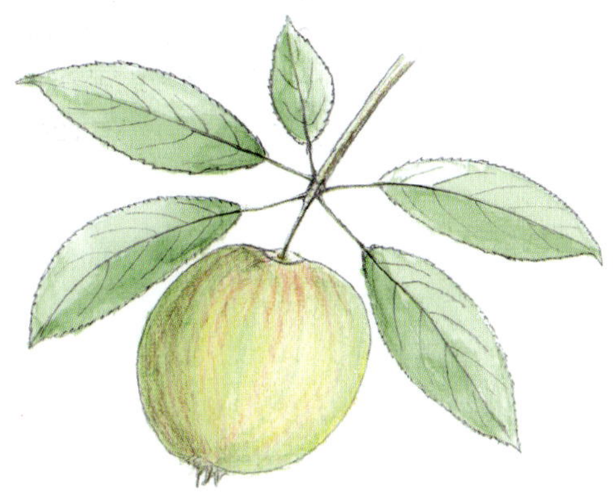

Botanische Bezeichnung
Malus pumila

Niederländische Bezeichnung
Appel

Quelle: Physica, Cap. 3-1, S. 133 / 134.

Indikation nach Hildegard: Bei **Migräne und Kopfschmerzen**. *Wer im Kopf leidet, der salbe abends vor dem Schlafengehen seinen Kopf mit diesem Öl und es wird mit seinem Kopf besser.*

Anwendung: Als Apfelknospenöl und als Apfelblütenöl.

Herstellung: Frische Frühlingsapfelblütenknospen werden in Olivenöl in die Sonne gestellt. Das daraus abtropfende Öl bildet das Apfelknospenöl.

Signatur: Der Apfel hat eine rundliche Form. Es besteht zum einen Ähnlichkeit mit dem Kopf und zum anderen mit der weiblichen Brust. Der Apfel enthält Feuchtigkeit, kann also Feuchtigkeit speichern. Die Schale ist wachsartig. Dies zeugt von einer gewissen Widerstandskraft, auch im Hinblick auf das Immunsystem.

Achtung: Migräne-Vorzeichen beachten! (meist schon abends): Häufiges Gähnen, Augenschmerzen, dunkler Urin (Harnverhaltung).

Zusätzliche Erkenntnisse: Wenn **die Tage der Frauen kommen, die mit Migräne oft verbunden** sind, dann nimmt man einige Abende davor davon schon zur Vorbeugung.

Anmerkung: Apfelöl schmeckt nicht besonders gut („ranzig"). Manchen macht das nichts aus. Bei empfindlichen Gaumen: Auf einem EL ein wenig (süßen) Tee oder Saft (oder Herzwein) als „Unterlage" geben. Darüber das Apfelöl schichten. Dann „rutscht's" ohne unangenehmen Nachgeschmack runter.

Fast Grundbedingung einer Wirkung: Absetzen von Mutterkornpräparaten. *Ich habe den Eindruck, dass diese nach anfänglichem Helfen den nächsten Migräneanfall mit vorbereiten.* (Zitat nach Dr. med Gottfried Hertzka aus der Kleinen Hildegard Apotheke.)

Meiner eigenen Erfahrung nach hat auch der regelmäßige Verzehr eines Apfels (aus biologischem Anbau) eine vorbeugende Wirkung bei Kopfschmerz und Migräne. Dies ist vermutlich auf den Gehalt an Pektinen zurückzuführen.

Bekannte Inhaltsstoffe: Gerbstoffe, Pektine, Vitamin C.

Handel: Als Apfelknospenöl (100 ml), über die Fa. Jura oder über die Zähringer Apotheke in Konstanz.

Aronstab

(Vorsicht giftig)

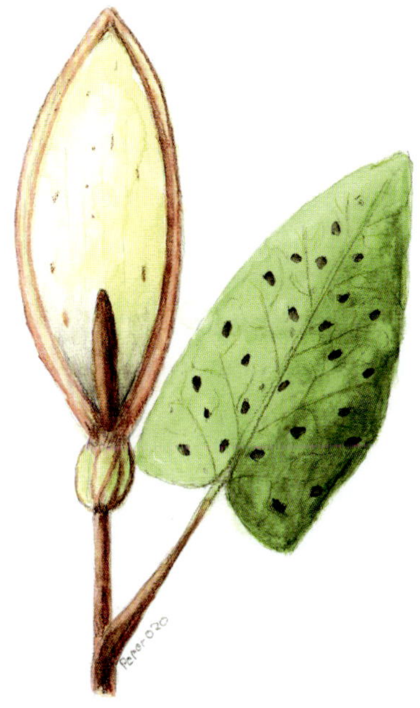

Botanische Bezeichnung

Arum maculatum

Niederländische Bezeichnung

Aronskelk, Jan op de Preekstoel

Quelle: Physica, Cap. 1-49, S. 79.

Indikation nach Hildegard: Melancholie, Depressionen und **depressive Verstimmung** (Klimakterium), **Schwermut**, **Magenverschleimung**, **Gastritis**, **Dyspepsie**, **Reizbarkeit**, **Gicht**

Anwendung: Als Aronstabelixier. 2–3x täglich 1 Schluck trinken. Eine Kur über drei Wochen ist zu empfehlen. Während des Jahres bei Bedarf einen Schluck nehmen.

Es handelt sich hierbei um das wirksamste Mittel gegen **Depressionen** damit habe ich jahrelang sehr gute Erfahrungen sammeln können.
Das Aronstabelixier nach Hildegard von Bingen ist auch für Sänger und Leute, die viel reden müssen, sehr zu empfehlen. Aronstab hilft als Elixier auch Menschen, die nicht aus ihrer Haut können und sich oft wie in einer Zwangsjacke fühlen. Aronstab hilft vermutlich auch bei Divertikel / Divertikulitis. (Hierbei handelt es sich um Aussackungen im Darm.)

Zusätzliche Erkenntnisse: Der französische Mönch Odo Magdunensis aus dem Loire-Tal beschrieb im 11. Jahrhundert den Aronstab als „Colubrina, Natternwurz" folgendermaßen: *Verquickst du den Saft (aus der Wurzel) mit Öl und träufelst ihn ins Ohr, kannst du dessen Schmerz vermindern und wenn du ein Wollzäpfchen mit dessen Saft tränkst und in die Nase einführst, zähmst du die Krankheit, die Polyp genannt wird.*

Meiner eigenen Erfahrung nach hilft es auch bei Kehlkopfentzündung, Heiserkeit, Räuspern und Stimmbandentzündung.
Der Saft ist im Handel nicht erhältlich, wohl aber ein Nasenspray mit Aronstab, welches ebenso wirksam ist.

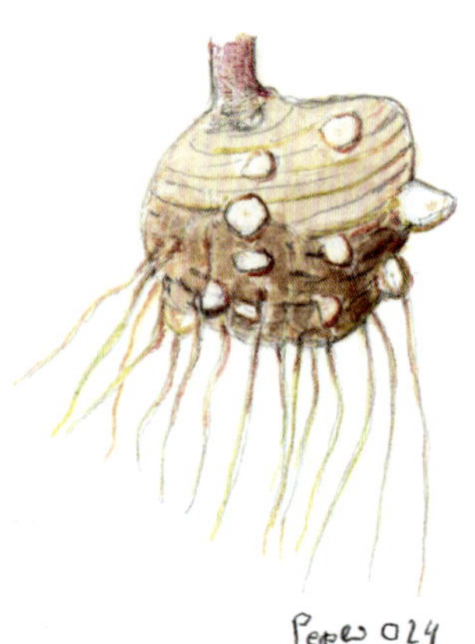

Genießt man das Pulver aus der Wurzel, mit Honig verquickt, zieht dieses Heilmittel die bösen Säfte aus der Brust und lässt sie nimmer wiederkommen. Zudem lindert es einen Katarrh und bezähmt den Husten. Meiner eigenen Erfahrung nach ist dies aber auch mit dem Aronstabelixier aus der Zähringer Apotheke möglich.

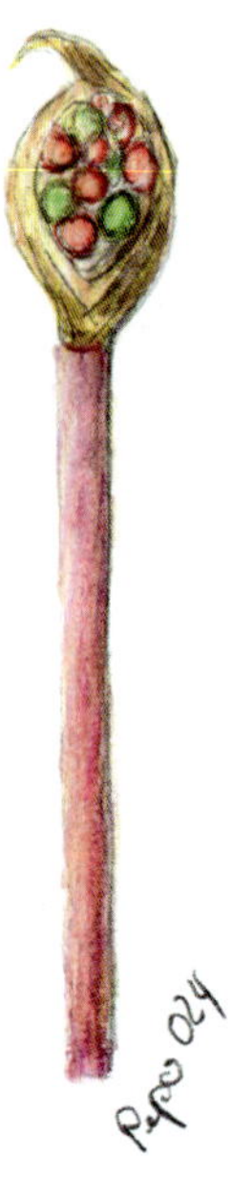

Der Schweizer Kräuterpfarrer Künzle beschrieb die Anwendung mit zerquetschten Blättern als Auflage bei unreiner Haut und bei fressenden Wunden, die nie heilen wollen. Dabei muss nach seinen Angaben für einen guten Abgang von Stuhl und Urin gesorgt werden.

Signatur: Die Blüte ähnelt einer Nonnenhaube, unter der man die Nonne oder den Mönch erkennen kann. Das Bild vermittelt einen melancholischen Eindruck. Zudem sieht man den Kehlkopf auch sehr deutlich. Der Fruchtstand ist zunächst in einer Hülle eingezwängt, welche den Eindruck einer Zwangsjacke vermittelt. Die knollenartige Wurzel bildet kleine Nebenknöllchen, die wie Polypen aussehen.

Bekannte Inhaltsstoffe: Glycosid-Saponine, Blausäure, Hauptwirkstoff Aroin, Nicotin, Amine.

Hinweis zur Giftigkeit:
Bei der Zubereitung des Aronstabelixiers werden 12 g getrocknete Aronstab Wurzel in 1 l Weißwein gekocht.
Dadurch ist diese Mischung ausreichend verdünnt.
Ein genaues Rezept finden Sie unter Rezepte in diesem Buch.
Handel: Als Aronstabwurzel über Kräuter Schulte, als Aronstabelixier über die Zähringer Apotheke in Konstanz am Bodensee oder als Aruvin-Trank Bio über Fa. Posch in Österreich erhältlich. Die Nasentropfen (Spray) gibt es unter folgender Bezeichnung in der Apotheke: „Arum Nasentropfen“ (Firma Nestmann) (es handelt sich um ein Dosierspray).

Artischocke

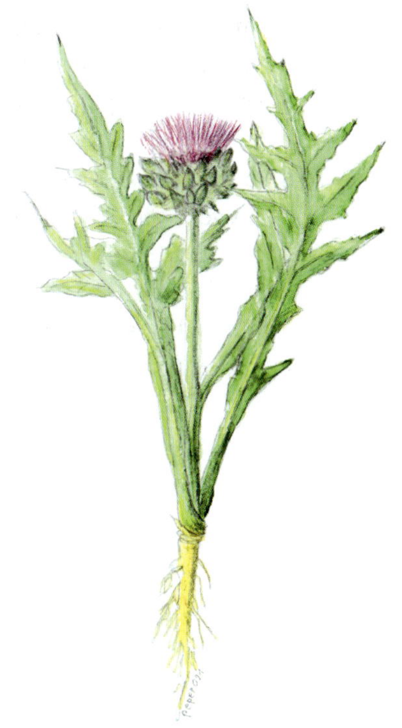

Botanische Bezeichnung
Cynara scolymus

Niederländische Bezeichnung
Artisjok

Quelle: Guy van Leemput und Sigrid Hirsch / Felix Grünberger

Hintergrund: Die Artischocke wurde in fast allen Klostergärten gezeigt, aber dennoch fand ich nichts in den mittelalterlichen Klosterbüchern. Wahrscheinlich wurde die Heilwirkung erst nach Hildegard entdeckt.

Indikation: Der belgische Mönch Guy van Leemput beschreibt sie dagegen sehr ausführlich. Er nennt **Gallebildung** und **Fettverdauung** sowie zu **hohe Cholesterinwerte** als Anwendungsgebiete. Besonders nach Entfernung der Gallenblase hält er sie für sehr geeignet, um die **Gallebildung** wieder zu normalisieren.

Aber auch bei **Völlegefühl** und bei einer **Funktionsstörung der Leber** sowie einer **Fettleber** hält er es für wichtig, den Blätterextrakt der Artischocke zu geben. Auch bei **Blähungen** und **Übelkeit** soll es helfen.

Anwendung: Als aromatischen Artischockenwein nach Hirsch / Grünberger:
80 g getrocknete und zerkleinerte Blätter (oder die doppelte Menge der frischen Blätter) in eine weithalsige Flasche füllen. Etwas Minze und Zimtrinde hinzufügen, das gibt einen besonderen Geschmack.

1 l guten Bio-Rotwein darüber gießen und 2 Wochen in der Wärme stehen lassen, gelegentlich umschütteln und dann mit 3–4 EL Honig zum Sieden bringen. Danach abseihen und in eine dunkle Flasche füllen oder dunkel lagern. Täglich 1 Likörglas davon trinken.

Tinktur: 3x täglich 20 Tropfen in Wasser vor dem Essen.

Teezubereitung: 1 TL Artischockenblätter mit 0,25 l kochendem Wasser übergießen und 10 Minuten ziehen lassen. 3x täglich 1 Tasse vor dem Essen.

Signatur: Die Artischocke hat in ihren Blüten einen essbaren Boden, der aussieht wie ein Stück Fett. Die deutet auf Fettverdauungsstörungen hin. Dazu ist die Blüte relativ dick und hat Ähnlichkeit mit einem dicken Bauch, was das Bild von Völlegefühl vermittelt. Wenn der Patient Fett im Stuhl hat, kann es ebenfalls angewandt werden. Fett im Stuhl erkennt man u. a. daran, dass der Stuhl durch das Fett oben schwimmt oder dass der Stuhl in der Kloschüssel kleben bleibt.

Bekannte Inhaltsstoffe: Bitterstoffe, (Sequiterpenlactone), Schleimstoffe, Gerbsstoffe, Flavonoide, Cynarin, Karotin, Folsäure, Vitamin C und E, Inulin, Mineralstoffe, Natrium.

Handel: Die Blätter sind in der Apotheke unter der Bezeichnung „Folia Cynariae“ erhältlich sowie über Kräuter Schulte als „Artischockenblätter“. In der Apotheke gibt es unter der folgenden Bezeichnung auch eine gute **Tinktur:** „Nemacynar Tropfen“ (Fa. Nestmann).

Augentrost

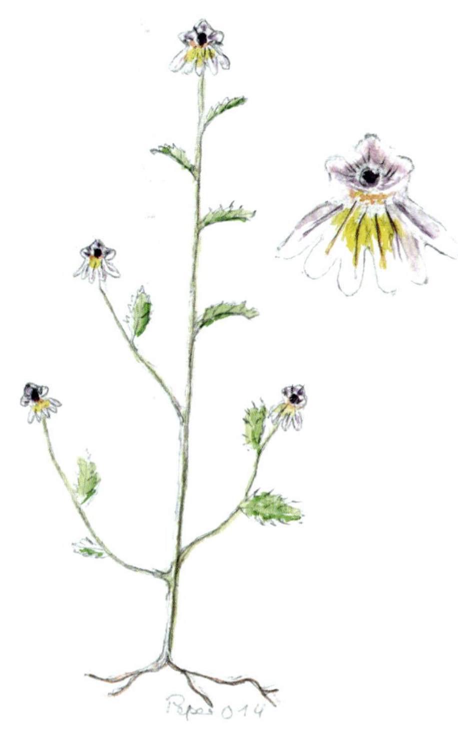

Botanische Bezeichnung
Euphrasia rostkoviana / stricta

Niederländische Bezeichnung
Oogentrost

Quelle: Sigrid Hirsch / Felix Grünberger

Indikation nach Hildegard: Augenschmerzen, Mattigkeit, Unvernünftigkeit

Ihr Grün ist nützlich, so dass der Mensch, der matt ist und dem die Vernunft entschwindet, das Kraut in Mus oder Suppe kochen soll. Wem die Augen schmerzen, der bringe die Blume (blühendes Kraut) zum Sieden und nach Ausdrücken des Wassers lege er sie warm auf seine Augen.

Zusätzliche Erkenntnisse: Augentrost wirkt besonders gut gegen **Augenbindehaut- und Lidrandentzündungen**, kann aber auch sehr gut bei **Verletzungen des Auges** eingesetzt werden. Als Tee hat er eine besonders gute **entzündungshemmende Wirkung** und sollte möglichst sowohl innerlich als auch äußerlich angewendet werden. Mit dem erkalteten Tee lassen sich äußerst wirksame Augenspülungen durchführen. Den Tee füllt man dazu in einen Eierbecher und beugt den Kopf dann über einem Waschbecken leicht nach vorn, um den gefüllten Eierbecher auf das Auge zu setzen. Anschließend wird der Kopf nach hinten in den Nacken gelegt und das geöffnete Auge unter dem Eierbecher hin und her bewegt. Nach Beendigung der Spülung wird der Kopf wieder nach vorn gebeugt, um die Anwendung zu wiederholen oder – falls nötig – beim anderen Auge ebenso zu verfahren.

Signatur: In der Blüte kann man sehr gut das Auge und sogar die Augenlider erkennen. Unten sieht es aus, als ob gelbe Farbe herausläuft, was auf Eiter und damit auf Entzündungen hindeutet.

Anwendung

Teezubereitung: 1–2 TL Augentrostkraut mit 0,25 l kochendem Wasser überbrühen, 10 Minuten ziehen lassen und abseihen. Dieser Tee kann innerlich eingenommen (3x täglich 1 Tasse trinken) oder in abgekühltem Zustand für Augenspülungen verwendet werden.

Augenspülung: Siehe betreffende Textstelle, doch mit der Empfehlung, dem Tee für die Augenspülung noch einige Kochsalzkristalle hinzuzufügen, um ihn so dem Salzgehalt der Tränenflüssigkeit anzupassen. Die Spülung wird auf diese Weise angenehmer für die Augen.

Bekannte Inhaltsstoffe: Gerbstoffe, Bitterstoffe, Harze und ein blauer Farbstoff namens Aucubin.

Handel: In der Apotheke als „Herba Euphrasiae“ und im freien Kräuterhandel als „Augentrostkraut“ erhältlich.

Bachbunge

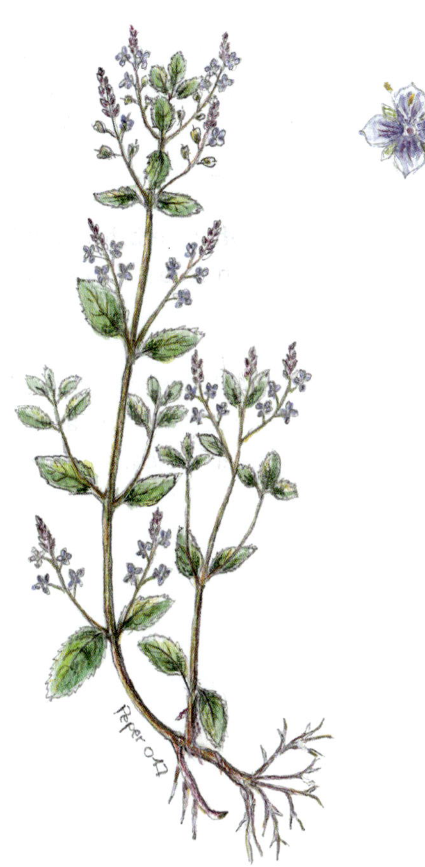

Botanische Bezeichnung
Veronica beccabunga

Niederländische Bezeichnung
Beekpunge

Quelle: Physica, Cap. 1-71, S. 99.

Indikation nach Hildegard: Hämorrhoiden, Gicht, Verstopfung

Von Hildegard auch als **Abführsaft** bezeichnet.

Anwendung: Als Saft 0,5 TL 1–2x täglich im Essen mitkochen.

Teezubereitung: 2–3 TL des Krautes auf 0,25 l kochendes Wasser geben. 10 Minuten ziehen lassen, 3x täglich 1 Tasse.

Bekannte Inhaltsstoffe: Bitterstoffe, Gerbstoffe, Glycoside, Flavonoide, Vitamine.

Signatur: Sumpfpflanze als Hinweis auf den Feuchtigkeitshaushalt des Körpers. Die Blätter sind außerdem etwas dickfleischig und enthalten Feuchtigkeit. Die Blüten sind in Bündeln angeordnet als Hinweis auf die positive Wirkung bei Hämorrhoiden.

Die unauffälligen, blauen Blüten zeigen eine kühlende Wirkung an.

Da die Pflanze an feuchten Stellen im Sumpf wächst kann man den Hinweis auf den Feuchtigkeitshaus halt des Körpers ableiten

Handel: Als „Bachbungensaft" (50 und 100 ml) über die Zähringer Apotheke in Konstanz erhältlich. Als „Bachbungentropfen" über Kräuter Schulte oder als Bachbungentropfen über Fa. Posch in Österreich erhältlich.

Baldrian

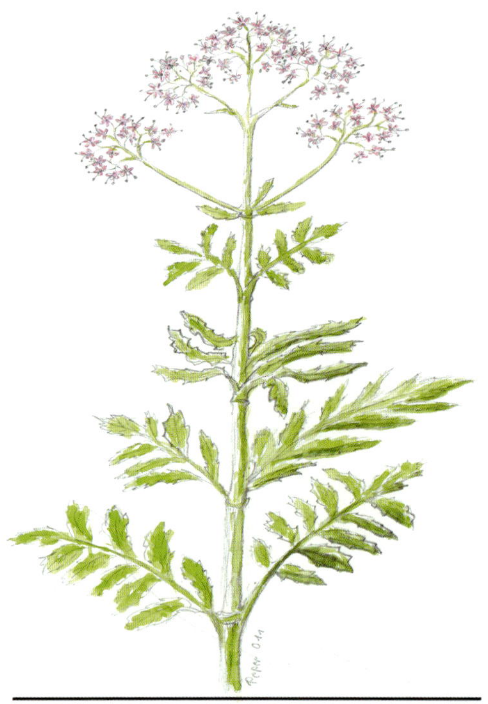

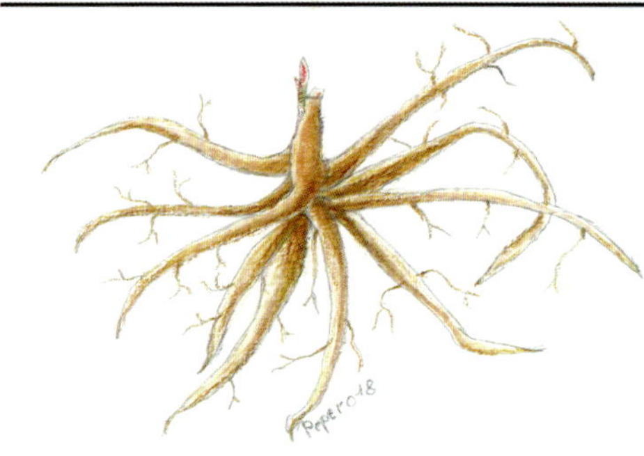

Botanische Bezeichnung
Valeriana officinalis

Niederländische Bezeichnung
Valerian

Quelle: Physica, Cap. 1-142, S. 156.

Indikation nach Hildegard: Brustfellentzündung, Gicht

Anwendung: Als Mischpulver für Törtchen und Kekse.

Hildegard speziell: *Der Baldrian ist warm und feucht und wer sogar an Brustfellentzündung leidet, oder jener der von Gicht Schmerzen hat, der pulverisiere Baldrian, und diesem er füge etwas weniger Pulver von Katzenminze bei, und dann mache er mit Mehl und Wasser Törtchen oder „Kucheln" in einer Schüssel mit Fett und diese so genannten Pulver vermische er damit, und so esse er oft, und die Brustfellentzündung und die Gicht in ihm werden weichen, so dass es ihm besser geht.*

Alternative Anwendung: 30 g Baldrianpulver, 20 g Katzenminzepulver mischen und von diesem Pulver 2–3x täglich 1 TL einnehmen.

Zusätzliche Erkenntnisse: Im Lorscher Arzneibuch, dem ältesten schriftlichen Zeugnis der Klosterheilkunde aus der Karolingerzeit in Deutschland, befindet sich ein Kapitel zum **Schlaf**, in dem der Baldrian in einem größeren Rezept genannt wird. Die Pflanze ist allgemein als **Beruhigungsmittel** bekannt. Auch **nervös bedingte Kopfschmerzen**, **Gesichtsschmerzen** und durch **Nervosität und Unruhe** sowie durch **Aufregung und Ängste** oder **durch Hysterie bedingter, erhöhter Blutdruck** sprechen auf die Baldrianwurzel als Tee, oder bei stärkeren Beschwerden als Tinktur gut an.

Der belgische Mönch Guy van Leemput lobt sie besonders bei **Einschlafstörungen** und für Menschen, die sich zu viel Sorgen machen. Zudem nennt er es bei ADHD, was **ADHS** entspricht.

Signatur: Der starke Geruch der Wurzel weist auf das Gehirn und das Nervensystem hin. Das gefiederte Blatt zudem auf eine krampflösende Wirkung. Die fleischfarbenen Blüten zeigen: „Ich bringe dich zu dir selbst". Die rosafarbenen Blütenknospen zeigen eine Harmonisierung von Herz, Energie und Blut an. Die spinnenähnlichen Wurzeln weisen auf das Ur-Symbol der Angst, die Spinne, hin.

Teezubereitung: 2–3 TL der Wurzel auf 0,25 l kochendes Wasser. 15 Minuten ziehen lassen, 3x täglich 1 Tasse.

Bekannte Inhaltsstoffe: Kleine Mengen an Valepotriaten, ätherisches Öl, bizyklische Triterpene und Alkaloide.

Handel: In der Apotheke unter der Bezeichnung „Radix Valerianae", als Tinktur unter der Bezeichnung „Tinctura Valerianae". Über Kräuter Schulte erhält man sie als „Baldrianwurzel" und als „Baldrianwurzeltinktur". Eine gute Baldriantinktur ist auch bei der Firma Rossmann erhältlich.

Balsamkraut / Marienblatt / Frauen-Minze

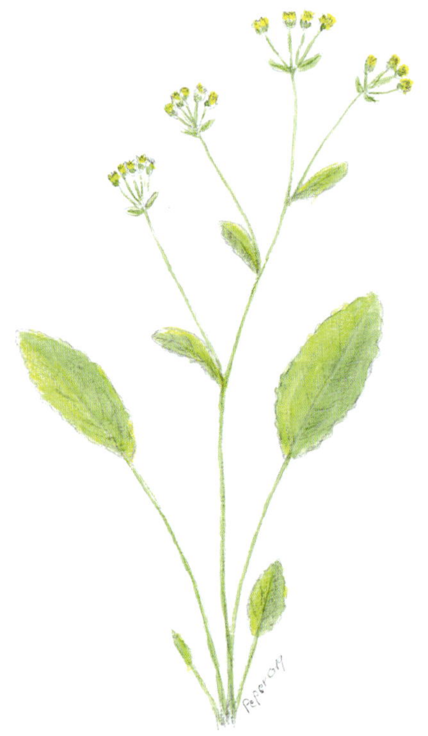

Botanische Bezeichnung
Chrysanthemum balsamita

Niederländische Bezeichnung
Mariablad

Quelle: Physica, Cap. 1-195, S. 192 / 193 und Cap. 1-37, S. 69.

Indikation nach Hildegard: Bei **Nervenüberreizung**, **Unruhe**, **Erregungszuständen**, **Hysterie**, Hilfe bei **Vergiftungen**

Anwendung: Balsamkraut kann bei **Nervenreizungen**, **Unruhe** und **Erregungszuständen** als Tee eingesetzt werden.

Teezubereitung: 2–3 TL des Krautes auf 0,25 l kochendes Wasser. 10 Minuten ziehen lassen, 3x täglich 1 Tasse.

Hildegard speziell: *Wenn durch zu viele Gedanken die Sinne des Menschen entleert werden, ein Mensch, der Gift gegessen oder getrunken hat, ein Mensch in dem die Lepra zu wachsen beginnt und wer an 3 Tage Fieber leidet der nehme [...] den Balsamkrauttrank.*

Herstellung des Balsamkrauttrankes (Hildegard): *So nehme er Balsamkraut, Raute und Betonienkraut in gleichem Gewicht und nachdem sie im Mörser zerstoßen wurden, drücke er ihren Saft aus und dann nehme er vom Abführsaft (Bachbungensaft) zweimal so viel und das mische er und seihe er durch ein Tuch und mische es zu vorerwähnten Saft und trinke es nüchtern. Und während er das trinkt, sitze er an einem warmen Ort. Und wenn er das getrunken hat, trinke er sogleich einen aus Honig bereiteten Trank und er wird das Gift entweder erbrechen oder es wird ihn hinten wieder verlassen.*

Besonderheit: Hildegard bezeichnete die Pflanze auch als „Sysemera“.

Zusätzliche Erkenntnisse: Nach dem Abt Walhafried Strabo ist das Kraut unterstützend wirksam bei **Katarrh der Atemwege**. Nach dem schwäbischen Kräuterpfarrer

Losch heißt es 1903, es besitze schwächeren Geruch und Geschmack als der Rainfarn und habe eine **reizende, krampflösende Wirkung** im Aufguss der Blätter 15 g auf 1 l Wasser. Er gibt es gemäß den alten Kräuterbüchern auch als ein gutes **Wundkraut für alte Schäden** an und vergleicht das Kraut ansonsten mit der Krausen Minze.

Dosierung der Tropfen: 3x täglich 20 Tropfen in Wasser.

Signatur: Hier vermittelt hauptsächlich der balsamartige, leicht minzartige Duft mit seinem beruhigenden Effekt den Bezug zum Nervensystem.

Bekannte Inhaltsstoffe: Ätherisches Öl, Bitterstoffe, Gerbstoffe, Vitamine, Glycoside.

Handel: Als „Balsamkräutertee" mit Fenchel gemischt über die Zähringer Apotheke in Konstanz. Über Kräuter Schulte als Balsamkraut erhältlich. Als Balsam-Fencheltee über die Fa. Jura. Als Balsamkrauttee und als Balsamtropfen über Fa. Posch in Österreich erhältlich.

Bärlauch

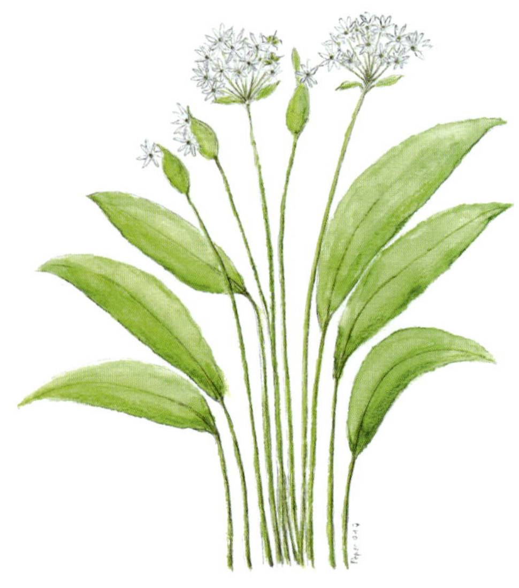

Botanische Bezeichnung
Allium ursinum

Niederländische Bezeichnung
Daslook

Quelle: Physica, Cap. 1-83, S.105.

Indikation nach Hildegard: Gut gekocht ist der Bärlauch hilfreich für Patienten mit **Gicht**, **Schüttelfrost** oder **Fieber**.

Besonderheit: Nach Hildegard von Bingen ist der Bärlauch nur gekocht wirksam.

Anwendung: Nach dem belgischen Mönch Guy van Leemput kann man den Bärlauch auch bei **Aderverkalkung** und bei **chronischen Hautausschlägen** anwenden. Dies ist durch die **blutreinigende Wirkung** zu erklären.

Teezubereitung: 2–3 TL des Krautes auf 0,25 l kaltem Wasser. Den Sud langsam zum Sieden bringen, kurz aufkochen und 10 Minuten ziehen lassen. 3x täglich 1 Tasse.

Signatur: Die weiße Blüten zeigen eine entzündungshemmende Wirkung an. Der Geruch lässt auf das Nervensystem schließen. Das lanzettförmige Blatt weist auf seine wundheilende Eigenschaft hin. Insgesamt ist die Pflanze voller Grünkraft, so steht sie für die Stärkung der Lebenskraft.

Bekannte Inhaltsstoffe: Ätherisches Öl mit Allyl und Allylpolysulfiden sowie 150 mg Vitamin C, dem antibiotisch wirkenden Allicin-in der Zwiebel Alliin und bis zu 15 Prozent Fructosane (aus Fructose aufgebaute Polysacharide). Zudem sind Saponine und 340 mg Kalium sowie 320 µ Mangan enthalten. (Mengenangaben jeweils pro 100 g frischem Bärlauch.)

Handel: In der Apotheke unter der Bezeichnung „Herba Allii ursinii". Über Kräuter Schulte als „Bärlauchkraut" erhältlich.

Bärwurz

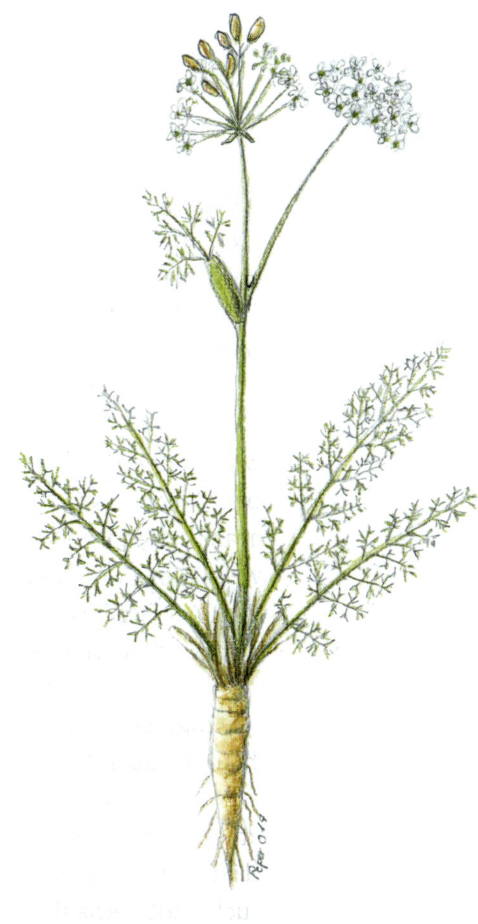

Botanische Bezeichnung
Meum athamanticum

Niederländische Bezeichnung
Beerenvenkel

Quelle: Physica, Cap. 1-135, S.151.

Anmerkung: Hildegard nennt den Bärwurz auch Bärenfenchel und „de Berutz".

Indikation nach Hildegard: Starke, hitzige Fieber, Gicht, Gelbsucht

Anwendung: Das Pulver mit etwas Brot nüchtern und nach dem Essen einnehmen. Bei Gicht die Wurzel in Essig zerstoßen und so oder als Suppe zubereitet essen.

Hildegard speziell: *Der Bärenfenchel ist warm und hat viel Grünkraft in sich. Und ein Mensch, der starke und hitzige Fieber in sich hat, der pulverisiere Bärenfenchel, und dieses Pulver esse er mit Brot, nüchtern und nach dem Essen, und es wird ihm besser gehen. Aber auch wer Gicht hat, der esse dieses Pulver oft, und die Gicht in ihm wird weichen. Und wer Gelbsucht hat, der zerstoße die Wurzel vom Bärenfenchel, wenn er grün ist, in Essig und esse sie so. Und dann bereite er auch mit diesem Essig eine Suppe und esse sie oft, und er wird geheilt werden.*

Zusätzliche Erkenntnisse: Das Kraut in eine Flasche gefüllt, mit Weinessig übergossen und ziehen gelassen ergibt einen sehr schmackhaften Kräuteressig, den man zum Zubereiten von Salaten verwenden kann. Besonders Kopfsalat und Gurkensalat gelingen damit sehr gut.

Signatur: Der Bärwurz hat feine, gefächerte Blätter. Dies deutet auf eine krampflösende Wirkung hin. Außerdem hat sie eine weiße Doldenblüte, was als Entzündungszeichen gewertet werden kann.

Bekannte Inhaltsstoffe: Ätherisches Öl, Harz, Gummi, Stärke, fettes Öl, Zucker und Stärke.

Handel: Als „Bärwurzpulvermischung“ über die Zähringer Apotheke in Konstanz. Über Kräuter Schulte als „Bärwurzwurzel“ geschnitten und gemahlen (Achtung, teuer).

Basilikum

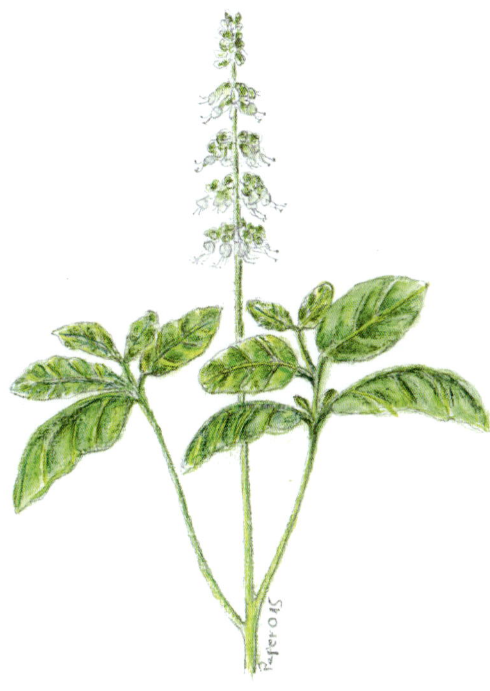

Botanische Bezeichnung

Herba basilica

Niederländische Bezeichnung

Basilicum

Quelle: Physica, Cap. 1-230, S.212.

Indikation nach Hildegard: Drei- und Viertagefieber, Zungenlähmung

Anwendung: Hildegard schrieb, *ein Mensch, der unter seiner Zunge die Lähmung hat, sodass er nicht sprechen kann, der lege Basilikum unter seine Zunge und er wird die Sprache wiedererlangen.*

Anmerkung: Auch als Basilikumwein anwendbar.

Indikation: Fieberhafte Zustände, Schüttelfrost

Teezubereitung: 2–3 TL des Krautes auf 0,25 l kochendes Wasser. 10 Minuten ziehen lassen, 3x täglich 1 Tasse.

Zusätzliche Erkenntnisse: Basilikum kann frisch als Saft in Salben verarbeitet oder auch direkt aufgetragen zur **Behandlung von Narben** eingesetzt werden. Basilikum wird zudem gegen **Blähungen mit aufstoßen** eingesetzt.

Signatur: Die Basilikumblätter sind zungenförmig. Die Blattnerven zeigen dicke Einschnitte, die wie Narben aussehen.

Bekannte Inhaltsstoffe: Ätherisches Öl, Gerbstoffe sowie ein Glykosid und ein Saponin (seifenähnlicher Stoff).

Handel: In der Apotheke unter der Bezeichnung „Herba Basilici" gerebelt. Über Kräuter Schulte als Basilikum gerebelt. Zudem ist er auch im Bioladen erhältlich.

Beifuß

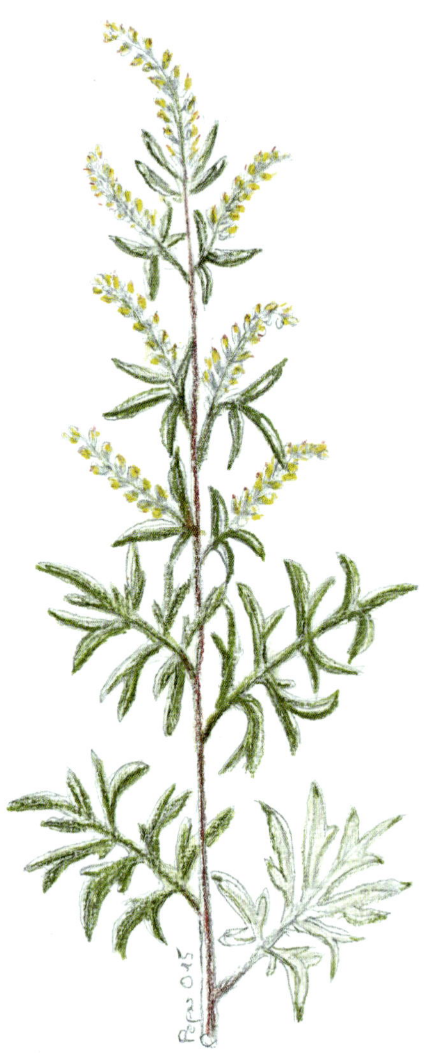

Botanische Bezeichnung

Artemisia vulgaris

Niederländische Bezeichnung

Bijvoet

Quelle: Physica, Cap. 1-107, S.124.

Indikation nach Hildegard: Offene Beine (Ekzeme), Völlegefühl, Ess- und Trinkschmerzen, Magen, Darm

Anwendung als Beifußelixier: Bei **Verdauungsstörungen**, zur **Anregung des Magensafts** und der **Gallesekretion**.

Hildegard speziell: *Der Beifuß ist sehr warm und sein Saft sehr nützlich, und wenn er gekocht und in Mus gegessen wird, heilt er kranke Eingeweide und er wärmt den kalten Magen. Aber wenn jemand isst und trinkt und davon Schmerzen leidet, dann koche er mit Fleisch Beifuß und esse ihn, und diese Fäulnis, die der Kranke sich durch frühere Speisen und Getränke zugezogen hat, nimmt er weg und vertreibt sie.*

Zusätzliche Erkenntnisse: Der französische Mönch Odo Magdunensis aus dem Loire-Tal beschrieb im 11. Jahrhundert den Beifuß als Mutter aller Kräuter. So heißt es bei Odo: *Vorzüglich heilt sie Frauenleiden, vor allem die ausbleibende Monatsblutung.* Aber er beschrieb den Beifuß auch als Mittel gegen **Vergiftungen** wie zum Beispiel durch Opium und durch den Biss giftiger Tiere sowie zur Stärkung des Magens. Nach eigenen Erkenntnissen ist der Beifuß hilfreich bei der **Verdauung fettreicher Speisen**, bei **Durchfall** und **Verschleimung** nach Ostfriesische Volksmedizin angewendet. Dieses lässt sich heutzutage aber auch mit Colitis ulzerosa und auch mit Morbus Crohn übersetzen, denn hier handelt es sich ja auch von der Symptomatik her um einen Durchfall mit starker Verschleimung, was sich in der Praxis bestätigt hat.

Der belgische Mönch Guy van Leemput erwähnt noch eine **Leber und Galle stimulierende Eigenschaft**. Auch er bezeichnet es als hilfreich bei der Verdauung fettreicher Speisen.

Zudem weist er auf eine mögliche **antiepileptische Wirkung** hin.

Anwendung: Als Tee zubereitet.

Teezubereitung: 2–3 TL des Krautes auf 0,25 l kochendes Wasser. 10 Minuten ziehen lassen, 3x täglich 1 Tasse.

Signatur: Der Stängel ist holzig, was auf Widerstandskraft hindeutet. Die Blätter fühlen sich filzig an und weisen damit auf die Haut und Schleimhäute hin. Zudem sind sie gefächert, was auf eine krampflösende Wirkung hinweist. Die grüngelben Blüten, die wie kleine Drüsen aussehen und sehr würzig duften, deuten auf eine anregende Wirkung auf die Verdauungsorgane hin. Die Blütenknospen haben vor der Blüte eine gewisse Ähnlichkeit mit den Eierstöcken. Die Blüten hängen an der Spitze etwas über die einzeln Blüten nach unten und sind gerötet wie Blut, welches zum Kopf steigt.

Bekannte Inhaltsstoffe: Bitterstoffe und ätherisches Öl mit Cineol, Ferneol, Amyrine, Pineen, Flavonoid, Quercitin. In der Wurzel außerdem Inulin.

Handel: Als „Beifußelixier" und „Beifußkrautpulver" über die Zähringer Apotheke als „Beifußkraut" über Kräuter Schulte, in der Apotheke unter der Bezeichnung „Herba Artemisia".

Beinwell

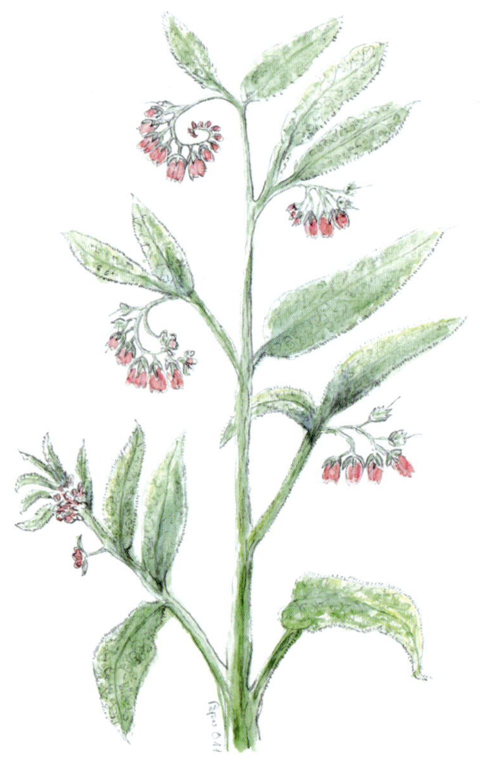

Botanische Bezeichnung

Symphytum officinale

Niederländische Bezeichnung

Smeerwortel

Hintergrund: Hildegard von Bingen beschreibt den Beinwell zwar auch, warnt aber davor, dass die Salbe bei Geschwüren und Wunden den Eiter nach innen drücken könnte. Später wird der Beinwell aber wesentlich positiver beschrieben.

Indikation: Der „Gart der Gesundheit" (zwischen 1480 und 1485) des Stadtarztes von Mainz, Johann Wonnecke, beruft sich auf alte Autoritäten, wenn er den Beinwell beschreibt: *Der große Beinwell hat einen kantigen Stamm, zwei Ellen lang. Er [...] besitzt Blätter, die der Ochsenzunge ähneln. Die Wurzel ist außen schwarz und innen weiß und klebrig. [...].* Die Wurzel zerstoßen und den Brei auf die **gequetschten Glieder gelegt**, heile diese schnell. Plinius sagt im 1. Jahrhundert n. Chr., dass der Beinwell alle Kräfte besitze, die auch der Kerbel habe. Und das Kraut des Beinwells habe alle Kräfte, die die Wurzel besitze. Die Wurzel und das Kraut zerstoßen und wie ein Pflaster auf die **schwarzen Plattern** gelegt, ziehe den Eiter heraus und dabei auch das geronnene Blut, das durch Stöße von Stürzen oder Schlägen sich gebildet hat (gemeint ist ein Bluterguss).

Zusätzliche Erkenntnisse: Schon in der Antike wurde der Beinwell zur Heilung von **Knochenbrüchen** verwendet. Darauf spielt auch sein griechischer Name an, denn „Symphytum" bedeutet so viel wie verbinden, zusammenwachsen lassen. Die große Wertschätzung, die ihre antiken Kollegen dem Beinwell entgegenbrachten, teilten auch die Klosterärzte. Neben **Entzündungen und Geschwüren** blieb die Behandlung von **Wunden und Knochenbrüchen** das bevorzugte Anwendungsgebiet der Pflanze. Während heute von innerlichen Anwendungen dringend abgeraten wird, zählten sie damals bei **Durchfallerkrankungen** oder **Bronchitis** zur breiten Heilpalette des Beinwells.

Der belgische Mönch Guy van Leemput beschreibt die „Smeerwortel" bei Wunden, **Brandwunden**, **Insektenstichen**, **Hämorrhoiden**, **Schuppenflechte**, **Ekzem** und **Furunkeln** als heilsam. Außerdem beschreibt er eine regenerierende Wirkung auf das **Binde- und Knorpelgewebe**. Dazu gehört bei ihm auch die Wirksamkeit bei **Prellungen**, **Quetschungen**, und **Verrenkungen**, **Tennisellenbogen**, **Muskelentzündungen** sowie die Heilung von **Knochenbrüchen** und Anregung der **Narbenbildung**. Weiter nennt er den Beinwell zur Vorbeugung und zur Behandlung von **Schwangerschaftsstreifen**.

Eigene Erkenntnisse: Die ausgezeichnete Wirkung von Beinwell bei schlecht heilenden Knochenbrüchen ist allgemein bekannt. Wobei ich den Beinwell meistens in homöopathischer Form verwende. Wie ich selbst festgestellt habe, scheint die Beinwellwurzel einen besonderen Bezug zum **Steißbein** zu haben, da ich damit gerade bei Patienten mit Schmerzen im Steißbeinbereich immer besonders gute Behandlungserfolge erzielen konnte. Bei **Gelenkbeschwerden**, **Arthritis** und **Arthrose** lässt sich mit Beinwell ebenfalls eine deutliche Besserung erreichen, besonders dann, wenn eine Verschlimmerung der Beschwerden morgens festgestellt werden kann. Außerdem kann man den Beinwell als Salbe bei einer **Sehnenscheidenentzündung** einsetzen.

Signatur: Es gibt beim Beinwell eine lila- und eine weiß-blütige Form. Bei der weißblütigen Form sieht man deutlich die kalkweiße Knochenfarbe in den Blüten. Wenn man so eine weiße Blüte herauszupft und umdreht, dann ähnelt sie stark dem Steißbein des Menschen. Bei der lilablütigen Variante sieht man, wenn die Blütenstände sich noch nicht ganz geöffnet haben, eine Ähnlichkeit mit einem Bluterguss.

Der Stängel hat deutlich sichtbare Leisten, wie sie zum Beispiel beim Oberschenkelknochen vorhanden sind. Dies deutet auf Stabilität hin.

Wenn man ein Blatt oder einen Stängel abreißt, dann kann man sehen, wie Fäden

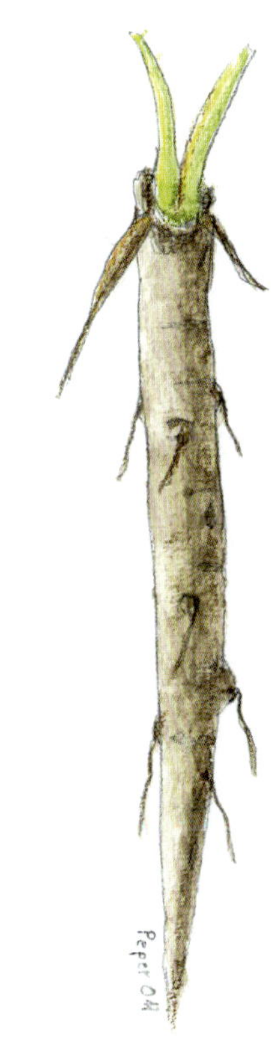

herausschauen, die eine Ähnlichkeit mit Sehnen haben.

Der treppenförmig angeordnete Samenstand ähnelt der Wirbelsäule, wobei abstehende, weiße Stifte vorhanden sind, die wie Knochensplitter aussehen. Die pfahlartige Wurzel, die manchmal wie ein Röhrenknochen von innen hohl ist, deutet ebenfalls darauf hin. Innen ist die Wurzel cremeweiß wie die Farbe eines Knochens.

Der Beinwell ist kalt und feucht und somit kühlend, was bei entzündlichen Schwellungen als günstig zu bewerten ist.

Bekannte Inhaltsstoffe: Allantoin, Gerbstoffe, pflanzliche Schleimstoffe, Flavonoide, Vitamin B12, Triterpene und Pflanzensäuren sowie geringe Mengen an verschiedenen Pyrrolizidinalkaloiden.

Anwendung: Beinwellauszug für Umschläge: 100 g Beinwellwurzeln in 1 l Wasser. 10 Minuten lang kochen und dann abseihen. Die so gewonnene Flüssigkeit kann für warme Umschläge verwendet werden.

Dosierung der Tinktur: Für den äußerlichen Gebrauch verdünnt man sie im Verhältnis von 1:10 mit Wasser und verwendet sie für Einreibungen oder Umschläge.

Dosierung des homöopathischen Mittels Symphytum D12: 3x täglich 5 Kügelchen im Munde zergehen lassen. *(Nur nach Anweisung einer homöopathisch ausgebildeten Fachperson!)*

Vorsicht: Aufgrund der Giftigkeit der Pyrolizidnalalkaloide, welche ja zumindest in geringen Konzentrationen vorhanden sind, sollte auf eine innerliche Anwendung als Tee oder Tinktur verzichtet werden. Dies gilt aber nicht für die homöopathischen Verdünnungen.Wegen seiner wachstumsfördernden Wirkung auf Pilze ist von einer äußerlichen Anwendung mit Beinwell bei Pilzerkrankungen dringend abzuraten!
Dies gilt ebenfalls nicht für die homöopathischen Verdünnungen.

Handel: In der Apotheke erhält man die Beinwellwurzel als „Radix Consolidae“, das Beinwellkraut als „Herba Symphyti“ sowie die aus der Wurzel hergestellte Tinktur als „Tinctura Consolidae“. Außerdem gibt es dort eine gute Beinwellsalbe namens „Traumaplant“ (Firma Cassella med.). Der freie Kräuterhandel (Fa. Kräuter Schulte) führt neben einer „Beinwellwurzeltinktur“ auch eine „Beinwellkrauttinktur“. Beide Tinkturen fallen unter die Apothekenpflicht. Als homöopathisches Mittel „Symphytum“ D12, 10 g Globuli ist es in Apotheken erhältlich. *(Nur nach Anweisung einer homöopathisch ausgebildeten Fachperson!)*

Benediktinerdistel / Benediktenkraut

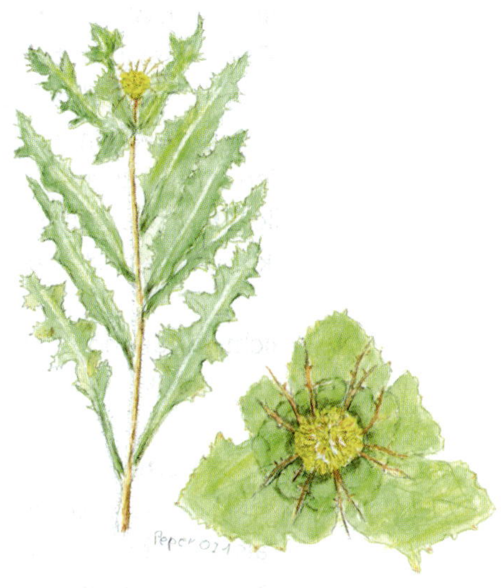

Botanische Bezeichnung
Cnicus benedictus

Niederländische Bezeichnung
Gezegende Distel

Hintergrund: Die Benediktinerdistel wurde als Heilkraut wohl erst nach Hildegard entdeckt. (Sie erwähnt das Benediktenkraut zwar, meint aber damit ganz offensichtlich die Nelkenwurz (Geum urbanum).) In den mittelalterlichen Klosterbüchern wird die Benediktinerdistel kaum beschrieben.

Indikation: Der belgische Mönch Guy van Leemput hingegen beschreibt die Benediktinerdistel als „Gesegnete Distel". Er nennt die Benediktinerdistel als **stoffwechselanregendes und als nervenstärkendes Mittel**. Zudem nennt er es als Mittel zur Unterstützung bei **Hämorrhoiden** und bei **Magen- und Darmgeschwüren**.

Zusätzliche Erkenntnisse: Die Benediktinerdistel regt nach dem Apotheker Pahlow die **Magensaftsekretion** an, **verbessert den Appetit** und hilft bei **Verdauungsbeschwerden**. Auch vermehrt sie die **Galleerzeugung** und erleichtert den **Gallefluss**. Die Benediktinerdistel hilft zudem auch bei **Schleimbildung im Magen**. Die Patienten klagen dann oft über feine Nadelstiche in der Gallegegend oder auch im Bereich des Magens.

Nach eigenen Beobachtungen wirkt die Benediktinerdistel in homöopathischer Dosis auch bei **Haarausfall.** Ich gebe sie dann als „Cnicus benedictus" in einer D12. Hiervon 3x täglich 5 Kügelchen. *(Nur nach Anweisung einer homöopathisch ausgebildeten Fachperson!)*

Teezubereitung: 1 gehäufter EL des Krautes mit 0,25 l kaltem Wasser übergießen und langsam zum Sieden bringen. Dann vom Feuer nehmen und nach etwa 2 Minuten abseihen. Den Tee lauwarm und schluckweise, jedoch ungesüßt, trinken. 1 Tasse pro Tag ist ausreichend.

Dosierung der Tinktur: 3x täglich 20 Tropfen in Wasser jeweils vor dem Essen.

Signatur: Sowohl die Stängel als auch die Blütenhüllblätter sind fein behaart, was auf den Haarwuchs hindeutet. Die Blüten sind von sehr feinen Stacheln umgeben, die auf Schmerzen wie feine Nadelstiche hindeuten.

Die Blütenfarbe ist gelb und der Geschmack ist bitter, was auf die Wirkung auf Leber, Galle und Magen hinweist.

Bekannte Inhaltsstoffe: Bitterstoffe (Cnicin), etwas ätherisches Öl und Gerbstoffe.

Handel: In der Apotheke unter der Bezeichnung „Herba Carduui benedicti".

Über Kräuter Schulte als „Kardobenbenediktenkraut" und als „Kardobenbenediktenkrauttinktur" (apothekenpflichtig).

Berberitze / Sauerdorn

(Leicht giftig)

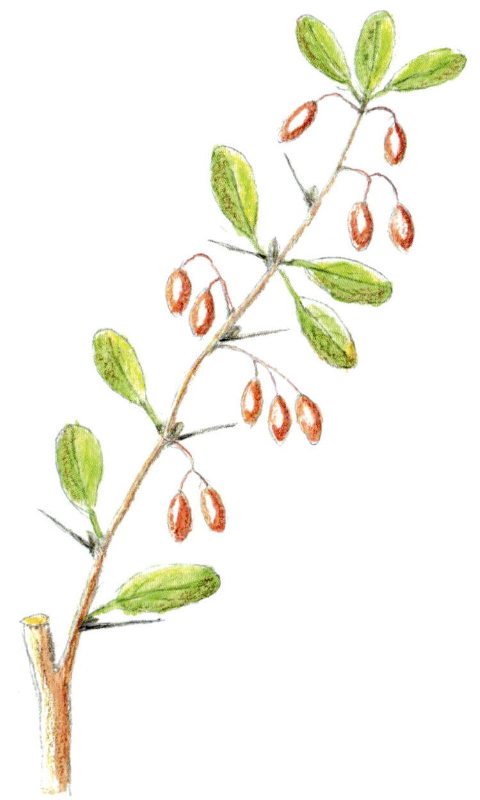

Botanische Bezeichnung

Berberis vulgaris

Niederländische Bezeichnung

Berberi, Zuurbess

Quelle: Physica, Cap. 3-45, S. 276.

Indikation nach Hildegard: Skrofeln, geschwollene Lymphdrüsen, Hauterhebungen, Geschwüre (besonders wenn diese aufgebrochen sind).

Anwendung: *So streue er dieses Pulver aus den Knospen hinein und sie werden austrocknen.*

Hinweis: Die Wurzelrinde ist ebenfalls verwendbar.

Hildegard speziell: *Die Berberitze ist mehr kalt als warm und hat viel Grünkraft. Aber wer Skrofeln (geschwollene Drüsen) in seinem Körper hat, nehme die Knospen, das ist die erste Frucht der Berberitze, und zerstoße die Knospen in etwas Wein.*

Zusätzliche Erkenntnisse: Die Wurzelrinde hilft bei **Schwellung im Gesicht** und bei **rheumatischen Beschwerden** mit Schmerzen auf einem Punkt.

Anwendung

Teezubereitung: 1–2 TL der Früchte, oder besser noch der Wurzelrinde, auf 0,25 l kochendes Wasser geben. Die Früchte werden nach ca. 5 Minuten bzw. die Wurzel nach 10 Minuten abgeseiht. 1–2x täglich 1 Tasse.

Dosierung der Tinktur: 3x täglich 20–30 Tropfen in Wasser

Achtung: Eine Überdosierung kann Übelkeit und Brechreiz, Durchfälle, Nierenreizungen und Nasenbluten erzeugen.

Signatur: Dornen deuten auf eine Wirkung bei schmerzhaften Erkrankungen hin. Um den Blütenstempel sind versteckte Greifarme vorhanden, die wie eine Falle blitzartig zuschnappen und das Insekt an den Beinen festhalten. Das Insekt versucht nun strampelnd, sich zu befreien und dabei wird die Blüte bestäubt. Die Wurzeln haben beim Durchschneiden innen eine gelbe Farbe, was auf die harntreibende Wirkung und die anregende Wirkung auf die Galleproduktion und die Wirkung gegen Gelbsucht hindeutet.

Bekannte Inhaltsstoffe: Die Rinde und die Wurzelrinde der Berberitze enthalten Alkaloide, Gerbsäure und Jatrorrhizin.

Handel: Über Kräuter Schulte ist das wichtigste Drogenteil, die „Berberitzenwurzelrinde" erhältlich. Ansonsten gibt es auch die "Berberitzenholzrinde".

In der Apotheke erhält man Berberitzenrinde als „Cortex Berberidis Ligni conc." (Fa. Caelo), im freien Kräuterhandel gibt es sie als „Berberitzenwurzelrinde". Die dort auch erhältliche „Berberitzenrindentinktur der Firma Kräuter Schulte fällt unter die Apothekenpflicht.

Bernstein

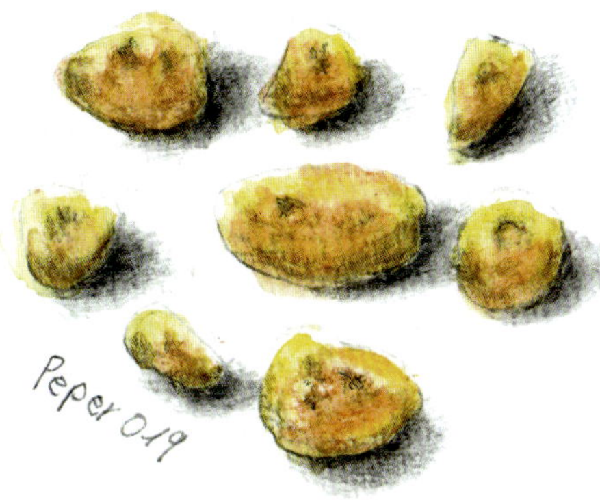

Fachliche Bezeichnung
Electrum

Niederländische Bezeichnung
Barnsteen

Quelle: Physica, Cap. 4-19.

Anmerkung: Von Hildegard von Bingen wird er als Ligurius bezeichnet.

Indikation nach Hildegard 1: Magen- und Darmschmerzen, Magenfieber, Mageninfektion (Helicobacter pylori) und zur **Magenreinigung.**

Anwendung: Wer unter den oben genannten Beschwerden leidet, soll einen Bernstein eine knappe Stunde lang in Wasser, Rotwein oder Bier legen. Dann entfernt man den Bernstein und nimmt das Getränk nach dem Essen, niemals auf leeren Magen, zu sich.

Achtung: Wer keine Magen-Darmbeschwerden hat, sollte dieses Getränk meiden.

Indikation nach Hildegard 2: Blasensteine

Anwendung: Wer wegen Blasensteinen kein Wasser lassen kann, legt einen Bernstein 24 Stunden lang in Kuh- oder Schafsmilch und kocht die Milch dann kurz auf. Die Milch trinkt man fünf Tage lang warm.

Zusätzliche Erkenntnisse: Bernstein als Salbe heilt **Verletzungen des Auges**.

Signatur: Der Bernstein besteht aus ausgetretenem Harz, das versteinert ist. Das Harz schützt den Baum, denn er heilt damit seine Wunden.

Bekannte Inhaltsstoffe: Harze

Handel: Bei jedem Edelsteinhändler erhältlich. Bernsteinsalbe kann über das Internet bestellt werden.

Bertram

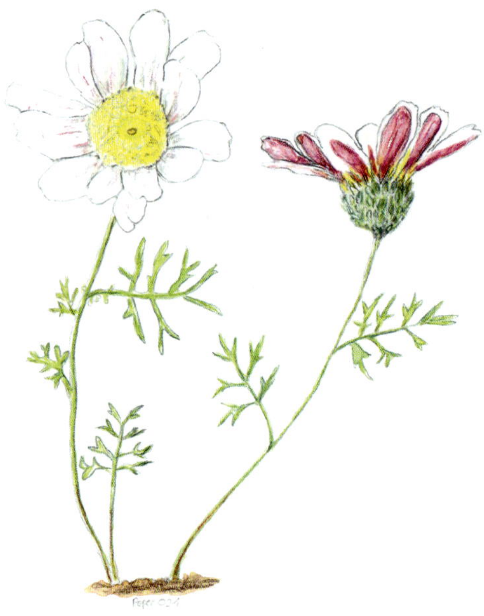

Botanische Bezeichnung

Anthenis pyrethrum

Niederländische Bezeichnung

Pyrethrum, Bertram

Quelle: Physica, Cap. 1-18, S.55.

Indikation nach Hildegard: Brustfellentzündung, Erschöpfungszustände, Blut, Resorption, Verdauung, Fehlsäfte, regt den Speichelfluss an.

Bei Fehlsäften wie zum Beispiel bei einer Krebserkrankung kann mit Bertram und mit Krause-Minze als Tee oftmals eine deutliche Verbesserung erzielt werden

Zusätzliche Erkenntnisse: Der belgische Mönch Guy van Leemput nennt die Bertramwurzel auch als Kaumittel oder als Gurgel- und Spülmittel bei **Zahnschmerzen**. Zudem beschreibt er sie als **speichelanregend**.

Anwendung: Als Bertramelixier/wein oder die Wurzeln in Weißwein mit Honig gekocht.

Teezubereitung: 2–3 TL des Krautes auf 0,25 l kochendes Wasser. 10 Minuten ziehen lassen, 3x täglich 1 Tasse.

Dosierung der Tabs/Tabletten: 3x täglich jeweils 3 Tabletten mit Wasser einnehmen.

Signatur: Die gefächerten Blätter zeigen deutlich die krampflösende Wirkung. Die Blüten sind weiß als Hinweis auf Entzündungen und gelb, was auf Eiter hinweist. Sie haben ein klares Erscheinungsbild, was auf eine klärende Wirkung hindeutet. Die Blütenstängel stehen aufrecht und sind sehr stabil.

Bekannte Inhaltsstoffe: Ätherisches Öl, Inulin.

Handel: Als Bertramwein und Bertrampulver über die Zähringer Apotheke in Konstanz, als Bertramwurzel über Kräuter Schulte oder als Bertramwurzel und Bertram-Tabs über Fa. Posch in Österreich erhältlich.

Betonie / Heilziest

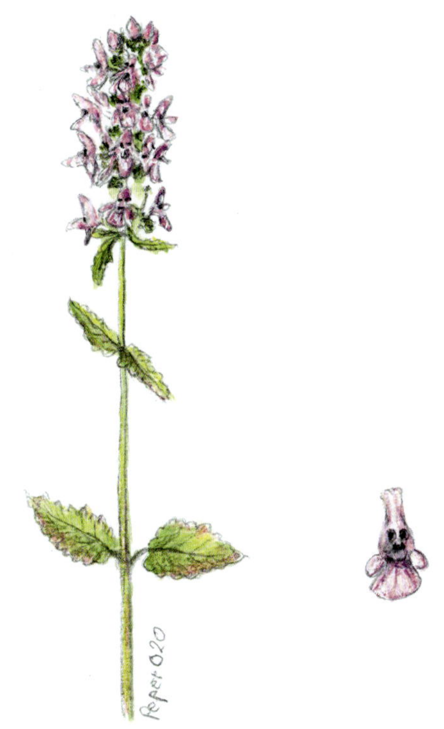

Botanische Bezeichnung
Betonica officinalis

Niederländische Bezeichnung
Betonie

Quelle: Physica, Cap. 1-128, S.145 / Große Hildegard-Apotheke, S. 117.

Indikation nach Hildegard: Als Kissen für **gesunden Schlaf**, **Traumregulierung**

Hildegard speziell: *Wenn eine Frau zu unrechter Zeit an zu starker Monatsblutung leidet, lege sie Betonika (kraut) in Wein, damit er davon Geschmack annehme. Abseihen und den Wein oft trinken und sie wird geheilt werden.*

Anmerkung: Die Anwendung als Kräuterkissen für einen gesunden Schlaf habe ich auch an mir selbst ausprobiert. Es hat aber etwa 14 Tage gedauert, bis ich eine Wirkung gespürt habe. Hier ist also etwas Geduld erforderlich.

Anwendung: Als Tee.

Teezubereitung: 2–3 TL Betonienkraut auf 0,25 l kochendes Wasser 10 Minuten ziehen lassen, 3x täglich 1 Tasse

Zusätzliche Erkenntnisse: Nach dem Abt Walahfrid Strabo heißt es: *Wenn dein Kopf von feindlicher Wunde getroffen leidet und krankt, dann lege die heilige Pflanze zerrieben fleißig als Umschlag dir auf, und also gleich wirst du bewundern ihre heilende Macht, denn fest wird die Wunde sich schließen.*

Im Lorscher Arzneibuch (795), IV.50 steht geschrieben: *Für Frauen, die aufgrund einer schweren Geburt in Krämpfe fallen, so nehme 2 Drachmen Betonie und 4 Schalen warmes Wasser. Wenn kein Fieberschauer (Krampfanfall) auftritt, so lässt du es mit 2 Schalen Wasser trinken.*

Der belgische Mönch Guy van Leemput lobt die **wundheilende Wirkung** bei eitrigen, entzündeten Wunden. Er schreibt, dass man Wunden mit im Verhältnis 1:10 mit Wasser verdünnter Tinktur betupfen soll.

Bei uns in Ostfriesland wurde der Heilziest zur Mundspülung bei **Entzündungen der Mundschleimhaut**, bei **Zahnfleischentzündungen** und als Gurgelmittel bei **Entzündungen im Hals und Rachen** gebraucht, was ich durch eigene Erfahrungen bestätigen kann.

Außerdem habe ich die Erfahrung gemacht, dass Betonienkraut die **Sinnesorgane schärft** und somit auch die **Sehkraft** verbessert. Zudem werden durch die Pflanze die **Leberfunktion und die Tätigkeit der Galle** angeregt. Bei Problemen mit der **Gallenblase**, selbst bei **Gallensteinen** und auch bei **Durchfall**, ist sie ein hilfreiches Mittel. Die Pflanze hat auch eine gute krampflösende Wirkung.

Signatur: Die Stängel sind behaart, was auf die Haut und Schleimhaut hindeutet. Die Blätter sind herzförmig mit braunvioletten Blatträndern, was ein Hinweis auf die Leberwirksamkeit und den Darm darstellt. Die Blattränder haben bogenförmige Einkerbungen und die Blätter sind manchmal etwas eingerollt, als hätten sie sich verkrampft. Dies ist ein Hinweis auf die krampflösende Wirkung. Das Innere des Blattes ist leuchtend grün und zeigt die Grünkraft. Das ganze Blatt ist von feinen Blattnerven durchzogen, was auf das Nervensystem aber auch auf die Blutgefäße hindeutet.

Die Blüten sind purpurrot bis lila gefärbt, was auf die blutstillende Wirkung hinweist. Sie sind ährenförmig angeordnet, was auf Erkrankungen des Kopfes hindeutet. Wenn man in das Innere der Blüte hineinschaut, sieht man die Ähnlichkeit mit dem Rachen, aber auch den Blütenstempel und die Staubgefäße, die eine sehr deutliche Ähnlichkeit mit dem Mund und den Augen aufweisen. Der etwas bittere Geschmack weist zudem auf die Verdauungsorgane und die appetitanregende Wirkung hin

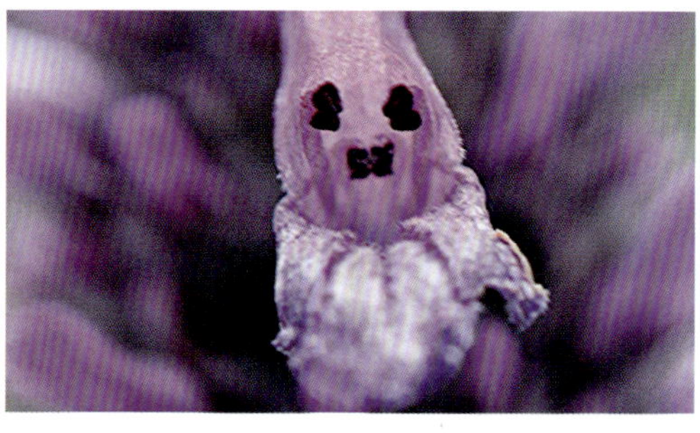

Bekannte Inhaltsstoffe: Alkaloide, Gerbstoffe, Bitterstoffe und das sogenannte Stachydrein, ein Betain dem man blutstillende Eigenschaften zuschreibt.

Handel: Als „Betonikakraut“ über die Zähringer Apotheke in Konstanz erhältlich, ansonsten in der Apotheke unter der Drogenbezeichnung „Herba Betonicae“ (Firma Klenk). Bei Kräuter Schulte als „Betonienkraut“ (Ziest) geschnitten. Auch als Pulver, Betonienkraut (Ziest), gemahlen oder als Betonienkrauttinktur (apothekenpflichtig) erhältlich. Als Betonika-Schlafkissen über Fa. Posch in Österreich erhältlich.

Bibernelle (Kleine)

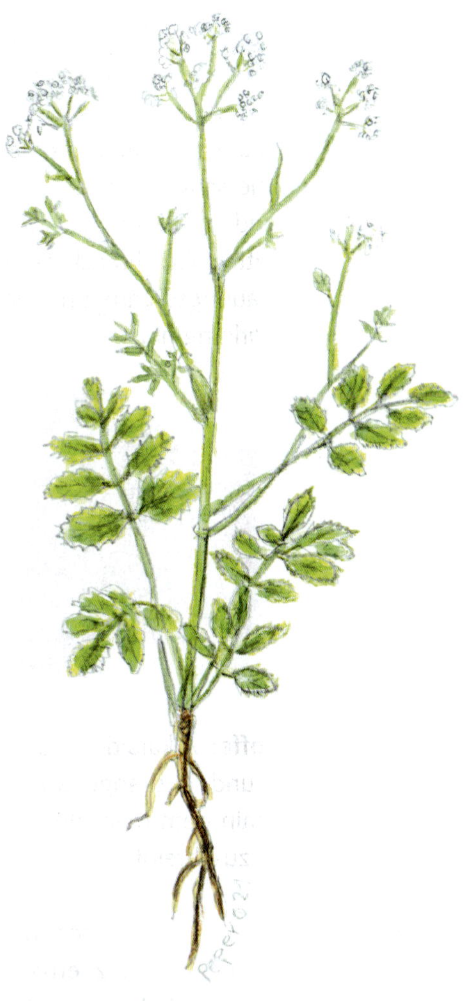

Botanische Bezeichnung
Pimpinella saxifraga L.

Niederländische Bezeichnung
Kleine Bevernell

Quelle: Gart der Gesundheit: Pimpinella ist heiß und trocken an dem zweiten Grad. Sie ist besonders gut gegen Vergiftung und nimmt alle Unsauberkeit aus dem Leib. Die Wurzel mit Wein gekocht und getrunken, nimmt das schlechte, vergiftete Blut von dem Herzen, durch das gern schwere Krankheit (Pestilenz) entsteht. Mit Senfsamen zu Pulver verarbeitet und mit Essig getrunken, fördert Pimpinella das Schwitzen und zieht die schlechten Säfte heraus. […] In Wein gekocht, ist sie besonders gut gegen den bösen Husten und befreit die Brust (vom Schleim). Mit Wein gesotten, hilft das Kraut den Stein in den Nieren und in der Blase zu brechen.

Hintergrund: Seit dem frühen Mittelalter gehört die Bibernelle fest zum Reigen der klösterlichen Arzneipflanzen. In kräuterkundlichen Werken der Klosterheilkunde wurde die Bibernelle vor allem bei **Leber-, Gallen- und Nierenleiden** empfohlen. Man kannte sie aber auch als Mittel gegen **Fieber, Gicht, Sehschwäche und Erkrankungen der Atemwege**. Im späten Mittelalter und in der frühen Neuzeit galt die Bibernelle im Volksglauben sogar als Pestmittel. Der Extrakt aus Bibernellwurzeln stimuliert zudem die **Sekretbildung bei Bronchitis**, gleichzeitig wird das Sekret an den Lungenbläschen flüssig gehalten.

Indikation: Die Anwendung von Bibernellwurzel ist bei **Katarrhen der oberen Atemwege** wissenschaftlich anerkannt. Die Wurzel lindert den Husten und hat eine schleimlösende Wirkung.

In der Erfahrungsheilkunde wird die scharf schmeckende Wurzel immer noch zur **Förderung der Verdauung** eingesetzt und bei **entzündlichen Erkrankungen der Mund- und Rachenhöhle und bei Heiserkeit** verwendet.

Bekannte Inhaltsstoffe: Wurzel enthält ätherisches Öl, Saponine und Gerbstoffe, Polyacetylene und Cumarine.

Anwendung

Dosierung der Tinktur: 3x täglich 20 Tropfen in Wasser geben. Zum Gurgeln jeweils 30 Tropfen auf 1 kleines Glas Wasser.

Teezubereitung der Wurzel: 1 gehäufter TL. mit 0,25 l Wasser kalt ansetzen und langsam zum Sieden bringen. 1 Minuten kochen lassen, 3x täglich 1 Tasse einnehmen und zum Gurgeln ungesüßt verwenden. Für das Gurgelmittel kombiniert man die Bibernellwurzel gern mit Kamillenblüten oder Tormentill

Handel: Die Bibernelle ist über Kräuter Schulte erhältlich.

Biene

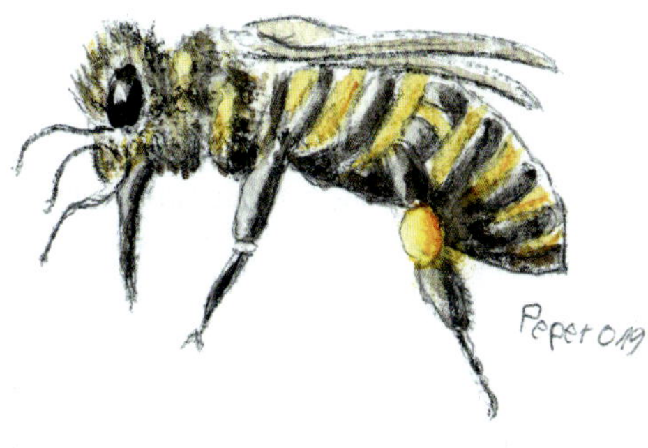

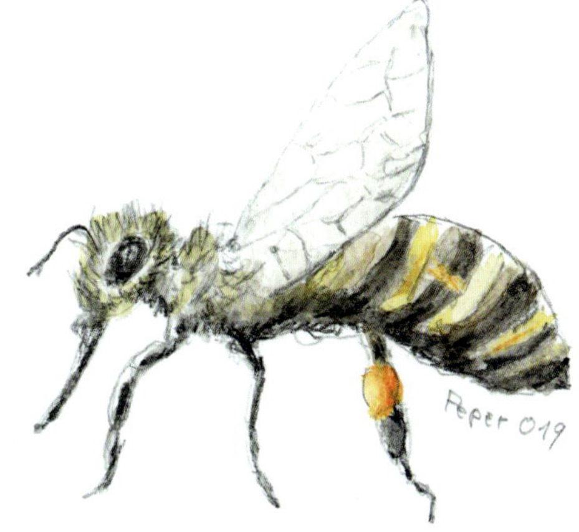

Zoologische Bezeichnung:
Apis melifica

Niederländische Bezeichnung
Bij

Quelle: Physica, Cap. 6-63, S. 438.

Indikation nach Hildegard: *Die Biene stammt von der Sonnenwärme, und sie liebt den Sommer, aber sie hat auch schnelle Wärme, so dass sie Kälte nicht ertragen kann. Und wenn jemandem ein Überbein wächst, oder wenn ein Glied von seiner Stelle gerückt, oder wenn irgendwelche Glieder zerbrochen sind, dann nehme er Bienen, die in ihrem Gefäßlein (Bienenkorb) tot sind, und nicht lebendige und er stecke genügend von ihnen in ein leinenes Tuch und nähe es zu. Dieses Tuch mit den eingenähten Bienen dünste er in Baumöl (Olivenöl), und dieses Tuch lege er auf das schmerzende Glied und dies tue er oft, und es wird ihm besser gehen.*

Bekannte Inhaltsstoffe: Bienengift

Anmerkung: Da es hier hauptsächlich um das Bienengift geht, kann man auch die Bienengiftsalbe verwenden. Die entzündungshemmende und schmerzlindernde Wirkung erzielt besonders bei einem Überbein sehr gute Resultate.

Handel: „Bienengiftsalbe" ist im Internet bestellbar. Tipp: Es liegen immer einige tote Bienen vor dem Bienenstock. Diese kann man bei jedem Imker bekommen.

Bilsenkraut

(Vorsicht stark giftig!)

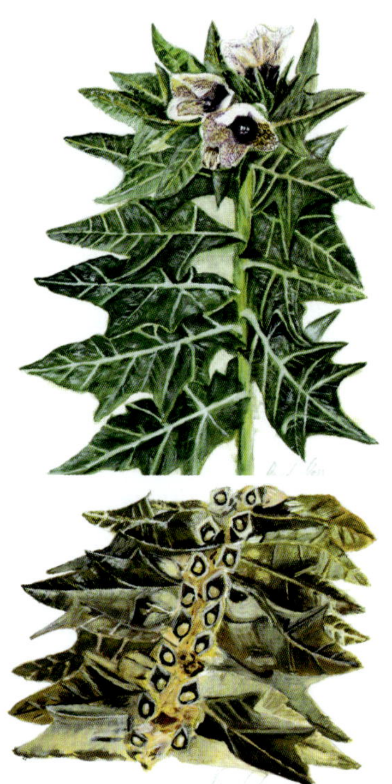

Botanische Bezeichnung

Hyoscyamus niger

Niederländische Bezeichnung

Bilzekruid

Quelle: Physica, Cap. 1-110, S.128.

Indikation nach Hildegard: Hitzestau, **Schmerz** an einer Stelle in den Gliedern und **Geschwüre** durch Finnen.

Anwendung nach Hildegard: *Aber wo an einer Stelle in den Gliedern eine zu große Hitze (Energiestau) entsteht, der salbe dort mit dem Öl oder der Salbe und es kühlt und hilft ihn ohne ein weiteres Heilmittel.*

Eigene Erfahrungen: Hilft bei schmerzhaften **Muskelverspannungen** sowie bei **Bandscheibenvorfall** und **Hexenschuss**.

Anwendung: Bilsenkraut kann als Öl zum Einreiben und zur Massage der schmerzhaften Stellen angewendet werden.

Achtung: Bilsenkrautöl darf aufgrund der Giftigkeit nur äußerlich angewendet werden.

Im Mittelalter wurde das Bilsenkraut aufgrund seiner starken Wirkung als Betäubungsmittel bei Operationen und Amputationen verwendet.

Signatur: Der Samenstand ist so angeordnet, dass man darin mit nur wenig Fantasie die Wirbelsäule erkennen kann. Die schwarzlilafarbenen Adern in den Blüten deuten auf Nerven und Gefäße hin.

Bekannte Inhaltsstoffe: Hyoscyamin, Skopolamin, Alkaloide, Flavonoide, Gerbstoffe.

Handel: Das Bilsenkrautöl (Fa. Caelo) über die Apotheke (apothekenpflichtig) ist gegenwärtig leider nicht mehr zu bekommen nur noch als Nikoleisalbe (10 Prozent) über die Zähringer Apotheke in Konstanz. Mit dieser Salbe habe ich in der Praxis sehr gute Erfahrungen gemacht.

Birke

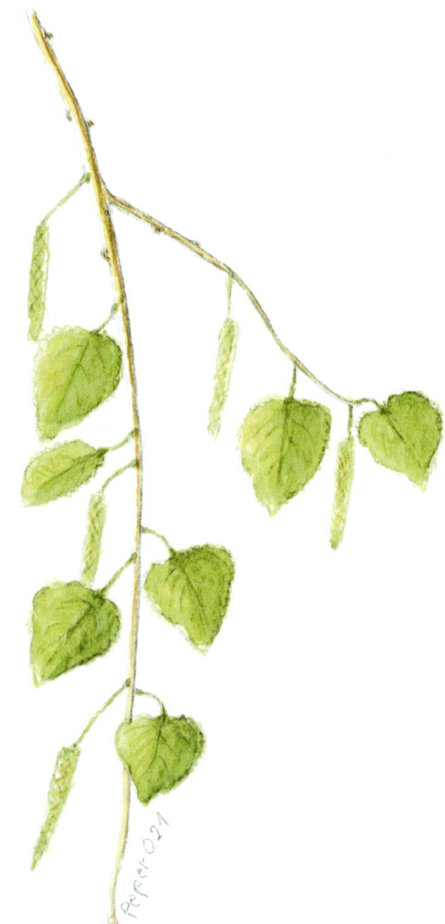

Botanische Bezeichnung
Betula pendula

Niederländische Bezeichnung
Berk

Quelle: Physica, Cap. 3-32, S. 269.

Indikation nach Hildegard: Rötung der Haut mit Beulen

Anwendung: Die Knospen werden erwärmt als Auflage angewendet.

Hildegard speziell: *Die Birke ist mehr warm als kalt und bezeichnet das Glück. Aber wenn am Leib eines Menschen seine Haut sich zu röten und beulig zu werden beginnt, als ob dort eine Geschwulst entstehen oder Würmer ausbrechen wollten, nehme er die Knospen, das heißt die Sprossen dieses Baumes, und er erwärme sie an der Sonne oder am Feuer und lege sie warm auf diese Stelle, wo es schmerzt, und er binde ein Tuch darum. Und dies tue er oft und die Geschwulst wird weichen.*

Zusätzliche Erkenntnisse: Im 13. und 14. Jahrhundert setzen sich Albertus Magnus und Konrad von Megenberg in ihren Kräuterbüchern mit der Birke auseinander und bezeichneten den Saft als wirksam bei **Nierensteinbildung** und bei **Leberbeschwerden**. Er sollte auch bei **Mundfäule** und bei **Flecken auf der Haut** Linderung bringen.

Mit ihrem hohen Gehalt an Saponinen können Birkenblätter bei **Blasenentzündungen** helfen und sind zudem in der Lage, den Harnsäurespiegel zu senken. Deshalb sind sie ein wichtiges Mittel zur Behandlung von **Rheuma** und **Gicht**. Die Blätter können leicht selbst gesammelt werden. Allerdings sollte dies in der Zeit von Anfang bis Mitte Mai geschehen, solange sie noch sehr jung und klebrig sind, da sie dann den höchsten Wirkstoffgehalt aufweisen. Statt der Blätter kann auch der im Handel befindliche Saft verwendet werden, denn dieser wird aus den Blättern hergestellt.

Der Birkensaft, den man im Frühling mit einem aus einem ausgehöhlten Holunderast gefertigten Röhrchen aus dem schräg nach oben angebohrten Birkenstamm abzapfen kann, ist ein hervorragendes Mittel zum Waschen und Spülen der Haare. Er **kräftigt die Haare**, sorgt für einen guten **Haarwuchs** und wirkt dazu vorbeugend gegen **graue Haare**. Man kann den Saft auch trinken, der innerlich – ebenso wie der Birkenblättertee – **blutreinigend** wirkt.

Die Birkenrinde kann als Tee gekocht unterstützend bei Krebs eingesetzt werden. Diese Anwendung habe ich in Kanada von einem indianischen Medizinmann gelernt. Seit 2004 verwende ich den Birkenrindentee in meiner Praxis erfolgreich als Basistherapie zur Unterstützung bei allen Krebserkrankungen.

Birkenrinde ist nicht im Handel erhältlich, sondern muss selbst gesammelt werden. Wobei die Moorbirke nach meinen Erfahrungen wirksamer ist.

Es werden dafür Äste abgeschnitten und diese dann zuhause, am besten mit einem Taschenmesser, abgeschabt. Die Rinde wird dann gekocht und der Tee getrunken.

Vorsicht: Bei einer Birkenpollenallergie darf weder der Birkenblättertee noch der Saft getrunken werden!

Anwendung und Dosierung: Als Tee anzuwenden.

Teezubereitung der Birkenblätter: 1–2 EL Birkenblätter mit 0,25 l kochendem Wasser übergießen, 10 Minuten ziehen lassen und danach abseihen. 3–4x täglich 1 Tasse trinken. Zur Geschmacksverbesserung kann man den Tee mit Fenchel-, Hagebutten- und Pfefferminztee mischen.

Teezubereitung der Birkenrinde: 2 gehäufte Esslöffel der Birkenrinde auf 0,5 l kaltem Wasser, langsam zum Sieden erhitzen und anschließend 30 Minuten auf kleine Flamme köcheln lassen Abseihen und über den Tag verteilt trinken.

Signatur: Besonders bei der Hängebirke kann man die herunterhängenden Zweige mit den Haaren vergleichen. Die getrockneten Blätter haben einen urinähnlichen Geruch, was auf eine Wirkung im Bereich der Harnwege hindeutet. Unter der weißen Rinde befindet sich eine rote Schicht. Es kommt tatsächlich vor, dass aus der Rinde Beulen hervorbrechen. Dies kann dann dazu führen, dass die rotbraune, innere Rindenschicht die äußere Schicht rötet. Also genau das zeigt, was Hildegard beschrieben hat.

Die Rinde der Birke zeigt oft tumorähnliche Verdickungen, was auf die Wirkung gegen Krebs hinweist. Außerdem gibt es bei der Birke auch die sogenannten Hexenbesen, die ebenfalls auf die Wirkung bei Krebs hinweisen.

Bekannte Inhaltsstoffe: Gerb- und Bitterstoffe, Salicylsäure, Saponine, Flavonoide, Vitamin C sowie ätherisches Öl. Im Saft sind Invertzucker sowie Salze, Eiweißstoffe und pflanzliche Wuchsstoffe enthalten.

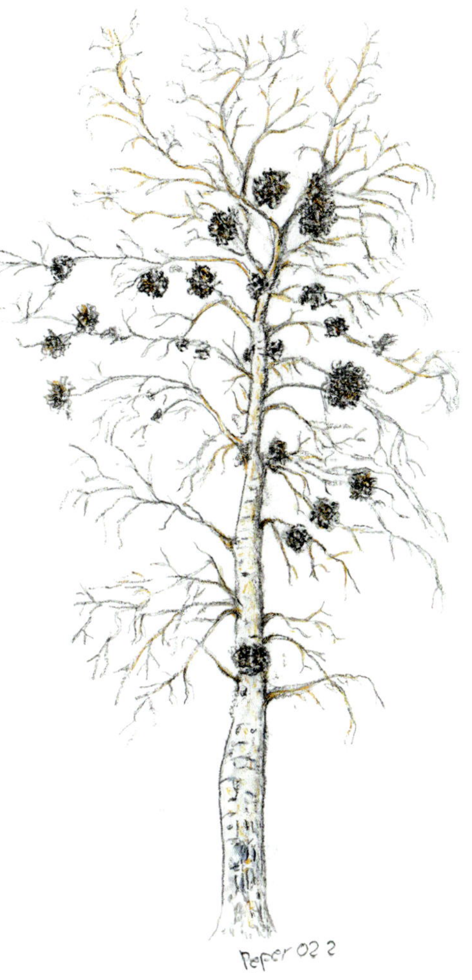

Birke enthält besonders in der Rinde auch Betulin, das offensichtlich einen tumorhemmende, antivirale und entzündungshemmende Wirkung hat.

Handel: In der Apotheke bekommt man Birkenblätter als „Folia Betulae", im freien Kräuterhandel werden sie unter ihrem deutschen Namen vertrieben. Birkenhaarwasser gibt es in Drogeriemärkten. Das Birkenshampoo und der Birkensaft wird von der Firma Schoenberger Kosmetik vertrieben. Zudem erhält man es in Bioläden und Reformhäusern.

Die Birkenrinde ist im Handel nicht erhältlich, kann aber leicht selbst gesammelt werden.

Birne

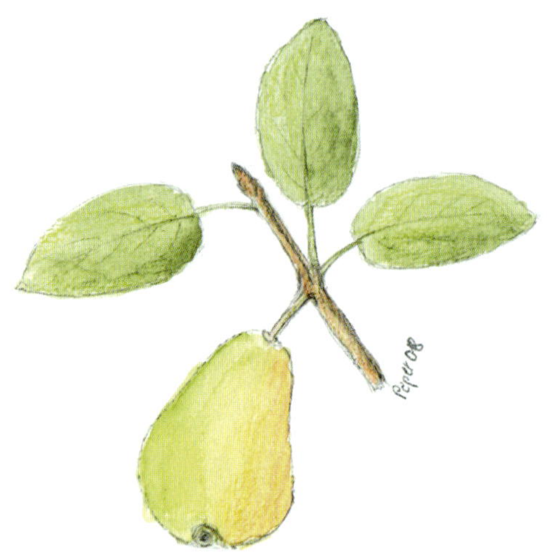

Botanische Bezeichnung

Pyrus communis

Niederländische Bezeichnung

Peer

Quelle: Physica, Cap. 3-2, S.235.

Indikation nach Hildegard: Reinigung des Darmes und zum **Aufbau der Darmflora**

Anwendung nach Hildegard: Birne kann allein oder auch als Birnenbrei gegessen und damit angewendet werden. Der Birnenbrei besteht aus Bärwurzwurzel-, Bohnenkraut-, Galgantwurzel- und Süßholzwurzelpulver sowie aus der gekochten Birne.

Achtung: Birnen sollten nach Hildegard nie roh, sondern nur gekocht verzehrt werden.

Zusätzliche Erkenntnisse: Birnenblätter können als Tee oder Tinktur bei einer **Blasenentzündung** mit häufigen **Harndrang** eingesetzt werden (Ostfriesische Volksmedizin).

Bekannte Inhaltsstoffe: Frucht: Kohlenhydrate, Mineralstoffe, Vitamine;

Birnenblätter: 4–5 Prozent Arbutin, wenig Gerbstoffe und deshalb gut verträglich.

Signatur: Die Birne sieht aus wie eine nach unten hängende Blase. Wenn man sie durchschneidet, dann tritt der wässerige Saft aus. Dies ist ein Hinweis auf die Harnwege.

Tatsächlich habe ich wiederholt beobachten können, dass Patienten mit einem empfindlichen Darm oft auf den Genuss von rohen Birnen reagieren.

Handel: Birnenblätter sind im Handel bisher nicht erhältlich, man muss sie also selbst sammeln. Die Zutaten für das Birnenbreimischpulver sind über Kräuter Schulte als „Bärwurzwurzel gemahlen", „Bohnenkraut gemahlen", „Galgantwurzel gemahlen", „Süßholzwurzel gemahlen" erhältlich. Das Süßholzpulver ist auch über die Fa. Jura erhältlich. „Bärwurzbirnenhonig" und „Bärwurzpulver" Mischung sind über die Zähringer Apotheke in Konstanz erhältlich.

Blutkraut

siehe unter Hirtentäschel, Seite 155

Blutweiderich

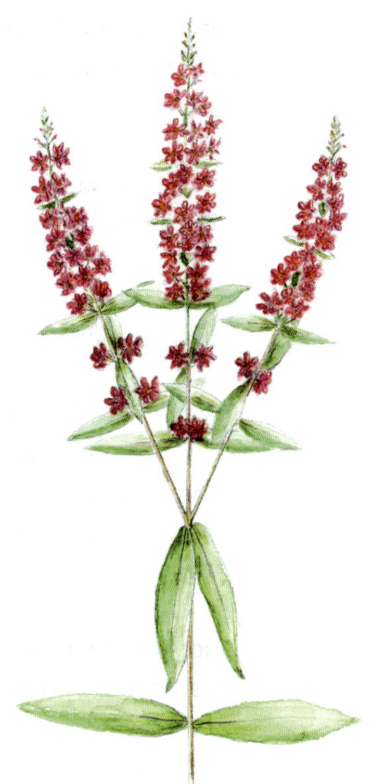

Botanische Bezeichnung
Lythrum salicaria

Niederländische Bezeichnung
Gewone Kattenstaart

Quelle: Siegrid Hirsch / Felix Grünberger

Indikation nach Hildegard: *Der Weiderich hat einen angenehmen Saft, und den schmerzenden Eingeweiden ist dieser wie eine angenehme Salbe. Zerstoße das Kraut und seinen Samen mäßig, und koche das in Wein und Honig und seihe es durch ein Tuch und trinke es oft.*

Zusätzliche Erkenntnisse: Der Blutweiderich wirkt zum Beispiel bei **Nasenbluten** blutstillend, aber auch bei zu starken und lang andauernden **Regelblutungen**. Man kann ihn gut mit Schafgarbenkraut und Storchenschnabelkraut zu gleichen Teilen mischen.

Der belgische Mönch Guy van Leemput beschreibt den Blutweiderich als hilfreich bei **Durchfall** bei Kindern und Säuglingen.

Signatur: Der Blutweiderich hat lange, ährenartige Blütenstände, die sich besonders nach dem Verblühen mit dem Darm, den Gedärmen und den Eingeweiden vergleichen lassen.

Die vielzähligen Blüten sind rot, was auf Blut hindeutet. Viele Blüten versinnbildlichen viel Blut.

Bekannte Inhaltsstoffe: 5–12 Prozent Gerbstoffe (vorwiegend Gallotannine), Pektin, Sesquiterpe, Nalactone, Salicarin, Schleimstoffe, Farbstoff, ätherisches Öl, Cholin, Flavonoide, Steroide.

Besonderheit: Die Blütenähren können in Pfannkuchenteig getaucht und in der Fritteuse gebacken werden. Mit Vanillesoße und Zimt gegessen ist es eine kulinarische Köstlichkeit.

Handel: Bei Kräuter Schulte als Tee unter der Bezeichnung „Blutweiderichkraut" und als Saatgut über Gärtnerei Rühlemanns in Horstedt erhältlich.

Bockshornklee / Griechenklee

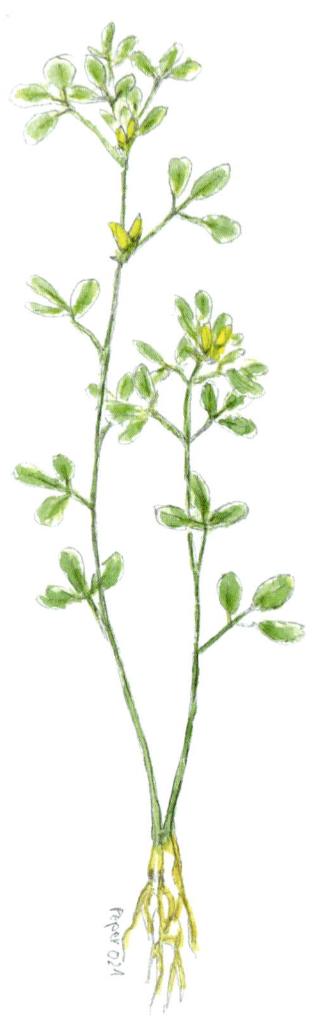

Botanische Bezeichnung
Trigonella foenum-graecum

Niederländische Bezeichnung
Fenugriek

Quelle: Physica, Cap. 1-36, S. 68.

Indikation nach Hildegard: Tägliches Fieber, Viertagefieber, Herzschmerzen, Herzschwäche, Altersherz, Ekel vor Speisen.

Anwendung nach Hildegard: *Der Bockshornklee ist mehr kalt als warm und ein Mensch, der täglich Fieber hat, die ihm oft den Schweiß austreiben und den das Essen anwidert, das heißt schädigt, der nehme das Kraut vom Bockshornklee im Sommer und erwärme seinen Samen in Wein und trinke dies oft warm in nüchternen Zustand, und es wird ihm besser gehen. Aber wer Viertagefieber hat, der koche Bockshornklee in Wasser, und wenn das Wasser ausgepresst ist, wickle er dies oft abends warm um beide Unterschenkel, und er binde ein Tuch darüber, und er trinke oft in Wein gewärmten Bockshornklee, wie oben gesagt wurde, und er wird geheilt werden.*

Griechenkleewein: 1 Essl. frische Bockshornkleeblätter in 0,25 l Wein erwärmen aber nicht kochen. Dies hilft als Fiebermittel bei **Sommerinfekten**.

Zusätzliche Erkenntnisse: Der belgische Mönch Guy van Leemput nennt den Bockshornklee als heilsam wirkend auf die Schleimhäute im **Magen- und Darmtrakt**. Er beschreibt sie auch als hilfreich bei **erhöhtem Cholesterin und Triglyceriden**.

Aus anderer Quelle von Hebammen: *Bockshornkleesamen regen bei Gebärenden die* **Wehentätigkeit** *an.*

Teezubereitung: 2 gehäufte EL gepulverte Bockshornkleesamen werden mit 0,25 l kaltem Wasser übergossen. 3 Stunden stehen lassen und anschließend kurz zum Sieden bringen und dann sofort abseihen und mäßig warm trinken. Bei Husten sollte der Tee zur Verstärkung der Wirkung mit Honig gesüßt getrunken werden.

Signatur: Die Samen sind gelb und erinnern an eingetrockneten Eiter. Durch die gelbe Farbe und den leicht bitteren Geschmack geben sie auch einen Hinweis auf die Verdauungsorgane. Die weißen Blüten weisen auf die entzündungshemmende Eigenschaft hin.

Bekannte Inhaltsstoffe: Bitterstoffe, Schleimstoffe 20–45 Prozent, Proteine 25 Prozent, Fettanteil 8 Prozent, mehrere Steoridsaponine, Sterole, Flavonoide und etwas ätherisches Öl mit über 50 Komponenten. Ascorbinsäure (Vitamin C), Calcium 176 mg, Eisen 33,5 mg, Magnesium 191 mg.

Handel: Als „Griechenkleepillen" über die Zähringer Apotheke in Konstanz. Als Griechenklee Mischpulver über Fa. Posch in Österreich erhältlich. In der Apotheke unter der Bezeichnung „Semen Foenugraeci tot." (Firma Caelo und Firma Klenk). Als Pulver unter „Semen Foenugraeci plv." (Firma Caelo). Über Kräuter Schulte als „Bockshornkleesamentinktur". Apothekenpflichtig!

Bohne (Dicke Bohne)

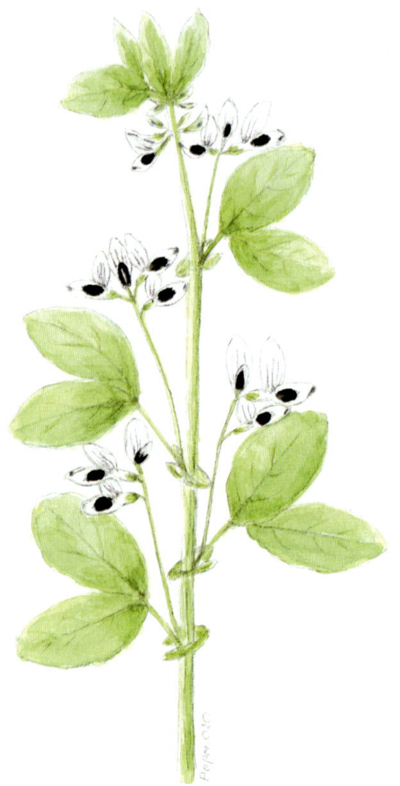

Botanische Bezeichnung

Vicia faba

Niederländische Bezeichnung

Dikke Boon, Tuinboon

Quelle: Physica, Cap. 1-7, S. 46.

Indikation nach Hildegard: *Aber wer Schmerzen in den Eingeweiden, hat der koche die Bohne in Wasser unter Beigabe von etwas Fett und Öl und nach Entfernen der Brühe schlürfe er die warme Brühe und dies tue er oft, und es heilt ihn innerlich.*

Zusätzliche Erkenntnisse: Eine Abkochung der Bohnenschalen wird als harntreibend empfohlen und gilt als Heilmittel bei **Nierenbeschwerden** und als **blutbildend**.

Signatur: Die Bohnen sind nierenförmig und weisen somit auf eine nierenspezifische Wirkung hin. Die Bohne ist warm und erwärmt somit den Körper. Die Bohnenschalen schmecken süß und weisen damit auf das **Blutzuckersenken** bei Diabetes Typ 2 hin.

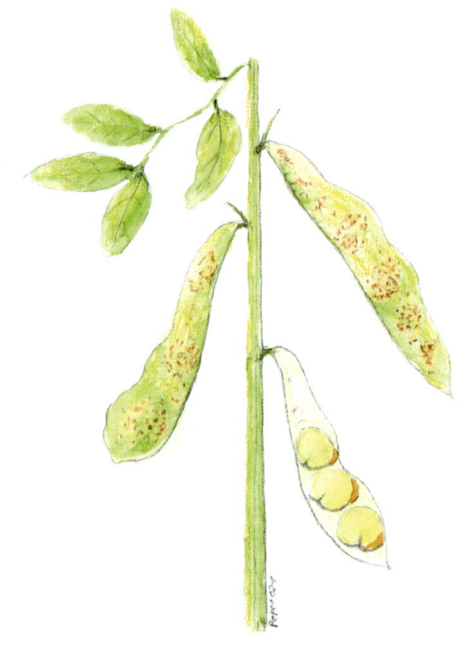

Bekannte Inhaltsstoffe: 6 mg Eisen, 1210 mg Kalium, 77 mg Kalzium, 159 mg Magnesium, 70 mg Phosphor und Glukokinine in der Schale (zumindest in der Gartenbohne).

Anmerkung: Die uns heute bekannte Gartenbohne (Phaseolus nanus) gab es zu Hildegards Zeiten noch nicht, weil sie aus Nordamerika stammt.

Hildegard kannte nur die Dicke Bohne, die auch als Feldbohne bezeichnet wird.

Handel: Als Bohnenmehl über die Fa. Jura erhältlich.

Bohnenkraut

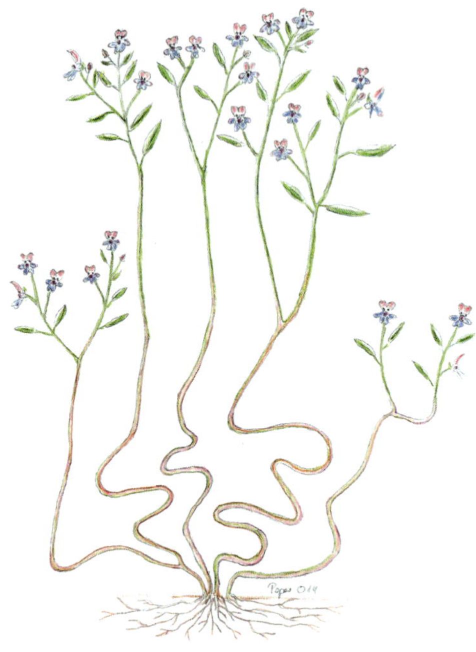

Botanische Bezeichnung
Satureja hortensis

Niederländische Bezeichnung
Boonekruid

Quelle: Physica, Cap. 1-38, S.70/Cap. 1-155, S. 164.

Indikation nach Hildegard: Magenerkrankung (saures Aufstoßen), **Herzschwäche, Gicht**

Anwendung: Auch als Bohnenkrautmischpulver anwendbar.

Indikation: Gliederzittern, Parkinson'sche Krankheiten

Zusätzliche Erkenntnisse: Bohnenkraut ist auch bei **Unruhe in den Beinen** (Restless Legs) zu empfehlen (Ostfriesische Volksmedizin).

Der belgische Mönch Guy van Leemput nennt das Bohnenkraut durch seinen Gehalt an Gerbstoffen und ätherischen Ölen auch als Mittel gegen **Durchfall**. Zudem nennt er es bei **Magen- und Darminfektionen** (Bauchgrippe) sowie **Magenschmerzen** und **Magenkrämpfe** als wirksames Mittel.

Teezubereitung: 2–3 TL Bohnenkraut auf 0,25 l kochendes Wasser 10 Minuten ziehen lassen, 3x täglich 1 Tasse

Signatur: Die Unruhe in den Beinen kann man an der geschlängelten Form der unteren Stängelteile erkennen. Dies ist am deutlichsten beim einjährigen Bohnenkraut sichtbar. Wenn man den Körper der Pflanze mit dem des Menschen vergleicht, dann liegt der untere Stängelteil im Bereich der Beine.

Bekannte Inhaltsstoffe: Ätherische Öle wie z. B. Thymol, Gerb- und Bitterstoffe, Sitosterin und Ursolsäure.

Handel: Als „Bohnenkraut" über Kräuter Schulte, in der Apotheke unter der Bezeichnung „Herba Saturejae".

Breitwegerich

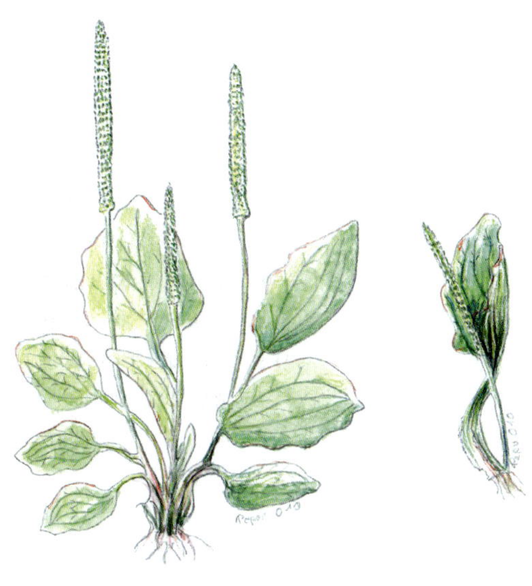

Botanische Bezeichnung
Plantago major

Niederländische Bezeichnung
Grote Wegbree, breedbladige Wegbree

Quelle: Physica, Cap. 1-101, S. 118.

Anmerkung: Siehe auch unter Wegerich, Seite 325. Dort befindet sich eine Beschreibung nach Hildegard.

Indikation: Der französische Mönch Odo Magdunensis aus dem Loire-Tal beschrieb im 11. Jahrhundert den Breitwegerich folgendermaßen: *Breitwegerich hat eine ungeheuer trocknende Kraft, sodass er aufgelegt auf den Körper gleichsam wie ein Brenneisen zu trocknen vermag. Der Breitwegerich trocknet mit Honig darübergelegt, nässende Wunden und reinigt eiternde. Mit Essig und Salz wie Gemüse gekocht und gegessen zähmt er den übergroßen Durchfall, kocht man zusätzlich Linsen mit, hilft diese vortreffliche Speise bei Blutstuhl und bei Bauchgrimmen. Legt man das Kraut gestampft auf, stillt es strömendes Blut. Auch soll es schwarzen Malen auf der Haut die rechte Farbe wiedergeben. Mit Eiklar heilt es wunderbar Verbrennungen. Allein verwendet hilft es bei Hundebiss. Stampft man es mit Salz und legt es auf, so vertreibt es böse Halsdrüsen.*

Hält man den Saft lange Zeit im geschlossenen Mund und bewegt ihn darin, reinigt er trefflich alle schwärenden Wunden des Mundes. Träufelt man den Saft in eine Fistel, so heilt sie ab, auch der Ohrenschmerz wird dadurch gelindert. Augenschwellung und Augenbrennen vergehen, wenn man die Augen damit salbt (einreibt). Kaust du das Kraut wiederholt mit den Zähnen, so drängt es aufgeschwollenes und blutgefülltes Zahnfleisch zurück.

Zusätzliche Erkenntnisse: Zerquetschte Breitwegerichblätter wurden nach der Überlieferung früher in Wasser gekocht, um sie dann so heiß wie gerade noch erträglich auf frische und **schlecht heilende Wunden** und **Geschwüre** aufzulegen. Bei Entzündungen wie einer **Sehnenscheidenentzündung** ist eine Auflage aus Breitwegerichblättern in der Lage, die Schmerzen herauszuziehen. Die Blätter wirken außerdem sehr gut bei **Quetschungen** oder **Sehnenzerrungen**.

In einer alten ostfriesischen Rezeptsammlung aus dem Jahre 1560, die vermutlich von einem Mönch geschrieben wurde, ist nachzulesen, dass man bei gequetschten und verwundeten Sehnen früher aus gestampftem Wegerich, Weinraute und dem Fett eines alten, kastrierten Ebers ein Pflaster zubereitete. Der aus dem frischen Blatt gewonnene Saft oder das frisch gekaute Blatt sorgten als Einreibung bei **Brennnesselverbrennungen** für schnelle Erleichterung.

Signatur: Die Signatur des Breitwegerichs ist recht auffällig, denn wenn man ein Blatt zusammen mit dem Stängel abreißt, erkennt man deutlich die heraushängenden Fäden, die an Sehnen erinnern. Besonders die älteren Blätter weisen oft rötliche Flecken, meist an den Blatträndern, auf, die als Hinweis auf Wunden gedeutet werden können. Die Blätter haben aber auch eine Ähnlichkeit mit dem menschlichen Ohr, was auf eine heilende Wirkung bei Ohrenschmerzen hindeutet.

Bekannte Inhaltsstoffe: Aucubin, Gerbstoffe, ätherische Öle, Flavonoide, Pflanzensäuren und Schleimstoffe.

Anwendung und Dosierung

Teezubereitung: 2–3 TL Breitwegerichkraut mit 0,25 l kochendem Wasser übergießen, 5–10 Minuten ziehen lassen und abseihen. 3x täglich 1 Tasse.

Dosierung der Urtinktur (Ø): In einem Verhältnis von 1:3 mit Wasser verdünnt zu Umschlägen gebrauchen. Die besten Ergebnisse lassen sich jedoch mit den frischen Blättern erzielen.

Handel: Als „Breitwegerichkraut" im freien Kräuterhandel erhältlich. In der Apotheke gibt es außerdem eine Urtinktur (Ø) der Fa. DHU namens „Plantago major".

Brennnessel

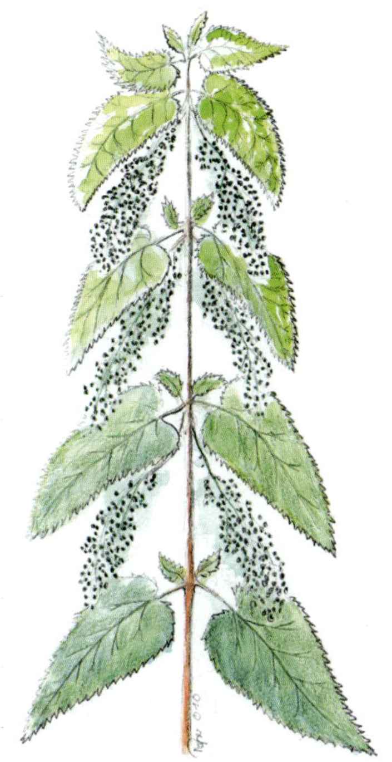

Botanische Bezeichnung
Urtica dioica

Niederländische Bezeichnung
Brandnetel

Quelle: Physica, Cap. 1-100, S. 128 und Cap. 1-180, S. 180.

Indikation nach Hildegard: Stoffwechselstörungen, Vergesslichkeit (Gedächtnisschwund)

Hildegard speziell: Die Brennnessel ist in ihrer Art sehr warm und trocken. Wenn sie frisch aus der Erde sprießt, ist sie gekocht nützlich für die Speisen des Menschen, denn sie reinigt den Magen.

Brennnesselöl nach Hildegard: Hilft gegen Vergesslichkeit, solange man sie noch selbst bemerkt und man auch bereit ist, etwas dagegen zu tun. Man reibt jeweils vor dem Schlafengehen erst das Brustbein und dann die Schläfen damit ein.

Brennnesselsaft nach Hildegard: Bei **Venenentzündung, Venenleiden, Krampfadern**

Rat von Hildegard: Um Milch im Winter verträglicher zu machen, sollte man die gedörrte Wurzel der Brennnessel in die Milch legen, weil sie die üblen Säfte, die in der Milch sind, unterdrücken. Für Kranke und Schwache sollte diese dann auch noch gekocht werden.

Zusätzliche Erkenntnisse: Der französische Mönch Odo Magdunensis aus dem Loire-Tal beschrieb im 11. Jahrhundert die Brennnessel unter anderem als hilfreich bei **Gelenkleiden** und bei **Gicht**. Auch bei **Hautkrebs** erwähnt Odo in diesem Fall die jungen Brennnesseln. Die Früchte (Samen) nennt er auch bei **Katarrh der Atemwege** und **Lungen-** und **Brustleiden**.

Das Lorscher Arzneibuch (795) II,72 erwähnt die Brennnessel bei **Magenschmerzen**: *Nehme den Samen tragenden Teil der Brennnessel und mache daraus eine gut gewürzte Brühe am besten jedoch ohne Pfeffer.*

Meiner eigenen Erfahrungen nach hilft die Brennnessel als Samen bei **Stoffwechselstörungen,** insbesondere bei Rheuma und die Wurzel bei **Haarausfall** und bei

Vergrößerung der **Prostata**. Die Brennnesselblätter verwende ich als Tee aufgrund der blutreinigenden Wirkung auch gegen **Borreliose**. Außerdem gebrauche ich den Brennnesselblättertee bei einer **Polyneuropathie**.

Der belgische Mönch Guy van Leemput beschreibt die Brennnessel als **harntreibend** und blutreinigend und bezeichnet sie als ein gutes Mittel gegen **Ermüdungserscheinungen**, um nach einer Krankheit wieder auf die Beine zu kommen. Er bezeichnet die Brennnessel auch als **blutbildend** und als **immunstimulierend** und dadurch als hilfreich bei **Heuschnupfen** und **Allergien**. Die Wurzel nennt er als Waschung bei **brüchigen Haaren**, **Haarausfall** und **fettigen Haaren**.

Anmerkung: Auch die alte, ostfriesische Volksmedizin erwähnt die jungen Brennnesseln bei Hautkrebs. Wobei ich hier aber nur bei einem Basaliom älterer Leute Erfolge gesehen habe.

Teezubereitung: 2–3 TL Brennnesselkraut auf 0,25 l kochendes Wasser 10 Minuten ziehen lassen, 3x täglich 1 Tasse.

Signatur: Wenn man sich die ganze Pflanze mit dem Samenstand in den menschlichen Körper hineindenkt, dann sieht es aus, als ob der ganze Körper verschlackt wäre. Wenn der Körper aufgrund einer Schwäche der Nieren die harnpflichtigen Stoffe nicht ausscheiden kann, dann versucht der Körper dies nun kompensatorisch über die Haut. Die Haut fängt daraufhin an, zu brennen und zu jucken. Genau das sagt die Brennnessel. Fasst sie doch einmal an...

Die Brennnessel ist in ihrer Art sehr warm. Die Wurzel entsäuert den Boden und den Körper. Sie hat rote Ausläufer, was auf Nerven, Blutgefäße und Blutreinigung hindeutet. Die gelbe Wurzel deutet auf die Harnwege, aber auch auf die Leber hin Der Geruch der Brennnessel ist dem Urin ähnlich, weist also auf die Nieren und die Harnwege hin. Der Geruch weist zudem auf das Nervensystem und die Psyche hin. Die grünlichen Blüten geben einen Hinweis auf Milz, Magen und Bauchspeicheldrüse.

Hinweis für Kollegen: Wenn einem beim blutigen Schröpfen oder beim Aderlass ein etwas säuerlicher und der Brennnessel ähnlicher Geruch des Blutes auffällt, dann ist eine Blutreinigung mit Hilfe von Brennnesseltee für den Patienten sehr hilfreich.

Bekannte Inhaltsstoffe: Ameisensäure, Acetylcholin, Eisen, Histamin, Vitamine und Kieselsäure, Kalium, ätherische Öle

Handel: Als Brennnesselkraut und als Tinktur über Kräuter Schulte sowie in der Apotheke unter der Bezeichnung „Herba Urticae“. Als „Brennnesselöl“ und als „Brennnesselsaft“ nach Hildegard über die Zähringer Apotheke in Konstanz und Fa. Posch in Österreich. Zudem bekommt man das Brennnesselöl auch über Fa. Fassl (T) und über Fa. Jura.

Brombeere

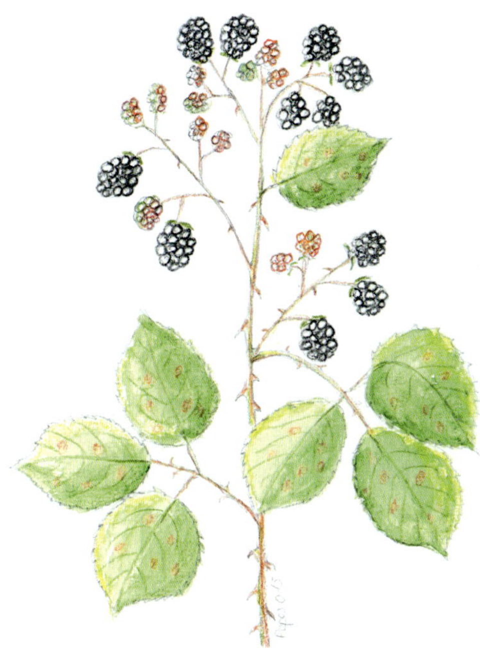

Botanische Bezeichnung
Rubus fructicosus

Niederländische Bezeichnung
Braam

Quelle: Physica, Cap. 1-169, S.171.

Indikation nach Hildegard: Bei **Husten**, **Verschleimung**, **Mukoviszidose**, **Bronchitis**, **Reizhusten**, **Rippenfellentzündung**, **Katarrh**

Anwendung: Als Brombeerelixier

Bestandteile / Herstellung: 30 g Bertramwurzel, 25 g Brombeerblätter, 20 g Ysopkraut, 150 g Honig, 2 l Wein. Die Kräuter 5 Minuten in Wein kochen, abseihen und heiß in Flaschen füllen.

Dosierung: Nach jeder kleinen Mahlzeit 1–2 Essl. voll. Nach jeder größeren Mahlzeit 1–2 Likörgläser voll. Kindern gibt man je nach Alter und Größe 0,5 –2 TL nach dem Essen.

Zusätzliche Erkenntnisse: Brombeersaft hilft gegen **Heiserkeit**. Brombeerblätter haben eine erstaunlich **blutreinigende** Wirkung und sind als Tee deshalb bei allen Krankheiten mit einer **Stoffwechselstörung** hilfreich. Darunter zum Beispiel **Rheuma** oder auch als unterstützendes Mittel bei **Krebs**. Brombeerblättertee hilft auch bei einer **Blindarmentzündung**. Hier gilt aber: Wenn nicht in relativ kurzer Zeit eine Verbesserung eintritt, ist eine Operation unumgänglich. Die Blätter sind zudem gegen unspezifische **Durchfälle** wirksam. Als Mundspülmittel helfen die Brombeerblätter bei leichten **Entzündungen im Mund und Rachen**. Eine Abkochung der Brombeerwurzel mit Sirup / Honig hilft bei **Keuchhusten** und **Bronchitis.**

Teezubereitung: 2–3 TL Brombeerblätter auf 0,25 l kochendes Wasser. 10 Minuten ziehen lassen, 3x täglich 1 Tasse.

Teezubereitung aus den Wurzeln: 2–3 EL Wurzeln auf 1 l kochendes Wasser geben und 0,5 Stunde lang kochen lassen. Dann wird abgeseiht. Von dem Tee sollte man mehrmals täglich 1 Tasse mit Honig oder Sirup gesüßt trinken.

Dosierung des Safts: Bei überanstrengter Stimme erweist sich Brombeersaft als hilfreich, von dem alle 30 Minuten 1 TL eingenommen wird. Der Saft kann bei Heiserkeit auch zum Gurgeln verwendet werden.

Signatur: Die blutreinigende Wirkung kann man am besten an einem bunten Blatt im Herbst erkennen. Der Brombeersaft sieht aus wie Blut. Dadurch zeigt sie ihre blutbildende aber auch ihre blutreinigende Wirkung. Die grüne Oberfläche der Blätter soll ein Hinweis darauf sein, die Schmerzen lindern zu können. Die Stacheln deuten hier ebenfalls auf Schmerzen hin. Die Blüten sind weiß. Dies ist ein Hinweis auf die entzündungshemmende Wirkung der Pflanze.

Bekannte Inhaltsstoffe: Die Blätter enthalten Gerbsäure, organische Säuren und etwas Vitamin C. Brombeersaft enthält neben wertvollen Fruchtsäuren und Mineralstoffen auch Vitamine, während in der Wurzel Gerbstoffe sowie Saponine (seifenähnliche Stoffe) vorhanden sind.

Handel: In der Apotheke als Tee unter der Bezeichnung „Folia Rubi fructiosi", als „Brombeerelixier" über die Zähringer Apotheke in Konstanz und als „Brombeertrank" über die Fa. Jura. Als Brombeer-Trank Bio über Fa. Posch in Österreich erhältlich.

Brunnenkresse

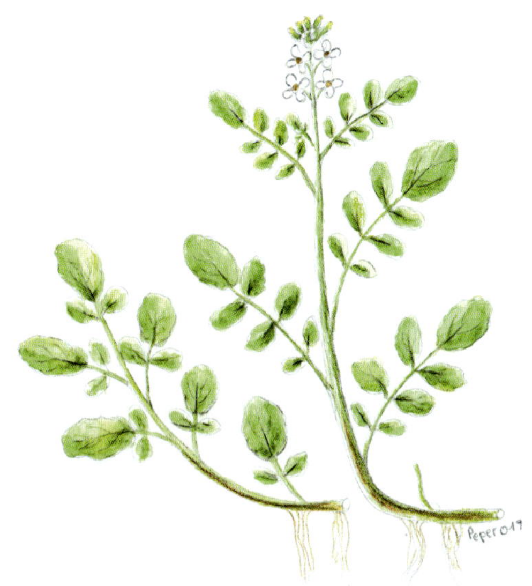

Botanische Bezeichnung
Nasturtium officinalis

Niederländische Bezeichnung
Waterkers

Quelle: Physica, Cap. 1-73, S. 99.

Indikation nach Hildegard: Gelbsucht, Fieber, Verdauungsstörungen

Anwendung: Brunnenkresse mit etwas Wasser dünsten, evtl. mit etwas Butter und Salz abschmecken und 1–3 EL warm essen. Als Tee handelt es sich um eine Notlösung. Frische Ware sollte immer bevorzugt werden.

Zusätzliche Erkenntnisse: Brunnenkresse gilt als stoffwechselanregend und besitzt durch die Senföle auch eine hemmende Wirkung auf Bakterien. Dies kann man bei Harnwegserkankungen nutzen.

Teezubereitung: 2–3 TL Brunnenkressekraut auf 0,25 l kochendes Wasser. 10 Minuten ziehen lassen, 3x täglich 1 Tasse.

Signatur: Der würzige, senfartige Geschmack deutet auf eine Anregung der Verdauungsorgane hin. Sie ist von warmer Natur, ihre Kräfte stammen aber aus dem Wasser, (feucht), wodurch sie das Fieber mäßigen kann.

Bekannte Inhaltsstoffe: Vitamin A und C, Jod, Eisen, Zink und andere Minuteneralstoffe, sowie Senföle

Handel: In der Apotheke unter der Bezeichnung „Herba Nasturtii", als" Brunnenkressesaft" im Reformhaus. Brunnenkresse ist in Kräutergärtnereien als lebende Pflanze erhältlich.

Buchsbaum

(Giftig)

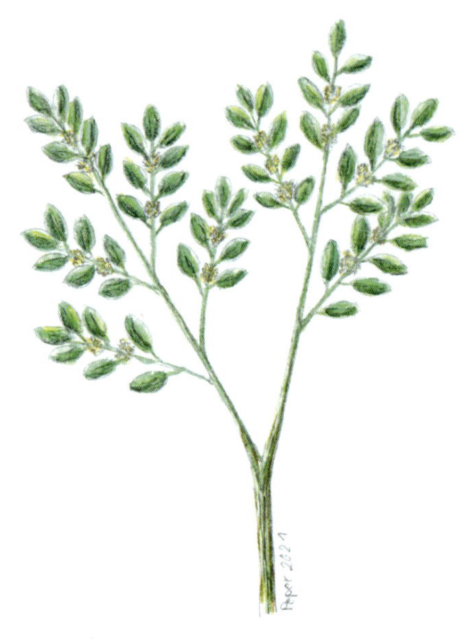

Botanische Bezeichnung

Buxus sempervirens

Niederländische Bezeichnung

Buxus

Quelle: Physica, Cap. 3-22, S. 258.

Indikation nach Hildegard: Fieber im Magen, **Augenschwäche**, Störung des **Immunsystems,** bei **Allergien** sowie als Unterstützung bei **autoimmunen Erkrankungen**.

Anwendung: *Wer aus dem Holz einen Becher macht und Wein hineingießt, sodass er den Geschmack vom Holz annimmt, der nimmt das Fieber vom Magen und macht die Augen klar. Wer mit dem Holz oft Kopf und Augen berührt, dem werden Kopf und Augen gesünder. Wer aus dem Holz einen Stock macht und ihn oft in der Hand trägt und seinen Duft einatmet, dem werden Kopf und Augen noch gesünder.*

Man sollte den Wein 20–30 Minuten in dem Becher stehen lassen und ihn dann trinken. Machen Sie das täglich und haben Sie Geduld, denn das Immunsystem harmonisiert sich nur sehr langsam.

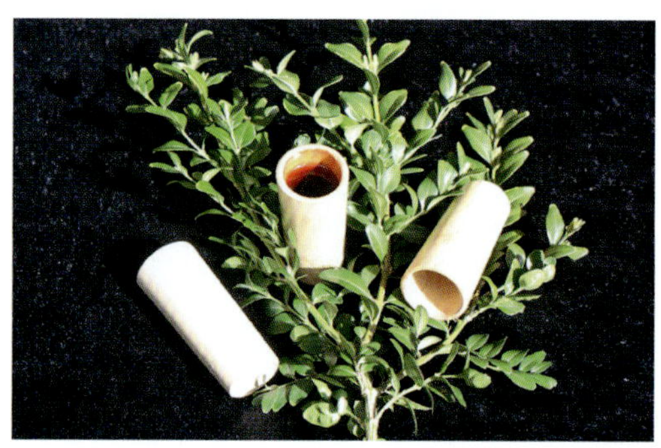

Alternative Anwendung: Man kann auch ein Stück Holz vom Buchsbaum nehmen und dieses in ein Glas Wein legen und eine Weile liegen lassen, sodass der Wein den Geschmack vom Holz annimmt. Dann das Holz herausnehmen und den Wein trinken.

Vorsicht: Stark giftig! Nicht als Tee anwenden!

Signatur: Das langsame Wachstum gibt einen Hinweis auf chronische Erkrankungen. Die Wachsschicht auf den Blättern deutet auf die Wirksamkeit bei autoimmunen Erkrankungen hin. Die glänzenden

Blätter stellen eine Beziehung zu Fieber her (Fieberschweiß, glänzende Haut).

Bekannte Inhaltsstoffe: Ätherisches Öl, Alkaloide, Chinin

Handel: Als „Buchsbaumbecher" (20 ml) oder als „Stock" über die Fa. Posch in Österreich und als „Buchsbaumblätter" über Kräuter Schulte erhältlich.

Butter

Niederländische Bezeichnung
Echte Roomboter

Quelle: Physica, Cap. 1-181, S. 182.

Indikation nach Hildegard: Abmagerung, Kräftigungsmittel, Asthma, Hustenreiz

Hildegard speziell: *[...] und ein Mensch der dämpfig ist, oder der hustet, oder der am Körper dürr ist, der esse Butter, und sie heilt ihn innerlich und erquickt ihn, das heißt sie labt den, der krank und dürr ist. Und für einen gesunden Menschen der mäßig Fleisch am Körper hat ist die Butter gut und gesund zu essen. Wenn er fettes Fleisch am Körper hat, so esse er nur mäßig, damit sein krankes Fleisch nicht noch dicker werde.*

Anwendung: Butter essen

Zusätzliche Erkenntnisse: Aus der ostfriesischen Volksmedizin gegen **Prellungen** und **Blutergüsse** bekannt. Butter aufgetragen hilft auch bei **rissigen Lippen** und wenn man sie regelmäßig isst gegen **rote** Flecken am Kinn, Hals und im Gesicht.

Nach der Entbindung erhielten die Frauen als „Kräftigungsmittel" oft ein dick mit Butter bestrichenes Weißbrot. Auch allgemein galt die Butter bei uns als **Kräftigungsmittel**, besonders bei auszehrenden Krankheiten.

Signatur: Fett als Mittel bei Abmagerung ist natürlich sehr naheliegend und wurde bei allen auszehrenden Krankheiten empfohlen. Man machte schon im Mittelalter die Erfahrung, dass Butter auch bei Blutergüssen eine zerteilende, erweichende Wirkung hat. Fett ölt den Rachen und gilt deshalb als reizmildernd.

Bekannte Inhaltsstoffe: Fett, Ölsäure, Lecithin (200 mg), Linol- und Linolensäure, Vitamine, Zink und Cholesterin.

Handel: Im Lebensmittelhandel erhältlich. Biobutter ist zu bevorzugen.

Dachsfell

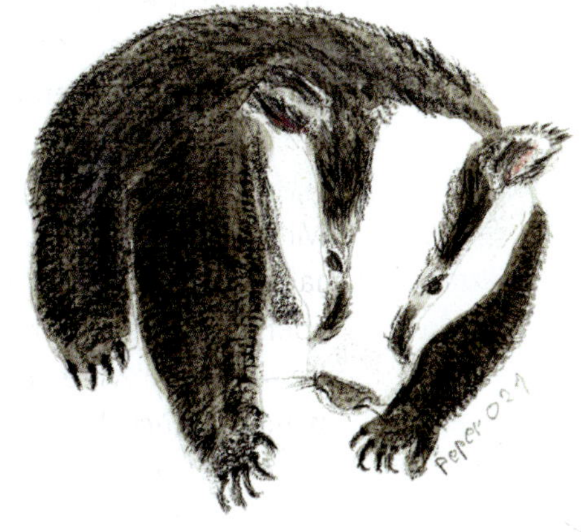

Zoologische Bezeichnung:
Meles meles

Niederländische Bezeichnung
Dasvacht

Quelle: Physica, Cap. 7-28, S. 481 / Große Hildegard Apotheke, Hertzka / Strelow, S. 62, Salbe, S. 403, Dachsfellgürtel, S. 461.

Indikation nach Hildegard: Gesundheitsstärkung, Erwärmung der Nierengegend, Durchblutung, Beine, kalte Füße, Krampfadern, diabetisches Gangrän, Polyneuropathie, (als Schuhe)

Anwendung: Als Dachsfell, Dachsgürtel, Dachsschuhe, Dachswollsocken

Hildegardtext speziell: Im Dachs steckt die Kraft des Löwen. Eine große Kraft ist im Fell. Mache einen Gürtel daraus, alles am Dachs ist gut.

Indikation: Der Dachsgürtel hält die Nierengegend warm und fördert durch Mikromassage die Durchblutung.

Zusätzliche Erkenntnisse: Nach der indianischen Medizin hilft der Dachs als Krafttier, mit Wut und Aggressionen besser umgehen zu lernen.

Signatur: Der Dachs ist sehr wehrhaft und hat kurze, aber kräftige Beine, mit denen er tiefe Bauten graben kann. Er ist sehr gut gepolstert. Seine dicke Fettschicht schützt ihn vor Kälte.

Handel: Über Fa. Posch in Österreich bekommt man Dachsfell, Dachsgürtel, Dachslederschuhe und Dachswollsocken. Über die Fa. Fassl sind ebenfalls Dachsleder und Dachsfellprodukte erhältlich.

Dill

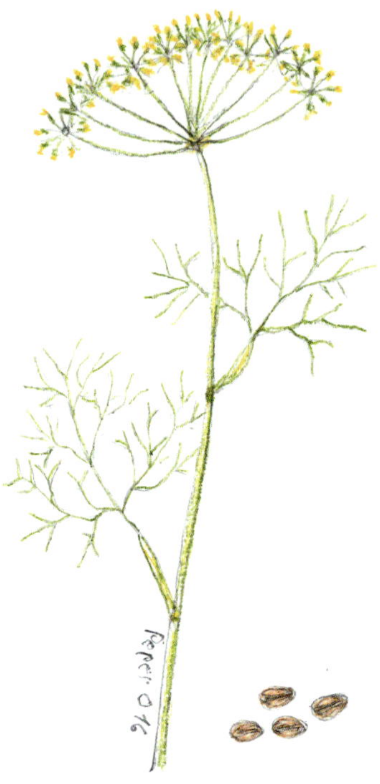

Botanische Bezeichnung
Anethum graveolens

Niederländische Bezeichnung
Dillekruid

Quelle: Physica, Cap. 1-67, S. 95.

Indikation nach Hildegard: Nasenbluten, Gicht

Auch als Dill-Scharfgabenpulver zu verwenden. (1 Teil Dill, 2 Teile Scharfgabe)

Indikation nach Hildegard: Nasenbluten.

Anmerkung: Hildegard merkt an, dass roher Dill den Menschen traurig macht und empfiehlt ihn deshalb nur gekocht oder getrocknet.

Zusätzliche Erkenntnisse: Der französische Mönch Odo Magdunensis aus dem Loire Tal schrieb im 11. Jahrhundert: *Die Pflanze spendet abgekocht genossen Muttermilch bis zum Überfluss, ferner vertreibt sie Magenleiden, wenn der Kranke von der Abkochung drei Becher lau trinkt. Dies führt ein Aufrülpsen (Aufstoßen) herbei, welches anzeigt, dass sich der Magenmund geöffnet hat und die schädliche Windblähung entwichen ist. Dill treibt den Harn, indem er die Hindernisse ausräumt.*

Im Lorscher Arzneibuch wird Dill bei **Magen- und Verdauungsbeschwerden** und bei **Lungenleiden** (Husten) genannt.

Der belgische Mönch Guy van Leemput bezeichnet den Dill als kühlendes und erweichendes Mittel. Das Kauen von Dillsamen verwendet er bei schlechtem Atem durch **Mundfäule**.

Dill wird bei uns auch als Mittel gegen **Schlafstörungen** und **Schluckauf** eingesetzt.

Teezubereitung: 2–3 TL zerstoßene Samen oder Kraut auf 0,25 l kochendes Wasser. 10 Minuten ziehen lassen, 3x täglich 1 Tasse.

Signatur: Die gefächerten Blätter geben einen Hinweis auf die krampflösende Wirkung. Die aufgeblähten Blattachseln deuten auf die Wirksamkeit bei Blähungen und der betörende Duft auf eine Beziehung zum Nervensystem hin. Der Geschmack wirkt erfrischend.

Bekannte Inhaltsstoffe: Ätherisches und fettes Öl

Handel: In der Apotheke erhält man die Dillsamen unter der Bezeichnung „Fructus Anethi". Das Kraut bekommt man als Dillspitzen unter der Bezeichnung „Herba Anethi". Zudem sind Dillspitzen auch im Gewürzhandel erhältlich.

Dinkel

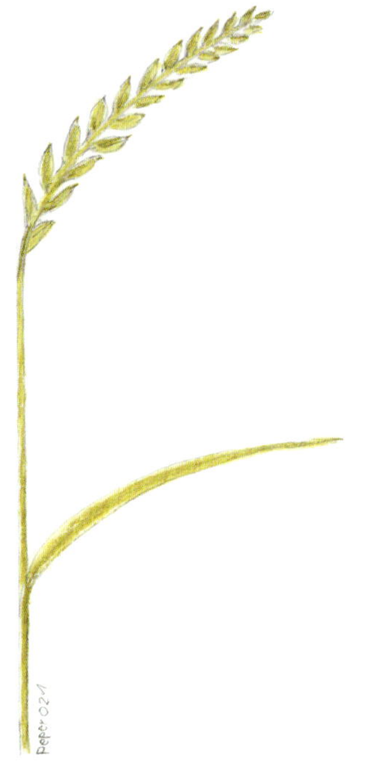

Botanische Bezeichnung
Spelta Trita, Syn. Triticum spelta

Niederländische Bezeichnung
Spelt

Quelle: Physica, Cap. 1-5, S. 45.

Indikation nach Hildegard: Störungen des **Magen-Darmsektor**, **Knochenleiden**, für **gesundes Fleisch und Blut** und **frohen Sinn** und ein **freudig menschliches Denken**.

Anwendung: Als Brot, Brötchen, Kekse und als gekochte Körner auch als Dinkelflocken im Müsli.

Bekannte Inhaltsstoffe: Kalium 388 mg, Calcium 27 mg, Phosphor 401 mg, Eisen 4,4 mg. Niacin 6,4 mg. Vit.E 0,79 mg, Vit. B1 0,36 mg, B2 0,11 mg, B6 0,23 mg.

Anmerkung: Im Gegensatz zu anderen Getreidesorten nimmt Dinkel keinen Chlor aus dem Boden auf und ist allein dadurch für Allergiker viel besser verträglich.

Handel: Im Lebensmittelgeschäft, im Reformhaus oder in der Drogerie erhältlich. Bioware ist zu bevorzugen.

Diptam / Spechtwurzel

(Leicht giftig!)

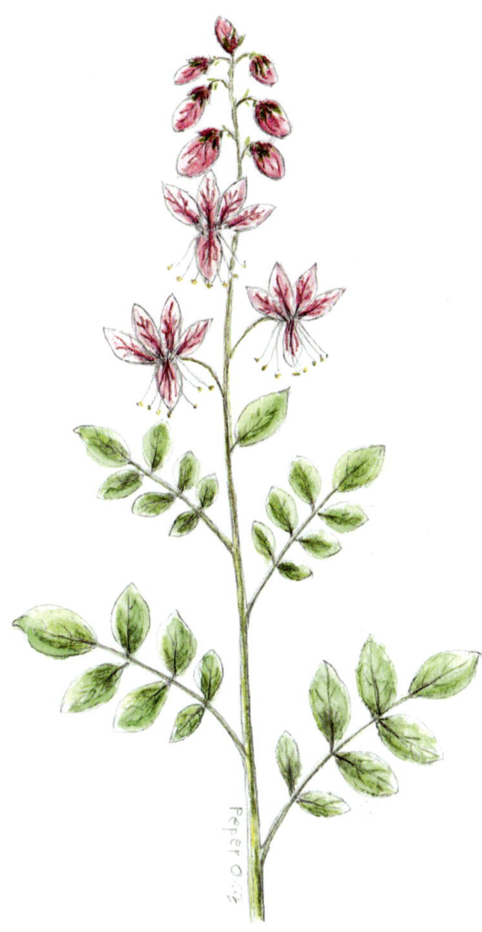

Botanische Bezeichnung
Dictamus album

Niederländische Bezeichnung
Vuurwerksplant

Quelle: Physica, Cap. 1-115, S. 134.

Indikation nach Hildegard: Durchblutung, Blutfette, Nieren-, Blasen- und **Gallensteinleiden, Herzschmerzen** (erweitert hier die Herzkranzgefäße und verbessert so die Durchblutung).

Anmerkung: Besonders bei **Angina pectoris** lassen sich mit Diptam beachtliche Erfolge erzielen.

Anwendung: Als Pulver 3x täglich 1–2 Messerspitzen auf ein Weizen- oder Dinkelbrot streuen. Ist aber auch als Tee aus der Wurzel verwendbar. Das Pulver ist zu bevorzugen.

Dosierung des Diptam-Tranks: 3x tägl 1 Likörglas trinken.

Teezubereitung: 1 TL Wurzeln auf 0,25 l kochendes Wasser. 10 Minuten ziehen lassen, 3x täglich 1 Tasse.

Zusätzliche Erkenntnisse: Als Blütenessenz bei **Schock** durch Feuer, Hitze und / oder Verbrühungen anwendbar.
Vorsicht für empfindliche Personen: Kann bei Kontakt mit der Pflanze und zusätzlicher Sonneneinwirkung zu Hautreizungen führen.

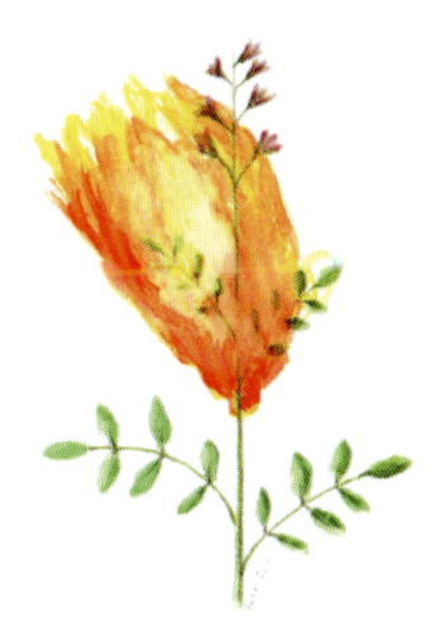

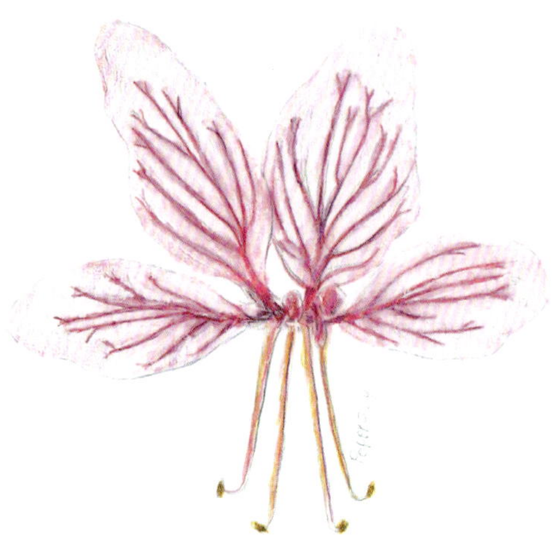

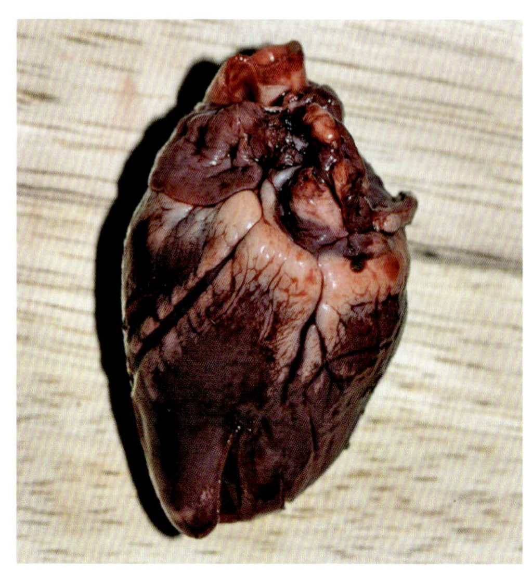

Signatur: Die Blütenknospen haben eine große Ähnlichkeit mit dem Herzmuskel. In der geöffneten Blüte kann man die Herzkranzgefäße erkennen. In lauwarmen Sommernächten strömt so viel ätherisches Öl aus den Samenkapseln, dass man es anzünden kann. Es brennt dann, wie eine Fackel, ohne dass die Pflanze selbst verbrennt. Daher rührt meine Anwendung als Blütenessenz bei Schock durch Feuer, Hitze, Verbrennungen und Verbrühungen.

Bekannte Inhaltsstoffe: Ätherische Öle, Calciumoxalat, Flavonoide, Furochinol-Alkaloide, Dictamin, Furanocumarine, Cumarine, Limonoide.

Handel: Nur über Kräuter Schulte als „Diptamwurzel" und über die Zähringer Apotheke in Konstanz unter der Bezeichnung „Spechtwurzelpulver" erhältlich. Diptam ist auch im Sivesanpulver enthalten. Als homöopathisches Mittel bekommt man es unter der Bezeichnung „Dictamus albus". *(Nur nach Anweisung einer homöopathisch ausgebildeten Fachperson!)*
Als Blütenessenz im Handel bisher nicht erhältlich. Als Diptam-Trank über Fa. Posch in Österreich. Hier auch als Pilodip Tabs mit Habichtskraut erhältlich.

Dost

siehe unter Oregano, Seite 102

Eberraute / Stabwurz

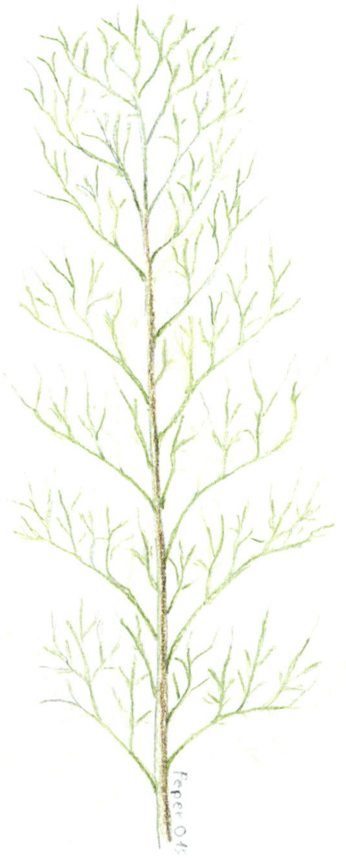

Botanische Bezeichnung
Artemisia abrotanum

Niederländische Bezeichnung
Citroenkruid

Quelle: Physica, Cap 1-106, S. 123.

Indikation nach Hildegard: Fingersehnenverkürzung, Sehnenverkürzung, Beulen, Grind (Ausschlag, Ekzem, Geschwüre) am Kopf, **Gicht**.

Anwendung: Als Stabwurzsaft direkt zum Einreiben der Finger, Gliedmaßen, Beulen oder zum Auftragen auf die Geschwüre am Kopf.

Bei innerlicher Einnahme jeweils 3x täglich 30 Tropfen in Wein oder Wasser.

Hildegard speziell: *Aber wo Grind am Kopf des Menschen zu entstehen beginnt, soll ihr Saft auf jene Geschwüre gegossen werden, und er wird geheilt werden. Und wo Beulen im Körper des Menschen sich erheben, oder wo eines der Glieder zusammengezogen wird, dort werde die Eberraute zerstoßen und werde so an der Stelle aufgelegt, und mit ihrem Saft werde die Stelle gesalbt, und es wird dem Kranken besser gehen. Wenn aber Räude und die Zusammenziehung der Glieder fortbestehen, dann werde die Eberraute alsbald entfernt, weil sie dann mehr schadet als nützt.*

Und wenn jemand von Gicht in seinen Gliedern geplagt wird, nehme er hinreichend Eberraute und genug altes Fett und etwas Baumöl (Olivenöl), und dies dünste er gleichzeitig in der Pfanne, und dann lege er das so warm auf das Glied, in dem die Gicht wütet, und mit einem Tuch mache er einen festen Verband, und so tue er öfters, und die Gicht wird dort weichen.

Anmerkung: Bei einer sogenannten Erstverschlimmerung sollte man unbedingt auf die homöopathische Aufbereitung „Abrotanum" in D6, D12 oder D30 (je nach Fall) zurückgreifen. *(Nur nach Anweisung einer homöopathisch ausgebildeten Fachperson!)*

Dosierung / Anwendung des homöopathischen Mittels: D4 bis D12, 3x täglich 5 Kügelchen im Munde zergehen lassen. Bei einer D30 nur 2x pro Woche je 5 Kügelchen. *(Nur nach Anweisung einer homöopathisch ausgebildeten Fachperson!)*

Achtung: Bei allen Abgabeformen ist ein Erstverschlimmerung möglich.

Zusätzliche Erkenntnisse: Nach dem Abt Walahfrid Strabo wehrt die Eberraute **Fieber** ab, scheucht **Seitenstechen** und hilft bei einem plötzlichen **Gichtanfall**. Eberraute wirkt nach meinen eigenen Erkenntnissen auch **krampflösend**, **entspannend** und ist hilfreich bei **Magenschwäche** und zur **Stimulierung der Verdauungsdrüsen**.

Der französische Mönch Odo Magdunensis aus dem Loire-Tal beschrieb im 11. Jahrhundert die Eberraute bei Erkrankungen der Atemwege wie **Asthma** und **Husten** und Fieber, aber auch **Frauenleiden** und „Hüftgicht" (**Rheuma**). Daneben soll es **Spulwürmer** töten und das **Brennen der Augen** lindern. Im Lorscher Arzneibuch (795), II.30 steht: *Nimm Eberraute, reibe sie sorgfältig, vermische sie mit Honig und betupfe damit innen zum Beispiel im Mund, die schmerzenden Stellen und trage sie außen, wo eine Schwellung ist auf und es heilt wunderbar.*

Der belgische Mönch Guy van Leemput nennt die Eberraute als **appetitanregend**, besonders bei Kindern. Er bezeichnet die Eberraute, „Citroenkruid", als **galletreibend**, **verdauungsfördernd** und als **Leberbeschützer**. Dem angenehmen Duft schreibt er **insektenabwehrende** Eigenschaften zu.

Teezubereitung: 2–3 TL auf 0,25 l kochendes Wasser. 10 Minuten ziehen lassen. 3x täglich 1 Tasse.

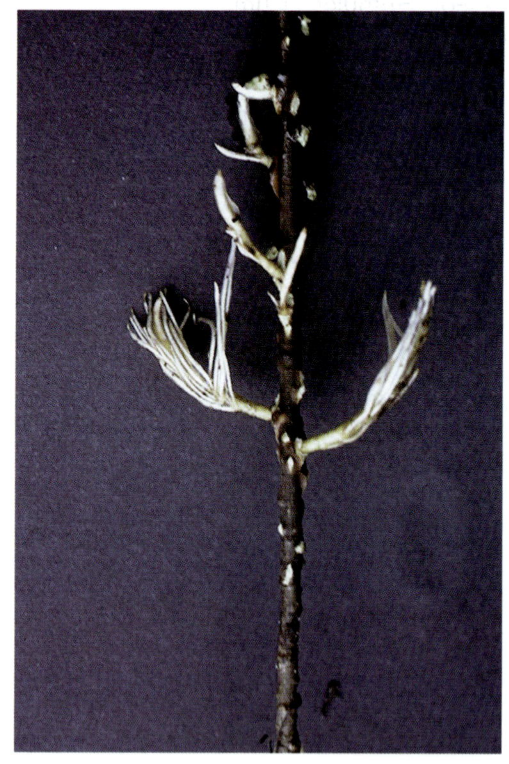

Signatur: Die gefächerten Blätter deuten auf eine krampflösende Wirkung hin. Wenn man die Pflanze abschneidet und in einen Eimer mit Wasser stellt, bewurzelt sie sich aus einer Beule herauskommend selbst. Diese Wurzeln sehen aus wie Sehnen und zusammen mit dem Stängel zeigen sie das Bild eines Fingers mit Sehnen. Die einzelnen Wurzelfäden haben aber auch eine Ähnlichkeit mit Würmern, sodass es auch als Wurmmittel dienen kann. Der bittere Geschmack offenbart die anregende Wirkung auf den Magen und auf die Verdauungsdrüsen.

Bekannte Inhaltsstoffe: Ätherische Öle Cineol, Humulen, Cumarine, Bitterstoffe, Flavonoide, Gerbstoffe, Alkaloid Absinthin, Abrotaninn, Kaffeesäurederivate.

Handel: Als Stabwurzsaft über die Zähringer Apotheke in Konstanz erhältlich. Allgemein bekommt man das Kraut in der Apotheke unter der Drogenbezeichnung „Herba Abrotani" (Firma Klenk). Als homöopathisches Mittel unter der Bezeichnung „Abrotanum" (Fa. DHU). Über Kräuter Schulte ist es als „Eberrautentinktur" (apothekenpflichtig) erhältlich. *(Nur nach Anweisung einer homöopathisch ausgebildeten Fachperson!)*

Eberwurz

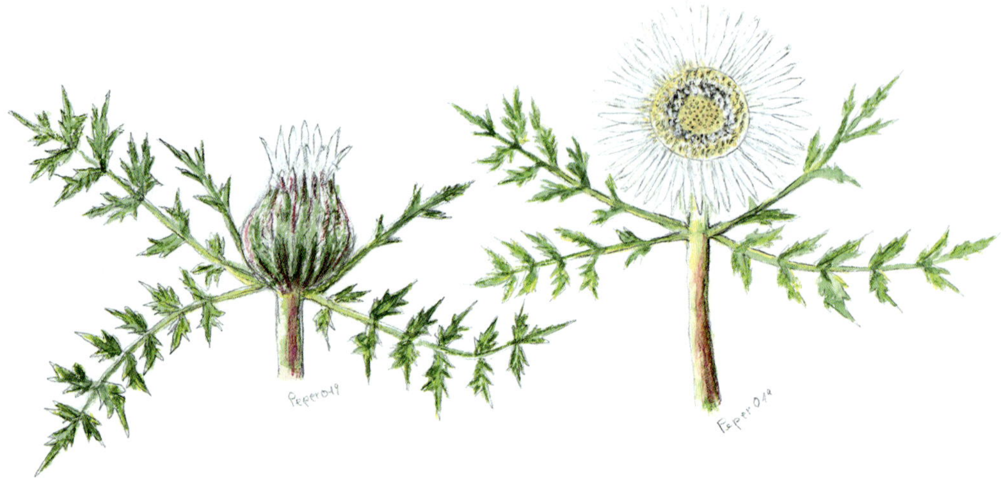

Botanische Bezeichnung
Carlina aucalis

Niederländische Bezeichnung
Zilverdistel

Quelle: Physica, Cap. 1-146, S. 159.

Indikation nach Hildegard: Bei erhöhter **Krankheitsanfälligkeit**, erhöht die **Widerstandskraft** des Körpers, stärkt das **Immunsystem**, bewirkt eine schnellere Erholung des Patienten.

Anwendung: Als Mischpulver mit Brot, in leicht erwärmten Wein oder in Suppen streuen und essen.

Herstellung des Mischpulvers: 2 Teile Eberwurzpulver, 1 Teil Bertram-Pulver und 1 Teil Zimtpulver miteinander mischen.

Hildegard speziell: *Nehme dieses Pulver regelmäßig, und du wirst keine große oder lange Krankheit haben bis zu deinem Tod. Und kein Mensch meide dieses so bereitete Pulver, weil er, wenn er gesund ist und dieses Pulver täglich ist nicht lange krank sein wird. Und wer krank ist und es isst wird gesund werden.*

Aufbewahrung nach Hildegard: *Aber um das Pulver während eines Jahres heil aufzubewahren, lege es in ein neues oder in ein aus Lehm gemachtes und trockenes Tongefäß und begrabe es so in der Erde und bedecke es verschlossen und so wird es seine Kräfte beibehalten.*

Zusätzliche Erkenntnisse: Der belgische Mönch Guy van Leemput nennt die Eberwurz als Mittel zur innerlichen Behandlung von **Ekzemen** und **Akne**. Eine Abkochung aus der Eberwurzwurzel nennt er als wirksam zur Mundspülung bei **Zahnschmerzen** und zum Waschen bei **schuppenden Ekzemen**.

Meiner eigenen Erfahrung nach ist es zum Auswaschen von eiterigen Geschwüren und als Gurgelmittel bei Hals-, Rachen- und bei Mandelentzündung wirksam. Zudem wirkt die Eberwurz bei ausstrahlenden Muskel- und Gelenkschmerzen sowie bei Ischias, Hexenschuss und Bandscheibenvorfall heilsam. Hier hat sich auch das von mir hergestellte „Eberwurzöl" sehr bewährt.

Der Tee ist bei **Katarrh** und bei **Verschleimung der Atemwege** wirksam und ist als harn- und schweißtreibend bekannt. Die Wurzeln, in halb Wasser und Wein gesotten, eigenen sich zum Auswaschen von Geschwüren und Wunden. Eine Mischung aus 1 l Wein und ca. 40–50 g Eberwurzwurzelpulver wird als wirksam gegen **Magenschwäche** und **Bandwürmer,** eventuell auch Borreliose bezeichnet. Auch bei **Prostataleiden** mit ausstrahlenden Schmerzen sollte man an die Eberwurz denken.

Teezubereitung: 1–2 gehäufte TL mit 0,25 l kaltem Wasser ansetzen und langsam zum Sieden bringen. Danach kurz durchkochen und abseihen. 1–3x täglich eine Tasse (bei Bronchialkatarrh mit Honig (Rapshonig) gesüßt).

Signatur: Die Eberwurz hat nur einen sehr kurzen Stängel. Das Ernten macht einige Mühe, was auf eine hohe Widerstandskraft hindeutet. Die Blüte öffnet sich nur bei Sonnenschein und schon bei beginnenden Wetterwechsel schließt sie rechtzeitig ihre Blüten. Darum wird sie auch als Wetterdistel bezeichnet. Die geöffnete Blüte zeigt innen eine blassgelbe Farbe, was an Eiter erinnert. Die Stacheln der Eberwurz strahlen nach allen Seiten aus, was auf ausstrahlende Schmerzen hinweist.

Bekannte Inhaltstoffe: Carlinaoxid, Inulin und Gerbstoffe

Der Acetonextract, die Tinktur und besonders das Carlinaoxid besitzen eine starke antibakterielle Wirksamkeit (getestet an Staphylokokken und Streptokokken, Salmonellen und Shigellen).

Anmerkung: Diese Information stammt aus dem wissenschaftlich anerkannten Buch Teedrogen von Max Wichtel. Meiner eigenen Erfahrung nach ist die bakterielle Wirkung auch bei dem Tee gut zu beobachten.

Handel: In der Apotheke ist die Eberwurzwurzel unter der Drogenbezeichnung „Radix Carlinae conc." (Fa. Klenk u. Fa. Caelo) erhältlich. Als Pulver bekommt man es unter der Drogenbezeichnung „Radix Carlinae plv." (Fa. Caelo), über Kräuter Schulte als „Eberwurz geschnitten" oder als Pulver. Als fertige Mischung über Fa. Posch in Österreich. „Eberwurz-Mischpulver".

Efeu

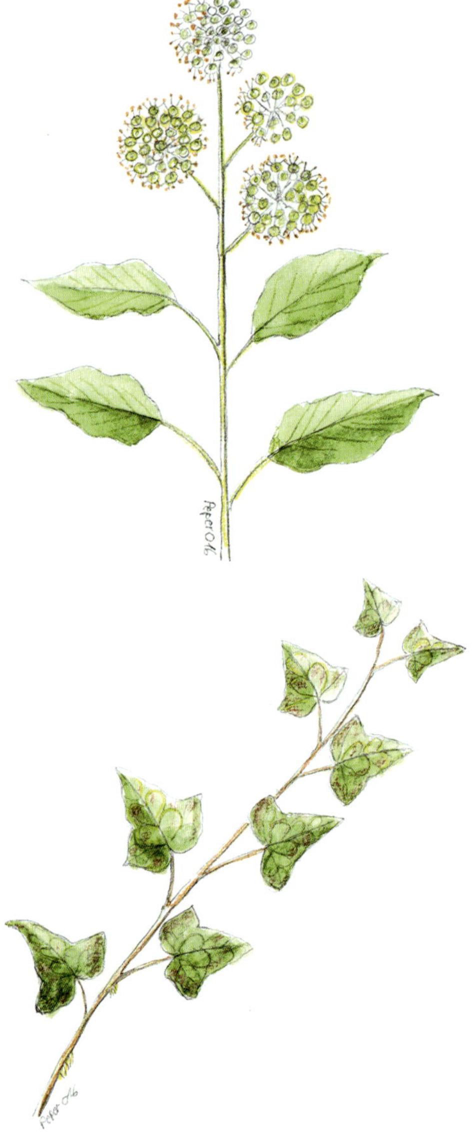

Botanische Bezeichnung
Hedera helix

Niederländische Bezeichnung
Klimop

Quelle: Physica, Cap. 1-140, S. 155 / Große Hildegard-Apotheke, S. 116.

Indikation nach Hildegard: Menstruation (unregelmäßige, übermäßige)

Anwendung: *Eine Frau, welche zur unrechten Zeit an starken Blutungen leidet, koche auch Efeublätter in Wasser und wickle sie warm um ihre Oberschenkel und über den Nabel.*

Zusätzliche Erkenntnisse: Meiner eigenen Erfahrung nach ist Efeu wirksam bei **Husten**, **Bronchitis** und **Keuchhusten**, da es stark schleimlösend wirkt. Außerdem ist der Efeu herzwirksam. Er verbessert die **venösen und arteriellen Gefäße des Herzmuskels**.

Efeu kann außerdem als homöopathisches Mittel „Hedera helix" (D 12) gegen **erhöhten Augeninnendruck** (Glaukom) eingesetzt werden. *(Nur nach Anweisung einer homöopathisch ausgebildeten Fachperson!)*

Das Elsässische Arzneibuch von 1418 zitiert im Kapitel über den Efeu den Domherrn Konrad von Meyenberg: *Efeu hieße besser Schlingbaum, denn er schlingt sich überall auf die Mauern oder Wände in deren Nähe er wächst und flicht sich hinein mit sehr vielen Wurzeln. Selten trägt er Blüte oder Frucht, weil er sehr kalter Natur ist. Wenn er Früchte trägt, so sind es schwarze Trauben ähnlich den Weintrauben. Der Baum verdirbt alle anderen Bäume, zu denen er sich gesellt, denn er saugt ihnen die Feuchtigkeit heraus und trocknet sie aus [...] Es ist auch gut mit Efeu zu baden, besonders für diejenigen die an Räude leiden, es macht ihre Haut sehr glatt.*

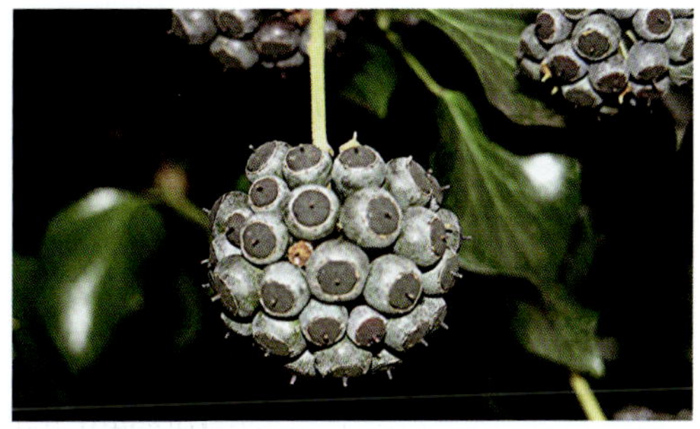

Der belgische Mönch Guy van Leemput bezeichnet den „Klimop" als hilfreich mit feuchten Umschlägen der Abkochung aus den Efeublättern. Diese werden in Belgien als schmerzlinderndes Mittel bei **rheumatischen Beschwerden**, **Nervenschmerzen**, **Muskelschmerzen** und bei **Hüftschmerzen** und bei **Ischiasbeschwerden** gebraucht. Er lobt die gute Wirkung in Cremes und Salben bei **Insektenstichen**, **eiternden Wunden** und bei **Zellulitis**.

Herstellung Efeusalbe: Man benötigt eine Handvoll fein geschnittene Efeublätter, 1 Schnapsglas (20 ml) Olivenöl, 125 g Butter sowie 2 g Bienenwachs.

Das Öl, die Butter und der Bienenwachs werden in einem Topf miteinander verschmolzen und dann zum Efeu hinzugegeben. Die Mischung wird dann zum Sieden gebracht, kurz aufgekocht und muss dann über Nacht durchziehen. Am nächsten Tag wird die Salbe noch einmal kurz erwärmt, durch ein Mulltuch abgeseiht und in Salbenkruken gefüllt. Nach dem Erkalten ist die Salbe gebrauchsfertig. Zum Aufbewahren in den Kühlschrank stellen.

Teezubereitung: 0,5– 1 TL auf 0,25 l 10–15 Minuten ziehen lassen, 3–4x täglich 1 Tasse.

Dosierung der Tinktur: 3x täglich 2–5 Tropfen in Wasser. Als „Hedera helix Urtinktur" und „Hedera helix" (D12, 10 g Globuli) 3x täglich 5 Kügelchen gegen Glaukom. *(Nur unter Aufsicht eines Heilpraktikers oder homöopathischen Arztes zu verwenden!)*

Signatur: Der Efeu windet sich selbst um Eichen und kann sie sogar erwürgen. Dies deutet auf bedrückende, beklemmende Beziehungen hin. Er ist immergrün, was auf Widerstand hindeutet. Die Pflanze hat Haftwurzeln, die auf festsitzenden Schleim hinweisen zudem trocknet sie den Wirtsbaum aus, ist also trocknend im dritten Grad. Efeu kann also Flüssigkeiten wie Schleim oder übermäßig fließendes Blut reduzieren.

Im Blatt sieht man das symbolische Herz und Linien, die wie Gefäße aussehen.

Die Anordnung der Samenkapsel lassen auf den Druck des Auges schließen.

Bekannte Inhaltsstoffe: Saponine (seifenähnliche Stoffe), darunter vor allem das Hedera-Saponin, welches nicht nur antibiotisch wirkt, sondern auch das Wachstum von Pilzen hemmt. Efeu enthält außerdem natürliches Jod. Die Wirkstoffe sind im Herbst in einer höheren Konzentration vorhanden.

Handel: Über die Apotheke als Kraut unter der Drogenbezeichnung „Herba Hedera Helicis" erhältlich.

Als Urtinktur bekommt man ihn von der Firma Alcea unter der Bezeichnung „Hedera Helix Urtinktur".

Eibenholz und -nadeln

(Stark giftig)

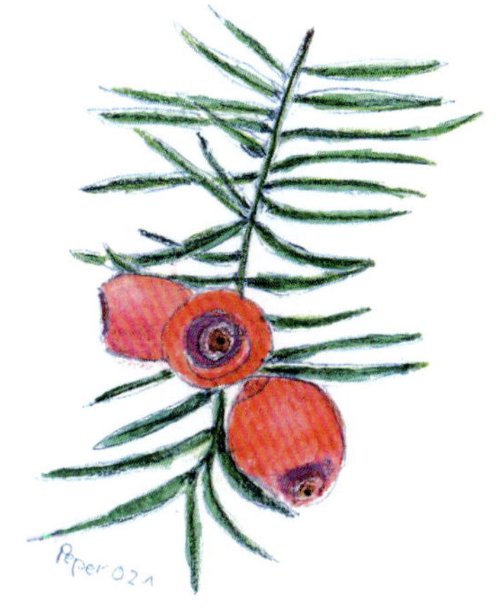

Botanische Bezeichnung
Taxus baccata

Niederländische Bezeichnung
Taxus

Quelle: Große Hildegard-Apotheke, S. 338, Physica, Cap. 3-31, S. 268.

Indikation nach Hildegard: Nasenleiden, Nasennebennebenhöhlen, Heuschnupfen, Stirnhöhlenentzündung

Hauptindikation: Ein infiziertes Nasen-Nasennebenhöhlensystem, welches häufig mit infizierten Bronchien verbunden ist. Originaltext: *[...] und die üblen Säfte in ihm werden verschwinden.*

Anwendung nach Hildegard: Die Späne 1x pro Tag auf einer Tonscherben auf der glühenden Herdplatte verräuchern und mit Mund und Nase einziehen. Behandlungsdauer bei einer chronischen Entzündung der Nase oder der Nasennebenhöhlen mindestens 1 Woche.

Alternative Anwendung: Man kann anstelle der Tonscherbe auch eine Räucherschale mit Räucherkohle verwenden, worüber man auf die glühende Kohle das getrocknete Eibenholz und die Nadeln, möglichst als Gemisch, streut. Dann beugt man den Kopf darüber und atmet den Rauch ein, wobei man die Hände davorhält. Das hilft sehr gut und man bekommt den Kopf wieder frei. Wenn man es abends anwendet, kann man wieder durchschlafen.

Anmerkung: Hildegard schrieb „Holzspäne". Diese sind gemischt mit den Nadeln aber offenbar stärker wirksam.

Achtung: Eibenholz und Nadeln sind innerlich eingenommen gefährlich giftig und dürfen nur wie bei Hildegard beschrieben als Räuchermittel / Inhalationsmittel eingesetzt werden!

Bekannte Inhaltsstoffe: Taxin, Taxicatin, Diterpene, Flavonoide

Signatur: Die Eibe ist mehr kalt als warm und ist zudem trocken. Durch den Rauch wird sie noch trockener und kann darum das Feuchte, den Schleim, austrocknen.

Handel: Das Holz und die Nadeln sind im Handel nicht erhältlich und müssen selbst gesammelt und getrocknet werden. Die Räucherkohle ist in Esoterikläden zu bekommen.

Eibisch

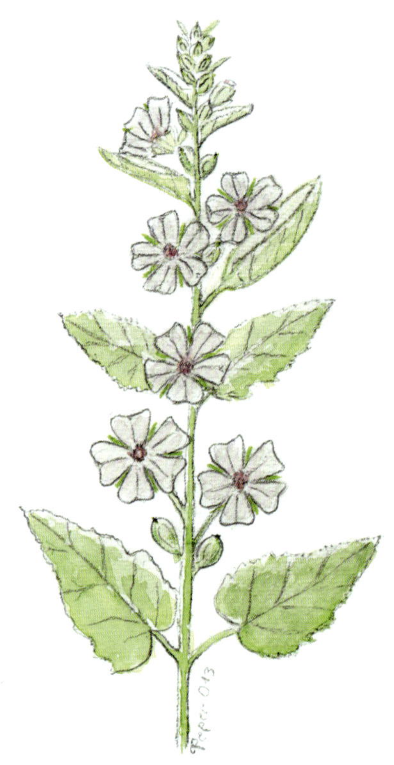

Botanische Bezeichnung

Althaea officinalis

Niederländische Bezeichnung

Echte Heemst

Quelle: Physica, Cap. 1-141, S. 156.

Indikation nach Hildegard: Fieber, Reizhusten

Anwendung: *Den Eibisch in Essig zerstoßen und morgens nüchtern und abends trinken und das Fieber, das in ihm ist, wird weichen. [...] Der Eibisch ist warm und trocken und er ist nützlich gegen Fieber.*

Dosierung: 2x täglich 1 Likörglas trinken.

Hildegard speziell: *Aber auch wer Kopfweh hat, nehme Eibisch und füge etwas weniger Salbei bei und dies zerstoße er gleichzeitig und mische Baumöl (Olivenöl) hinzu und dann wärme er es nur neben dem Feuer in seiner Hand und so lege er es nur auf seine Stirn und binde ein Tuch darum und so schlafe er ein, und es wird ihm besser gehen.*

Zusätzliche Erkenntnisse: Meiner eigenen Erfahrung nach wirkt der Eibisch als Tee aus der Wurzel bei trockenem **Reizhusten**, bei **Übelkeit** und **Erbrechen** infolge einer Magenschleimhautreizung oder einer **Gastritis** (Magenschleimhautentzündung).

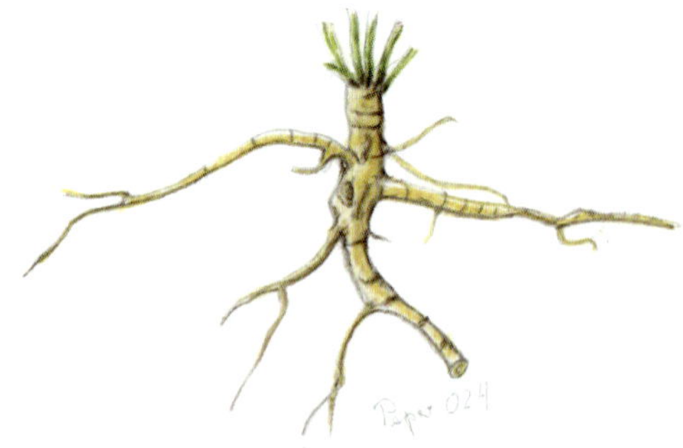

Der französische Mönch Odo Magdunensis aus dem Loire Tal schrieb im 11. Jahrhundert, dass ihre Blüten in Met gekocht oder gepresst und mit Wein aufgetragen, Wunden reinigen und schlimme Halsschmerzen vertreiben.

Der belgische Mönch Guy van Leemput nennt den Eibisch zudem bei **Magen- und Darmgeschwüren** und bei **Sodbrennen** als hilfreich.

Teezubereitung: 2–3 EL auf 0,5 l kaltem Wasser. 0,5 Std. ziehen lassen, danach abseihen und über den Tag verteilt trinken.

Signatur: Die Blätter sind samtweich. Dies ist ein Hinweis auf die weichmachende und somit reizmildernde Wirkung der Pflanze.

Bekannte Inhaltsstoffe: Viele Schleimstoffe, die besonders hitzeempfindlich sind. 35 Prozent Stärke, Rohrzucker und Pektin

Handel: In der Apotheke unter der Bezeichnung „Radix Altheae" und als Sirup unter der Bezeichnung „Sirupus Altheae" (Firma Caelo) erhältlich. Die Blätter bekommt man unter der Bezeichnung „Folia Altheae" (Fa. Klenk) und die Eibischwurzel über Kräuter Schulte.

Eisenkraut

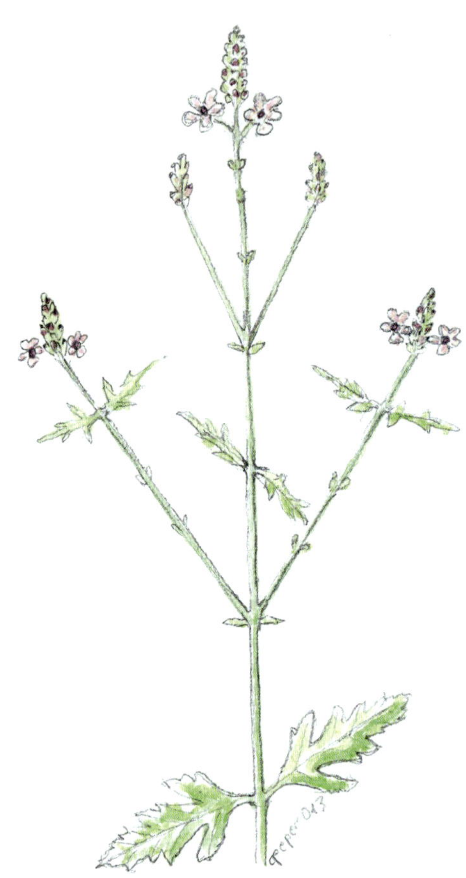

Botanische Bezeichnung

Verbena officinalis

Niederländische Bezeichnung

Ijzerhard

Quelle: Physica, Cap. 1-154, S. 163.

Indikation nach Hildegard: Schlecht heilende Wunden, **Zahnweh**, als Umschläge bei **Entzündungen**; **Tennisarm**, **Wundheilung**

Zusätzliche Erkenntnisse: Eisenkraut ist sowohl als Tee als auch als Öl bei **Muskel-, Nerven- und Sehnenschmerzen** in den Armen sehr gut geeignet. Zudem wirkt es als Tee **milchbildend** bei Frauen und kann auch unterstützend bei **Leukämie** als Tee und Tinktur eingesetzt werden. Volksmedizinisch wird das Eisenkraut als Tee / Tinktur auch noch bei **Husten**, **Asthma** und bei **Erschöpfungszuständen** eingesetzt.

Teezubereitung: 2–3 TL Blätter auf 0,25 l kochendes Wasser. 10 Minuten ziehen lassen, 3x täglich 1 Tasse.

Dosierung der Tinktur: 3x täglich 20–30 Tropfen. In schweren Fällen wie Leukämie 50 Tropfen in Wasser einnehmen.

Anwendung als Öl: Zum Einreiben oder vorsichtigem Einmassieren in den Armmuskeln.

Signatur: Die Pflanze hat einen holzigen, vierkantigen Stängel, der unter Spannung steht. Wenn man die Pflanze zu sich heranzieht und dann loslässt, federt sie zurück wie eine Stahlfeder. Dies lässt sich mit einer Anspannung von Muskeln und Nerven sowie Sehnen vergleichen. Die oberen Verzweigungen des Stängels wirken oft wie Arme, was auf eine Wirkung derselben hindeutet. Die Spitze des Blütenstandes lässt sich mit etwas Fantasie mit einem Zahn vergleichen. Die roten Blütenknospen kommen aus der Ähre hervor wie Blutzellen aus dem Knochenmark, was auf Blutbildung hindeutet. Die Blüten sind dann aber überwiegend milchig weiß mit einer Trichterform. Ein Trichter bedeutet, dass etwas zum Fließen gebracht wird. In diesem Fall ist es Milch als Hinweis auf die milchbildende Wirkung

Bekannte Inhaltsstoffe: Glycosid, Verbenalin, Invertin, Emulsin, Bitterstoff, Gerbstoff, Kieselsäure

Handel: Das Kraut in der Apotheke unter der Bezeichnung „Herba Verbenae" erhältlich. Zudem bekommt man es über Kräuter Schulter, ebenso wie die Eisenkrauttinktur.

Engelsüß / Tüpfelfarn

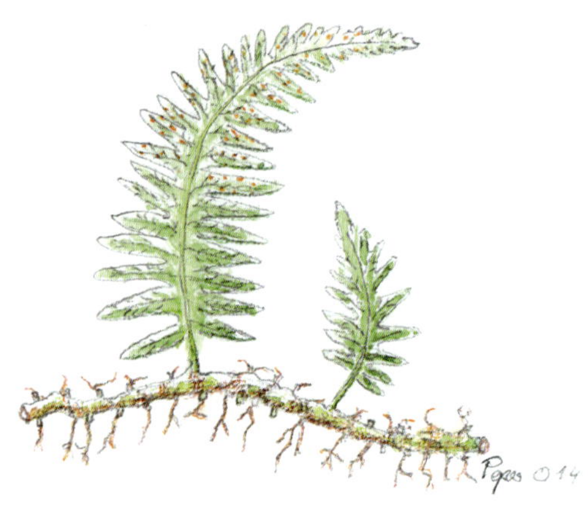

Botanische Bezeichnung
Polypodium vulgaris

Niederländische Bezeichnung
Eikvaren

Quelle: Physica, Cap. 1-205, S. 19.

Indikation nach Hildegard 1: Schmerzende Eingeweide

Auch als Engelsüßmischpulver anwendbar (3 Teile Engelsüß, 1 Teil Salbei)

Indikation nach Hildegard 2: Magersucht bei Visceralleiden, (Basedow, Addison, Genital-, Nieren-Tbc, Simmonds` Krankheit (Hypophysenvorderlappeninsuffizienz), Magersucht

Zusätzliche Erkenntnisse: Bei **Asthma** und bei **Bronchitis** anwendbar und reinigt von negativen Energien. Engelsüß als Tee / Mischpulver regt die **Galle** an.

Hildegard speziell: *Der Tüpfelfarn ist warm und trocken. Aber ein Mensch, der in den Eingeweiden Schmerzen hat, der nehme, wenn er mager ist und nicht viel krank ist Engelsüß, und gemäß dessen dritten Teil füge er Salbei hinzu, und er pulverisiere das und dieses Pulver esse er, und es mindert die üblen Säfte. Wenn aber dieser Mensch viel krank ist, dann koche er Wein auf Feuer, unter Beigabe von Honig, und nachdem er es durch ein Tuch geseiht hat, lasse er es abkühlen und schütte das vorgenannte Pulver hinein und trinke es.*

Ein Mensch aber der in den Eingeweiden gesund ist, der esse dieses Pulver nicht und er trinke auch den Trank nicht, damit die gesunden Säfte in ihm nicht geschwächt werden.

Anmerkung: Asthmatiker können die Wurzeln auch als Tee trinken. Sie werden dadurch nicht geschwächt.

Teezubereitung: 2 gehäufte TL Engelsüßwurzel werden mit 0,25 l kaltem Wasser übergossen, zum Sieden gebracht und 5 Minuten lang köcheln gelassen. 3 bis 4x täglich 1 Tasse einnehmen.

Bekannte Inhaltsstoffe: Glycyrrhicin, (Glycyrrhetinsäure), Zucker, Bitterstoff, Harz, Saponine und ein galletreibender Stoff (Polypodin)

Signatur: Die gefächerten Blätter geben einen Hinweis auf die krampflösende Wirkung. Der kriechende Wurzelstock hat

Ähnlichkeit mit dem Darm, aber auch mit den Bronchien. Der bittere Geschmack des Wurzelstocks weist auf Leber, Galle und den Magen- und Darmbereich hin.

Der süßliche, lakritzähnliche Geschmack weist auf die Atemwege, aber auch auf die warme und trockene Eigenschaft der Pflanze hin. Dies zeigt sie auch dadurch, dass sie mit Vorliebe auf trockenen Sandböden wächst. Der kriechende Wurzelstock weist zudem auf die erdende Eigenschaft hin. Sie breitet sich aus, lässt sich also nicht einengen, was auf Asthma hindeutet, weil sich Asthmatiker oft eingeengt fühlen.

Bekannte Inhaltsstoffe: Glycyrrhizin (auch bekannt als Glycyrrhizinsäure), Zucker, Bitterstoffe, Harz sowie der galletreibend wirkende Stoff Polypodin.

Handel: Über die Apotheke unter der Drogenbezeichnung „Rhizoma Polypodii" (Firma Klenk) erhältlich. Über Kräuter Schulte bekommt man als Engelsüßwurzel (Tüpfelfarn), geschnitten. Als Engelsüßmischpulver mit Salbei über die Zähringer Apotheke in Konstanz und die Fa. Posch in Österreich.

Erdrauch

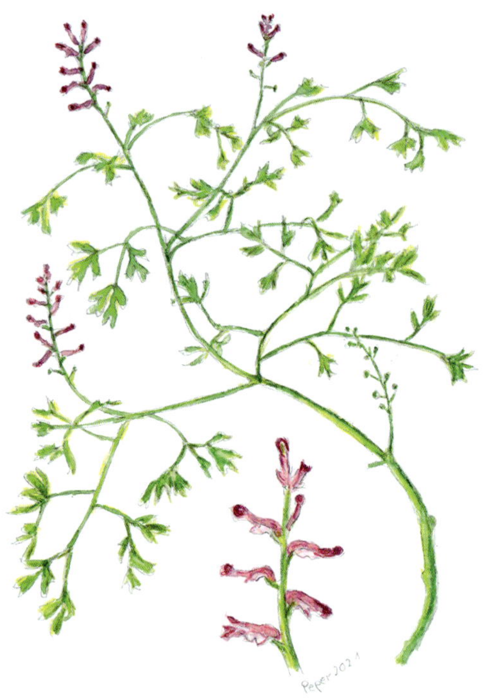

Botanische Bezeichnung
Fumaria officinalis

Niederländische Bezeichnung
Duivenkervel

Quelle: Leipziger Drogenkunde und Guy van Leemput

Hintergrund: Diese um 1435 in einem sächsischen Kloster in der Leipziger Drogenkunde beschriebene Pflanze darf hier nicht vergessen werden. Sie heißt dort deshalb Erdrauch, weil sie, wie einige sagen, in ihrer kleinen Art dasteht wie Rauch, der sich aus der Erde löst. Eine andere Begründung ist, dass sie aus einer großen Feuchtigkeit entsteht, die sich aus der Erde löst und über der Erde hängt. Beim Abbrennen der Stoppelfelder qualmen die Erdrauch-Pflanzen noch, wenn das Feuer schon längst erloschen ist.

Indikation: Über die Wirkungsweise des Erdrauchs heißt es in der Leipziger Drogenkunde: *Zum ersten reinigt sie die gelbe Galle, die „Melancolica", zum zweiten den salzigen Rotz, zum dritten die übrigen cholerischen Säfte, außerdem hat sie eine räumende, lösende Wirkung gegen den Schorf. Stelle auch eine Salbe her: Nimm Nussöl, feinsten Ruß und erhitze dies zusammen, gib dazu Essig und den Saft vom Erdrauch in einer größeren Menge als die übrigen Bestandteile. Der Kranke soll sich damit nach dem Bad einsalben.*

Anmerkung: Der in der Erfahrungsheilkunde propagierte Einsatz von Erdrauch bei Hauterkrankungen wie zum Beispiel bei Schuppenflechte erscheint mir nicht abwegig, obwohl ich in diesem Fall Oregano und die Schwertliliensalbe nach Hildegard von Bingen bevorzuge.

Zusätzliche Erkenntnisse: Der Erdrauch löst meiner eigenen Erfahrung nach **gefäßbedingte Blutstauungen** im Körper, wie sie vor allem in der Leber (Pfortader), aber auch in der Lunge und im Herz- oder Milzbereich vorkommen können, auf.

Der belgische Mönch Guy van Leemput nennt vor allem eine gute **blutreinigende** Wirkung des „Duivenkervel". Zudem erwähnt er auch die regulierende Wirkung auf die **Gallenfunktion** sowie eine **abführende** und eine **schweißtreibende** Wirkung. Die blutreinigende Wirkung nutzt er besonders bei **Schuppenflechte**.

Besonderheit an der Küste: Auf der Insel Helgoland wurde aus der frischen Pflanze eine Salbe gegen Wundheit der Hände auf Basis von Schweineschmalz hergestellt.

Signatur: Wenn man sich das blühende Kraut mit den rosaweißen Blüten und einer purpurschwarzen Spitze auf die Haut denkt, dann entsteht das Bild einer Hauterkrankung wie zum Beispiel einer Schuppenflechte. Die einzelnen Blüten haben Ähnlichkeit mit einem Blutgefäß. Die gefächerten Blätter deuten auf eine krampflösende Wirkung hin. Der bittere Geschmack gibt einen Hinweis auf den Bereich der Leber und der Galle.

Bekannte Inhaltsstoffe: Schleim und Bitterstoffe, Alkaloide (zum Beispiel Fumarin, Protopin, Cryptocavin, Corydalin, Snactin) und Flavonoide.

Anmerkung: Der wichtigste Inhaltstoff, das Fumarin, hat eine leicht **krampflösende Wirkung** auf die Gallenwege und den oberen **Verdauungstrakt**. Außerdem reguliert er die Sekretion des **Gallensaftes**. Durch die krampflösende Wirkung kann das Erdrauchkraut auch bei leichter **Stuhlverstopfung** eingesetzt werden.

Teezubereitung: 1 TL Erdrauchkraut mit 0,25 l kaltem Wasser übergießen, zum Sieden bringen, 10 Minuten ziehen lassen und abseihen. Bei Bedarf 1–3 Tassen pro Tag trinken. Vorsicht, der Tee schmeckt sehr bitter.

Dosierung der Tinktur: 3x täglich 20 Tropfen in Wasser vor dem Essen einnehmen.

Handel: Als Tee in der Apotheke unter der Bezeichnung „Herba Fumaria" erhältlich.

Über Kräuter Schulte bekommt man „Erdrauchkraut" und „Erdrauchtinktur" (apothekenpflichtig).

Esche

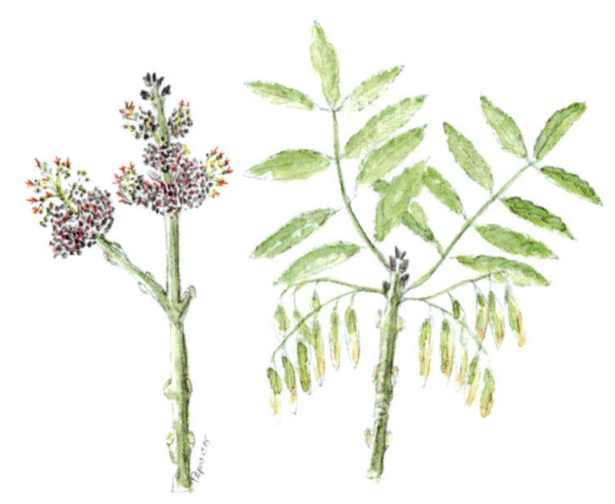

Botanische Bezeichnung
Fraxinus Exelsior

Niederländische Bezeichnung
ES, Esbladen

Quelle: Physica, Cap. 3-27, S. 265.

Indikation nach Hildegard: Gelenkschmerzen

Anwendung: Eschenblätter (möglichst frisch) in Wasser kochen und warm auf die betroffene Stelle legen und mit einem Tuch abdecken und fixieren.

Zusätzliche Erkenntnisse: Eschenblätter haben eine leicht **harntreibende**, aber auch **harnsäurelösende** Wirkung und können deshalb bei **Rheuma** und **Gicht** eingesetzt werden. Außerdem kann man den Eschenblättertee oder die Ø (= Urtinktur) sehr gut bei **Hämorrhoiden** anwenden. In diesem Fall ist besonders eine Kombination mit Pfingstrosenblüten zu empfehlen.

Früher wurden Eschenblätter bei uns in Ostfriesland als Tee oder in gekauter Form gegen **Schlangenbisse** eingesetzt. Die Esche hat zudem eine günstige Wirkung bei **Krampfadern** und ist wegen ihrer gefäßabdichtenden Wirkung auch bei der so genannten **Eiweißverlustniere** einsetzbar.

Teezubereitung: 1 gehäuften EL Eschenblätter mit 0,25 l kochendem Wasser übergießen, 10 Minuten ziehen lassen, abseihen. 2–3x täglich eine Tasse trinken.

Dosierung der homöopathischen Tinktur Ø: 3x täglich, 3–5 Tropfen in Wasser einnehmen. *(Nur nach Anweisung einer homöopathisch ausgebildeten Fachperson!)*

Signatur: Wenn man die jungen Äste mit Adern vergleicht, sieht man in regelmäßigen Abständen Verdickungen mit einem Zeichen, das an Venenklappen erinnert. Diese Verdickungen haben aber auch Ähnlichkeit mit einem Kniegelenk. Die Blüten ähneln zu Beginn der Blütezeit Hämorrhoiden. Wenn man genau hinschaut, so kann man oberflächliche Löcher in der Rinde entdecken, was auf poröse Gefäße und somit auf die gefäßabdichtende Wirkung hindeutet.

Bekannte Inhaltsstoffe: Flavonoide (vor allem Rutin und Quercetin), Cumarine, Bitterstoffe, Gerbstoffe, Gummi, Harz und ätherisches Öl.

Handel: In der Apotheke als „Folia Fraxini“ und als Urtinktur unter der Bezeichnung „Fraxinus exelsior Ø“ der Fa. Ceres, im freien Kräuterhandel als „Eschenblätter“ erhältlich.

Esskastanie

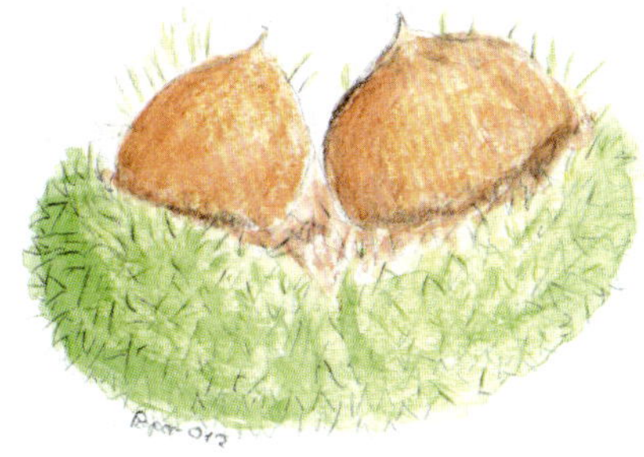

Botanische Bezeichnung

Castaneae vescae

Niederländische Bezeichnung

Tamme Kastanje

Quelle: Physica, Cap. 3-12, S. 24.

Indikation nach Hildegard: Kopfleiden, Magen-Leber-Milzleiden, Krampfadern

Hildegard speziell: *Die Maroni füllen ein leeres Gehirn wieder auf und sie helfen dem Magen, der Milz und der Leber und kräftigen die Adern.*

Anwendung: Die Esskastanien gekocht essen.

Auch als Maronihonig anwendbar.

Indikation: Der Maronihonig ist besonders zur Therapie bei **Leberkrankheiten**, aber auch bei **Hirn- und Nervenleiden** und bei **Gedächtnisschwäche** geeignet.

Anwendung: 3x täglich 1 Kaffeelöffel Maronihonig einnehmen

Auch anwendbar als Maronikekse.

Indikation: Hirn- und Nervenleiden

Auch als Edelkastaniensaft anwendbar.

Anwendung: Als Saunaaufguss.

Indikation: Gicht, Rheuma, Venenstärkung und **Jähzorn**

Herstellung: ca. 50 Edelkastanienblätter, ca. 20 stachelige Fruchthülsen und ca. 5 l Wasser. Die Fruchthülsen halbieren oder vierteln und mit den Blättern und dem Wasser 10 Minuten lang kochen lassen. Dann am besten über einen erhitzten Ziegelstein als Saunaaufguss verwenden. Bei einer starken Vergiftung 2–3x pro Woche durchführen.

Zusätzliche Erkenntnisse: Die Blätter der Esskastanie können als Tee zubereitet werden und helfen dann gegen Husten und Bronchitis mit gelb bis gelb-grünem Schleim. Zudem ist der Tee bei Nasennebenhöhlenentzündung mit gelb bis gelbgrünem Schleim hilfreich.

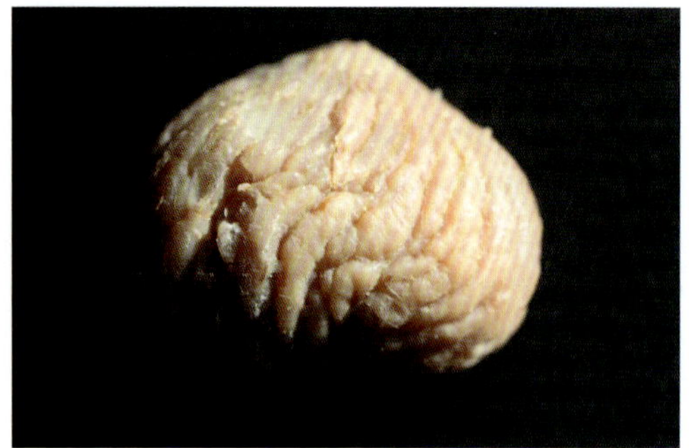

Signatur: Die Kastanien (Maronen) haben eine deutliche Ähnlichkeit mit der Leber. Wenn man aber die abgeschälten Kastanien abkocht und dann die Haut abzieht, kann man eine verblüffende Ähnlichkeit mit dem Gehirn erkennen. Die Blüten des Baumes sind gelbgrün, was auf den gelbgrünen Schleim hindeutet.

Teezubereitung: 2–3 TL Blätter auf 0,25 l kochendes Wasser. 10 Minuten ziehen lassen, 3x täglich 1 Tasse.

Bekannte Inhaltsstoffe: Gallussäure, Ellagsäure, Quercitin, Castalgin, Fett, Eiweiß, Kohlenhydrate, Kalzium, B-Vitamine, Karotin, Vitamin C, Kupfer, Magnesium.

Handel: Die Blätter sind in der Apotheke unter der Bezeichnung „Folia castanea vesca" erhältlich. Das Edelkastanienmehl bekommt man über die Fa. Jura und der Edelkastanienhonig sowie den Saft über die Zähringer Apotheke in Konstanz.

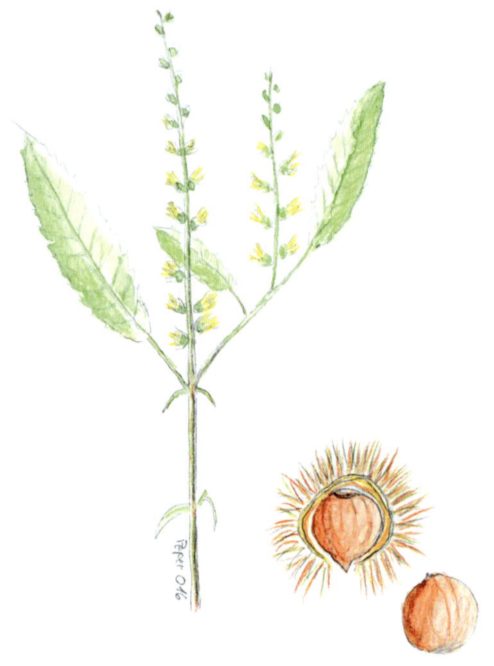

Feige

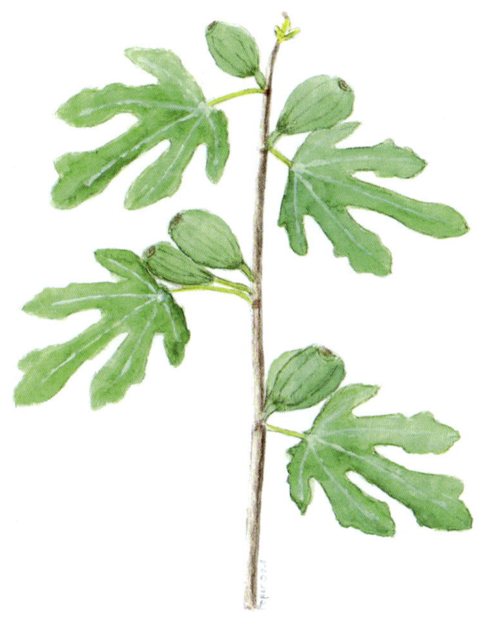

Botanische Bezeichnung
Ficus carica

Niederländische Bezeichnung
Vijgenboom

Quelle: Physica, Cap. 3-14, S. 25.

Indikation nach Hildegard: *Bei Schmerzen in der Brust und in den Lenden sowie bei Kopfweh und wenn die Augen schwären. Außerdem hilfreich, wenn die Augen tränen.*

Anwendung: Als Salbe zum Einreiben der Brust und der Lenden sowie des Kopfes und der Augenumgebung.

Herstellung: Nimm Blätter und Rinde, und zerstoße sie mäßig und koche sie stark in Wasser und nimm Bärenfett und etwas weniger Butter und mache so eine Salbe.

Hildegard speziell: *Die Frucht ist nicht bekömmlich für Gesunde, aber für Kranke. Wenn ein gesunder sie essen will, so beize er sie zuerst in Wein.*

Anmerkung: Anstatt Bärenfett kann auch Schweinefett mit etwas Olivenöl oder auch Gänseschmalz verwendet werden.

Zusätzliche Erkenntnisse: Feigen sind hilfreich **für Kinder, die blass aussehen**. Zudem helfen sie innerlich auch bei leichter **Stuhlverstopfung**.

Signatur: Wenn man sich ein Feigenblatt auf die Brust legt, dann gewinnt man den Eindruck, als sei die Brust mit dem Brustbein und den Rippen darin zumindest angedeutet. Die Feige wirkt von oben betrachtet besonders im grünen Zustand wie ein Auge. Insgesamt kann man die Feige auch mit einem Kopf vergleichen.

Bekannte Inhaltsstoffe: Fruchtzucker, Kalium, Kalzium, Phosphor, Eisen und Zink sowie Vitamin B1.

Handel: Nur über Kräuter Schulte als Feigenblätter erhältlich. Die Feigen selbst gibt es im Lebensmittelhandel.

Feigwurz

siehe unter Scharbockkraut, Seite 278

Fenchel

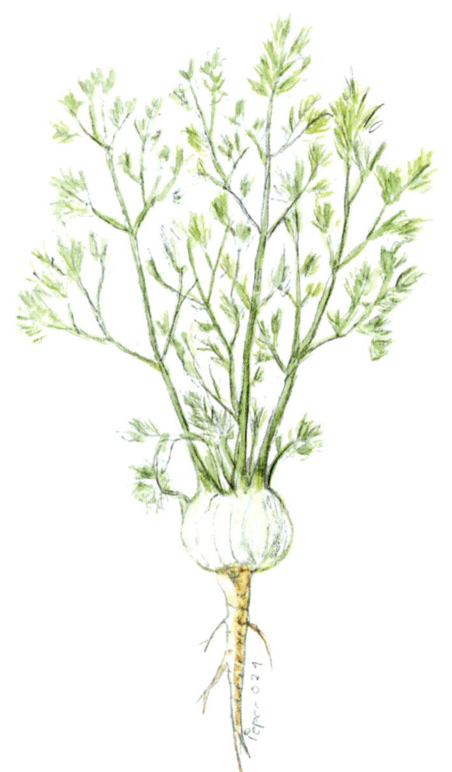

Botanische Bezeichnung

Foeniculum vulgare

Niederländische Bezeichnung

Venkel

Quelle: Physica, Cap. 1-66, S. 94.

Indikation nach Hildegard: Bindehautentzündung, Melancholie, Mundgeruch, Magen- und Darmkoliken, Sodbrennen.

Anwendung: Als Tee oder Wickel

Anmerkung: Auch als Sivesanpulver (Fenchelmischpulver) anwendbar. (Siehe unter „Sivesanpulver", Seite 296)

Zusätzliche Erkenntnisse: Nach dem Abt Walahfrid Strabo heißt es: Nützen soll er den **Augen**, wenn Schatten sie trübend befallen und die Wurzel des Fenchels vermischt mit dem Weine als Trank des „Laenaeus" und so genossen, den **keuchenden Husten.**

Außerdem ist mir aus meiner jahrelangen Praxis bekannt, dass Fencheltee bei **Blähungen** und **Husten** und als Auflage in Form eines mit Fencheltee getränkten Leinentuch bei Augenbindehautentzündung hilft. Die Auflage wirkt auch bei trockenen Augen mit Gefühl von Reiben.

Der belgische Mönch Guy van Leemput nennt den Fenchel zusätzlich noch bei **Heiserkeit** (am besten mit Honig gesüßt).

Teezubereitung: 2–3 TL der Fenchelfrüchte auf 0,25 l kochendes Wasser. 10 Minuten ziehen lassen, 3x täglich 1 Tasse. Der Tee kann mit Rapshonig gesüßt werden. Ohne Honig zubereitet, kann man ein Leinentuch eintauchen und auf das entzündete Auge auflegen.

Signatur: Die oberirdische Scheinknolle besteht aus aufgeblähten Blattachseln, was einen deutlichen Hinweis auf die Wirksamkeit gegen Blähungen gibt. Der betörende Geruch weist auf das Nervensystem, aber auch auf die Atemwege hin.

Bekannte Inhaltsstoffe: Ätherische Öle (6 Prozent), die zu 50–70 Prozent aus dem süßlich schmeckenden Trans-Anethol und dem nach Kampfer schmeckenden Fenchon bestehen.

Handel: Über die Apotheke unter der Bezeichnung „Fructus Foeniculi contusus" erhältlich.

Flohkraut / Sandwegerich

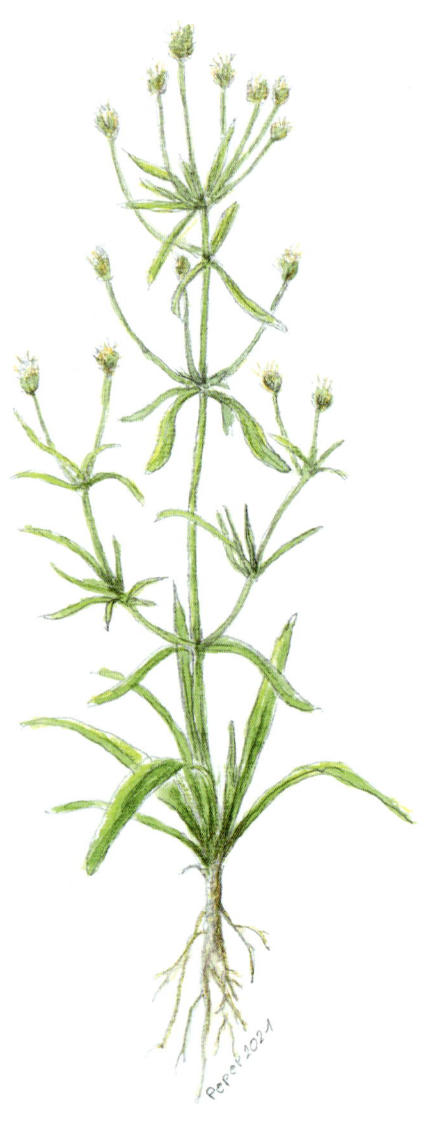

Botanische Bezeichnung

Plantago psillium

Niederländische Bezeichnung

Vlozaad

Quelle: Physica, Cap. 1-24, S. 60.

Indikation nach Hildegard: Bei starken **Fieber, Fieber im Magen**, macht den **bedrückten Geist froh.**

Anwendung: In Wein gekocht und den Wein warm getrunken.

Zusätzliche Erkenntnisse: Die Flohsamen sind als mildes Abführmittel aber auch gegen Durchfall bekannt. Die Schleimstoffe beruhigen die gereizte Schleimhaut des Darmes und helfen besonders bei chronischen Durchfällen recht gut. Durch das Quellvermögen sind die Flohsamen auch bei einer Neigung zu **Verstopfung** sinnvoll.

Bekannte Inhaltsstoffe: Schleimstoffe, Xylose, Araninose, Galacturonsäure, Rhamnose, Aucubin, fettes Öl.

Handel: In der Apotheke unter der Bezeichnung „Semen Psyllii tot." (Firma Caelo und Firma Klenk) und als Flohsamen über Kräuter Schulte erhältlich. Das Flohkraut selbst ist leider nicht erwerbbar.

Frauenmantel

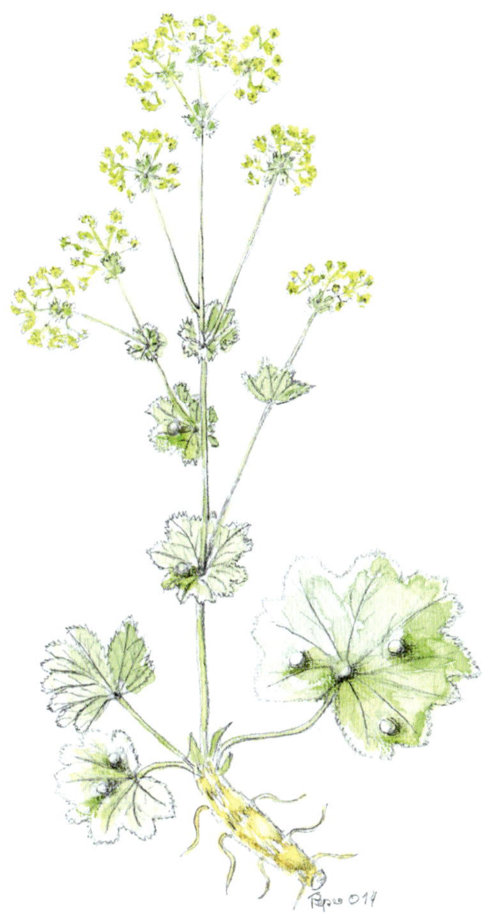

Botanische Bezeichnung
Alchemilla vulgaris

Niederländische Bezeichnung
Vrouwenmantel

Quelle: Das große Handbuch der Klosterheilkunde

Indikation: Hildegard von Bingen empfahl das Kraut gegen **Kehlgeschwüre**. Später wurde es auch als **Wundkraut** genannt.

Zusätzliche Erkenntnisse: Der belgische Mönch Guy van Leemput nennt den „Vrouwenmantel" als Mittel, um die **Gebärmutter** nach einer Geburt wieder zurückzubilden. Auch bei übermäßig **starken Blutungen** und bei **weißem Ausfluss** erwähnt er das Mittel.

Zudem empfiehlt er es als Spülung bei **Weißfluss, vaginalen Entzündungen** und **Juckreiz an den Schamlippen.**

Zusätzlich verwendet er den Frauenmantel als Tee gegen **Durchfall.**

Heute wird sie von vielen Frauen wieder sehr geschätzt und z. B. als Tee bei Regelbeschwerden, bei zu starken Regelblutungen und Zwischenblutungen angewendet. Doch auch andere Beschwerden durch hormonelle Umstellungen wie z. B. juvenile Akne und Hautunreinheiten sprechen bei jungen Mädchen wie auch jungen Männern recht gut auf eine Behandlung mit dem Frauenmantel an. Seine gute Wirkung bei zu starken Blutungen und Zwischenblutungen machen ihn zu einem wichtigen Mittel bei **Wechseljahrbeschwerden**. Wer an zu starken Blutungen leidet, sollte zusätzlich Schafgarbe einnehmen. Zusammenfassend können als Leitsymptome für den Frauenmantel also Beschwerden durch **hormonelle Umstellungen** festgehalten werden, die in der Pubertät, zu Beginn einer Schwangerschaft, nach einer Geburt sowie in den Wechseljahren auftreten können.

Signatur: Seinen Namen verdankt der Frauenmantel seinen Blättern, die – wenn sie auf den Kopf gestellt werden – auf ihrer Unterseite eine deutliche Ähnlichkeit mit einem Rock haben. Dies ist ein Hinweis darauf, dass diese Heilpflanze für Frauenleiden geeignet ist.

Bekannte Inhaltsstoffe: Gerbstoffe, Bitterstoffe, geringe Mengen an ätherischem Öl

Anwendung und Dosierung

Teezubereitung: 1 schwach gehäuften EL des Krauts mit 0,25 l kaltem Wasser übergießen und zum Sieden bringen. Anschließend muss der Tee noch 10–15 Minuten ziehen. Danach abseihen und 3x täglich 1 Tasse trinken.

Dosierung der Tinktur: 3x täglich jeweils 20 Tropfen in Wasser einnehmen.

Dosierung der Urtinktur (Ø): 3x pro Tag jeweils 3–5 Tropfen in Wasser einnehmen. *(Nur nach Anweisung einer homöopathisch ausgebildeten Fachperson!)*

Handel: In der Apotheke ist Frauenmantelkraut als „Herba Alchemillae" und eine Urtinktur (Ø) der Firma Ceres erhältlich. Im freien Kräuterhandel wird der Tee als „Frauenmantelkraut" geführt, wo außerdem eine „Frauenmanteltinktur" angeboten wird, für die allerdings die Apothekenpflicht gilt (Fa. Kräuter Schulte).

Gagelstrauch

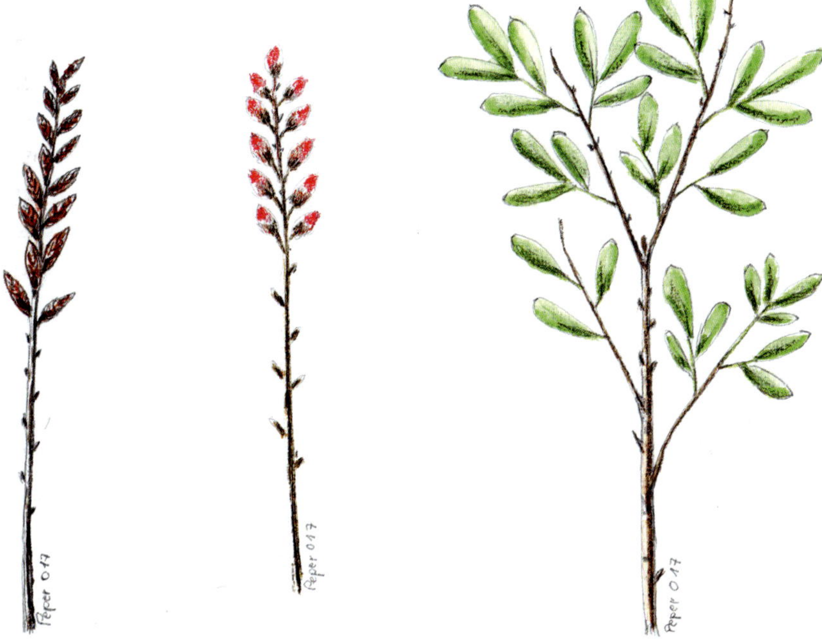

Botanische Bezeichnung
Myrica gale

Niederländische Bezeichnung
Gagel

Quelle: Physica, Cap. 3-42, S. 275.

Hintergrund: Der Gagelstrauch ist ein zweihäusiger Strauch, der in Moorgebieten wächst.

Seine Knospen dienten früher als Ersatz für Muskat und die Blätter als Ersatz für Lorbeer. Sie sind in der Wildkräuterküche sehr gut verwendbar. Getrocknet und gemahlen und jeweils 15 g mit 100 g Meersalz gemischt lässt sich die Knospe sehr gut in der Küche verwenden. Es passt z. B. zu Kartoffelpüree, Blumenkohl, Kohlrabi und Spargel.

Hildegard speziell: *Der Gagelstrauch ist mehr warm als kalt. Und wenn in einem Menschen Skrofeln entstehen, koche, bevor diese aufbrechen, ihre Blätter in Wasser und lege sie so warm auf und sie werden verschwinden. Wenn jedoch die Skrofeln aufbrechen wollen, wärme von dem Holz dieses Baumes (Strauch) am Feuer, und lege sie so warm oft kreuzweise darauf und sie werden verschwinden. Wenn die Skrofeln aber aufgebrochen sind, pulverisiere seine Zweiglein und Blätter, und streue oft das Pulver darüber,* *und sie werden ausgetrocknet werden.*

Und wenn jemand Bier bereiten will, koche Blätter und Früchte mit dem Bier, und dieses wird gesund sein und schadet dem Trinker nicht.

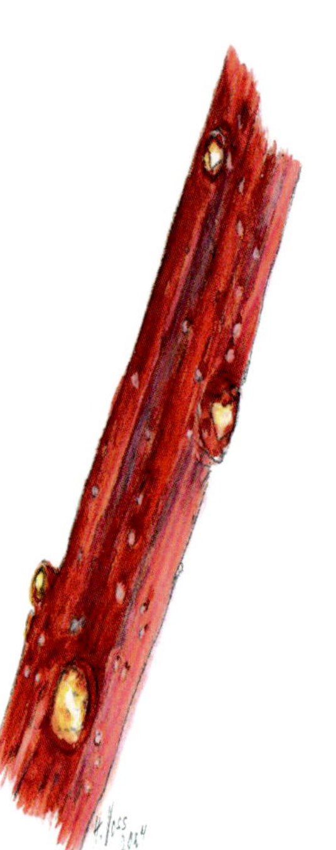

Anmerkung: Skrofulose von lateinisch Scrofula, **Halsdrüsengeschwulst** ist die historische Bezeichnung einer Hauterkrankung. Dieses Krankheitsbild wird heute als Hauttuberkulose gedeutet und ist mit einer Vergrößerung oder Zerstörung der **Lymphknoten** verbunden. Dieses Krankheitsbild gab es vereinzelt noch bis kurz nach dem zweiten Weltkrieg. Offenbar passt die Pflanze bei **Lymphdrüsenschwellungen**. Ich habe sie hier zunächst als Salbe eingesetzt, jedoch nur mit mäßigen Erfolg. Erst in der homöopathischen Aufbereitung als D12 habe ich einen positiven Effekt beobachten können. Dieses ist jedoch bisher nicht im Handel erhältlich.

Zusätzliche Erkenntnisse: In Schottland verwendete man früher Abkochungen der Pflanze, um damit Insekten und Darmwürmer abzutöten.

Anmerkung: Diese Angaben konnten von mir, außer bei den Lymphdrüsen, bisher noch nicht überprüft werden.

Signatur: Gagelstrauch wächst im Moor und hat rotbraune Nebenwurzeln, die mit kleinen weißen Knötchen, die Lymphdrüsen des Menschen ähneln, besetzt sind. Mit diesen Knötchen bildet der Gagelstrauch mithilfe eines Strahlenpilzes (Frankia alni) Stickstoff, welcher im Moor nicht vorhanden ist, um dort überleben zu können. Die drüsenartige Fruchtstände haben ebenfalls etwas Ähnlichkeit mit aufgebrochenen Lymphknoten. Die Knospen und Blätter beinhalten starke ätherische Öle, welche der Pflanze eine insektenabwehrende, aber auch eine würzige Eigenschaft verleihen, die in der Küche nutzbar ist.

Bekannte Inhaltsstoffe: Ätherisches Öl (hauptsächlich mit a-Pinen und ö-cadinen), Flavonoide und Harz

Handel: Der Gagelstrauch ist nur als Blütenessenz im Internet erhältlich. Diese hat jedoch einen anderen Wirkbereich.

Galgant

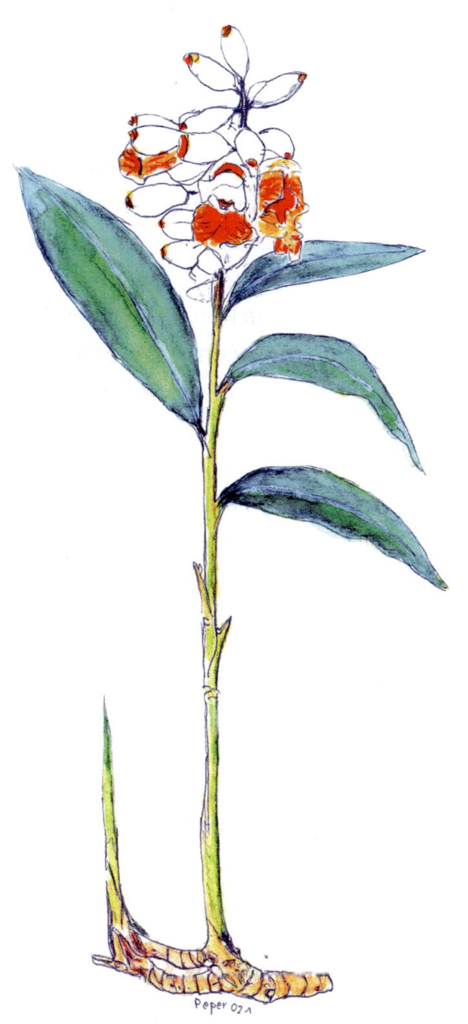

Botanische Bezeichnung
Alpinia officinarum

Niederländische Bezeichnung
Galgantwortel, kleine

Quelle: Physica, Cap. 1-13, S. 50 / Ellen Breindl, S. 198

Indikation nach Hildegard: Herzschmerzen, Angina Pectoris, Gärungen im Oberbauch, Rücken- und Seitenschmerzen, Lungenschmerzen

Anmerkung: Galgant erweitert die Herzkranzgefäße und verbessert so die **Durchblutung der Herzmuskulatur**, wobei das Mittel sehr schnell und zuverlässig wirkt.

Anwendungen: Als Galgant-Latwerge-(Honig-)Paste bei Herzinsuffizienz, Atemnot, Stauungen im Magen und Milzschmerzen 2x täglich 0,5 TL. Bei Herzschmerzen und Virusfieber 3–5x täglich 1 Galganttablette unzerkaut herunterschlucken und ordentlich mit Wasser nachspülen. Bei Gärung im Oberbauch nach jedem Essen 2 Tabletten (bei Kindern 0,5 Tablette im Himbeersirup) einnehmen. Speziell für Rücken- und Seitenschmerzen, wie auch für Lungenschmerzen 3–4x täglich ein Likörglas Galgantwein trinken.

Herstellung: 20 g Galgantwurzeln werden in 1 l Weißwein aufgekocht, 2–3 EL Honig zugesetzt, abgeschäumt und heiß in kleine Fläschchen abgefüllt.

Dosierung: 3–4x täglich 1 Likörglas trinken

Indikation Galgantwein: Speziell anzuwenden bei **Rücken- und Seitenschmerzen** wie auch für **Lungenschmerzen**.

Galganthonig

Herstellung: 20 bis 30 g Galgantpulver werden mit 100 g Honig vermischt und kaffeelöffelweise eingenommen.

Indikation Galganthonig: Besonders bei **verdorbenem Magen und Gallenkoliken** sowie bei sehr **großer Müdigkeit**. (Ansonsten siehe unter Anwendung der identischen Latwerge-Paste, Seite 131)

Galganttabletten / Dosierung: 0,1 g Galganttabletten je 5 Tabletten, 0,2 g Galganttabletten

3x täglich 1–2 Tabletten. Die 0,2 g Tabletten sind hier unbedingt zu bevorzugen.

Indikation der Tabletten: Hierbei handelt es sich eindeutig um das Schmerzmittel der heiligen Hildegard. Bei Rückenschmerzen usw. wichtig auch bei Angina-Pectoris-Anfällen. Es wirkt hier offenbar ähnlich wie Nitroglycerin und kann in Bezug auf die Herzkranzgefäße als echtes Notfallmittel angesehen werden. Die Wirkung zeigt sich in der Regel innerhalb der ersten 10 Minuten Sollte keine Besserung innerhalb dieser Zeit eintreten, so sollte man aufgrund des dadurch erhärteten Verdachtes eines Herzinfarktes den Notarzt rufen.

Die Wirkung wird als krampflösend, entblähend, antibakteriell, entzündungshemmend, prostaglandinhemmend, gefäßerweiternd, herzstärkend, herzberuhigend (positiv inotrop) beschrieben.

Signatur: Der Galgant ist nach Hildegard warm und hat keine Kälte in sich. Er kann nach der mittelalterlichen Vorstellung das Herz erwärmen. Wenn man in eine geöffnete Blüte hineinschaut, so kann man sich recht gut eine Herzkammer vorstellen. Man sieht sogar die Herzkranzgefäße. Die Blüte weist blasse Bereiche auf. Dazu passt, dass Patienten, die Galgant benötigen, haben oftmals ein blasses Gesicht haben. Der Wurzelstock ähnelt dem Darm, was auf eine Wirksamkeit in diese Richtung hindeutet.

Bekannte Inhaltsstoffe: Ätherisches Öl, Cineol, Pinen, Eugenol, Kampfer, Harz (Galganol, Alpinol, Stärke und Flavonoide

Handel: In der Apotheke unter der Bezeichnung „Rhizoma Galangae", als Galgantwurzel, Galgantwurzelpulver, Galganttabletten oder Galgantlatwerge über Fa. Jura erhätlich.

Galgantwurzelpulver, Galgantwein und Galganthonig (20 Prozent) bekommt man über die Zähringer Apotheke in Konstanz. Als Pilogal Galgant- Tabs über Fa. Posch in Österreich. Als homöopathisches Mittel ist sie unter der Bezeichnung „Galanga" erhältlich. *(Nur nach Anweisung einer homöopathisch ausgebildeten Fachperson!)*

Gamander

(Giftig)

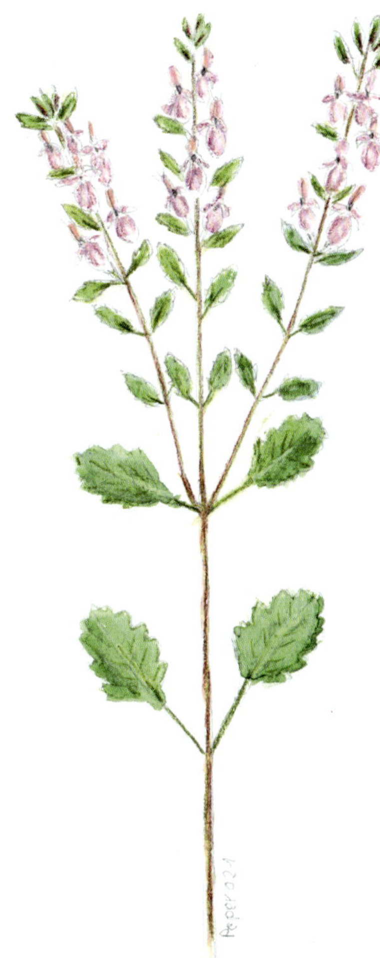

Botanische Bezeichnung
Teucrium chamaedrys

Niederländische Bezeichnung
Gamander

Quelle: Physica, Cap. 1-124, S. 141 / „Die Kräuter in meinem Garten", Hirsch / Grünberger.

Indikation nach Hildegard 1: Gegen **kleine Krätze** (zwischen der Haut und dem Fleisch)

Anwendung: Gamander zerstoßen und mit altem Fett mischen, dann einsalben, aber sofort nach Besserung absetzen.

Weitere Anwendungen nach Hildegard 2: *Geht das Blut während des Stuhlgangs (Blut im Stuhl) zu stark durch ihn hindurch, so soll er Gamander zum Gemüse und sonstigen guten Kräutern hinzusetzen, hieraus ein Gericht zubereiten und von diesem mäßig genießen. der Gamander hindert den genannten Blutfluss hält ihn zurück, das Gemüse aber und die anderen Kräuter, bringen den Kranken wieder zu Kräften.*

Zusätzliche Erkenntnisse: Der französische Mönch Odo Magdunensis aus dem Loire-Tal beschrieb im 11. Jahrhundert den Gamander folgendermaßen: *Der Gamander soll wärmend und trocknend sein, jeweils im dritten Grad. Mit Wasser getrunken treibt sie die Leibesfrucht ab (siehe Seite 134), sie heilt den Husten, sie hilft ferner bei Prellungen. mit Essig getrunken trocknet sie die Milz, mit Wein getrunken, sorgt sie für geordneten Monatsfluss.*

Andere Erkenntnisse weisen auf eine **Verstärkung der Wehentätigkeit** bei der Geburtsvorbereitung hin. Außerdem kann aus dem Kraut eine Essig-Einreibung gegen **rheumatische Beschwerden** hergestellt werden.

Gamanderessig: 1 Handvoll Gamander trocknen und zu Pulver verreiben. In 0,5 l Obstessig ansetzen, zwei Wochen stehen lassen.

Signatur: Bei dem Lippenblütler kann man in den Rachen hineinschauen. Die blutrote Farbe kann als Hinweis auf die blutstillende Wirkung gedeutet werden. Der kriechende Wurzelstock gibt einen Hinweis auf die Widerstandskraft. Die leicht behaarten Blätter weisen auf Haut und Schleimhäute hin.

Bekannte Inhaltsstoffe: Gerbstoffe, Bitterstoffe, Cholin, ätherisches Öl, Monoterpen, Dolciodial, Teucrein Triterpensauren, Diterpene Teumarin, Marrubin, Flavonoide

Vorsicht: Nicht während der Schwangerschaft, sondern nur zur Geburtsvorbereitung einnehmen!

Hinweis: Wegen seiner Giftigkeit, sollte innerlich nur auf homöophatische Medikation zurück gegriffen werden.
Die äußere Anwendung gegen Rheuma, halte ich für unbedenklich.

Anwendung: des homöophatischen Mittels vorzugsweise: Teucrium chamaedrys C6/C12 als 10 g Globuli. *(Nur nach Anweisung einer homöopathisch ausgebildeten Fachperson!)*

Dosierung: 3x täglich 5 Kügelchen im Munde zergehen lassen. (C6 auch 3x täglich 5 Kügelchen, D30 nur 2x wöchentlich 5 Kügelchen) *(Nur nach Anweisung einer homöopathisch ausgebildeten Fachperson!)*

Sollte nur von einem Heilpraktikers oder homöopathischen Arzt verabreicht werden!

Handel: Über Kräuter Schulte als Gamanderkraut oder als Gamanderkrauttinktur (apothekenpflichtig). Als homöophatisches Mittel unter der Bezeichnung: Teucrium chamaedrys C6, C12, C30 über die Firma Remedia in Österreich

Gänsefingerkraut

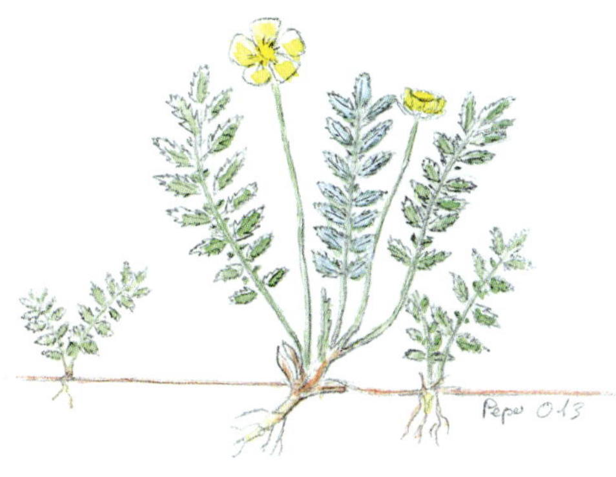

Botanische Bezeichnung
Potentilla anserina

Niederländische Bezeichnung
Zilverschoon

Quelle: Guy van Leemput

Indikation: Das Gänsefingerkraut ist allgemein als **krampflösendes** Mittel bekannt. Bei **Durchfällen** mit krampfartigen Schmerzen passt es deshalb besonders gut. Auch als Magenmittel, besonders bei krampfartigen **Magenschmerzen und bei Magenverstimmungen** wird es gebraucht. Zudem kann die Pflanze laut dem belgischen Mönch Guy van Leemput auch bei **krampfartigen Menstruationsbeschwerden** eingesetzt werden. Er beschreibt die Pflanze zudem als adstringierend und entzündungshemmend. Bei **schmerzhaften** Muskel- und bei **Wadenkrämpfen** wird sie ebenfalls gebraucht.

Als Leitsymptome gelten kolikartige, krampfartige Schmerzen im Magen, Darm, Unterleib oder Wadenbein.

Signatur: Das Gänsefingerkraut hat gelbe Blüten und gefächerte Blätter, die von unten silbrig sind. Es verbreitet sich durch rote, nervenähnliche Ausläufer, die mit angespannten Nerven verglichen werden können.

Bekannte Inhaltsstoffe: Gerbstoffe, Bitterstoffe, Flavonoide sowie ein kaum erforschter Stoff mit krampflösender Wirkung.

Teezubereitung: 2–3 TL auf 0,25 l kochendes Wasser. 10 Minuten ziehen lassen.

3–4x täglich 1 Tasse. Der Tee sollte möglichst heiß und schluckweise getrunken werden.

Dosierung der Tinktur: 3x täglich 20 Tropfen in Wasser einnehmen.

Handel: In der Apotheke unter der Bezeichnung „Herba Anserinae", über Kräuter Schulte als „Gänsefingerkraut" und als Urtinktur unter der Bezeichnung „Potentilla anserina" (Urtinktur bis C1) der Firma DHU erhältlich.

Gelber Enzian

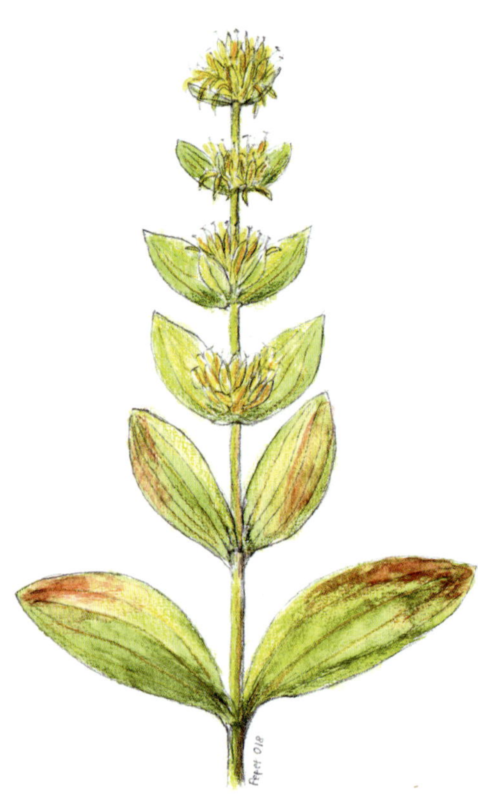

Botanische Bezeichnung
Gentiana lutea

Niederländische Bezeichnung
Geele Gentian

Quelle: Physica, Cap. 1-31, S. 65.

Indikation nach Hildegard: Herzschmerzen, Herzschwäche, fiebrige Gallenentzündungen

Anwendung: Als Enzianwurzelpulver über die Suppe streuen oder in etwas Wein einnehmen.

Anmerkung: Für die Herzanwendung darf der Enzian nicht mitgekocht oder anders erhitzt, sondern höchstens leicht erwärmt werden. Er ist also nicht als Tee einsetzbar.

Zusätzliche Erkenntnisse: Der belgische Mönch Guy van Leemput nennt den gelben Enzian bei **Appetitlosigkeit** und zur **Anregung der Speichelbildung** und anderen Verdauungssäften. Zudem regt er die **Galleproduktion** wieder an. Nach eigenen Erkenntnissen hilft der gelbe Enzian auch bei **Magenschwäche** und **Blähungen** und ist hier auch als Tee einsetzbar.

Teezubereitung: 2–3 TL auf 0,25 l kochendes Wasser. 10–15 Minuten ziehen lassen, 3x täglich 1 Tasse. (Wirkt in dieser Form aber nicht bei Herzproblemen.)

Anmerkung: Zur Anregung des Appetits und zur Anregung der Speichelbildung sollte der Tee 0,5 Std. vor dem Essen kalt bis lauwarm getrunken werden. Bei Verdauungsstörungen nach der Mahlzeit trinken.

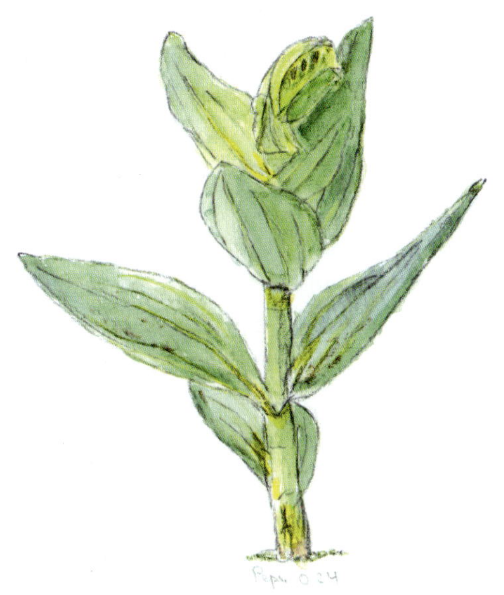

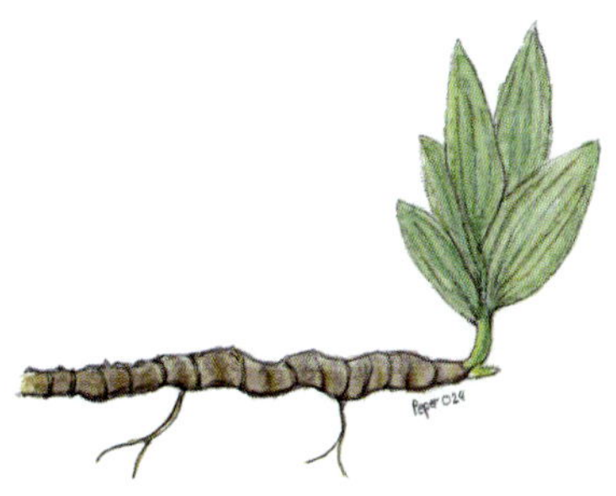

Handel: In der Apotheke unter der Bezeichnung „Radix Gentianae pulvis“ und über Kräuter Schulte als Enzianwurzel geschnitten und gemahlen erhältlich. Als Enzianwurzel gemahlen über Fa. Posch in Österreich erhältlich.

Signatur: Die Blütenknospe ist stark aufgebläht, was auf die Wirkung bei Blähungen hindeutet. Die Wurzel weist eine deutliche Ähnlichkeit mit dem Darm auf.

Der bittere Geschmack gibt einen Hinweis auf Magen, Darm, Leber und Galle.

Die aufrecht angeordneten herzförmigen Samenkapseln weisen auf die herzstärkende Wirkung hin. In den Blattachseln sammelt sich oftmals Regenwasser, was auf die Verbindung zu einer herzbedingten Wassersucht hindeutet.

Bekannte Inhaltsstoffe: Bitterstoffe = Gentianopigrin, Alkaloide, Zucker, Inulin, Pektin, Amarogentin

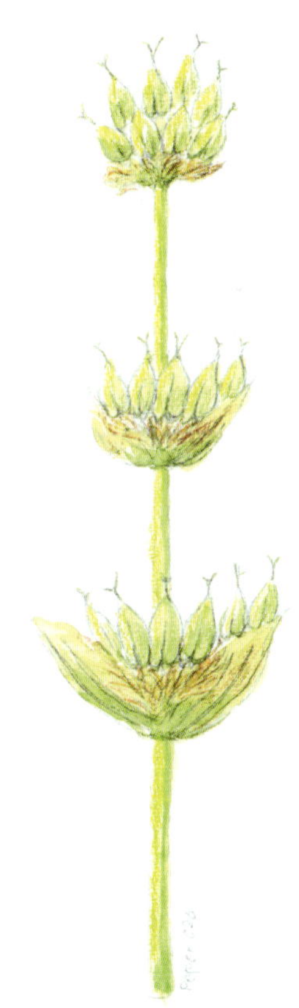

Gelöschter Wein

Quelle: Große Hildegard Apotheke, Dr. Hertska / Strehlow, S. 369.

Indikation nach Hildegard: Besänftigt das Gemüt, hilft bei **Blutdruckproblemen**, **Kopfbrummen**, **Zorn**, **Traurigkeit**, **Verstimmungen** und **Wetterfühligkeit**.

Anwendung: 100 ml Wein zum Kochen bringen, 50 ml kaltes Wasser dazugeben, sofort von der Herdplatte nehmen und warm trinken. Der gelöschte Wein hilft schon esslöffelweise. Die angegebene Menge kann auch auf die ganze erwachsene Familie aufgeteilt oder über den Tag verteilt getrunken werden.

Signatur: Wenn der Urin des Patienten eine deutliche Ähnlichkeit mit Weißwein zeigt und die oben genannten Symptome passen, dann lohnt es sich, den gelöschten Wein zu geben.

Bekannte Inhaltsstoffe: Kalium, Kalzium, Phosphor, Eisen.

Handel: Gelöschter Wein ist im Handel nicht erhältlich kann aber leicht selbst hergestellt werden.

Gewürznelke

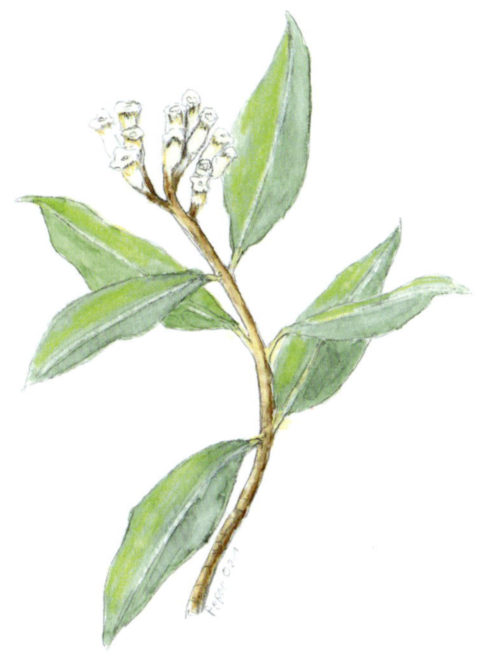

Botanische Bezeichnung
Syzygium aromaticum

Niederländische Bezeichnung
Kruidnagel

Quelle: Physica, Cap. 1-24 / Große Hildegard Apotheke, Hertzka / Strelow, S. 134.

Indikation nach Hildegard: **Gicht**, (echte Podagra), **Arteriosklerose**, **Nierensklerose**, **Nierenwassersucht**, **Kopfbrummen**

Anwendung nach Hildegard: *Man esse, kaue oft Gewürznelken.*

Zusätzliche Erkenntnisse: Gewürznelken sind bei **Zahnschmerzen** und bei **Entzündungen der Mundschleimhaut** gekaut oder als Tee zum Mundspülen einsetzbar. Man kann sie als Mundspülung auch bei einer Entzündung der **Nasennebenhöhlen** einsetzen, wenn diese von den Zähnen ausgeht.

Signatur: Die ungeöffneten, grünlichweißen Blütenknospen haben eine verblüffende Ählichkeit mit den Zähnen. Die antiseptischen und betäubenden Eigenschaften kann man sofort spüren, sobald man eine Gewürznelke in den Mund nimmt. Hildegard schrieb: *Die Gewürznelke ist sehr warm und hat auch eine gewisse Feuchtigkeit in sich, durch die sie sich angenehm ausdehnt wie die angenehme Feuchtigkeit des Honigs.*

Teezubereitung: 2–3 TL auf 0,25 l kochendes Wasser. 10 Minuten ziehen lassen, 3x täglich 1 Tasse.

Bekannte Inhaltsstoffe: Ätherisches Öl, Eugenol

Handel: In der Apotheke unter der Bezeichnung „Fructus Caryophylli" erhältlich. Auch als ätherisches Öl, Oleum eth. Caryophylli erhältlich.

Gundermann / Gundelrebe

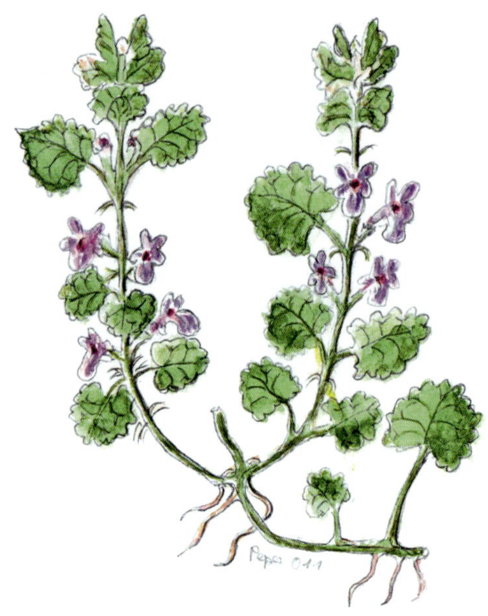

Botanische Bezeichnung
Glechoma hederaceha

Niederländische Bezeichnung
Hondsdraf

Quelle: Physica, Cap.1-212, S. 201.

Indikation nach Hildegard: Wundheilung, Brustschmerz, **Müdigkeit**, **Erschöpfung**, **Nerven**, Hilfe für **chronisch Kranke**, **Kopfbrummen mit Ohrensausen**

Hildegard speziell: *Wenn einer lange dahinsiecht und ihm das Muskelfleisch schwindet, dann bade er in warmen Wasser und er esse die grüne Gundelrebe oft als Gemüse oder Suppe oder mit Fleisch oder in Pfannkuchen oft und es wird ihm helfen.*

Anmerkung: Gundelrebe kann auch in Butter gedünstet mit Dinkelmehl bestäubt und mit kalter Gemüsebrühe unter Rühren aufgekocht und mit Sahne verfeinert als Suppe gegessen werden. Mit etwas Kräutersalz würzen und abschmecken.

Anwendung als Kopfpackung: Gundelrebe in warmes Wasser geben und aufkochen. Wasser ausdrücken, in ein Leinensäckchen füllen und als Kompresse um den Kopf binden.

Anwendung als Wundheilmittel: Gundelrebe in warmes Wasser geben und aufkochen, Wasser ausdrücken, in ein Leinensäckchen füllen und als Kompresse auf die Wunde binden.

Zusätzliche Erkenntnisse: Gundermann kann als Tee auch bei **Kopfschmerzen** eingesetzt werden. Mit zerriebenen, frischen Blättern bekämpfte man bei uns in Ostfriesland Entzündungen der **Nasenschleimhäute**. Dies ist auch bei Heuschnupfen wirksam. Die frisch zerriebenen Blätter werden in die Nasenlöcher gesteckt und eine Weile dort gelassen. Dadurch wird ein akuter Anfall binnen weniger Minuten wirksam gestoppt.

Teezubereitung: 2–3 TL auf 0,25 l kochendes Wasser. 10 Minuten ziehen lassen, 3x täglich 1 Tasse.

Signatur: Die Pflanze zählt zu den Lippenblütlern. Man sieht die Nase und kann in den offenen Rachen hineinschauen. Sie hat nervenartige Ausläufer, was auf eine

Verbindung zum Nervensystem hindeutet. Das Blatt hat eine Ohrenform.

Bekannte Inhaltsstoffe: Bitterstoffe, Gerbstoffe, Vitamin C, Mineralstoffe, besonders viel Kalium, etwas Saponin und ätherisches Öl.

Handel: In der Apotheke unter der Bezeichnung „Herba hederacea terrestes" erhältlich.

Habichtskraut (Kleines)

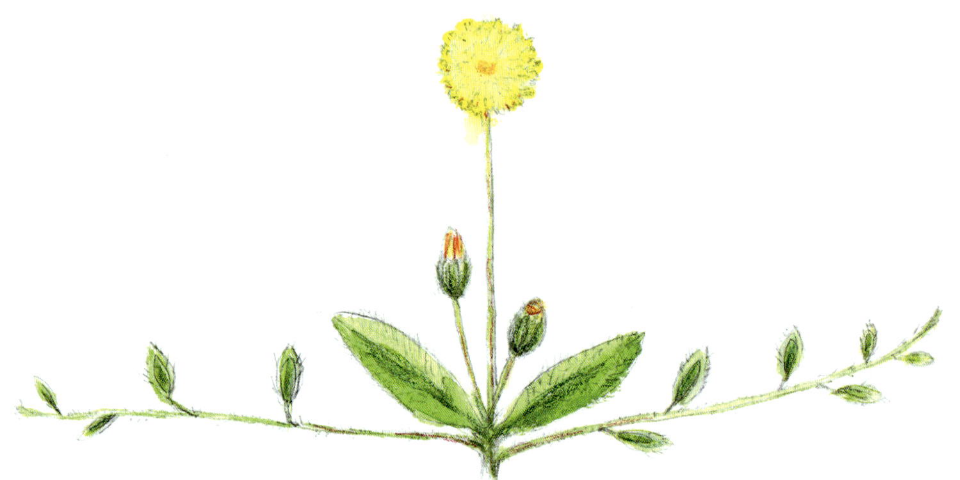

Botanische Bezeichnung
Hieracium pilosella

Niederländische Bezeichnung
Muizeoor

Quelle: Physica, Cap. 1-117, S. 135.

Indikation nach Hildegard: Herzrhythmusstörungen

Anwendung: Als Mischpulver mit Diptam, Galgant oder etwas Zitwer.

Anmerkung: Meiner eigenen Erfahrung nach ist die Anwendung als einzelner Tee oder Tinktur ebenfalls möglich.

Zusätzliche Erkenntnisse: Habichtskraut soll die **Sehfähigkeit** verbessern.

Der belgische Mönch Guy van Leemput schreibt, dass das Habichtskraut die ausgeschiedene Harnmenge mehr als verdoppeln kann. Er beschreibt außerdem die Anwendung von Habichtskraut als Tinktur bei einer **Herzvergrößerung**, **Herzschwäche** sowie bei Beschädigung des **Nierengewebes**. Außerdem nennt er die Anwendung bei **Ödemen** in den unteren Gliedmaßen. Nach dem belgischen Mönch werden die Ureum und die Cloridausscheidung in den Nieren gefördert.

Der Schweizer Kräuterpfarrer Künzle schrieb: *Sind die Schleimhäute der Mundhöhle verletzt und erkrankt, hat man angegriffenes Zahnfleisch, so siede man Habichtskraut in Wein und gurgle damit öfters, so heilt man auch Zahnweh und befestigt wackelnde Zähne.*

Teezubereitung: 2–3 TL auf 0,25 l kochendes Wasser. 10 Minuten ziehen lassen, 3x täglich 1 Tasse.

Dosierung der Tinktur: 3x täglich 20 Tropfen in Wasser einnehmen.

Dosierung der Tabs/Tabletten: 3x täglich jeweils 3 Tabletten mit Wasser einnehmen.

Signatur: Die Blütenknospe des Habichtskrautes ähnelt dem Herzmuskel. Die Blätter, die manchmal wie Mäuseohren aussehen, (daher die niederländische Bezeichnung) sind stark behaart. Man kann sich leicht vorstellen, dass das Herzkammern und die Härchen das Reizleitungssystem darstellen könnten. Die Pflanze hat nervenähnliche Ausläufer, was auf eine Wirkung auf das Nervensystem hindeutet.

Bekannte Inhaltsstoffe: Bitterstoffe, Schleimstoffe, Harze, Spurenelemente

Handel: Allgemein in der Apotheke unter der Bezeichnung „Herba Pilosellae" (Fa. Klenk), über Fa. Fassl. als „Habichtskrautmischpulver", über Fa. Jura als „Habichtskrautpulver" (Misch), über Kräuter Schulte als „Habichtskraut, kleines" sowie als „Habichtskrauttinktur" und über Amazon ohne Alkohol erhältlich. Als Pilodip Tabs/Tabletten mit Diptam gemischt über Fa. Posch in Österreich erhältlich.

Hainbuche

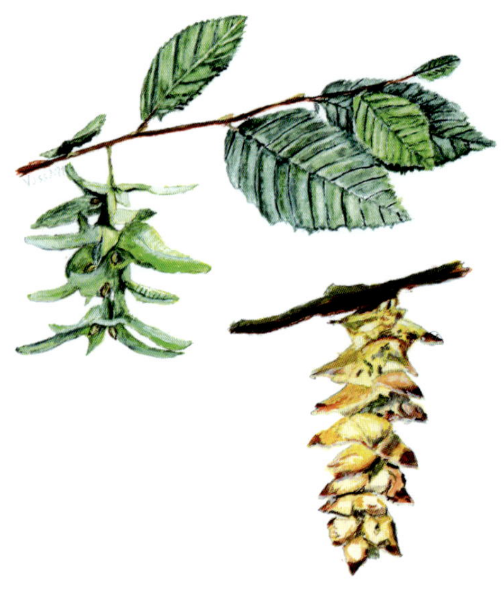

Botanische Bezeichnung
Carpinus betulus

Niederländische Bezeichnung
Haagbeuk

Quelle: Physica, Cap 3–35, S. 270 / Physica Cap. 3–35, S. 270/271/Große Hildegard Apotheke, Dr. Hertzka/Strelow, S. 121.

Indikation nach Hildegard: Fruchtabgang, drohender/habitueller Abortus

Anwendung: *Nimm von seinen kleinen Zweigen mit den Blättern und koche sie in Kuh- oder Schafsmilch, aber nicht in Ziegenmilch. Wirf dann die Zweige weg und bereite mit Mehl oder mit Eiern eine Suppe und esse sie.* Ersatzweise kann man den Saft nehmen. Hierfür muss man jeweils morgens 50 Tropfen in 0,25 l Milch kochen und einnehmen. Besteht bereits eine Schwangerschaft, werden jeweils morgens 30–50 Tropfen in 0,25 l gekochter Milch eingenommen.

Anmerkung: Die Zubereitung als Suppe erscheint mir nicht so wichtig. Entscheidend ist es aber, dass der Saft mit der Milch gekocht wird.

Anmerkung von Hildegard: *Wenn von solchen Frauen, bei welchen die empfangene Frucht wieder abzugehen droht, die also nicht unfruchtbar sind, diese Milch immer wieder gegessen oder getrunken wird, dann nützt es viel für die Schwangerschaft.*

Anmerkung: Damit habe ich tatsächlich wiederholt Frauen helfen können.

Auch als Badezusatz anwendbar.

Indikation: Bei Verrücktheit im Kopf (Psychose).

Zubereitung: 100 g Hainbuchenzweige mit Blättern mit 1 l kaltem Wasser langsam zum Sieden bringen und 15 Minuten lang kochen lassen. Die abgeseihte Flüssigkeit wird der gefüllten Badewanne als Badezusatz hinzugegeben.

Zusätzliche Erkenntnisse: Die Hainbuche wird als Bachblüte (Hornbeam) auch bei **Überforderungsgefühl** eingesetzt.

Signatur: Die weiblichen Blüten sehen aus, als ob sich in den Achseln etwas (die Frucht) einnisten will. Hildegard schrieb: *Die „Hagbuche" (Hainbuche) ist mehr kalt als warm und trägt in ihrer Natur ein gewisses Gedeihen zur Schau.*

Bekannte Inhaltsstoffe: Vitalstoffe, Gerbstoffe

Handel: Als Hainbuchensaft (50 und 100 ml) über die Zähringer Apotheke in Konstanz.

Hanf

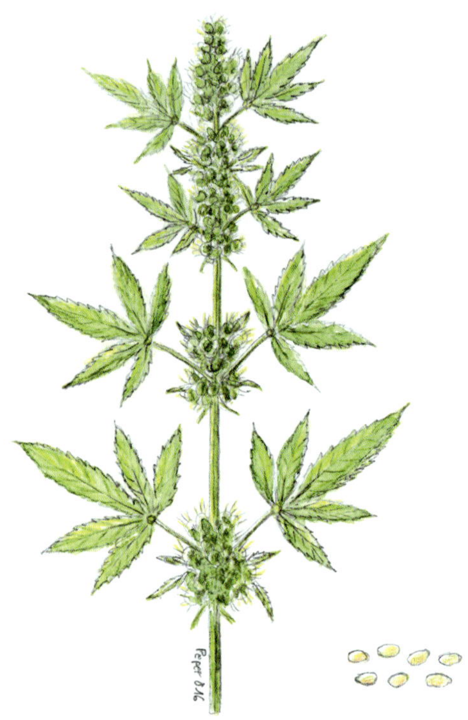

Botanische Bezeichnung

Cannabis sativa

Niederländische Bezeichnung

Hennep

Quelle: Physica, Cap. 1-11, S. 48.

Indikation 1: Schleim im Magen, Säfteentmischung

Indikation 2: Hanftuch als **Verbandsmaterial**

Hildegard speziell: *Der Hanf ist warm, und wenn die Luft weder sehr warm noch sehr kalt ist, wächst er, und so ist auch seine Natur, sein Same enthält Heilkraft, und er ist für gesunde Menschen heilsam zu essen, und in ihrem Magen ist er leicht und nützlich, sodass er den Schleim einigermaßen aus dem Magen wegschafft, und er kann leicht verdaut werden, und er vermindert die üblen Säfte und macht die guten Säfte stark. Aber wer sehr krank ist dem bereitet es im Magen etwas Schmerz. jenem der mäßig krank ist dem schadet es aber nicht.*

Wer aber einen kalten Magen hat, der koche Hanf in Wasser, wickle es in ein Tüchlein. und er lege es warm auf dem Magen, und es stärkt ihn und bringt ihn wieder in seinen (gesunden) Zustand. Ein aus Hanf gefertigtes Tuch ist gut zum Verbinden der Geschwüre und Wunden, weil die Wärme in ihm mäßig ist.

Anwendung: Hanfsamen können zerstoßen oder auch grob gemahlen entweder pur oder auch in Salaten, in Bratlingen oder in Suppen sowie im Müsli eingenommen werden.

Zusätzliche Erkenntnisse: Durch den relativ hohen Gehalt an Eisen können die Hanfsamen auch bei einer durch Eisenmangel bedingten **Blutarmut** eingesetzt werden. Auch bei einer Neigung zu Verkrampfung lassen sich die Hanfsamen durch den hohen Gehalt an Magnesium gut verwenden.

Ähnlich wie die Samen der Nachtkerze (Oenothera biennis) enthalten die Hanfsamen ebenfalls Gamma-Linolensäure (GLA). Diese ist wirksam bei einem atophischem **Ekzem** wie zum Beispiel Neurodermitis. Außerdem als Basismittel aufgrund des Gehaltes an Gamma Linolensäure bei Autoimmunerkrankungen wie zum Beispiel der multiplen Sklerose. Auch bei schmerzhaften, entzündlichen **Darmerkrankungen** wie zum Beispiel Morbus Crohn oder auch Colites Ulcerosa lohnt sich oft der Einsatz dieses Mittels.

Signatur: Die Hanfpflanze zeigt durch ihren hohen Wuchs eine gewisse Stabilität. Auch wenn die Pflanze umknickt, so richtet sie sich doch wieder auf und wächst wieder gerade in die Höhe. Diese bemerkenswerte Fähigkeit habe ich bei anderen Pflanzen bisher nicht beobachten können. Übertragen auf den Menschen kann man sagen, dass der Hanf und besonders die Samen und das Öl die Kraft haben, den Menschen wieder aufzurichten.

Bekannte Inhaltsstoffe: 12 mg Eisen, 470 mg Magnesium, 860 mg Kalium, 190 mg Calcium Gamma-Linolensäure (GLA), Vitamin B1 1,1 mg Vitamin E 6,9 mg und B2.

Besonderheit: Fertiges Hanfmehl wird aus bereits entöltem Hanf hergestellt. Es enthält deshalb keine Gamma-Linolensäure. Es enthält allerdings deutlich mehr Magnesium (760 mg). Hanfmehl kann auch zum Backen verwendet werden. Es lassen sich dabei 10 Prozent des Getreidemehls durch Hanfmehl ersetzen.

Das Öl kann teelöffelweise 3x täglich 1 TL eingenommen werden.

Außerdem kann das Öl sehr vielseitig auch in der Küche verwendet werden.

Handel: Als Hanfsamen im Bioladen und manchmal auch im Reformhaus erhältlich.

Hauswurz

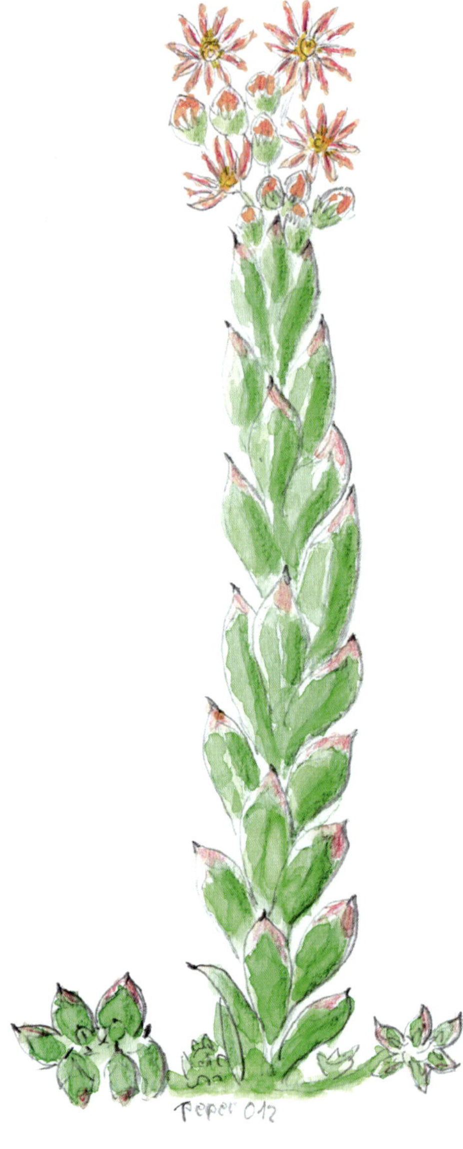

Botanische Bezeichnung

Sempervivum tectorum

Niederländische Bezeichnung

Huislook

Quelle: Physica, Cap. 1-42, S. 73.

Indikation nach Hildegard: Zeugungsunfähigkeit des Mannes

Anwendung: *Man lege den Hauswurz so lange in Ziegenmilch, bis die Hauswurz ganz von der Milch durchtränkt ist. Und dann soll er sie in dieser Milch kochen unter Beigabe einiger Eier, sodass es eine Speise sein kann und so soll er es während 3 oder 5 Tagen essen und sein Samen wird die Zeugungskraft wieder erlangen. Diese Speise nützt jedoch nichts gegen die Unfruchtbarkeit der Frau.*

Zusätzliche Erkenntnisse: Bei uns in der Praxis wird Hauswurz gegen **Krämpfe** bei Kindern gebraucht. Nur ein paar Tropfen aus einem Blatt wurden dem Kind in Wasser eingegeben.

Die Pflanze wirkt auch gegen **Warzen** und zur **Wundbehandlung**, bei **Insektenstichen** und bei **Sonnenbrand** eingesetzt. Den Saft zum Einreiben gewinnt man aus den frischen Blättern, indem man diese zwischen den Fingern zerquetscht.

Anwendung der Urtinktur: Hierfür muss man jeweils morgens 50 Tropfen in 0,25 L Ziegenmilch kochen und nach Beigabe von ca. 2 Eiern einnehmen.

Signatur: Die Pflanze ist fein behaart, was auf die Haut und Schleimhäute hindeutet. Die Knospen ähneln Warzen. Die Pflanze wirkt sehr steif, was auf Verkrampfung hindeutet. Der Blütenstängel hat etwa die Form eines Penis, was auf die Zeugungsfähigkeit hindeutet.

Bekannte Inhaltsstoffe: Gerbstoffe, Schleimstoffe, Harz, Apfelsäure.

Handel: In der Apotheke als Urtinktur unter der Bezeichnung „Sempervivum tectorum Ø" als Globuli und als Tabletten ab D1 und ab C1 von der Firma DHU erhältlich. Als Tee nur über Kräuter Schulte zu bekommen.

Achtung: Hauswurztee ist sehr teuer.

Himbeerblätter

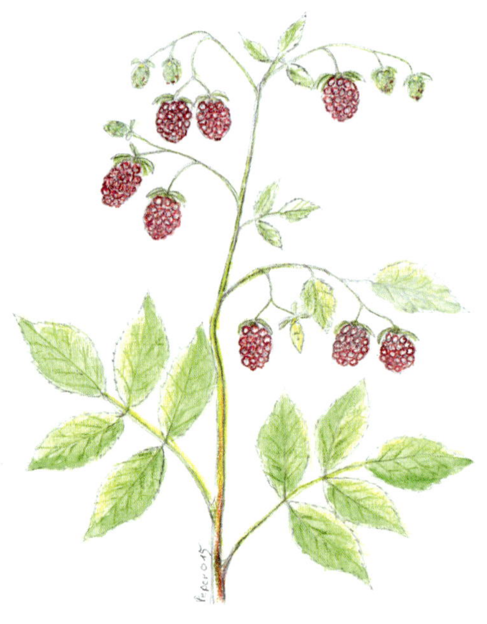

Botanische Bezeichnung
Rubus ideus / Fol. Rubi idei

Niederländische Bezeichnung
Frambozenblad

Quelle: Große Hildegard Apotheke, Hertzka / Strelow, S. 28.

Indikation nach Hildegard: Appetitlosigkeit bei Fieber

Anwendung: Himbeerblätter werden leicht in Wasser gekocht, wobei man die Blätter in dem Tee aber liegen lässt und das Wasser am Morgen und am Abend leicht erwärmt trinkt. Die Blätter werden dann warm eine Stunde lang über seinen Magen / Darm aufgelegt.

Zusätzliche Erkenntnisse: Die Himbeere dient als Tee aus den Blättern nach meinen eigenen Erfahrungen zur Kräftigung des **Zahnfleisches** und auch bei **Magen- und Darmbeschwerden**. Hier insbesondere bei einer gestörten Darmflora im Bereich des Dünndarms. Tatsächlich wird die Darmflora durch den Himbeerblätter-Tee angeregt. Hier ist eine Kombination mit Walnussblätter-Tee sehr sinnvoll. Außerdem wirkt der Himbeerblätter-Tee nach den Angaben von älteren ostfriesischen Hebammen auch **geburtsfördernd** und erleichtert die Geburt.

Nach dem belgischen Mönch Guy van Lemput wirkt der Himbeerblättertee zudem nach der Geburt, um die Gebärmutter zurückzubilden.

Teezubereitung: 2–3 gehäufte TL auf 0,25 l kochendem Wasser, 10 Minuten ziehen lassen, durchsieben und 3x täglich 1 Tasse trinken.

Teebehandlung zur Geburtsvorbereitung: Ab der 35. Woche 1 Tasse pro Tag, ab der 36. Woche 2 Tassen pro Tag, ab der 37. Woche 3–5 Tassen pro Tag trinken.

Signatur: Die Himbeere ist mehr kalt als warm, denn ihr Saft wirkt kühlend bei Fieber. Die Frucht hat innen einen Zapfen, der wie ein Zahn aussieht. Wenn man den Zapfen herauszieht, dann sieht man das Zahnfleisch, aber man kann auch sehr gut die Ähnlichkeit mit einem geöffneten Mund und der Gebärmutter erkennen. Typisch ist es auch, dass die Frucht unterhalb von den Blättern hängt. Die Frucht wird also überdacht und somit geschützt.

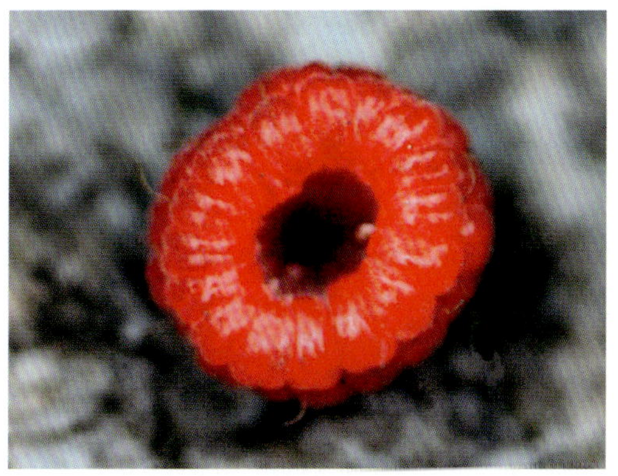

Zeigt den geöffneten Gebärmuttermund.

Bekannte Inhaltsstoffe: Gerbstoffe, Vitamin C, Flavone und Schleimstoffe. Die Früchte enthalten nicht nur die erfrischende Fruchtsäure, sondern außerdem Vitamin A sowie Vitamine der B-Gruppe.

Handel: In der Apotheke unter der Drogenbezeichnung „Folia Rubi Idaei" und über Kräuter Schulte als „Himbeerblättertinktur" erhältlich.

Hirschzungenfarn

(Leicht giftig!)

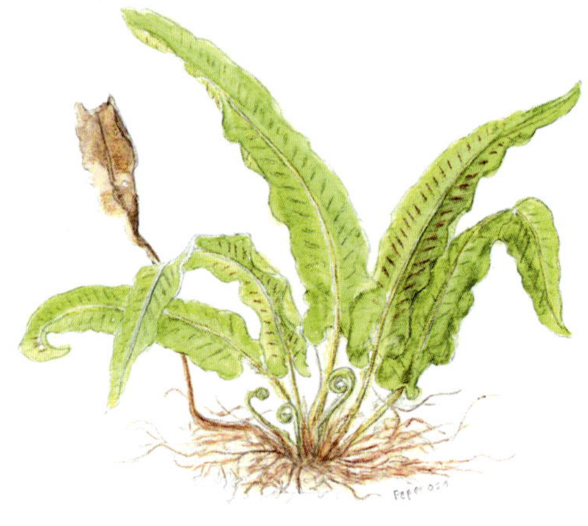

Botanische Bezeichnung

Phyllitis scolopendrium

Niederländische Bezeichnung

Tongvaren

Quelle: Physica, Cap 1-30, S. 64.

Indikation nach Hildegard 1: Husten, **Leberleiden**, **Milzschwäche**, **Gehirnerschütterung**

Anwendung: Als Hirschzungenelixier anwendbar.

Indikation nach Hildegard 2: Lungenentzündung, **Verschleimung**, **Mukoviszidose**, **Asthma**, **Husten**, **Bauchschmerzen**, **Entzündungsherde**, **Störungen im Hormonhaushalt**, unterstützend bei **Menstruationsstörungen**, unterstützend bei **Lebererkrankungen**

Herstellung des Hirschzungenmischpulvers: 2 Teile Hirschzungenpulver, 1 Teil Hirse, das auf einem heißen Stein erwärmt und dann pulverisiert wurde.

Indikation 3 des Hirschzungenmischpulvers: Bei Schmerzen in der **Lunge.**

Anwendung: Das Pulver zusammen mit einem Brocken Brot regelmäßig essen.

Zusätzliche Erkenntnisse: Der Hirschzungenfarn gilt als das wichtigste **Milzmittel** und hilft hervorragend bei allen funktionellen Störungen der Milz.

Teezubereitung: 2–3 TL auf 0,25 l kochendes Wasser, 10 Minuten ziehen lassen, 3x täglich 1 Tasse trinken.

Signatur: Die Blätter haben die längliche Form der Milz (siehe Foto), was man vergleichsweise an der Milz eines frisch geschlachteten Schweines deutlich erkennen kann. Wenn die Sonne durch die Blätter hindurch scheint, so sieht man die leuchtende Grünkraft, die der Pflanze innewohnt. Die relativ großen Blätter geben einen Hinweis auf die Beziehung zur Lunge. Wenn die jungen Pflanzen sich entwickeln, sind die Blätter zunächst noch eingerollt. Sie vermitteln den Eindruck, als würde es sich um die Windungen des Gehirnes handeln. Die braunen Streifen an der Unterseite der Blätter sind braun gefärbt, was als Hinweis auf die Leber zu bewerten ist. Es handelt sich hierbei um die Sporenlager der Pflanze. An dem abgestorbenen braungefärbten Blatt kann man die Zugehörigkeit zur Leber sogar noch besser erkennen.

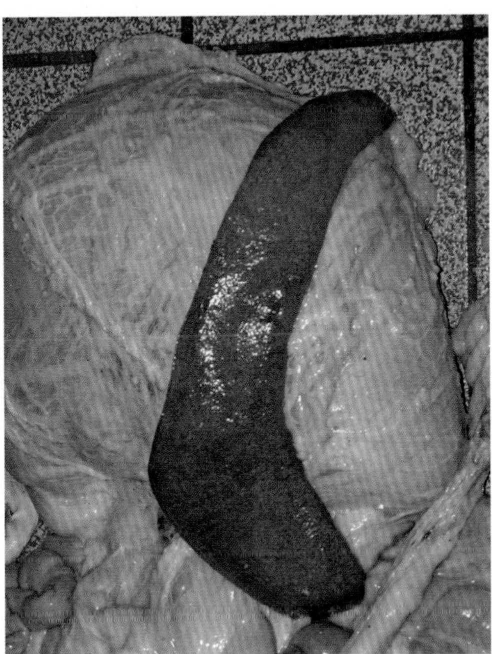

Bekannte Inhaltsstoffe: Gerbstoffe, Schleim, Aminosäuren, Tannine

Handel: Unter der Bezeichnung „Scolovin" als Elixier über die Fa. Posch, als „Hirschzungenpulver", als „Hirschzungenelixier" über die Fa. Fassl. und als „Hirschzungenfarnkraut" über Kräuter Schulte erhältlich. In der Apotheke bekommt man es unter der Bezeichnung „Herba Scolopendrii".

Hirse

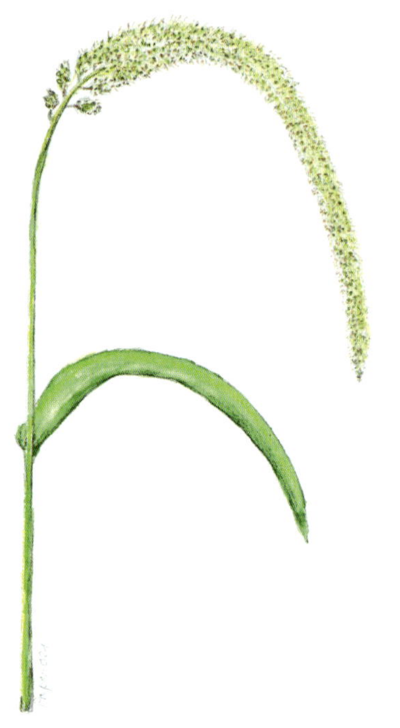

Botanische Bezeichnung

Panicum miliaceum, Kolbenhirse: Setaria Italica P.

Niederländische Bezeichnung

Gierst

Quelle: Physica, Cap. 1-193, S. 190/191.

Indikation des Hirsemischpulvers: Bei Schmerzen in der **Lunge**

Herstellung des Hirsemischpulvers: 2 Teile Hirschzungenpulver, 1 Teil Hirse, welches auf einem heißen Stein erwärmt und dann pulverisiert wurde.

Anwendung: Das Pulver zusammen mit einem Brocken Brot regelmäßig essen.

Anmerkung: Das Hirsemischpulver ist identisch mit dem Hirsepulver.

Zusätzliche Erkenntnisse: Hirse ist gut für **Haare**, **Nägel** und heilsam bei **Hauterkrankungen**. Auch bei Ischias und Gelenkbeschwerden kann man Hirse zusätzlich einsetzen.

Anwendung: 3x täglich jeweils 1 EL Hirsepulver in Joghurt oder in Wasser einnehmen.

Signatur: Noch nicht untersucht.

Bekannte Inhaltsstoffe: Kalium, Magnesium, Phosphor, Eisen und vor allem auch große Mengen an Silizium, also Silicea (Kieselsäure).

Handel: Hirschzungenpulver ist über Fa. Fassl im Reformhaus und im Bioladen als braune Hirse gemahlen erhältlich.

Hirtentäschel / Blutwurz / Blutkraut

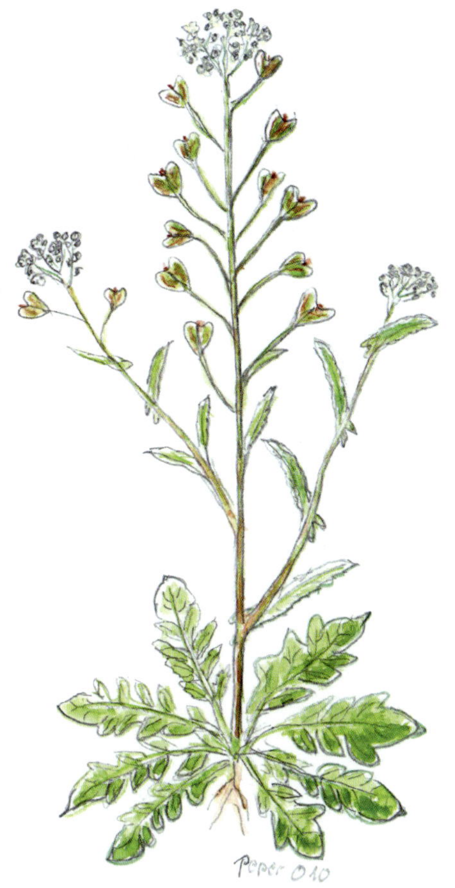

Botanische Bezeichnung
Capsella Bursae pastoris

Niederländische Bezeichnung
Herderstasje

Quelle: Physica, Cap. 1-166, S. 169, Ellen Breindl, S. 174.

Indikation nach Ellen Breindl: Starke Blutungen beim **Klimakterium**, **Darmblutungen**

Anwendung: Das Frischkraut mit Weißwein übergießen, 1–2 Stunden ziehen lassen und dreimal täglich nach dem Essen 1–2 EL dieses Krautes zu sich nehmen.

Anmerkung Hildegard speziell: Der Text nach Hildegard ist etwas anders. Er lässt sich aber so nicht verwirklichen, weil die Identität der Brachwurz nicht vollständig geklärt ist: *Die Blutwurz ist mehr kalt als warm, und ein Mensch, der überflüssige und giftige, das heißt eiterige Säfte in sich hat, der nehme Blutwurz und zweimal so viel Brachwurz zerstoße er zu Saft, und schütte er das in ein Tongefäß, und darüber gieße er guten und klaren Wein, und so trinke er nach dem Essen und wenn er schlafen geht während 15 Tagen und es wird ihm für ein Jahr nützen, sodass dieser Trank die überflüssigen und giftigen Säfte in ihm vermindert.*

Zusätzliche Erkenntnisse: Hirtentäschel hat auch blutdruckregulierende Eigenschaften. Außerdem kann man es bei leichten **Herzrhythmusstörungen** mit einsetzen.

Der belgische Mönch Guy van Leemput nennt es zudem bei zu starken Blutungen während der **Menstruation**.

Der Schweizer Kräuterpfarrer Künzle nannte es noch bei **Nasenbluten** und als herrliche Hilfe für die Frauen in den **Wechseljahren**. Außerdem nannte er das

Hirtentäschel auch bei **Blut im Urin**. Er schrieb: *Im Mittelalter gab man heranwachsenden Mädchen täglich 1 Tasse, mit Honig gesüßten Hirtentäscheltee, um den Geschlechtstrieb zu dämpfen.*

Teezubereitung: 2–3 TL auf 0,25 l kochendes Wasser, 10 Minuten ziehen lassen, 3x täglich 1 Tasse trinken.

Dosierung der Tinktur: 3x täglich 20 bis 30 Tropfen in Wasser oder etwas Wein einnehmen.

Signatur: In der Form der Samenkapseln kann man kleine Herzen erkennen, die unterschiedlich platt gedrückt aussehen. Dieses ist ein Hinweis auf eine Wirkung als Blutdruckmittel. Die unregelmäßige Anordnung der Samenkapseln führte zur Anwendung bei Herzrhythmusstörungen.

Die weißen Blüten haben rötlichbraune Flecken, was an geronnenes Blut erinnert. Auf den Samenkapseln kann man kleine Äderchen beobachten, welche an Besenreiser, aber auch an Herzkranzgefäße erinnern.

Bekannte Inhaltsstoffe: Acetylcholin, Cholin, Diosmin, Tyramin, Histamin, Gerbstoffe, wenig ätherisches Öl, Saponine, Flavonoide und Vitamin C.

Handel: In der Apotheke als Kraut unter der Bezeichnung „Herba Bursae pastoris." und als „Hirtentäschelkraut" über Kräuter Schulte, hier auch als „Hirtentäschelkrauttinktur" (apothekenpflichtig), erhältlich.

Hühnerleber

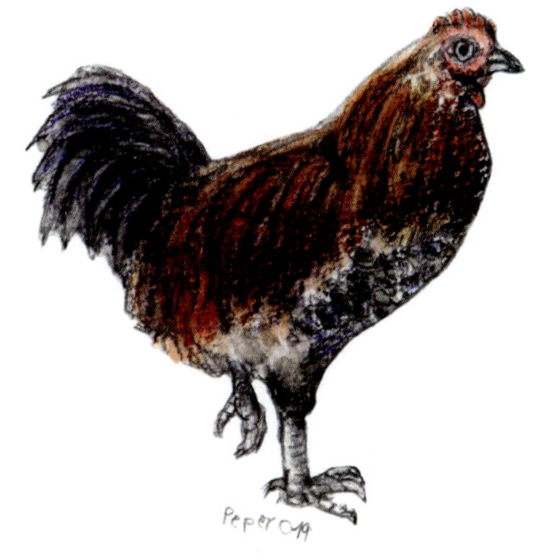

Zoologische Bezeichnung:

Jecor Galli / Gallinae

Niederländische Bezeichnung

Kippelever

Quelle: Physica, Cap. 6-14, S. 399 / Dr. Hertzka / Strehlow, S. 466.

Indikation: Bei allen **autoimmunen Erkrankungen** anwendbar.

Hildegard speziell: *Die Leber eines Huhnes, oder einem Hahn hilft gegen (alle Krankheiten, die den Menschen innerlich verletzen. Hildegards Originalton: Infirmitates, qua hominem interius laedunt ist ein vieldeutiger Begriff. Man kann darunter nach DR. Hertzka / Strehlow alle chronischen auf dem Blutweg (Serologie, Immunologie) unterhaltenes Leiden verstehen. Der Einsatz der Hühnerleber (Hennenleber) wird sich immer lohnen.*

Anmerkung: Eine in Süddeutschland beliebte Form der Zubereitung sind die Hühnerleber-Dinkelklöße. Dazu 100 g Hühnerleber durch den Wolf drehen, mit einem Eigelb und 3 EL Dinkelgrieß gründlich verkneten, mit 2–3 Messerspitzen Bertram würzen und kräftig in Hühnerbouillon kochen. 2–3x pro Woche zu sich nehmen.

Die Zubereitung nach Berliner Art mit Zwiebeln und Äpfeln und Kartoffelpüree ist ebenfalls möglich und lecker.

Bekannte Inhaltsstoffe: 7,4 mg Eisen, 131 mg Inositol, 218 mg Kalium, 0,322 mg Kupfer, 0,291 mg Mangan, 240 mg Phosphor, 55 µ Selen, 12,8 mg Vitamin A, B1–0,32 mg, B2–2,49 mg, B3–11,6 mg, B5 7,16 mg, B 6–0,8 mg Folsäure 380 µ, B12–25,03 µ (Angaben pro 100 g).

Anmerkung: Besonders auffällig ist hier das „Inositol“. Hierbei handelt es sich um eine Alkohol-Verbindung, die besonders in der aktiven Form als Myoinositol eine positive Wirkung als Baustein auf die Zellmembranen des Körpers und als Neurotransmitter hat.

Das „Inositol“ kommt auch in Bohnen, Nüssen und grünem Blattgemüse vor, aber nicht gleichzeitig mit den anderen Stoffen.

Anmerkung: Einfacher zu handhaben wäre die Hühnerleber als homöopathisches Mittel in einer D2. Dies ist jedoch bisher noch nicht im Handel erhältlich.

Dosierung des Homöopathischen Mittels:
3x täglich 5 Tropfen in Wasser einnehmen. *(Nur nach Anweisung einer homöopathisch ausgebildeten Fachperson!)*

Handel: Im normalen Lebensmittehandel als Hühnerleber erhältlich. Bioware ist zu bevorzugen.

Immergrün (Kleines)

(Leicht giftig)

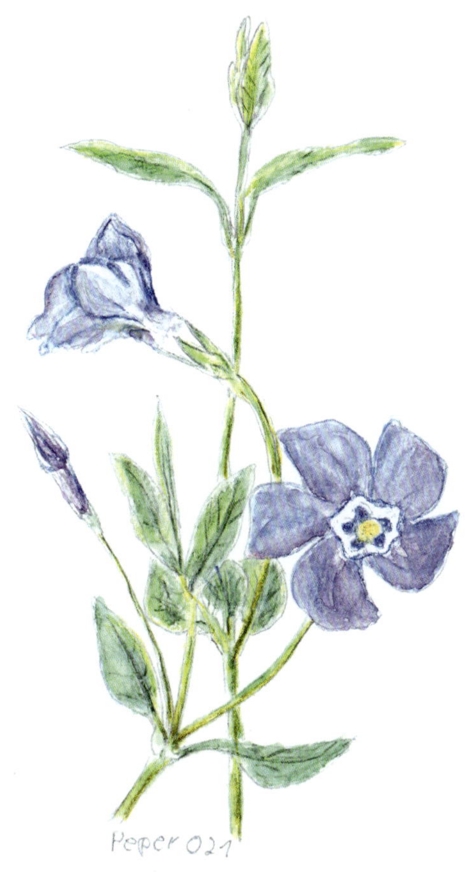

Botanische Bezeichnung
Vinca Minor

Niederländische Bezeichnung
Kleine Maagdenpalm

Quelle: Guy van Leeput

Hintergrund: Das Immergrün wird in den mittelalterlichen klösterlichen Kräuterbüchern leider nicht erwähnt. Ich habe es aber immer wieder auf alten Klosterstätten wild wachsend gefunden. Es muss also eine Rolle gespielt haben. In der Volksmedizin ist dieses Kraut schon lange bekannt.

Indikation: Der französische Mönch Odo Magdunensis aus dem Loire-Tal schrieb im 11. Jahrhundert: *Wenn morgens die Augenlider verklebt sind, sodass sie kaum geöffnet werden können, dann befreit sie vom Klebstoff der Saft des Immergrün ganz wunderbar, sofern man sie nur mit dem Finger darüberstreicht.*

Anmerkung: Die genaue Wiedergabe ist aufgrund des mittelalterlichen Textes etwas unsicher, denn theoretisch könnte Odo auch den Sauerampfer gemeint haben.

Zusätzliche Erkenntnisse: Der belgische Mönch Guy van Leemput bezeichnet das kleine Immergrün als Gedächtniskraut. Es erweitert die Gefäße im Gehirn und verbessert so die Durchblutung. Er vergleicht es deshalb mit Gingko biloba und mit der Mistel.

Er empfiehlt es darum bei **Konzentrationsschwäche**, **Gedächtnisstörungen**, fehlender **Aufmerksamkeit** und nennt es auch als Mittel zur Vorbeugung von **Demenz**, **Alzheimer** und **Schlaganfall**. Zudem nennt er es als Mittel gegen **Schwindel** und **Ohrensausen** sowie gegen **Angst** und **Depressionen**.

Der Schweizer Kräuterpfarrer Künzle schrieb: Immergrüntee ist auch ein gutes Gurgelwasser, das bei **Halsleiden**, **Mandelanschwellungen**, **Angina** und **Halsverschleimung** wirksam ist.

Teezubereitung: 1 TL Kraut mit 0,25 l kochendem Wasser übergießen, 5–10 Minuten ziehen lassen. 1 Tasse pro Tag ist ausreichend.

Dosierung der Tinktur: 1–3x täglich 20 Tropfen in Wasser einnehmen.

Herstellung der Immergrün-Weintinktur nach Sigrid Hirsch / Grünberger: 1 Handvoll Kraut wird mit 0,7 l Weißwein übergossen und 14 Tage stehen gelassen und dann abgeseiht. Den Kräuterwein dann likörgläschenweise trinken. 1–2 Gläschen pro Tag sind ausreichend. Sie wirken bei Bluthochdruck und sind verdauungsfördernd.

Signatur: Das Immergrün hat lilafarbene Blüten, die durch ihre Propellerform Ähnlichkeit mit einer Mühle haben. Dies bedeutet Zirkulation oder auch Drehschwindel. Das tiefere Innere der Blüte ist von einem weißen Kranz umgeben als Hinweis auf Entzündung und weißen Schleim.

Bekannte Inhaltsstoffe: Indolalkaloide, Vincamin, Terpene, Ursolsäure, Phenole, Phenolcarbonsäuren, Flavonoide, Tannine, Phytosterin, Ornol, Vincin

Handel: Als „Immergrünkraut" und als „Immergrünkrauttinktur" (apothekenpflichtig) über Kräuter Schulte erhältlich.

Ingwerpulver

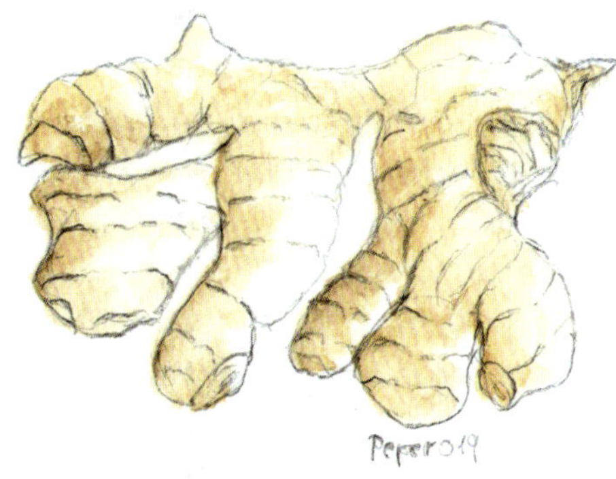

Botanische Bezeichnung
Zingiberis officinalis

Niederländische Bezeichnung
Gember

Quelle: Physica, Cap. 1-15, S. 52.

Indikation nach Hildegard: Magerkeit, Abmagerung, Appetitlosigkeit

Anmerkung: Ingwer hat nach Hildegard offenbar auch eine zytostatische Wirkung (Vichtmittel) und ist deshalb Bestandteil des Wasserlinsenelixiers.

Anwendung nach Hildegard: Man nehme dieses Pulver in Suppe bei leerem Magen ein und ebenso auf Brot, aber nur mäßig (modice).

Warnung von Hildegard: Sobald es ihm besser geht, esse er nicht länger den Ingwer, damit er davon nicht zu leiden hat.

Auch als Ingwerkekse anwendbar.

Zusätzliche Erkenntnisse: Ingwer wirkt durchwärmend und sehr gut gegen Übelkeit, Erbrechen und Seekrankheit.

Dies schreibt auch der belgische Mönch Guy van Leemput. Er nennt ebenfalls Schwangerschaftserbrechen, weist aber auch auf die **durchblutungsfördernde** Eigenschaft hin und nennt die Anwendung bei kalten Händen und Füßen und auch bei einer **Herzschwäche mit niedrigen Blutdruck** und **Herzklopfen**.

Von dem norddeutschen Heilkundigen H.A. Mayer wird der Ingwer in seinem 1910 erschienenen Werk „Hygiene und Kräuterheilkunde" zu den Magenmitteln gezählt und vor allem bei einer **Erschlaffung der Verdauungsorgane** empfohlen, die er lebhaft anregt. Früher wurde die Wurzel nach seinen Angaben bei üblem **Mundgeruch**, aber auch zur Kräftigung der Stimme und bei **Zungen- und Stimmbandlähmung** einfach gekaut. Bei **Katarrhen** der Eustachischen Röhre und hierdurch bedingte **Schwerhörigkeit** und Ohrgeräuschen wirkt Ingwer ebenfalls sehr gut.

Manchmal ist hier Ingwer als Zingiber D12 nötig, hier nimmt man 3x täglich 5 Kügelchen.

Teezubereitung: 2 TL auf 0,25 l kochendes Wasser, 10 Minuten ziehen lassen, 3x täglich 1 Tasse trinken.

Signatur: Der Ingwer ist scharf und wärmend, also stark anregend auf den Appetit und auch auf die Durchblutung. Die Form der Ingwerwurzel ähnelt dem Darm, was die aktivierende Wirkung erklärt. Der Ingwerwurzelstock ist sehr stabil, was auf die stabilisierende Wirkung auf die erschlafften Eingeweide hinweist.

Bekannte Inhaltsstoffe: Ätherisches Öl wie Zingiberin, das scharf schmeckenden Gingerol und Shogaol.

Handel: In der Apotheke als Pulver unter der Bezeichnung „Rhizoma. Zingiberis pulv.", als „Ingwerwurzel gemahlen und geschnitten" über Kräuter Schulte und als „Ingwerpulvermischung" über die Zähringer Apotheke in Konstanz erhältlich.

Judenkirsche

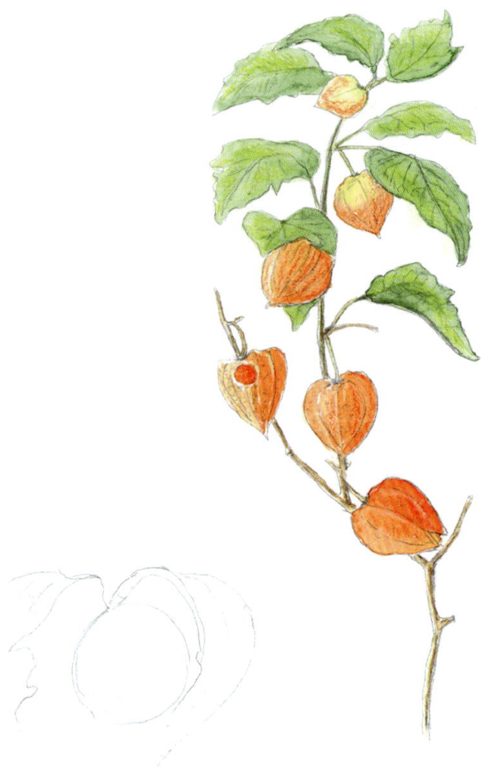

Botanische Bezeichnung
Physalis alkekengi

Niederländische Bezeichnung
Lampionplant, Jodenplant

Quelle: Physica, Cap. 1-58, S. 86.

Indikation nach Hildegard: Augenverdunkelung, Ohrensausen

Anwendung: Die Judenkirsche auf ein rotes Seidentuch streichen und über Nacht über die Augen legen. Bei Ohrensausen die Judenkirsche auf ein Filz legen und über Nacht über die Ohren und bis zum Nacken und den Hals binden.

Zusätzliche Erkenntnisse: Hilfreich bei **Blasensteinen**

Signatur: Die orange Farbe deutet auf die Lebenskraft hin. Lampion bedeutet Lampe also Licht ins Dunkel bringend. Wenn man die lampion-förmige Kapsel etwas zerdrückt, dann knistert es, was auf Geräusche (Ohrensausen) hindeutet.

Bekannte Inhaltsstoffe: Bitterstoff, Mineralstoffe, Vitamine, Physalin, Steroide, Karoti, Gerbstoffe, Schleimstoffe

Handel: Nur über Kräuter Schulte als „Judenkirsche ganz“ erhältlich.

Kalmus

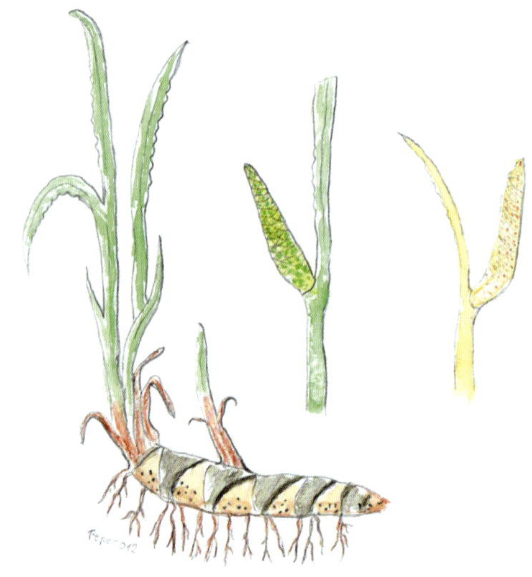

Botanische Bezeichnung
Acorus calamus

Niederländische Bezeichnung
Kalmoes

Quelle: Guy van Leemput und die Leipziger Drogenkunde von 1435.

Hintergrund: Die Anwendung reicht nach altpersischen Schriften bis ins 7. vorchristliche Jahrhundert zurück. Auch in China und in Indien wurde sie schon lange verwendet.

Die Pflanze wurde über die Klöster weiterverbreitet und fand auch Einzug in die ostfriesische Volksmedizin. Heute gilt sie längst als eingebürgert. Man findet sie in ganz Europa wild wachsend.

Indikation: Die um 1435 in einem sächsischen Kloster geschriebene Leipziger Drogenkunde bietet eine Beschreibung der Pflanze und ihrer Anwendungsgebiete: *„Calmus aromaticus" ist die Wurzel eines Strauches (Staude), der einem Halm gleicht und innen hohl ist. Um die Verdauung zu stärken, gib zu dem Pulver des „Calmus" Zimtpulver, dieses Pulver ist auch gut gegen Herzkrankheit. Für diese Beschwerden koche „Calmus aromaticus" in Rosenwasser und läutere damit den Wein des Kranken. Gegen den Stuhlzwang bereite er einen Umschlag und lege ihn auf den Anus.*

Die wichtigste klösterliche Schrift, die den Kalmus erwähnt, ist das Buch „Het Kruidenboek" van Broeder Guy des belgischen Mönches Guy van Leemput.

Guy van Leemput schreibt: Vor der Mahlzeit eingenommen hilft der Kalmus bei **Appetitlosigkeit** und mangelnder Magensaftproduktion. Nach der Mahlzeit eingenommen. hilft die Kalmuswurzel gegen **Magen- und Darmkrämpfe**, **Blähungen** und **Völlegefühl.**

Kalmus kann nach dem belgischen Mönch auch das **Zahnfleisch** verstärken, wenn man damit den Mund spült.

Zusätzliche Erkenntnisse: Der erkaltete Tee aus der Kalmuswurzel ist eine wirksame Mundspülung bei **Parodontose** und **Entzündungen des Zahnfleischs**. Dazu übergießt man 2 TL der Wurzel mit 0,25 l sprudelnd kochendem Wasser, lässt den

Tee ca. 10 Minuten ziehen und seiht ihn danach ab. Nach dem Abkühlen kann der Tee als Gurgelmittel oder für Mundspülungen verwendet werden. Innerlich eingenommen hilft der Tee auch bei **Magen-, Darm- und Gallebeschwerden** sowie bei **Funktionsstörungen der Bauchspeicheldrüse**. Darüber hinaus wirkt er appetitanregend und hat auch bei **Verstopfungen** eine gute Wirkung. Dazu nimmt man von dem lauwarmen Tee täglich 1–2 Tassen vor den Mahlzeiten ein oder verwendet die in lauwarmem Wasser gelöste Tinktur.

Ätherisches Kalmusöl regt bei schlechtem Geruchssinn den **Geruchsnerv** in der Nase an. Hierzu benötigt man eine Duftlampe, in der man 3 Tropfen des Öls mit etwas Wasser verdampft. Die Duftlampe stellt man regelmäßig in dem Zimmer auf, in dem man sich gerade aufhält.

Signatur: Der Wurzelstock hat eine auffallende Ähnlichkeit mit dem Darm. Der Fruchtkolben ähnelt der Bauchspeicheldrüse, aber auch einem Eckzahn, der ohne Zahnfleisch im Stängel sitzt. Dies ist ein deutlicher Hinweis auf die Wirkung bei Parodontose. Der bittere Geschmack deutet auf die Verdauungsorgane und der starke Duft auf den Geruchssinn hin.

Teezubereitung: 2 TL Kalmuswurzel mit 0,25 l kochendem Wasser überbrühen, 15 Minuten ziehen lassen und abseihen. 3x täglich eine Tasse trinken.

Mengenangabe für 1 l: 2–3 EL (Tierheilkunde).

Dosierung der Tinktur: Bei innerlichem Gebrauch 3x täglich 20–30 Tropfen in Wasser einnehmen. Für die äußerliche Anwendung sowie zum Gurgeln 30 Tropfen in ein halbes Glas Wasser geben und als Mundspülung 1 TL auf 1 Glas Wasser geben.

Bekannte Inhaltsstoffe: Ätherisches Öl, Bitterstoffe und geringe Mengen an Gerbsäure, Minalstoffe, Vitamine, ß-Asaron, Eiweiß und Stärke.

Anmerkung: Das umstrittene ß-Asaron ist im europäischen Kalmus nur in Spuren enthalten und kann somit als unbedenklich eingestuft werden.

Vorsicht: In der Schwangerschaft darf Kalmus nicht eingenommen werden. Zudem ist die Einnahme für Kleinkinder nicht geeignet!

Handel: In der Apotheke ist die Wurzel als „Rhizoma Calami", das ätherische Öl als „Oleum Calami" und die Tinktur als „Tinctura Calami" (Fa. Caelo) erhältlich, bei der man den Apotheker darum bitten sollte, die Flasche mit einem Tropfer zu versehen. Im freien Kräuterhandel wird die Wurzel selbst als „Kalmuswurzel" vertrieben und außerdem eine „Kalmuswurzeltinktur", die allerdings als apothekenpflichtig eingestuft ist (Fa. Kräuter Schulte).

Kardamom

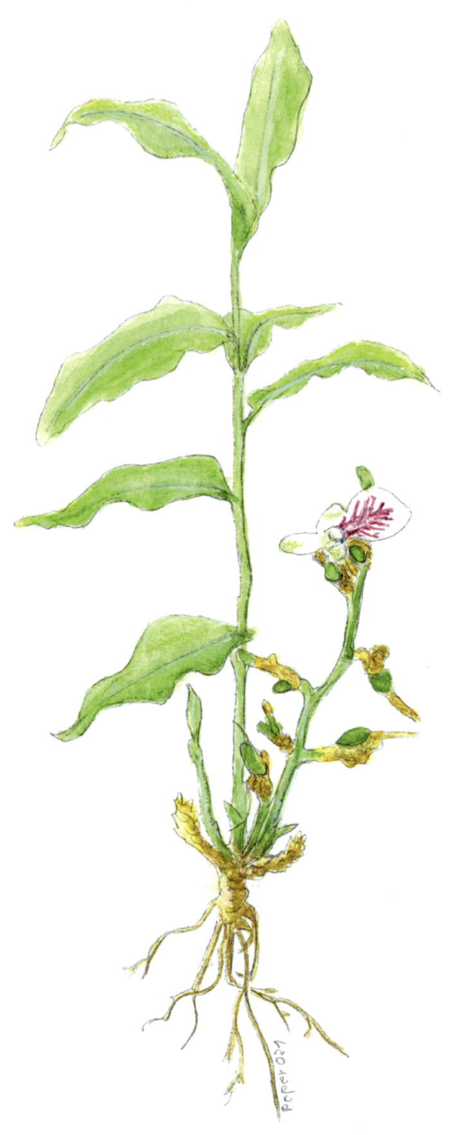

Botanische Bezeichnung
Ellettaria cardamomum

Niederländische Bezeichnung
Kardamon

Quelle: Leipziger Drogenkunde von 1435 und Guy van Leemput

Indikation: Die um 1435 in einem sächsischen Kloster geschriebene Leipziger Drogenkunde berichtet über Kardamom folgendes: *Es hat die Kraft zu stärken durch seinen Wohlgeruch und löst durch seine Qualitäten auf. Zur Krankheit des Magens und um die Verdauung zu stärken, gib das Pulver von „Cardamome" mit den Früchten von Anis in Trank oder Speise. Um den Appetit zu wecken und gegen das Erbrechen aus kalten Ursachen, vermische das Pulver mit Minzensaft und tauche darin seine Speise und gib sie so dem leidenden. Oder er koche das Pulver mit Minze in Essig und tauche einen Schwamm hinein und lege ihn auf die Magengegend (Magengrube) Gegen Erkältung gib pulverisierten Cardamom in die Nasenlöcher.*

Zusätzliche Erkenntnisse: In der mittelalterlichen Klosterheilkunde wurde der Kardamom als wärmend und trocknend klassifiziert, weshalb ihn der dominikanische Gelehrte Albertus Magnus im 13. Jahrhundert gegen den feuchten Kopf also gegen **Fieber** empfahl.

Der belgische Mönch Guy van Leemput nennt den Kardamom als appetitanregend und als Tonikum. Er bezeichnet den Kardamom aber als schwächer als Anis und Fenchel.

Hier liegt die Anwendung der Kardamomsamen bei **Verdauungsbeschwerden**, insbesondere bei **Blähungen** mit Völlegefühl und Rumoren im Bauch im Vordergrund.

Kardamom als Tee / Gewürz erleichtert das Aufstoßen. Zudem werden die Kardamomsamen bei Mundgeruch gekaut oder man spült mit verdünnter Kardamomtinktur.

Herstellung der Kardamomtinktur: 10 grüne Kardamomkapseln im Mörser zerstoßen. Mit 0,25 l 70 Prozent Weingeist aufgießen und 14 Tage verschlossen in der Wärme stehen lassen. Anschließend durch ein Tuch sieben.

Dosierung der Tinktur: 3x täglich 20 Tropfen in Wasser vor dem Essen einnehmen.

Teezubereitung: 2 TL grob im Mörser zerstoßene Samen mit 0,25 l kochendem Wasser übergießen, 10 Minuten ziehen lassen und abseihen. Jeweils eine Tasse zu üppigen Mahlzeiten trinken.

Signatur: Die zunächst grünen Samenkapseln (werden grün geerntet) sind von einer wie aufgebläht wirkenden Hülle umgeben, was deutlich auf die Wirkung gegen Blähungen und Völlegefühl hinweist. Der Geschmack ist aromatisch und erfrischend, wodurch schon die Wirkung bei Mundgeruch zu erklären ist. Durch die wärmende und trocknende Wirkung ist es gegen Erkältung wirksam, aber auch als Tonikum anzusehen.

Bekannte Inhaltsstoffe: Ätherisches Öl mit Terpinylacetat und Cineol.

Handel: Im Gewürzhandel erhältlich.

Kardendistel / Wilde Karde

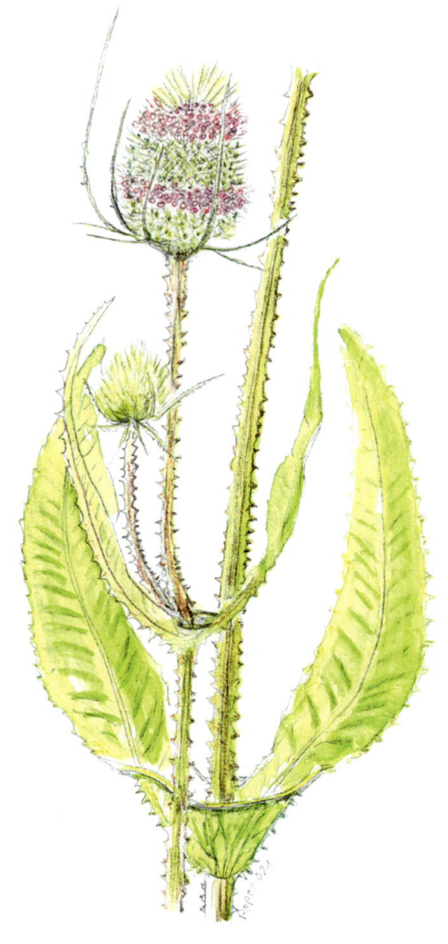

Botanische Bezeichnung
Dipsacsus silvestris und fullonum

Niederländische Bezeichnung
Kardebol

Quelle: Physica, Cap. 1-228, S. 211.

Indikation nach Hildegard: Vergiftung, Neutralisierung von Gift, Hautausschläge

Anwendung nach Hildegard: *Die Weberkarde ist warm und ein Mensch der Gift gegessen oder getrunken hat, der pulverisiere die Spitze der Weberkarde, aber auch die Wurzeln und Blätter und nehme dieses Pulver in einer Speise zu sich. Und wer Ausschläge am Körper hat, der mische das Pulver in Fett und salbe sich damit und er wird geheilt werden.*

Zusätzliche Erkenntnisse: Tatsächlich kann man die Karde auch als Tee bei **Gürtelrose**, bei **Akne** und bei anderen Ausschlägen einsetzen. Dies lässt sich durch die bekannte blutreinigende Wirkung gut erklären. Außerdem wird die Wurzel heute als Mittel gegen **Borreliose** eingesetzt.

Der belgische Mönch Guy van Leemput beschreibt die Wurzel der Karde als **magenstärkend** und **appetitanregend**.

Teezubereitung: 2 TL Wurzel auf 0,25 l kaltes Wasser aufsetzen, aufkochen und etwa 15 Minuten ausziehen lassen. 2 Tassen pro Tag sind ausreichend.

Dosierung der Tinktur: 3x täglich 20–30 Tropfen in Wasser einnehmen.

Signatur: Die Pflanze ist distelartig, was auf Widerstandskraft hindeutet. Die gegenständigen Blätter bilden am Stängel eine Schale, in der sich Wasser sammelt. Daran kann man sehr gut ihre harntreibende Wirkung erkennen. Die Blätter haben von unten Stacheln, was auf Schmerzen hindeutet. Der eiförmige Blütenstand mit den kleinen lilafarbenen Blüten, welche sich ringförmig ausbreiten, deutet auf Ausschläge und besonders auf Gürtelrose hin. Bevor die einzelnen Blüten sich öffnen, ähneln sie Pickeln auf der Haut, was zu Akne passt.

Bekannte Inhaltsstoffe: Glycoside, Mineralstoffe, Kalisalze, Bitterstoffe, Tannin

Handel: Als „Kardencreme" über die Fa. Posch (HTC 50 ml), über Kräuter Schulte als „Kardenwurzel" und als „Kardenwurzeltinktur" und als Urtinktur der Firma Ceres in der Apotheke unter der Bezeichnung „Dipsacsus fullonum Urtinktur" erhältlich.

Anmerkung: Früher war auch das Kraut im Handel. Dieses hatte eine stärkere harntreibende Wirkung als die Wurzel.

Kastanie

siehe unter Esskastanie, Seite 121

Katzenminze

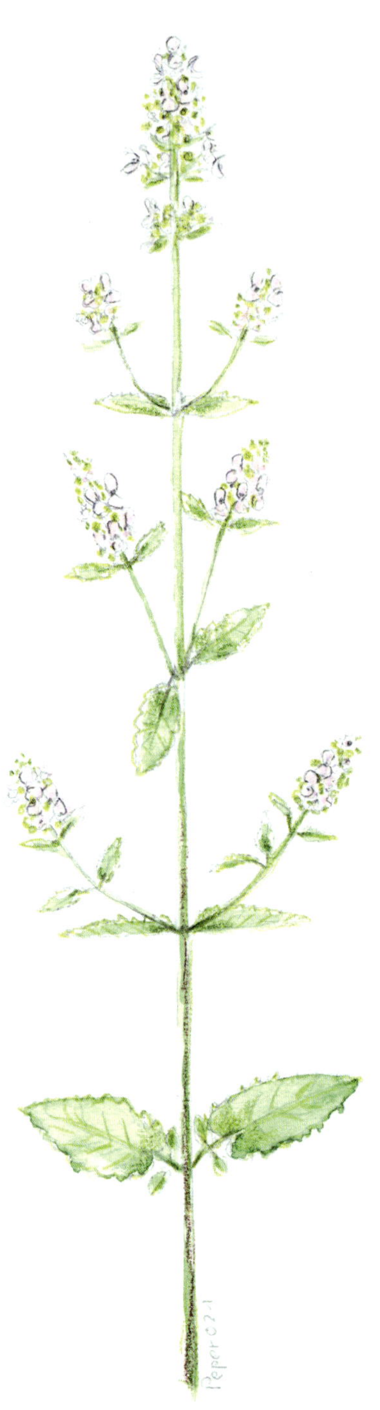

Botanische Bezeichnung
Nepeta cataria

Niederländische Bezeichnung
Kattenkruid

Quelle: Physica, Cap. 1-143, S. 157.

Indikation nach Hildegard: Gegen **Skrofeln** (geschwollene Drüsen) am Hals, bevor sie aufbrechen und frisch aufgelegt, wenn sie aufgebrochen sind.

Anwendung: Als Pulver bevor die Skrofeln aufbrechen, oft mit Brot oder in Mus essen. Katzenminze ist auch als Salbe (mit Bienenwachs) nach dem Abt Walafrid Strabo anwendbar.

Anmerkung: Siehe auch die Beschreibung von Skrofeln unter Gagelstrauch, Seite 129.

Hildegard speziell: [...] *und ein Mensch der Skrofeln am Hals hat, der pulverisiere bevor sie aufbrechen Katzenminze und er esse dieses Pulver oft mit Brot oder in Mus oder auch in Kucheln (Kekse) und die Skrofeln werden verschwinden. Wenn aber die Skrofeln aufbrechen, lege er ihre Blätter roh und frisch darüber, und die Skrofeln werden ausgetrocknet werden.*

Zusätzliche Erkenntnisse: Nach dem Abt Walahfrid Strabo heißt es: *Mit dem Öl der Rose vermischt ergibt der Saft der Katzenminze eine Salbe (mit Bienenwachs), die Verletzungswunden des Fleisches und die entstellenden Spuren der eben verheilenden Narben gänzlich zu tilgen und* *der Haut ihre Schönheit zurückzugeben und neues Haar für das, was die klaffende frische Wunde übel durch Gift und Eiter zerstört hat.* Katzenminze wird bei uns in Ostfriesland als Mittel zur Vorbeugung und auch zur Behandlung des **grauen Stars** eingesetzt. Zudem wird sie bei chronischer **Bronchitis** und gegen **Durchfall** eingesetzt. Außerdem hat die Katzenminze meiner eigenen Erfahrung nach eine gute beruhigende Wirkung und ist wegen ihres angenehmen Geschmacks und der sanften Wirkung besonders für Kinder bei **Erkältungen**, **Grippe** (hier besonders mit Holunderblüten und Honig gemischt) geeignet.

Dosierung der Tinktur: 3x täglich 20 Tropfen in Wasser einnehmen.

Teezubereitung: 2 TL auf 0,25 l kochendes Wasser, 5–10 Minuten ziehen lassen. 2–3x täglich 1 Tasse trinken.

Herstellung der Katzenminzesalbe: Man nimmt dafür 90 ml Olivenöl, 10 g Bienenwachs und 1 gehäufte Handvoll geschnittene Katzenminze. Das Öl wird zusammen mit dem Wachs in einem Topf zum Schmelzen gebracht, dann gibt man die Katzenminze hinein und erhitzt den Topf unter ständigem Umrühren mit einem Holzlöffel so lange, bis es anfängt zu schäumen. Dann lässt man den Topf über Nacht zugedeckt stehen. Am folgenden Tag wird die Masse wieder erwärmt, bis das Fett geschmolzen ist. Anschließend wird die noch flüssige Salbe durch ein Tuch in einen zweiten Topf gepresst. Danach füllt man die noch flüssige Salbe in kleine Töpfchen.

Signatur: Die Blätter sind grünlich-grau und die Pflanze selbst ist fein behaart, was auf die Wirkung auf die Haut und Schleimhaut hindeutet. Die deutlich sichtbaren Blattnerven sehen aus wie Narben. Die heiße und trocknende Eigenschaft (sie wächst an trockenen Standorten und liebt die Sonne) passt bei Erkältungen, Grippe und auch bei flüssigem Durchfall. Die Blüten sind weiß bis leicht rosa, was auf die endzündungshemmende Wirkung hindeutet.

Bekannte Inhaltsstoffe: Iridoide, Gerbstoffe, ätherisches Öl mit Citronellol, Citral, Geraniol, Pulegrol, Actinidin und Kampfer.

Handel: Nur über Kräuter Schulte als „Katzenminzekraut“ und als „Katzenminzekrauttinktur“ (apothekenpflichtig) erhältlich.

Kerbel

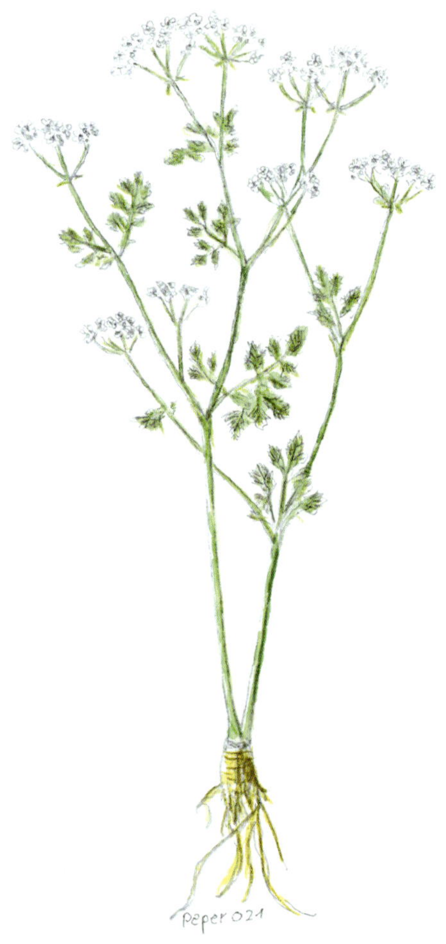

Botanische Bezeichnung
Anthriscus cerefolium

Niederländische Bezeichnung
Kervel

Quelle: Physica, Cap. 1-70, S. 98 / Großes Hildegard Buch, Hertzka / Strelow, S. 83.

Indikation nach Hildegard: Eingeweidebruch, Gebärmuttervorfall, Mastdarmvorfall, **Milzschmerzen** durch Rohkost und bei **Geschwüren** und **Krätze**,

Anwendung: Als Saft mit Wein vermengen.

Zubereitung: 50 ml (4 EL) Kerbelsaft auf 0,5 bis 0,75 l Wein (Weißwein) geben.

Anmerkung: Statt Kerbelsaft kann man auch Kerbelurtinktur = Anthriscus cerefolium Urtinktur nehmen, wobei man dann nach Hertzka 50 ml auf höchstens 0,5 l nehmen sollte, weil der Saftanteil der Urtinktur bei höchstens 50 Prozent liegt. Der reine Kerbelsaft enthält 80 Prozent Kerbel.

Zusätzliche Erkenntnisse: Nach dem Abt Walahfrid Strabo lässt sich der Kerbel auch als Umschlag bei lästigen **Leibschmerzen** gebrauchen. Außerdem wird bei chronischen **Hautausschlägen** empfohlen, täglich möglichst 50 g frische Blätter zu essen. Hierfür muss man den Kerbel im Garten aussähen oder den wilden Wiesenkerbel verwenden.

In der Küche wird Kerbel als Gewürz in Suppen und für Gemüse und Salat verwendet.

Signatur: Der Kerbel ist mehr warm als kalt und diese Wärme ist gesund, so Hildegard. Die fächerförmigen Blätter zeigen eine krampflösende Wirkung an. Die weißen Blüten deuten auf eine entzündungshemmende Eigenschaft hin. Der hohle Stängel deutet eine Wirkung auf hohle Organe wie zum Beispiel den Darm an. Der leicht anisähnliche Geruch weist auf das Nervensystem hin. Die aufgeblähten Blütenknospen zeigen eine Wirkung auf den Bauch und auf Blähungen an.

Bekannte Inhaltsstoffe: Ätherisches Öl, Bitterstoffe, Glycosid Apiin

Handel: Über die Apotheke unter der Bezeichnung „Anthriscus cerefolium Ø" (Fa. DHU) und über Kräuter Schulte als „Kerbelblätter gerebelt" erhältlich. Kerbel kann frisch in Töpfen über Kräuter-Gärtnereien und getrocknet im Gewürzhandel erworben werden.

Kiefer (Föhre)

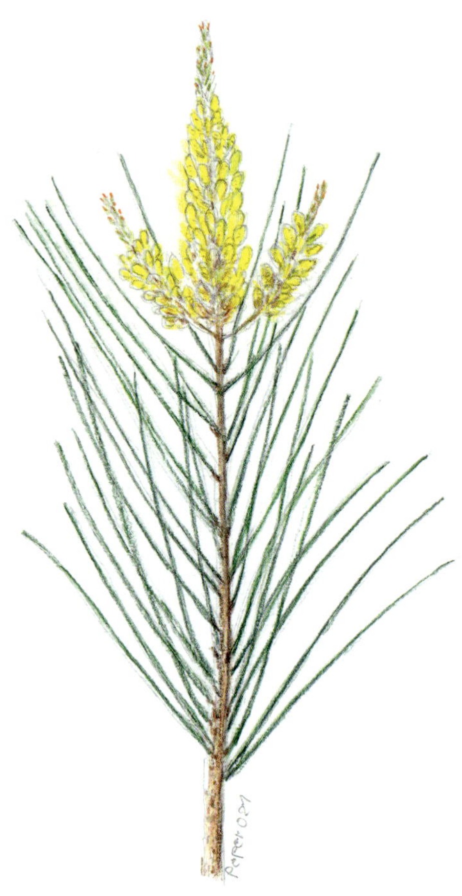

Botanische Bezeichnung
Pinus Sylvestris

Niederländische Bezeichnung
Grove Den

Quelle: Physica, Cap. 3-33, S. 269.

Indikation nach Hildegard: Die Föhre ist mehr warm als kalt und feucht, und so bezeichnet sie die Trauer und hat in ihrer Natur nichts Fröhliches. Aber ihr Saft ist sehr brauchbar für Salben und Augenmittel. Wenn jemand Salben bereitet, füge er vom Saft ihrer Zweiglein den Salben ein wenig bei, und es macht die **Augen im Lichte strahlen und besser sehen**. Einfach und allein gebraucht taugt sie zu keinen Heilmitteln, weil ihr Saft zu stark wäre, es sei denn er wird durch Zusätze gemäßigt.

Zusätzliche Erkenntnisse: Oma Minchen (1912–2010), eine alte, heilkundige Ostfriesin, erzählte mir von den früher sehr oft gebrauchten äußerlichen Anwendungen mit den jungen Maitrieben von Kiefern (Kiefersprossen) bei **Rheuma** und **Gicht**. Sie fügte noch hinzu, dass man auch Menschen mit **schwachen Nerven** zu einem Fußbad mit einem Tee aus Kiefersprossen und Kiefernadeln riet, da dieses beruhigt und die Nerven stärkt. Zur **Nervenstärkung** benutzte man den Tee auch zu Waschungen. Vorrangig wurde er jedoch als Fußbad gebraucht. Besonders das ätherische Öl aus den Kiefernadeln kann aufgrund der **antiseptischen** Wirkung gut zum Inhalieren bei **Asthma**, **Bronchitis** und anderen Atemwegsinfektionen der oberen und unteren Atemwege eingesetzt werden. Hierzu kann auch die selbstgemachte Kiefernsalbe verwendet werden.

Signatur: Den Nadeln und besonders den Maitrieben entströmt ein erfrischender Duft, was auf die Atemwege hinweist. Die Zweige sind stark verästelt, was auf die Bronchien hindeutet.

Die Nadeln stehen nach oben, was auf eine anregende und stärkende Wirkung in Verbindung mit dem Duft auf das Nervensystem hinweist. Die Nadeln zeigen besonders in den Maitrieben durch ihre Anordnung eine Ähnlichkeit mit der Wirbelsäule.

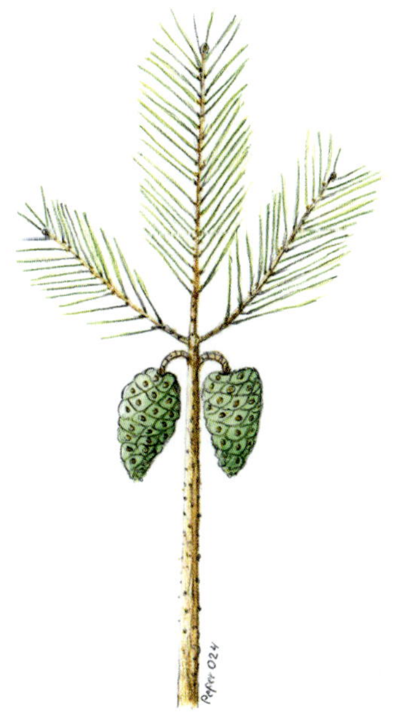

Dass der Saft gut für die Augen ist, spürt man, wenn man den Saft herstellt und sich zufällig durch die Augen wischt.

Bekannte Inhaltsstoffe: Gerbstoffe, Bitterstoffe, Wachs, ätherische Öle, Harzsäuren, Vitamin C, Salicinerin, Picein und Lauricin

Anwendung und Dosierung

Als Fußbad: 2–3 Handvoll Kiefernmaitriebe und/oder Kiefernnadeln in eine Schüssel geben und mit 2,5 l kochendem Wasser übergießen. Der Aufguss muss ca. 10–15 Minuten ziehen. Dann wird abgeseiht und noch etwa 0,5 l kaltes Wasser hinzugegeben, um das Fußbad auf Badetemperatur abzukühlen.

Für ein Vollbad verwendet man denselben Aufguss und fügt ihn dem Badewasser hinzu.

Kiefernnadelsalbe: Die Salbe kann man sich nach einem alten Rezept leicht selbst herstellen.

Man nimmt dafür 90 ml Olivenöl, 10 g Bienenwachs und 1 gehäufte Handvoll Kiefernnadeln. Das Öl wird zusammen mit dem Wachs in einem Topf zum Schmelzen gebracht, dann gibt man die Kiefernadeln hinein und erhitzt den Topf unter ständigem Umrühren mit einem Holzlöffel so lange, bis es anfängt zu schäumen. Dann lässt man den Topf über Nacht zugedeckt stehen. Am folgenden Tag wird die Masse wieder erwärmt, bis das Fett wieder geschmolzen ist. Anschließend wird die noch flüssige Salbe durch ein Tuch in einen zweiten Topf gepresst. Dann gibt man 10 Tropfen ätherisches Kiefernnadelöl dazu und füllt die Salbe in kleine Töpfchen.

Handel: In der Apotheke erhält man Kiefersprossen als „Turiones Pini" (Fa. Caelo bzw. Fa. Klenk) sowie das ätherische Öl „Oleum Pini sylvestris" (Fa. Caelo). Der freie Kräuterhandel bietet „Kiefernsprossen" sowie ein ätherisches Kiefernnadelöl an (Fa. Kräuter Schulte).

Klette

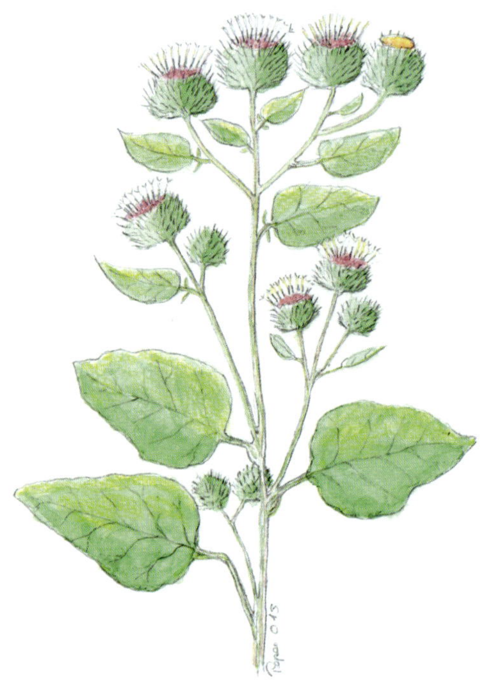

Botanische Bezeichnung
Arcticum lappa = Bardanae

Niederländische Bezeichnung
Klis, Klit (kleine, grote en donsige Klis)

Quelle: Physica, Cap. 1-98, S. 116.

Als Klettenblätterwein anwendbar.

Indikation: Zur Anwendung bei **Steinleiden**.

Als Klettenblütenpulver anwendbar.

Indikation: Zur Anwendung bei Geschwüren der behaarten Kopfhaut wird das Klettenwurzelblütenpulver auf die Geschwüre gestreut. Danach soll der Kopf mit Buchenasche (Lauge) gewaschen werden.

Zusätzliche Erkenntnisse: Bei **Haarausfall** mit dünnem Haar hat sich das Klettenwurzelöl besonders bewährt. Es handelt sich hierbei um einen öligen Auszug aus Klettenwurzeln mit Baumöl (Olivenöl). Dieses wird in die Kopfhaut einmassiert. Heute ist es auch als Shampoo erhältlich. Besonders das Öl ist bei Ekzemen der behaarten Kopfhaut hilfreich. Klettenwurzeln können unterstützend durch ihre blutreinigende Wirkung auch bei Rheuma und Krebs helfen.

Der belgische Mönch Guy van Leemput nennt ebenfalls die blutreinigende Wirkung und beschreibt sie als wirksam bei **Schuppenflechte, Gicht und Rheuma**.

Signatur: Das Blütenköpfchen kann man mit einem Kopf mit viel starkem Haar vergleichen. In der Mitte ist es lila wie ein Ekzem oder Geschwür. Auf den Blättern findet man oft Flecken, die auf Hautausschlag hindeuten. Die rübenförmige Wurzel deutet auf Erdung hin.

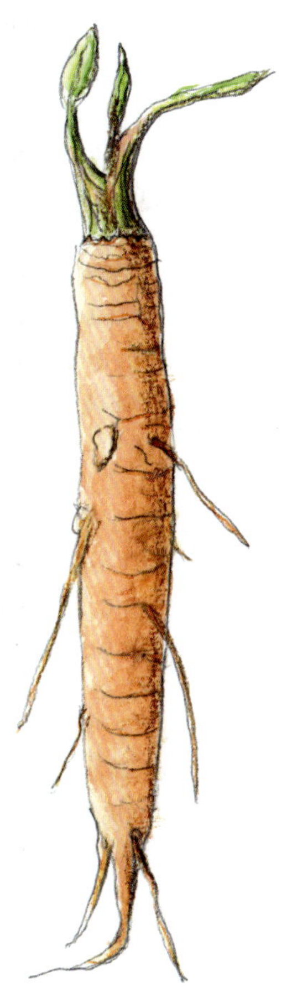

Die Wurzel kann geschält und gekocht wie Schwarzwurzeln zubereitet und gegessen werden.

Teezubereitung: 2 gehäufte TL klein geschnittener Klettenwurzel werden mit 0,5 l kaltem Wasser angesetzt. Nach ca. 5 Stunden wird der Tee kurz zum Sieden gebracht, 1 Minute am Sieden gehalten und durchgesiebt. 3x täglich 1 Tasse einnehmen.

Bekannte Inhaltsstoffe: Ätherisches Öl, Sitosterin sowie antibiotische und pilztötende Stoffe.

Handel: In der Apotheke unter der Drogenbezeichnung „Radix Bardanae" und über Kräuter Schulte als „Klettenwurzel" und „Klettenwurzeltinktur" erhältlich. Zur Haarpflege ist es als „Floracell-Klettenwurzelhaarshampoo" oder auch als „Floracell-Klettenwurzelhaarspülung" erhältlich.

Königskerze / Wollblume

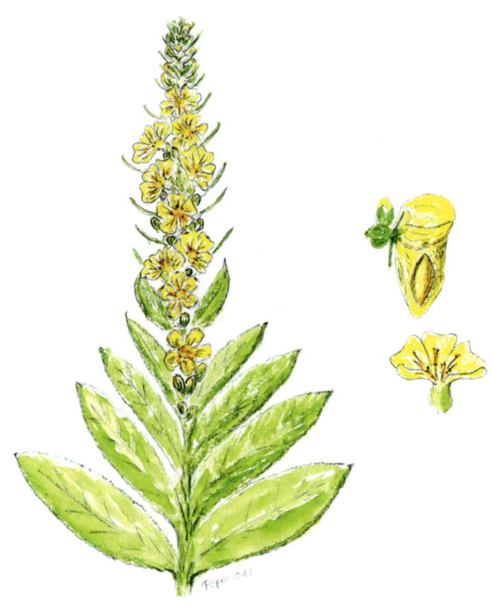

Botanische Bezeichnung
Verbascum thapisforme / grandiflora

Niederländische Bezeichnung
Koningskaars, Stallkars

Quelle: Physica, Cap. 1-123, S. 141.

Anmerkung: Hildegard bezeichnet die Königskerze als „de Wullena".

Indikation nach Hildegard: Trauriges Herz (**Herzschmerz**), **Heiserkeit**

Auch als Königskerzenwein/Elixier zu verwenden.

Indikation: Hals-, Brustschmerzen, Heiserkeit

Querverweis: Bei Heiserkeit und Halsschmerzen auch an Aronstab und an Odermenig denken.

Zusätzliche Erkenntnisse: Die Blüten der Königskerze als Tee mit Honig gesüßt helfen bei **Husten** und **Bronchitis,** wenn der Husten morgens schlimmer ist. Auch bei Aussackungen in den Bronchien, den sogenannten **Bronchiektasien**, hilft dieser Tee sehr gut.

Der belgische Mönch Guy van Leemput nennt sie zudem als Gurgelmittel bei Heiserkeit und bei Halsentzündungen und zur Spülung von schlecht heilenden Wunden.

Teezubereitung: 2–3 TL der Blüten auf 0,25 l kochendes Wasser. 10 Minuten ziehen lassen, 3x täglich 1 Tasse. Der Tee sollte möglichst mit Rapshonig gesüßt werden.

In manchen Fällen ist es besser in homöopathische Form, Verbascum D12 10g Globuli, zu geben.

Dosierung: 3x täglich 5 Kügelchen im Munde zergehen lassen.

Signatur: Die gelbe Farbe steht für den Bezug zu Eiter, während die großen Blätter die Beziehung zur Lunge symbolisieren. Wenn die Blüten sich langsam entfalten, so kann man oftmals eine Öffnung beobachten, welche sich sowohl mit einer Nasenöffnung als auch mit einem Gehörgang vergleichen lässt. Manchmal kann man beobachten, wie sich der obere Teil der

Blütenkerze etwas nach unten neigt, was ein etwas trauriges Bild vermittelt.

Bekannte Inhaltsstoffe: Freie Apfelsäure, Schleimstoffe, Saponine, Flavonoide und wenig ätherisches Öl.

Handel: In der Apotheke unter der Bezeichnung „Flores Verbasci" und über Kräuter Schulte als „Königskerzenblüten" erhältlich. Über die Zähringer Apotheke in Konstanz bekommt man das Elixier und die Mischung unter der Bezeichnung „Wollblumenelixier" und „Wollblumenteemischung". Als Königskerzen-Trank Bio über Fa Posch in Österreich erhältlich.

Kopfsalat

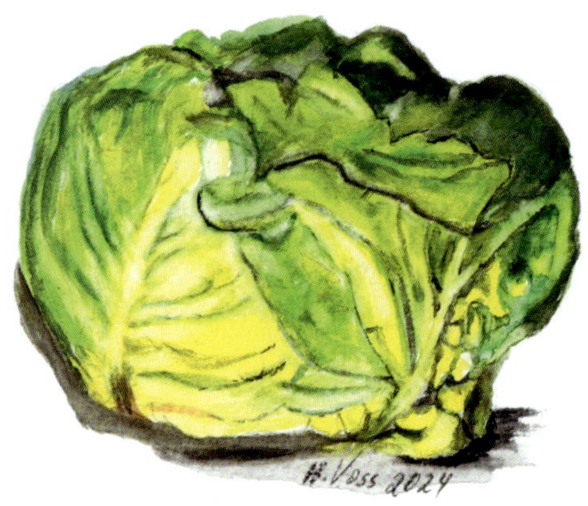

Botanische Bezeichnung

Lactuca sativa L.

Niederländische Bezeichnung

Gewoone Kopsla

Quelle: Physica, Cap 1-90, S. 109.

Indikation nach Hildegard: Gedächtnisstörungen

Anwendung: Nach Hildegard soll Kopfsalat erst mit Essig zubereitet seine heilende Wirkung entfalten.

Zusätzliche Erkenntnisse: Nach dem französischen Mönch Odo Magdunensis (11. Jahrhundert) ist der Kopfsalat kühlend und feucht, sodass er bei **Fieber** und **Durchfall** hilfreich ist. Außerdem führt er den **Schlaf** herbei, denn kühlende Pflanzen können die Lebenswärme herabsetzen.

Signatur: Ein Kopfsalat hat eine gewisse Ähnlichkeit mit einem Gehirn, wobei die großen Blutgefäße, welche das Gehirn versorgen, gut zu erkennen sind.

Bekannte Inhaltsstoffe: Kalium, Kalzium, Magnesium, Phosphor und Eisen, Vitamine

Handel: Im Lebensmittelhandel erhältlich. Bioware ist zu bevorzugen.

Kornelkirsche

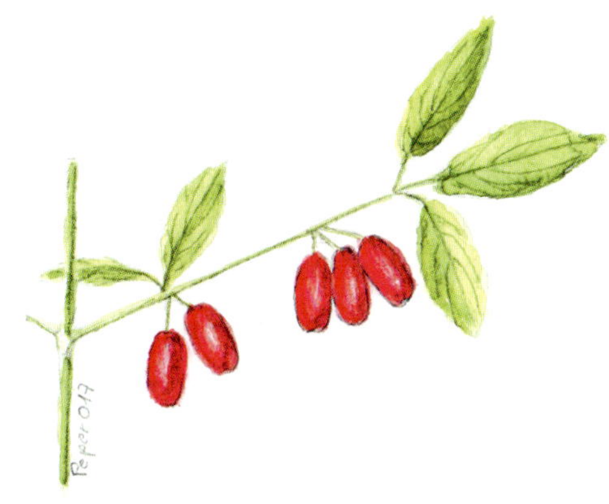

Botanische Bezeichnung
Cornus mas

Niederländische Bezeichnung
Geele Kornoltje

Quelle: Physica, 3-40, S. 273.

Anmerkung: Hildegard beschreibt die Kornelkirsche unter „Dirlitze".

Indikation nach Hildegard: Reinigung und Stärkung des Magens

Anmerkung: Hildegard empfahl außerdem die Blätter, die Rinde und das Holz als Badezusatz bei **Gicht**. Dies ist heute nicht mehr üblich.

Zusätzliche Erkenntnisse: Fördert als Blütenessenz die Fähigkeit **„Nein" zu sagen**.

Signatur: Hildegard schrieb: *Die Kornelkirsche (Dirlitze) ist warm und ihre Wärme ist mild und sie hat süße Feuchtigkeit in sich. Die Frucht reinigt und stärkt dadurch den Magen und die Gesundheit.* Die wohltuende Wirkung auf den Magen kann man tatsächlich erleben.

Bekannte Inhaltsstoffe: Gerbsäuren, Anthocyane (Farbstoffe), Vitamin C, B, E, Mineralstoffe, Eiweiß, fettes Öl, Verbalin, Ruti, Glycoside, Gallussäure, Ellagsäure.

Handel: Über Fa. Posch in Österreich als „Kornelkirschen-Fruchtaufstrich" oder „Kornelkirschen-Sirup" erhältlich.

Krauseminze

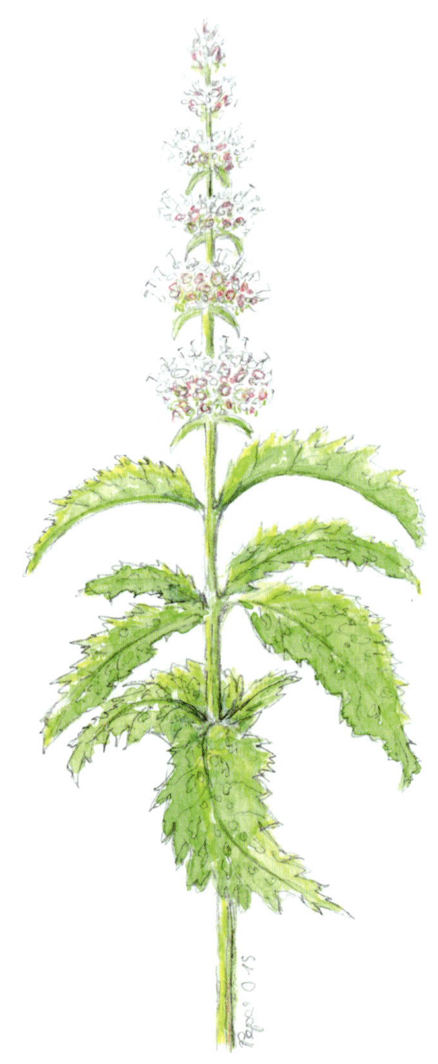

Botanische Bezeichnung
Mentha crispa

Niederländische Bezeichnung
Kruize munt

Quelle: Physica, Cap. 1-78, S. 102.

Indikation nach Hildegard: Gicht, Verdauung

Auch als Krauseminzewein / Elixier anwendbar.

Indikation: Übersäuerung, Fehlsäfte, Muskelrheuma, Weichteilrheuma, Nervenschmerzen

Anwendung: 3x täglich 1 Schnapsglas einnehmen.

Zusätzliche Erkenntnisse: Krauseminze verbessert der ostfriesischen Volksmedizin nach die geistig mentale Wachheit. Der Tee in den Nachttopf gefüllt und darauf gesetzt mit einem Umhang als Dampfbad genutzt heilt Blasenentzündung, wenn diese durch Kälte, Nässe oder Zugluft entstanden ist.

Der belgische Mönch Guy van Leemput nennt die „Kruizemunt“ als ein windtreibendes und auch als ein krampflösendes Mittel bei Magen- und Darmstörungen. Auch Übelkeit kann hiermit vermieden werden. Zudem nennt er es als schweißtreibend bei Fieber und bei Grippe.

Teezubereitung: 2–3 TL auf 0,25 l kochendes Wasser. 10 Minuten ziehen lassen, 3x täglich 1 Tasse.

Signatur: Durch die ätherischen Öle wirkt die Krauseminze sehr erfrischend.

Bekannte Inhaltsstoffe: Ca. 0,8 bis zu 2,5 Prozent ätherisches Öl (davon ca. 50 Prozent Carvon), Dehydrocarveolacetat und weitere Monoterpene, jedoch kein Menthol. Außerdem sind Flavonoide, Gerbstoffe und Bitterstoffe enthalten.

Handel: Als „Krauseminzeelixier" über die Zähringer Apotheke in Konstanz erhältlich. Als Krause Minze geschnitten über Kräuter Schulte.

Kubebenpfeffer

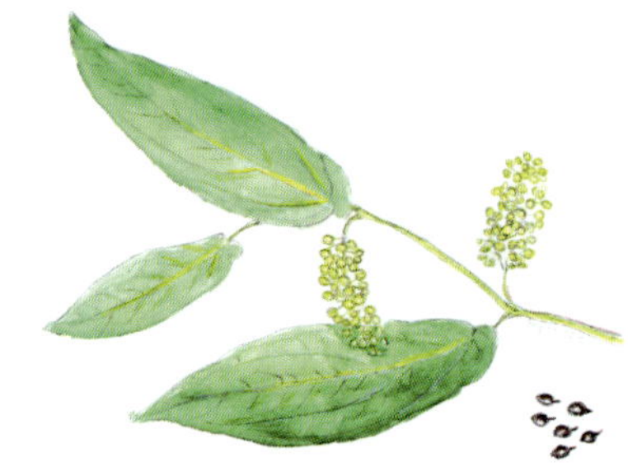

Botanische Bezeichnung
Piper cubeba

Niederländische Bezeichnung
Cubeb fruit

Quelle: Physica, Cap. 1-26, S. 61 / Brigitte Schmidle, S. 136.

Indikation nach Hildegard: Stimmungsaufhellung, Verbesserung der Konzentrationsfähigkeit, Hilfe bei **Lernschwierigkeiten** und auch bei **Hysterie, sexuelle Überreizung, Nervenschwäche** unterstützend im Klimakterium.

Hildegard speziell: *Die Kubebe ist warm, und jene Wärme hat die richtige Mischung in sich und sie ist auch trocken. Und wenn jemand Kubebe isst, wird jene ungeziemende Begierde, die in ihm ist, gemäßigt. Aber sie macht auch seinen Geist fröhlich und macht seinen Verstand und sein Wissen rein, weil die nützliche und gemäßigte Wärme der Kubebe die ungeziemende Gluten der Begierde, in denen stinkende und schlammige Flüssigkeiten verborgen sind auslöscht, und den Geist des Menschen und seinen Verstand macht sie erhellend klar.*

Anwendung: Täglich 5–10 Kubebenfrüchte über den Tag verteilt kauen. Können gemahlen auch als Gewürz verwendet werden.

Zusätzliche Erkenntnisse: Für Raucher haben sich Kubebenfrüchte bestens bewährt, wenn sie das Rauchen aufgeben wollen. Sobald die Lust auf eine Zigarette kommt, sollen sie 1–2 Kubeben kauen.

Anmerkung: Je länger man die Kubebenfrüchte kaut, desto frischer wird der Mund. Sie schmecken zwar scharf, hinterlassen aber einen angenehmen kühlenden Geschmack, der etwas an Minze erinnert.

Teezubereitung: 1–2 TL auf 0,25 l kochendes Wasser. 10 Minuten ziehen lassen, 2–3x täglich 1 Tasse.

Dosierung der Tabs/Tabletten: 3x täglich jeweils 2-3 Tabletten mit Wasser einnehmen.

Signatur: Wenn man den Kubebenpfeffer kaut, dann bemerkt man einen pfeffrigen, leicht minzeartigen Geschmack, der einen erfrischenden Eindruck hinterlässt.

Bekannte Inhaltsstoffe: 7–18 Prozent ätherisches Öl und etwas fettes Öl, Harze (Cubebinsäure), Cubebin, Piperidin und 0,4 Prozent Piperin

Handel: Über Kräuter Schulte als „Kubebenfrüchte", über Fa. Posch als „Kubeben Tabs".

Kümmel

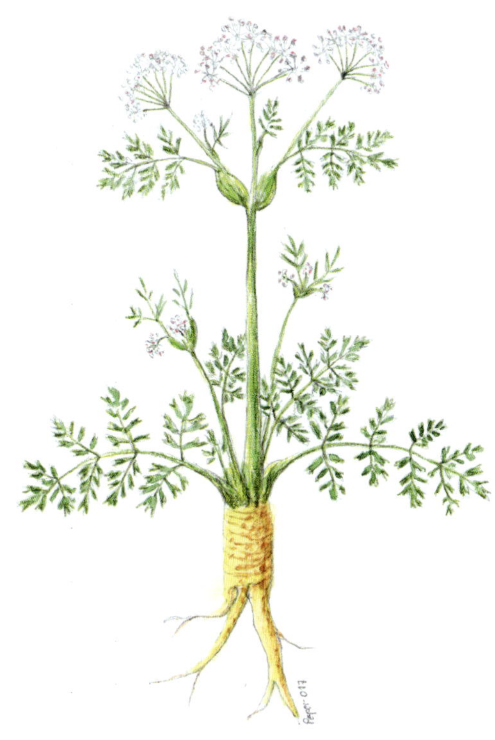

Botanische Bezeichnung
Carvum carvi

Niederländische Bezeichnung
Carwij, Kummel

Quelle: Physica, Cap. 1-17, S. 54.

Indikation: Asthma, Herzschmerz, Lungenschmerz, Übelkeit, Guten Verstand

Indikation nach Hildegard: *Der Kümmel ist von gemäßigter Wärme und trocken. Für den Menschen der dämpfig (Anmerkung: Asthma) ist er gut und nützlich und gesund zu essen, auf welche Weise er auch immer gegessen wird. Aber jenem, der Schmerz im Herzen leidet, schadet er, wenn er ihn isst, weil er das Herz nicht vollkommen erwärmt, das immer warm sein muss. Für den Gesunden ist er jedoch gut zu essen, weil er ihm einen guten Verstand bereitet und jenem milde Wärme bringt, der zu warm ist. Aber jedem schadet er, der krank ist, wenn er ihn isst, weil er die Krankheit in Ihm auflodern lässt, ausgenommen jenem, der in der Lunge Schmerzen leidet. Ein Mensch, der gekochten oder gebratenen Käse essen will, streue Kümmel darauf, damit er nicht davon Schmerzen leidet, und so esse er.*

Wer jedoch unter Übelkeit leidet, der nehme Kümmel, und zu dessen dritten Teil Pfeffer und zu einem vierten Teil des Kümmels Bibernell und dies pulverisiere er und nehme reines Semmelmehl, und er schütte dieses Pulver in das Mehl, und so mache er mit Eidotter und mäßig Wasser Törtchen, entweder im warmen Ofen oder unter der warmen Asche, und er esse diese Törtchen. Aber er esse auch das vorgenannte Pulver aufs Brot gestreut, und es unterdrückt in den Eingeweiden die warmen und kalten Säfte, die dem Menschen die Übelkeit verursachen.

Zusätzliche Erkenntnisse: Die 1435 in einem sächsischen Kloster geschriebene Leipziger Drogenkunde berichtet über den Kümmel folgendes: *Er hat die Kraft, das er ausräumt, zerteilt und beschleunigt und treibt die Blähungen aus und haben einen guten Geruch und erhitzt sind sie dem*

Magen gut. Man gibt ihn in die Arznei, die die Speise ausführt. Und seine Kraft ist die gleiche wie Anis. Man isst seine Wurzel gekocht wie die Pastinake. Sein Pulver in die Speise genommen, stärkt die Verdauung und führt die Blähung hinaus und in die Suppen gegeben, erweckt es den Appetit.

Eigene Erkenntnisse: Roh gekaute Kümmelsamen oder ein daraus zubereiteter Tee helfen gegen **Magenbeschwerden**, **Leibschmerzen**, **Blähungen** und **Koliken** und kommen bei Schluckauf durch einen Blähbauch ebenfalls in Betracht. Im 1989 erschienenen Hausmittelbuch der katholischen Frauen in Lehrte-Haselünne im Emsland ist Ähnliches nachzulesen: Bei Leibschmerzen wirkt ein Tee aus Kümmel, während sich bei Kindern vor allem Kümmelsäckchen bewährt haben, die erwärmt auf den Bauch des Kindes gelegt werden.

Signatur: Der Kümmel hat aufgeblähte Blütenknospen und zeigt somit seine Wirkung gegen Blähungen. Dadurch deutet er aber auch eine aufgeblähte Lunge wie sie beim Asthma vorkommt hin. Die Pflanze hat deutlich gefächerte Blätter, was auf die krampflösende Wirkung hinweist. Durch ihren Geruch weist sie auf das Nervensystem und die Psyche hin.

Bekannte Inhaltsstoffe: Das ätherische Öl besteht aus Limonen, Carveol, Dihydrocarvon und bis zu 60 Prozent aus Carvon, das zu 3–7 Prozent auch im Kümmel selbst enthalten ist. Daneben enthält Kümmel auch Gerbstoffe und Harz.

Teezubereitung: 1 gehäufter TL der angestoßenen Kümmelfrüchte wird mit 0,25 l kochendem Wasser übergossen, 10 Minuten ziehen gelassen und abgeseiht. 3x täglich 1 Tasse trinken.

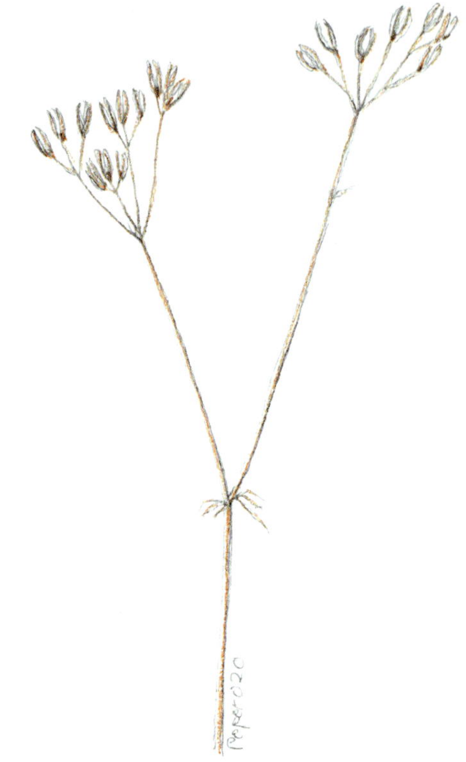

Handel: Kümmelsamen erhält man in der Apotheke als „Fructus Carvi cont.“, im freien Kräuterhandel werden sie als „Kümmelfrüchte“ vertrieben.

Kupferwein

Lateinische Bezeichnung: Vinum cupreatum simpl.

Niederländische Bezeichnung
Koperwijn

Quelle: (PL 1349 A) / Große Hildegard-Apotheke, S. 29.

Indikation nach Hildegard: Appetitlosigkeit, bei **Fieber**, **Magen- und Gallenblasenentzündung**, Bauchfellentzündung (Peritonitis), eventuell auch Pankreatitis. Das Leitsymptom ist grundsätzlich viel Gähnen.

Herstellung: *Man nehme 5 g reines Kupfer und lege es in eine Pfanne voll (200 ml) reinen Frankenwein (Vinum frankonia) und koche es sehr stark und wenn der Wein weniger zu werden beginnt, dann nehme er es vom Feuer. Dann trinke er das an neun Tagen nüchtern (morgens?) eine kleine Menge und jene Fieber werden vergehen.*

Bekannte Inhaltsstoffe: Kupfer

Handel: Der Kupferwein ist nicht im Handel erhältlich kann aber leicht selbst hergestellt werden.

Lavendel

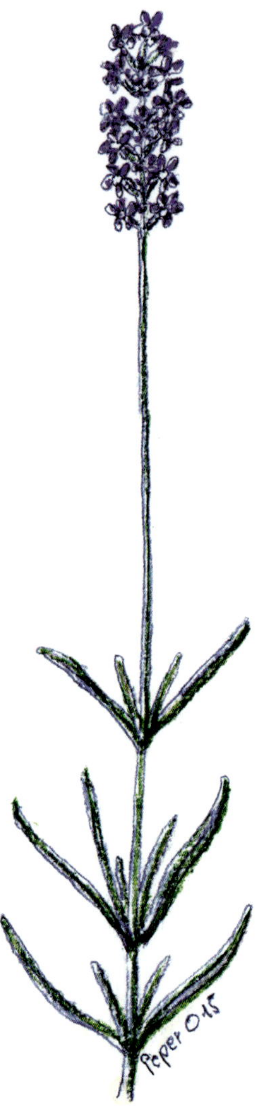

Botanische Bezeichnung

Lavendula spica / officinalis

Niederländische Bezeichnung

Lavendel

Quelle: Physica, Cap. 1-35, S. 67.

Indikation nach Hildegard: Leber- und Lungenbeschwerden, Insektenstiche

Anwendung: Lavendelblüten werden in Weißwein gekocht und mit Honig angereichert. Der Sud wird anschließend abgeschäumt und möglichst heiß in Flaschen abgefüllt. Vor dem Schlafengehen sollte man jeweils ein Likörglas davon trinken.

Zusätzliche Erkenntnisse: Nach dem belgischen Mönch Guy van Leemput kann man kalten Lavendeltee auch als Mundspülmittel und als Gurgelmittel bei **Mundschleimhautentzündung**, **Zahnfleischentzündung** und **Kehlkopfschmerzen** verwenden. Bei **Insektenstichen** rät er zur Einreibung mit dem ätherischen Öl. Bei problematischer Haut sollten Waschungen mit dem Lavendeltee durchgeführt werden.

Lavendel wirkt nervenstärkend und kann unterstützend bei **Lähmungen** eingesetzt werden. Als Öl wirkt es offenbar auch bei **Verbrennungen** und zeigt sich dort als besonders schmerzlindernd. Lavendel hilft zudem bei Kummer um eine geliebte Person. Außerdem hilft Lavendel bei **Einschlafstörungen** bei einem **nervösen Magen** sowie bei **nervösen Darmbeschwerden**.

Teezubereitung: 2–3 TL auf 0,25 l kochendes Wasser. 10 Minuten ziehen lassen, 3x täglich 1 Tasse einnehmen.

Dosierung der Urtinktur: 3x täglich 2–5 Tropfen in Wasser einnehmen.

Signatur: Der betörende Duft lässt auf die Wirkung auf das Nervensystem schließen. Sowohl durch den stabilen Blütenstängel als auch durch die schräg nach oben gerichteten Blätter verweist die Pflanze auf ihre nervenstärkende Wirkung.

Die bläulich-lila Farbe der Blüte gilt als Hinweis auf eine beruhigende Wirkung.

Bekannte Inhaltsstoffe: Ätherisches Öl, Cumarine, Gerbstoff und Kaffeesäurederivate

Handel: In der Apotheke unter der Bezeichnung „Flores Lavendulae" und als Urtinktur unter der Bezeichnung „Lavandulae" Ø (Fa. Ceres) erhältlich. Zudem bekommt man Lavendel in der Apotheke als Lasea-Weichkapseln und im freien Kräuterhandel als Lavendelblüten.

Leinsamen

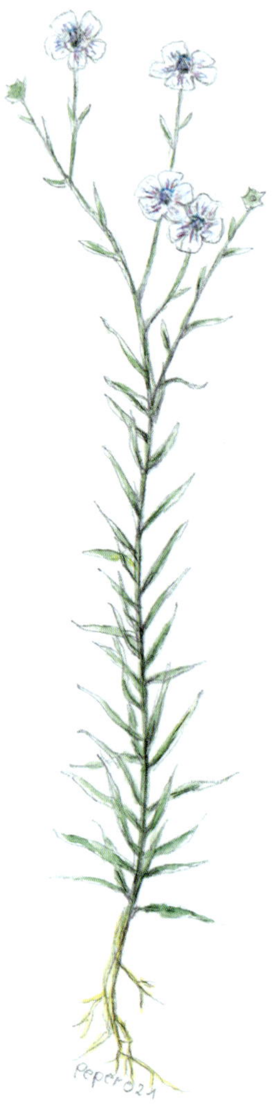

Botanische Bezeichnung
Linum usitatissium

Niederländische Bezeichnung
Lijnzaad

Quelle: Physica, Cap. 1-150, S. 161 / Cap. 1-194, S. 191.

Indikation nach Hildegard: Verbrennungen, Gürtelrose, Furunkel, Sonnenbrand

Anwendung: 3 EL Leinsamen auf 1 l Wasser geben und sprudelnd aufkochen. Danach auf 40° C abkühlen lassen. Mit dieser Abkochung ein Leinentuch tränken und auf die verbrannte Hautpartie auflegen. Das Leinentuch immer wieder abnehmen und erneut mit dem Leinsamenwasser tränken, damit es nicht auf der Haut antrocknet. Diese Auflage so lange liegen lassen, bis der Schmerz nachlässt.

Zusätzliche Erkenntnisse: Leinsamen sind durch ihr Quellvolumen mild **abführend**, wirken durch den Schleim heilend bei **Durchfällen** und helfen bei **Rissen in der Darmschleimhaut**. Durch das darin enthaltende natürliche Chlor wirken Leinsamen bei einer **gestörten Darmflora** und damit bei **Gärungen im Darmbereich.**

Der belgische Mönch Guy van Leemput nennt vor allem das Leinöl als **cholesterinsenkend** und bei erhöhten Triglyceriden. Außerdem erwähnt er das Leinöl als krebshemmendes Mittel und sogar bei Morbus Crohn als hilfreich.

Signatur: Es handelt sich hier um eine Sonnenpflanz. Sie gibt deshalb Wärme und Kraft.

Die Blüte ist lichtblau. Dies deutet eine kühlende, beruhigende Wirkung an. Die Farbe Blau weist zudem auf die Atemwege hin. Der Stängel ist hohl als Hinweis auf hohle Organe wie den Darm. Der

Stängel ist sehr stabil. Dies deutet auf Widerstandskraft hin. Der Schleim hat eine deutlich reizmildernde und entzündungshemmende Wirkung. Als Sonnenpflanze kann sie sich gegen die Sonnenkraft schützen und hilft deshalb auch gegen Sonnenbrand.

Bekannte Inhaltsstoffe: Viel Schleimstoff, fettes Öl und das Glykosid Linamarin, das fermentativ gespalten wird. Außerdem enthalten Leinsamen Omega-3-Fettsäuren sowie natürliches Chlor, welches ihre reinigende Kraft im Darm erklärt.

Handel: In der Apotheke unter der Bezeichnung „Semen Lini" und im Bioladen und im Reformhaus erhältlich.

Liebstöckel

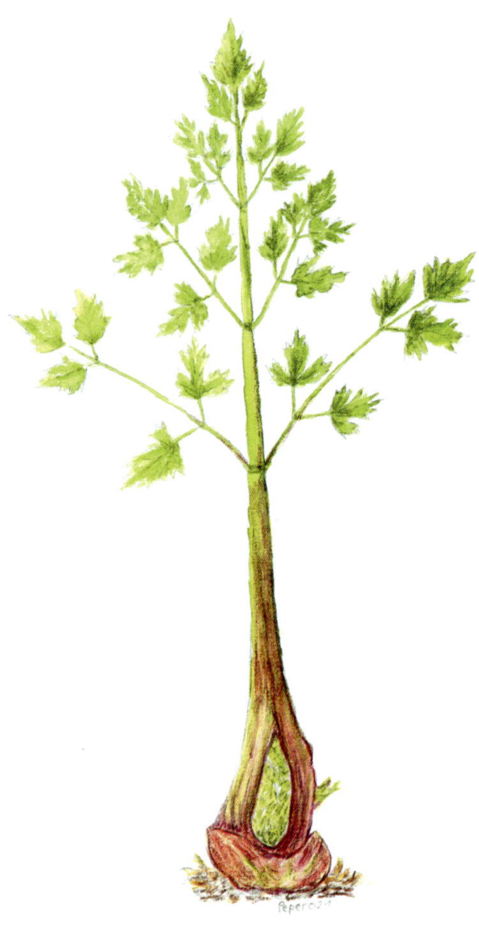

Botanische Bezeichnung

Levisticum officinalis

Niederländische Bezeichnung

Lavas, Maggiplant

Quelle: Physica, Cap. 1-139, S. 154 / E. Breindl, S. 232.

Indikation des Saftes nach Hildegard: Beschwerden vor der Monatsregel

Anmerkung: Tatsächlich habe ich eine regulierende Wirkung auf den Eisprung beobachten können.

Anwendung: 3x täglich 30–50 Tropfen in etwas Wein oder Wasser einnehmen.

Indikation der Liebstöckelmischung: **Schilddrüsenvergrößerung- und überfunktion**, eventuell **Schwellung der Halsadern**

Anwendung: Die warme Kräutermischung (siehe Herstellung Kräutermischung) um den Hals legen und mit einem Tuch fixieren. Man kann die warmen Kräuter aber auch in ein Leinensäckchen füllen, dieses auflegen und es ebenfalls mit einem Tuch fixieren.

Herstellung Kräutermischung: 45 g Liebstöckelkraut und 50 g Gundelrebenkraut. Gundelrebe und Liebstöckel ca. 5 Minuten in Wasser kochen und dann abseihen.

Anmerkung: Nur das Kraut und die Blätter wirken. Die Wurzel hat hier offenbar keine Wirkung.

Ich selbst verwende in den meisten Fällen den Tee alleine innerlich.

Zusätzliche Erkenntnisse: Liebstöckelwurzel wirkt **harntreibend**.

Meiner eigenen Forschung nach haben sich Liebstöckelkraut und -blätter bei einer **Entzündung der Speiseröhre** als wirksam erwiesen. Liebstöckelblätter wirken zudem positiv auf den **Magen**, erleichtern das **Aufstoßen** und werden von dem ostfriesischen Autor Adolf Sanders auch als Mittel gegen **Blähungen** genannt.

Hier zeigen aber nur das Kraut und die Blätter eine Wirkung, die Wurzel nicht. Nach meinen eigenen Beobachtungen kann Liebstöckelkraut auch zur unterstützenden Behandlung bei **Magen- und Speiseröhrenkrebs** eingesetzt werden.

Der belgische Mönch Guy van Leemput nennt den Liebstöckel ebenfalls noch als wirksam bei Blähungen und zur Unterstützung bei **Abnehmkuren**. Außerdem schreibt er dem „Maggikruid" eine herzstärkende Wirkung zu.

Teezubereitung: 2–3 TL der Wurzel oder des Krautes auf 0,25 l kochendes Wasser. 10 Minuten ziehen lassen, 3x täglich 1 Tasse einnehmen.

Signatur: Wenn die Pflanze im Frühjahr austreibt, dann kann man deutlich im unteren Stängelteil eine Kropfbildung erkennen. Dieser Kropf an der jungen Pflanze hat aber auch eine Ähnlichkeit mit dem Eierstock und weist auf eine diesbezügliche Wirkung, den Eisprung, hin. Die Speiseröhre wird durch den hohlen Stängel symbolisiert. Der würzige Geruch und Geschmack deuten ebenfalls auf den Magen und die Speiseröhre hin.

Bekannte Inhaltsstoffe: Ligustilid, Terpinol, Isovaleriansäure, Maristicinsäure, Apfelsäure, Stärke, Invertzucker, Harze, Gummi, ätherisches Öl, Fette viel Eisen, Angelikasäure, Gerbstoffe

Handel: Als Liebstöckelsaft und als Liebstöckelkräutermischung (Strumakräuter) über die Zähringer Apotheke in Konstanz erhältlich. Die Wurzel ist in der Apotheke unter der Bezeichnung „Radix Levistici" und als Kraut unter der Bezeichnung „Herba Levistici" (Fa. Klenk) zu bekommen. Im freien Kräuterhandel sind Liebstöckelwurzel und Liebstöckelblätter gerebelt erhältlich. In der Apotheke ist außerdem eine Mischung mit Liebstöckelwurzel und Tausendgüldenkraut und Rosmarinblätter als Dragee unter dem Namen Canephron erhältlich.

Dieses wirkt sehr gut bei Infektionen der Harnwege.

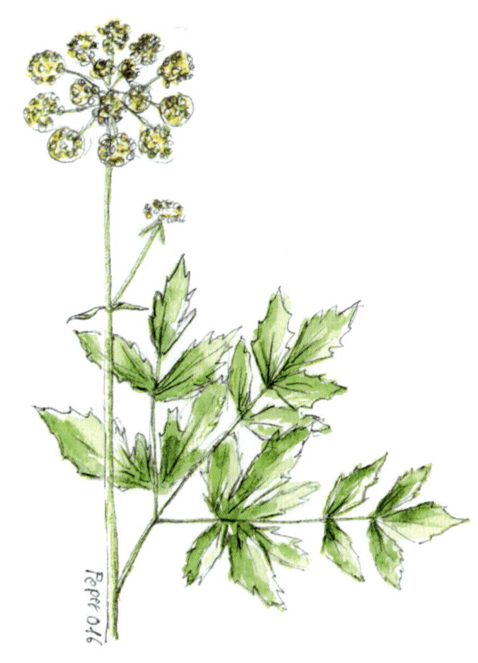

Lilie

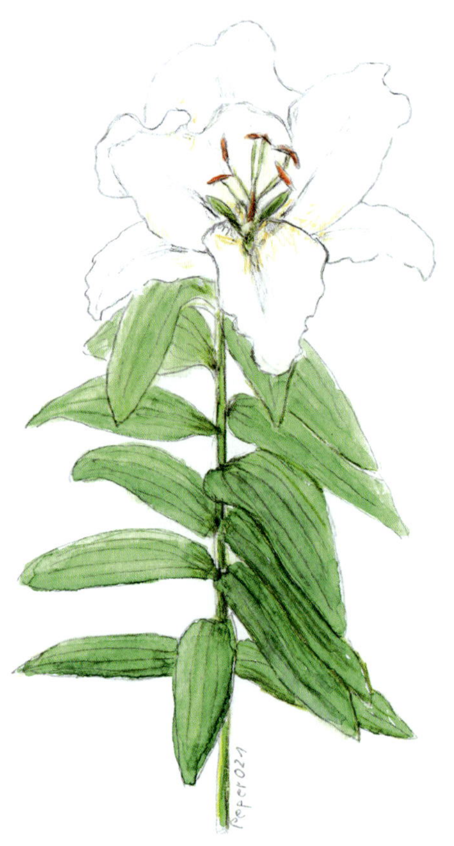

Botanische Bezeichnung
Lilium Candidum

Niederländische Bezeichnung
Lelie

Quelle: Physica Cap. 1-23, S. 59 / E. Breindl, S. 234/235.

Indikation nach Hildegard: Hautausschläge, Beulen, Trübsinnigkeit

Anwendung: Als Salbe und riechen des Blütenduftes.

Herstellung der Salbe: Die Lilienwurzel wird zerrieben und mit Schweinefett zur Salbe verarbeitet.

Anmerkung: Die entsprechenden Stellen an der Haut sollten möglichst oft, aber nur dünn mit der Salbe bestrichen werden.

Hildegard speziell: *Die Lilie ist mehr kalt als warm. Nimm daher den Kopf einer Lilienwurzel und zerstoße ihn stark mit altem Fett und dann zerlasse er es in einer Schüssel und so gebe er es in ein Gefäß. Und wer die weiße Lepra, nämlich „quedick" hat, den salbe damit oft, nachdem die Salbe zuvor erwärmt wurde, und er wird geheilt werden. Aber die rote Lepra (rötliche Ausschläge) kann ähnlich geheilt werden. Und wer Ausschläge hat, der trinke oft Ziegenmilch, und die Ausschläge gehen vollständig von ihm weg. Und dann nehme er den Stängel und die Blätter der Lilien und zerstoße sie und drücke ihren Saft aus und knete diesen Saft gleichzeitig mit Fett und wo er am Körper von dem Ausschlag Schmerzen (möglicherweise ist hier Gürtelrose gemeint) dort salbe er sich und Ziegenmilch trinke er immer.*

Zusätzliche Erkenntnisse: Nach dem Abt Walahfrid Strabo heißt es: *Trinke den Saft bei Schlangenbissen, wenn das Gift das Herz angreift. Bei Quetschungen, Blutergüssen lege man sie, also die zerstoßene Wurzel, auf die bläuliche Stelle, sie wird hier Wunder bewirken.*

Hierfür ist wohl auch die Salbe verwendbar. Zudem ist Liliensaft nach Walahfrid Strabo auch bei **gelockerten Gliedern** sehr heilsam.

Der französische Mönch Odo Magdunensis aus dem Loire-Tal schrieb im 11. Jahrhundert: *Gekocht in Wein, gut gestampft und den Fußnägeln aufgelegt heilt sie diese (wenn sie sich abheben), doch darfst du den Verband nicht lockern, ehe der dritte Morgen kommt.*

Anmerkung: Diese Anwendung ist auch mit der fertigen Liliencreme (Firma Posch) möglich.

Die Lilie heilt zudem Schnittwunden in den Muskeln, wenn sie mit Honig gestampft aufgelegt wird. Den ausgepressten Saft der Blätter, mit Essig und Honig gemischt, kocht man folgendermaßen: Vom Honig und vom Essig je 2 Teile und vom vorher genannten Saft nimm 5: *Es gibt nichts Nützlicheres, um Hiebwunden zu trocknen und zur Vernarbung anzuregen, und seien sie noch so alt und eingefleischt und schwer zu heilen. Die gesottene Knolle mit Bienenwachs gut durchgemischt glättet die Runzeln im Gesicht, tilgt Muttermale und säubert das Antlitz von Schuppen und Kleie.*

Signatur: Die Lilie ist mehr kalt als warm. Der betörende Duft wirkt stimmungsaufhellend. Die Oberfläche der Blüten und der Blätter fühlt sich sanft und glatt an und wirkt sehr sauber, was auf die glättende Wirkung auf die Haut hinweist.

Bekannte Inhaltsstoffe: Ätherische Öle, Flavonoide, Schleimstoffe, Saponine.

Die Eigenschaften dieser werden als erweichend und heilend beschrieben.

Handel: Über Kräuter Schulte als Lilienzwiebel (Lilium lancifolium) geschnitten erhältlich. Die fertige Liliencreme bekommt man über die Firma Posch in Österreich und online beim Klosterladen im Schottenstift.

Linde

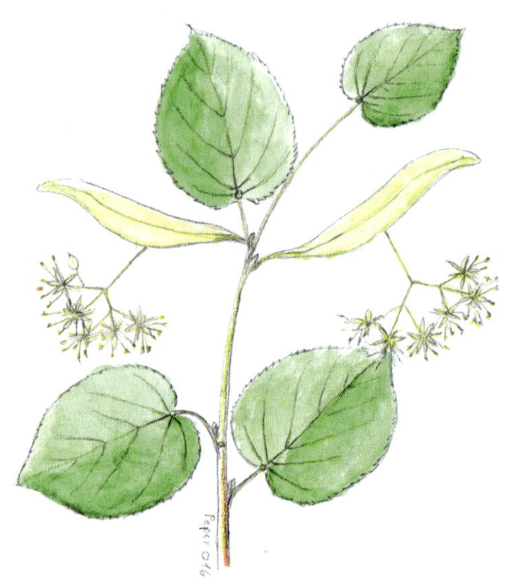

Botanische Bezeichnung
Tilia platyphyllos

Niederländische Bezeichnung
Linde

Quelle: Physica, Cap 3-24, S. 261.

Indikation nach Hildegard: Hildegard von Bingen schreibt der Linde eine große wärmende Kraft zu: *Die Linde hat große Wärme, und jene Wärme ist ganz in der Wurzel, und sie steigt in die Zweige und in die Blätter auf. Und der Mensch der Herzschmerzen hat, nehme die innere Wurzel und das Mark der Wurzel und pulverisiere es und esse dieses Pulver oft mit Brot, und es wird ihm im Herzen besser gehen. Und im Sommer, wenn du schlafen gehst, lege frische Lindenblätter auf deine Augen und bedecke das ganze Gesicht damit, es macht deine Augen klar und rein. Und wer Gicht hat der nehme von der Erde, welche um die Wurzel der Linde legt und bringe sie ins Feuer und mach sie glühend. Und im Dampfbad gieße man Wasser darüber und bade so. Er tue dies neun Tage, und er wird geheilt werden.*

Zusätzliche Erkenntnisse: Ein Tee aus Lindenblüten steigert die **Abwehrkräfte** und wirkt **fiebersenkend** und ist damit ein geeignetes Mittel bei allen **Erkältungskrankheiten**, **grippalen Infekten** und bei **Überempfindlichkeit gegen Zugluft**. Bei all diesen Erkrankungen wirkt er stärkend auf das Herz und den Kreislauf und hilft auf diese Weise, grippale Infekte besser und schneller zu überstehen. Für diesen Tee sollten die Lindenblüten möglichst selbst gesammelt werden, da sie so meistens weit wirksamer sind als ein gekaufter Tee.

Der belgische Mönch Guy van Leemput beschreibt die Lindenblüten ebenfalls als wirksam bei Erkältungskrankheiten, Grippe, **Fieber** aber auch bei **Husten**. Er nennt zusätzlich eine entspannende Wirkung bei **Ruhelosigkeit**, **Hyperaktivität** und bei **Schlaflosigkeit**. Den abgekühlten Tee bezeichnet er zudem auch als gutes Massage- und Spülmittel für die Haare (50 g auf 1 l kochend Wasser 10 Minuten ziehen lassen und abseihen). Dies gebe weiche und glänzende Haare.

Den Splint (Lage unter der Wurzelrinde) bezeichnet er als Tonikum für die Leber. Es fördert nach seinen Angaben die **Gallebil-**

dung und den **Gallefluss**. Äußerlich nennt er den Splint bei entzündeten **Hämorrhoiden** sowie bei **Furunkel**n und **Pickeln** als wirksam.

In dem 1989 von der katholischen Frauengemeinschaft St. Laurentius aus dem bei Haselünne im Emsland gelegenen Lehrte herausgegebenen Hausmittelbuch findet sich eine Beschreibung zur Zubereitung eines Schlummerbades mit Lindenblüten, das bei Schlaflosigkeit hilft und besonders gut für schwangere Frauen geeignet sein soll.

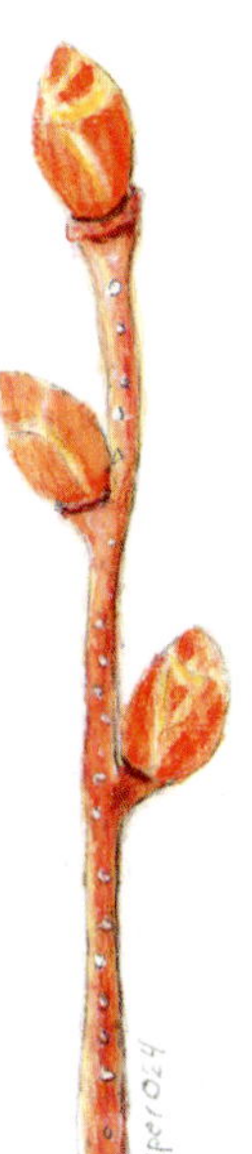

Signatur: Die Knospen der Seitenaustriebe am Stamm haben eine deutlich nach oben gerichtete Herzform. Dies deutet auf eine herzstärkende Wirkung hin. Auch die Blätter des Lindenbaumes haben eine Herzform. Die Lindenblüten liefern viel Nektar/Honig. Das zeigt einen weiblichen Aspekt und deutet zusammen mit dem Geruch aber auch auf Erkältung und Husten hin. Schon der Duft hat eine spürbar beruhigende Wirkung. Die Blüten hängen an einem Segelblatt. Dieses wirkt wie ein Gleitschirm und lässt den Samen später sanft zur Erde gleiten. Versinnbildlicht ist hier also kontrolliertes Fallen für jemanden, der Angst hat, die Übersicht und Kontrolle zu verlieren.

Bekannte Inhaltsstoffe: Ätherisches Öl, Flavonoide, wenig Schleim, Gerbstoff und Zucker.

Anwendung und Dosierung

Teezubereitung: 1–2 TL Lindenblüten mit 0,25 l kochendem Wasser übergießen, 5–10 Minuten ziehen lassen und dann abseihen. Von dem Tee sollte mehrmals täglich 1 Tasse möglichst heiß und mit Honig gesüßt getrunken werden.

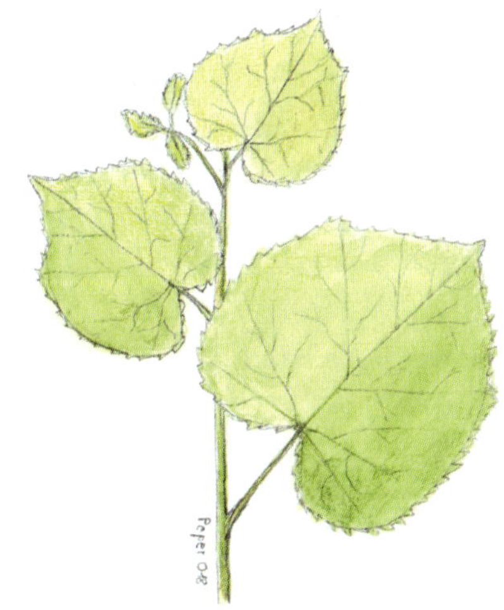

Schlummerbad bei Schlaflosigkeit: Für dieses Bad werden 2 Handvoll Lindenblüten in einen Nylonstrumpf gefüllt und ins Badewasser gelegt, das zuvor auf eine Temperatur von 38° C erwärmt wurde. Man sollte ca. 20 Minuten in der Wanne bleiben und anschließend sofort ins Bett gehen.

Handel: In der Apotheke als „Flores Tiliae" und im freien Kräuterhandel als „Lindenblüten" erhältlich. Lindenholz/Lindensplint ist über Kräuter Schulte erhältlich.

Lorbeerfrucht / Lorbeerblätter

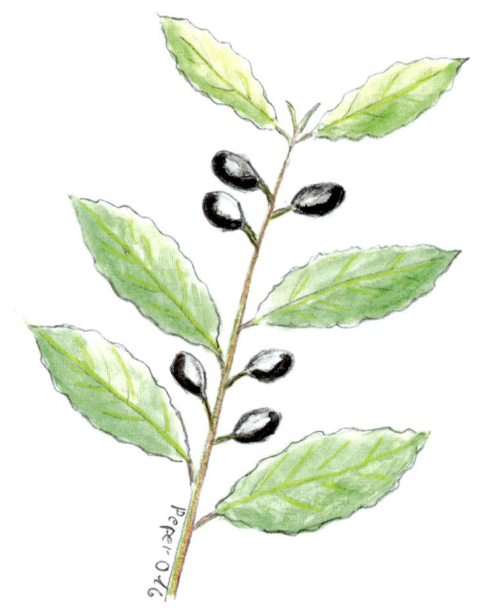

Botanische Bezeichnung
Laurus nobilis

Niederländische Bezeichnung
Laurierbessen, Laurierbladen

Quelle: Physica, Cap. 3-15, S. 251 / Ostfriesische Volksmedizin.

Indikation nach Hildegard 1: Fieber, Rheuma, Gicht

Anwendung: Gegessen oder als Pulver mit Bockshornklee (Griechenklee) räumt es mit allen Fiebern auf und hilft als Mischpulver gegen Rheuma und Gicht. Dazu 1 Teil Lorbeerfruchtpulver und 0,5 Teil Bockshornkleepulver mischen und in etwas Wein leicht erwärmt trinken.

Hildegard speziell 2: *Wenn du einen stinkenden Magen / Darm hast, so dass du sogar einen unreinen Speichel produzierst, dann bereite aus dem (echten, aus Frischbeeren kalt gepressten) Lorbeeröl und etwas Mehl Küchlein (Törtchen, Pfannkuchen) und esse dies. Sie werden deinen Magen reinigen und die Stinksäfte überwältigen und rechte und gute (Säfte) in dir bereiten.*

Indikation nach Hildegard 2: Magen-, Darmgase, (Blähungen), **Diabetes, Mund- / Speichelgeschmack**

Anmerkung: Hildegard erwähnt Diabetes nicht. Den Magen-, Darm- und Mundspeichelgeschmack-Symptomen nach, dürfte es laut Dr. Hertzka / Strehlow aber dem entsprechen.

Hildegard speziell 3: *Nimm daher die Rinde und die Blätter des Lorbeerbaumes und zerstoße sie und drücke ihren Saft aus, und dann mache mit diesem Saft und mit Weizenmehl Plätzchen, zerreibe sie zu Pulver und bereite mit Honig und Wasser eine Honigwürze, und tue etwas von dem Pulver hinein und trinke es oft. So oft du es tust, wird es deinen Magen von allem Unrat reinigen und ihn nicht stark verletzen.*

Indikation nach Hildegard 3: Verdauungsschwäche, Blähungen, Dyspepsie

Zusätzliche Erkenntnisse: Die Lorbeerfrucht hilft nach Ostfriesischer Volksmedizin gut bei feststeckenden **Blähungen**. Hierzu kann man sie zerstoßen als Tee oder Wein einnehmen.

Der belgische Mönch Guy van Leemput nennt das ätherische Öl aus den Lorbeerblättern als wirksam zum Einreiben bei rheumatischen Schmerzen und bei Nervenschmerzen.

Signatur: Die Blätter glänzen wie die Haut bei Fieberkranken. Die Ansatzstellen der Äste sind von einem Wulst umgeben, was auf die Gelenke hindeutet. Der Geruch ist erfrischend und kräftig, was auf frische Luft, frischen Atem und das Nervensystem hinweist.

Bekannte Inhaltsstoffe: Ätherisches und fettes Öl.

Handel: Die Lorbeerfrüchte sind unter der Drogenbezeichnung „Fructus Lauri" (Fa. Klenk) in der Apotheke erhältlich. Das Lorbeeröl bekommt man unter der Bezeichnung „Oleum Lauri expressum". Reines Lorbeeröl gibt es von der Firma Primavera. Die zusammengesetzte Salbe findet man unter der Bezeichnung „Unguentum Lauri comp." (Fa. Caelo). Über Kräuter Schulte bekommt man zudem Lorbeerfrüchte ganz und gemahlen und eine Lorbeercreme gibt es über die Firma Posch in Österreich.

Löwenzahn

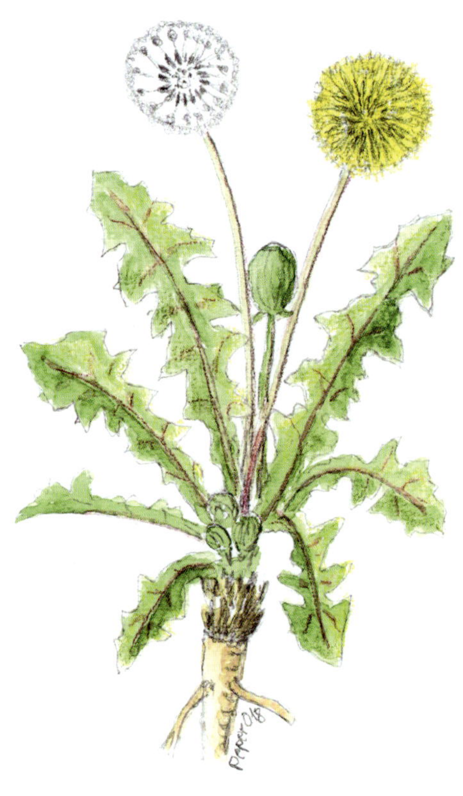

Botanische Bezeichnung
Taraxacum officinale

Niederländische Bezeichnung
Paardenbloem

Quelle: Leonart Fuchs (1543) und Guy van Leemput

Hintergrund: In den mittelalterlichen Schriften wird der Löwenzahn nicht genannt.

Der Arzt und Botaniker Leonart Fuchs beschreibt 1543 in seinem „Kreutterbuch" den Löwenzahn, der bei ihm „Pfaffenröhrlein" heißt, botanisch korrekt als eine spezielle Art der Wegwarte: Das *„Pfaffenröhrlein" bereitet sich mit seinen vielen Blättern kreisförmig auf der Erde aus. Seine zerkerbten Zähne ähneln den großen Zähnen einer Säge. „Pfaffenröhrchen" gekocht und getrunken, stopfen den Bauchfluss. Mit Linsen gekocht und getrunken, sind gut denjenigen, die die rote Ruhr haben. Wenn der männliche Samen ausbleibt, dann soll er von dem „Pfaffenröhrlein" trinken. Sie sind auch gut für denjenigen, die Blut speien.*

Nach dem belgischen Mönch Guy van Leemput hat der „Paardenbloem" sowohl gallebildende als auch galletreibende Eigenschaften. Das Kraut und die Wurzel stimulieren die Leber und können Gallensteine vorbeugen. Auch die Verdauung im Allgemeinen wird durch die Bitterstoffe gefördert. Das Blatt wirkt **harntreibend und harnsäurelösend**, darum wird das Kraut auch bei **Gicht** und **Ödemen** verwendet. Die Wurzel hat nach seinen Angaben eine leicht **abführende Wirkung**.

Aufgrund seiner **blutreinigenden** Wirkung ist der „Paardenbloem" ein zu bevorzugendes Kraut bei Frühjahrskuren. Zudem nennt er es als unterstützendes Mittel zum Abnehmen.

Arthrose-Patienten rät er, im Frühjahr eine sechswöchige Kur mit Löwenzahn und im Herbst mit Wacholderbeeren zu machen.

Zusätzliche Erkenntnisse: Den Tee oder den ausgepressten Saft des Löwenzahns setzte man früher bei **Leber- oder Galleleiden**, aber auch bei **Verstopfung**, **Rheuma** und zur **Blutreinigung** ein.

Bräunliche Hautverfärbungen, bei denen zuweilen auch Löcher in der Haut auftreten, lassen sich ebenfalls sehr gut mit Löwenzahn behandeln.

Signatur: Die Blütenknospe hat eine Ähnlichkeit mit der Gallenblase. Der hohle Blütenstängel symbolisiert hierbei den Gallengang und der bitter schmeckende Saft gibt einen Hinweis auf die ebenfalls bittere Gallenflüssigkeit, während die gelbe Blüte auf Gelbsucht hindeutet. Außerdem deutet die harngelbe Farbe auch noch auf die harntreibende Wirkung hin. Aus dem Röhrenstängel tropft weißer Milchsaft, nach Leonart Fuchs lässt sich dieses mit Sperma vergleichen. Die bräunlichen Flecken in älteren Blättern deuten auf dementsprechende Pigmente in der Haut hin.

Bekannte Inhaltsstoffe: Bitterstoffe, Enzyme, Gerbstoffe, Saponine, Mineralien, wenig ätherisches Öl, Inulin, Cholin, Vitamine und Spurenelemente.

Anwendung: Als Tee.

Teezubereitung: 1–2 TL Löwenzahn auf 0,25 l kochendes Wasser geben, 1 Minute köcheln und danach noch weitere 10 Minuten ziehen lassen. 3x täglich 1 Tasse trinken.

Vorsicht: Löwenzahn nicht bei Gallensteine anwenden.

Handel: In der Apotheke ist die Löwenzahnwurzel zur Hälfte mit dem Kraut gemischt als „Radix cum Herba Taraxaci" erhältlich, im freien Kräuterhandel bekommt man die Teedroge als „Löwenzahnwurzel mit Kraut".

Lungenkraut

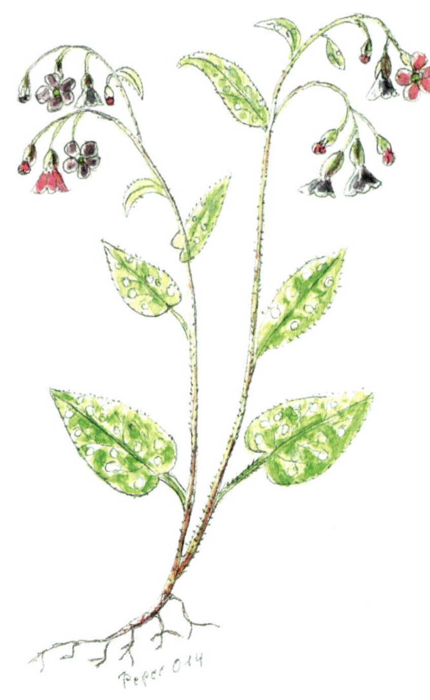

Botanische Bezeichnung
Pulmonaria officinalis

Niederländische Bezeichnung
Longkruid, gevlekt Longkruid

Quelle: Physica, Cap. 1-29, S. 63.

Anmerkung: Die Pflanze wurde bei Hildegard als „Luckwurz" aufgeführt.

Indikation nach Hildegard: Lungenschmerzen, Lungenentzündung, Atembeschwerden

Anwendung: Als Lungenkrautwein, öfters auf nüchternen Magen jeweils 1 Likörglas voll trinken. Als Tee ist das Kraut meiner eigenen Erfahrung nach aber ebenfalls anwendbar.

Herstellung des Weines: Das frische Kraut wird in Weißwein gekocht, abgeschäumt und heiß in kleine Flaschen gefüllt.

Zusätzliche Erkenntnisse: Lungenkraut verbessert den **Gasaustausch in der Lunge** und wirkt regenerierend auf die Flimmerhärchen.

Teezubereitung: 2–3 TL auf 0,25 l kochendes Wasser 10 Minuten ziehen lassen, 3x täglich 1 Tasse mit Rapshonig gesüßt trinken.

Signatur: Die Blätter werden mit den Lungenflügeln verglichen, die Flecken aufweisen. Die Blüten sind zweifarbig vorhanden. Die hellroten Blüten symbolisieren das mit Sauerstoff angereicherte Blut und die bläulich bis lilafarbenen das mit Kohlendioxid angereicherte Blut.

Gemeint ist hier der Gasaustausch in den Lungenbläschen. Die feinen Härchen geben den Hinweis auf die Flimmerhärchen.

Besonderheit: Die hellroten Blüten und die bläulich bis lilafarbenen Blüten bilden eine Ampel für die Hummeln. Rot heißt, die Blüte ist noch nicht bestäubt und blau bedeutet, dass sie schon befruchtet ist.

Bekannte Inhaltsstoffe: Gerb- und Schleimstoffe sowie Saponine, Kieselsäure (Silicea) und Vitamin C.

Handel: Als „Lungenkrautwein" über die Zähringer Apotheke in Konstanz und als „Lungenkraut" über Kräuter Schulte. Unter der Bezeichnung „Herba Pulmonaria" in der Apotheke. Als Lungenkraut–Trank Bio über F. Posch in Österreich erhältlich.

Malve

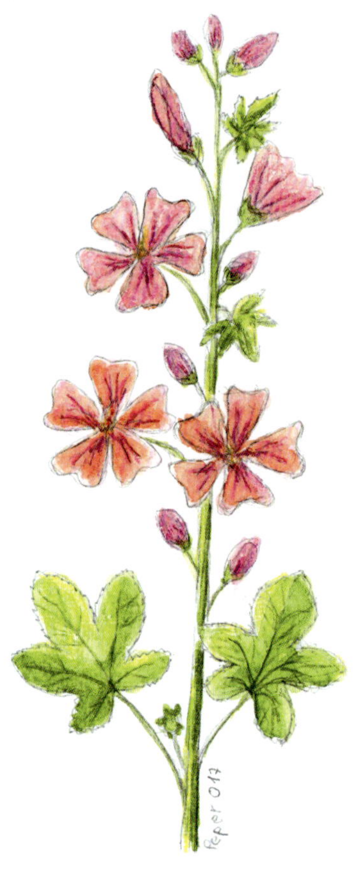

Botanische Bezeichnung
Malva sylvestris, Malva neclata,

Niederländische Bezeichnung
Groot Kasjeskruid

Quelle: Physica, Cap. 1-79, S. 114.

Indikation nach Hildegard: Anzuwenden, wenn durch **Fieber** erzeugte **Melancholie** im Gehirn Schmerzen bereitet. Hilft zudem einem **kranken Magen** und dazu, das **Sehvermögen** zu erhellen.

Anwendung: *Bei Schmerzen im Gehirn durch Fieber und Melancholie zerstoße 1 Teil Malve und 2 Teile Salbei und besprenge es mit etwas Olivenöl und dies lege er von der Stirn bis zum Scheitel auf seinen Hinterkopf und binde ein Tuch darüber, und dies tue er 3 Tage und er erneuere es stets unter Beigabe von Olivenöl oder Weinessig. Damit der Mensch das Sehvermögen seiner Augen erhelle, suche er frühmorgens nach Tau auf der Malve oder auf Eichen und Buchenblättern und er streiche es um die Lider und die ganze Umgebung seiner Augen. Nachher schlafe er ein wenig. Wer einen kranken Magen hat, soll sie gut gekocht essen, am besten, wenn sie gerade zu wachsen beginnt, unter Beigabe von etwas Fett, am besten Butter, mache er sie zu Mus und er esse sie aber mäßig (modice).*

Hildegard speziell: *Die Malve hat in sich mäßige Kälte, der Tau ist aber doch kälter.*

Zusätzliche Erkenntnisse: Die Abkochung der Blätter benutzte man nach dem ostfriesischen Kräuterpastoren Jan van Dieken (1893–1971) für erweichende Umschläge. Die Blätter dienten als Auflage bei **Geschwüren**. Statt der großen Malve gebraucht man bisweilen auch die Kleine Malve (Malva neclata). Auch bei Entzündung der **Bronchien** und bei **Asthma** kann man dieses Kraut verwenden.

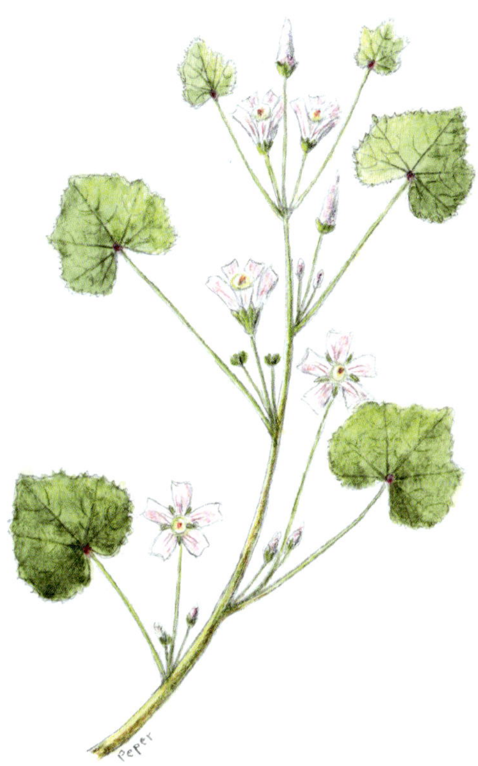

Meiner eigenen Erfahrung nach löst sie wie auch der Erdrauch gefäßbedingte Blutstauungen im Körper auf, wie sie vor allem in der Leber (Pfortader) aber auch in der Lunge und im Herz oder Milzbereich vorkommen können.

Signatur: Der Stängel ist teilweise rot, was auf Blut und Energie hindeutet. Zudem deutet seine Behaarung auf die Haut und die Schleimhäute hin. Die Wurzel ist wurzelförmig, was auf eine erdende Eigenschaft hindeutet. In den Blüten sind deutlich Blutgefäße abgebildet.

Bekannte Inhaltsstoffe: Anthocyan-Glycoside, Malvin, Gerbstoffe, Schleim, Chlorogensäure, Kaffeesäure, Natrium, Chlorophyll, Calcium, Kalium, Eisen, Phosphor, Magnesium und Vitamin A und C.

Handel: In der Apotheke unter der Bezeichnung „Folia Malva".

Mandel

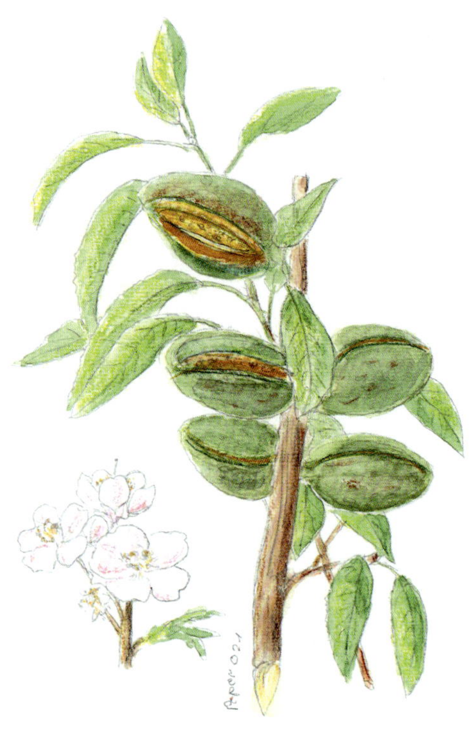

Botanische Bezeichnung

Amygdalus communis

Niederländische Bezeichnung

Amandel

Quelle: Physica, Cap. 3-10, S. 246.

Indikation nach Hildegard: Lungenerkrankungen, Lungenemphysem, Lungenentzündung, Lebererkrankungen, Fettleber, Leberzirrhose

Anwendbarkeit: Als diätetisches Lebensmittel bei **Durchblutungsstörungen im Kopfbereich, Ernährungsstörungen des Gehirns, Konzentrationsmangel, Lernschwierigkeiten, Kopfschmerz, Müdigkeit.**

Anwendung: Mandeln können sowohl roh als auch gekocht gegessen werden. Als Brotaufstrich eignet sich gut der Mandelhonig, wobei 100 g frisch geriebene / gemahlene Mandeln mit 500 g Honig gemischt werden. Hier sollte möglichst Rapshonig verwendet werden. Zudem kann man auch Mandelmus verwenden.

Zusätzliche Erkenntnisse: Die Mandel wirkt gegen **Sodbrennen**. Hierfür darf die braune Schale jedoch nicht entfernt werden. Aber auch bei **Magnesiummangel**, der sich in Wadenkrämpfen zeigen kann. Auch bei durch Eisenmangel bedingter Blutarmut kann die Mandel eingesetzt werden. Der hohe Gehalt an Phosphor weist die Mandel auch als Hirn- und Nervennahrung aus. Mandeln haben eine stärkende Wirkung auf Schwangere und stillende Frauen.

Signatur: Die weißen Blüten deuten auf eine entzündungshemmende Wirkung hin. Die Mandeln befinden sich in einer Kapsel wie das Gehirn im Kopf. Das ist in etwa vergleichbar mit der Kastanie oder Walnuss. Von außen sind die Mandeln braun, was von der Farbenzuordnung und der leichten Bitterkeit auf die Leber hindeutet. Der Geruch gibt einen Hinweis auf das Nervensystem und die Psyche und somit auch auf das Gehirn.

Die Blätter sind oft etwas eingerollt, was auf eine krampflösende Wirkung hinweist. Der Baum benötigt Wärme, deshalb kann man die Mandel auch bei Krankheiten, die durch Wärme oder Hitze entstanden sind, einsetzen. Nach Hildegard ist der Mandelbaum sehr warm und hat etwas Feuchtigkeit in sich.

Bekannte Inhaltsstoffe der süßen Mandel: Mineralstoffe wie Kalium, Zink, Magnesium und Selen, die Vitamine E und B6 sowie pflanzliche Omega-3-Fettsäuren.

Bekannte Inhaltsstoffe der Blätter: Cumarin, Gerbsstoffe, Saponine, Benzoeharz.

Handel: Im Bioladen oder im Reformhaus erhältlich.

Mariendistel

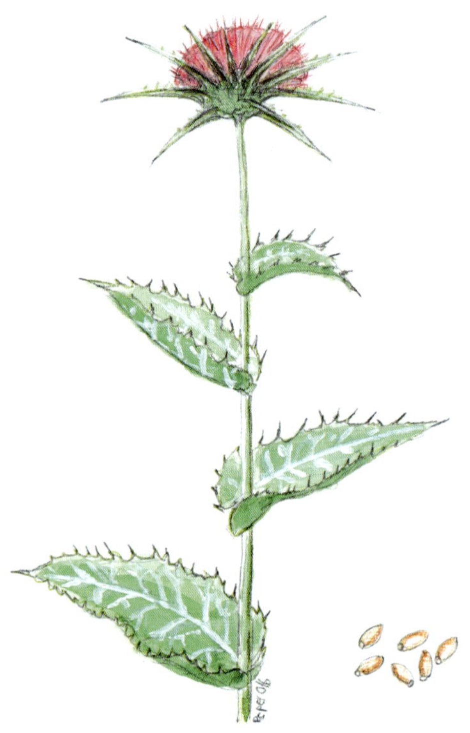

Botanische Bezeichnung
Silybum marianum

Niederländische Bezeichnung
Mariadistel

Quelle: Physica, Cap.1-206, S.198 auch erwähnt in Cap. 1-99, S. 117.

Indikation nach Hildegard: Seitenstechen, Herzstechen, Venenentzündung, als Öl für die Lunge

Anwendung: Als Saft 30–50 Tropfen mit etwas Wasser vermengen. Das Kraut ist auch als Tee anwendbar.

Hildegard speziell: *Aber die Mariendistel hat Kälte in sich und ist sehr nützlich. Wenn aber jemand durch Stechen in seinem Herzen oder an anderer Stelle oder in einem seiner Glieder (z. B. Beine) Schmerzen hat, der nehme Mariendistel und etwas weniger Salbei und mache sie in etwas Wasser zu Saft, und sogleich zu der Zeit, wenn er vom Stechen geplagt wird, trinke er so, und es wird ihm besser gehen.*

Zusätzliche Erkenntnisse: Es handelt sich um ein erstklassiges Lebermittel welches besonders gut bei ausstrahlenden Schmerzen, vom Leber und Gallebereich ausgehend wirkt.

Teezubereitung: 2–3 TL des Krautes auf 0,25 l kochendes Wasser 10 Minuten ziehen lassen, 3x täglich 1 Tasse.

Dosierung der Früchte: Die Körner (Früchte) können auch einfach gekaut werden. Hierfür nimmt man mehrmals täglich jeweils 0,5 TL.

Signatur: Die Mariendistel hat spitze Dornen, welche in alle Richtungen zeigen und somit die stechenden, ausstrahlenden Schmerzen sehr deutlich anzeigt. Der bittere Geschmack weist auf die Leber hin. Auch die braune Farbe der Samen gibt einen deutlichen Hinweis auf die Leber.

Die lila Blütenfarbe weist in Verbindung mit dem bitteren Geschmack auf die Leber hin.

Bekannte Inhaltsstoffe: Silymarin, bei dem es sich um ein Gemisch aus Flavonoiden handelt, dazu Bitterstoffe, wenig ätherisches Öl und Harze.

Handel: Die Früchte in der Apotheke unter der Bezeichnung „Fructus Cardui marianae", das Kraut unter „Mariendistelkraut" über Kräuter Schulte als „Mariendisteltinktur", als Tinktur ebenfalls über Fa. Fassl erhältlich. Über die Zähringer Apotheke in Konstanz als „Mariendistelsaft" und als „Mariendistelsprühflasche" und als „Mariendistelkrautmischung" erhältlich. Als Mariendistel-Einreibung und Mariendistel-Beinpflegeöl über die Fa. Posch in Österreich erhältlich.

Maronen

siehe unter Esskastanien, Seite 121

Maulbeere

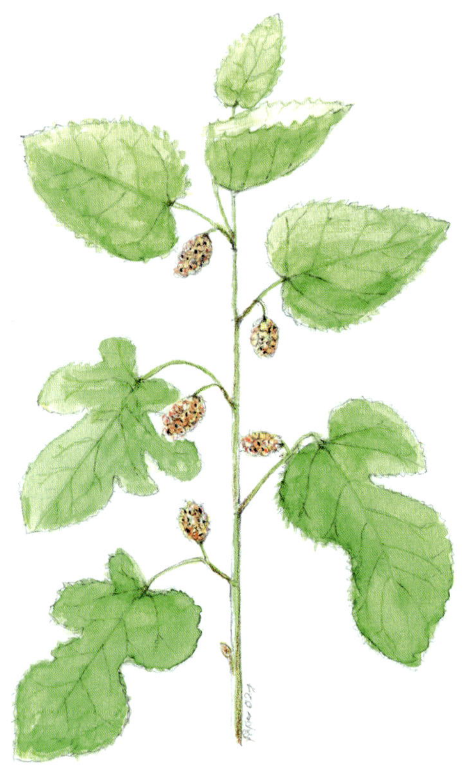

Botanische Bezeichnung
weiß: Morus alba, schwarz: Morus nigra

Niederländische Bezeichnung
Moerbei

Quelle: Physica, Cap. 3-9, S. 246.

Indikation nach Hildegard: Befall durch die Krätzmilbe, Akne, Pusteln, juckende Ausschläge, Herpes (für empfindliche und irritierte Haut).

Anwendung: Als Maulbeertrank innerlich und als Pflegecreme und Lotion äußerlich anwendbar.

Dosierung des Tranks: 3x täglich 1 Likörglas trinken.

Anwendung als Vollbad: 1000 g Maulbeerblätter auf ca. 50 l Wasser geben. Blätter mit Wasser kochen und in diesem Absud baden. Für Gesichtswaschungen oder Gesichtsdampfbäder entsprechend weniger zubereiten: 20 g auf 100 ml.

Zusätzliche Erkenntnisse: Der belgische Mönch Guy van Leemput nennt den Saft der „Moerbei" als Gurgel- und als Mundspülmittel bei **Schmerzen im Kehlkopf**. **Mundschleimhautentzündungen** und bei **Aphten**.

Teezubereitung: 2–3 TL auch 0,25 l kochendes Wasser. 10 Minuten ziehen lassen, 3x täglich 1 Tasse.

Signatur: Wenn man sich die Frucht auf die Lippen legt, dann kann man sehr deutlich sie Ähnlichkeit mit einem Herpesbläschen erkennen. Auf der Oberfläche der Frucht sieht man aber auch Pickel. Hildegard schrieb: *Der Maulbeerbaum ist kalt im guten Sinne, ist aber dasselbe, das heißt munter. Sie wirkt also kühlend und reizmildernd und offenbar tötet sie die Milben.*

Bekannte Inhaltsstoffe: Gerbstoffe, Farbstoffe, Vitamine, Mineralstoffe, Enzyme, Fruchtsäuren, essenzielle Aminosäuren

Handel: Als Maulbeertrank, Blätter, Früchte (getrocknet) über Fa. Jura erhältlich. Über Fa. Posch (A) als Creme und Lotion unter der Bezeichnung „Morosan-Pflegecreme und Morosan-Körperlotion (jeweils mit Rosenblüten; Jojobaöl, Mandelöl), über Fa. Fassl als Maulbeerblätter und über Kräuter Schulte als Maulbeerbaumblätter, schwarze, erhältlich.

Mäusedorn

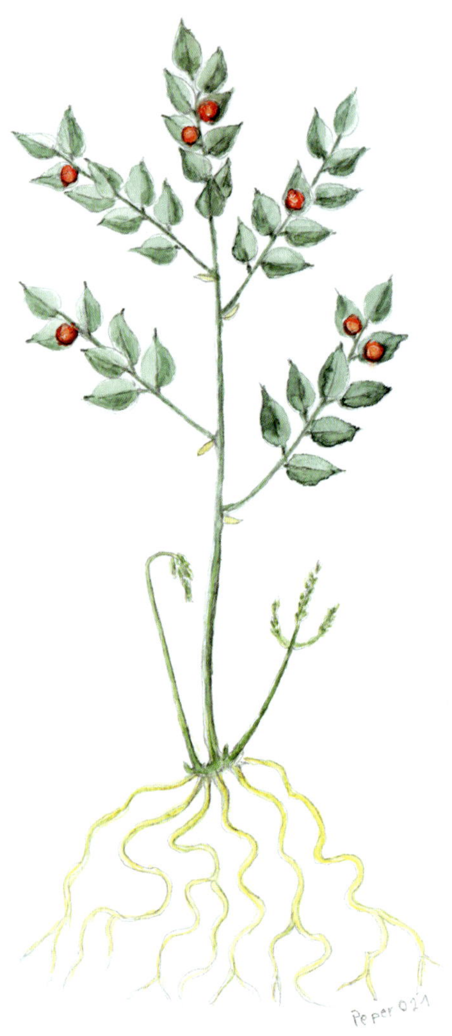

Botanische Bezeichnung
Ruscus aculeatus L.

Niederländische Bezeichnung
Stekelige Muisdoorn

Quelle: Gart der Gesundheit, Guy van Lemput

Hintergrund: Ausführlicher als alle anderen schreibt der Arzt Johann Wonnecke von Kaub im Gart der Gesundheit zwischen 1480 und 1485 über den Mäusedorn: *Die Frucht und die Blätter haben eine milde Wärme, wie Galen und Hippokrates in ihren Schriften bezeugen. [...]. Der Saft mit Milch angewärmt und um die Augen aufgetragen, reinigt, lindert und klärt das Sehvermögen.* [Mit der Creme möglich] *Dieser Saft mit Zucker getrunken, beseitigt das Blutspeien und bricht den Stein in den Lenden. Den Saft von diesem Kaut gekocht und getrunken, bringt (...) die Feuchtigkeit, die Menstruation genannt wird. Das Pulver von der Wurzel dieser Pflanze auf üble Wunden gestreut, in denen faules Fleisch wuchert, heilt diese sehr bald.*

Namensgebung: Der Mäusedorn heißt so, weil im Mittelalter mit den stacheligen Zweigen die Lebensmittel in den Vorratsschränken und zwischen den Schinken vor den Mäusen geschützt wurden. In Norddeutschland machte man dieses mit aufgereihten Stechpalmenblättern.

Indikation: Wissenschaftlich anerkannt ist die Anwendung von Mäusedornwurzeln zur Unterstützung der Therapie bei **Venenleiden**, die sich in Schmerzen und Schweregefühl in den Beinen sowie in **Wadenkrämpfen**, **Brennen**, **Juckreiz** und **Schwellungen** äußern. Daneben hat sich auch der Einsatz bei **Hämorrhoiden** und zur Vorbeugung und Behandlung von **Ödemen** (krankhaften Wasseransammlungen) als sinnvoll erwiesen.

Zusätzliche Erkenntnisse: Der belgische Mönch Guy van Leemput beschreibt die Wurzeln dieses kleinen Strauches (de stekelige Muisdoorn) als schützend für die Haargefäße und verstärkend für die Aderwände. Er hält den Mäusedorn deshalb für wirksam bei **Krampfadern** und bei **Hämorrhoiden**.

Extrakte aus dem Mäusedorn helfen meiner eigenen Erfahrung nach sehr gut gegen Krampfadern, besonders wenn von den Patienten ein stechender Schmerz in den Adern angegeben wird.

Couperose- und Besenreiser-Creme: (nach Sigrid Hirsch / Felix Grünberger)

30 g zerkleinerte Mäusedornwurzel mit einer Teetasse destilliertem Wasser zum Kochen bringen. 10 Minuten stehen lassen und dann durch ein Haarsieb abfiltern. Zwei TL Lanolin (Wollfett) und 4 g Bienenwachs im Wasserbad schmelzen und rühren, bis alles flüssig ist. 35 ml Traubenkernöl (auch Aprikosenöl möglich) in die Masse rühren. Dann den Kräuterauszug zufügen. Ölauszug und Wurzelsud müssen etwa 68 bis 70 Grad haben, damit sie sich richtig verbinden. Achtung: Die Temperatur mit dem Thermometer messen! Anschließend vom Feuer nehmen und weiterrühren, bis die Mischung erkaltet ist.

Signatur: Die Blätter haben stechende Spitzen, was auf Schmerzen hindeutet. Die Wurzeln sehen aus wie Adern, oder genauer gesagt wie Krampfadern oder auch Besenreiser. Wenn man diese beiden Hinweise kombiniert, verweist es auf das vorhandene Leitsymptom von schmerzenden Krampfadern, wobei die Patienten von einem stechenden Schmerz berichten. Auch die Ähnlichkeit mit Lymphgefäßen ist durchauserkennbar.

Teezubereitung: 1 TL. getrocknete Wurzel mit 0,25 l kaltem Wasser aufsetzen, kurz aufkochen und anschließend 5 Minuten ziehen lassen. 2 Tassen täglich trinken.

Dosierung der Tinktur: 3x täglich 20 Topfen in Wasser einnehmen.

Bekannte Inhaltsstoffe: Ätherische Öle, Gerbstoffe Steroidsapogenine, Ruscogenin und Neoruscogenin

Anmerkung: Die Eigenschaften werden als nervenstärkend, entzündungshemmend und harntreibend beschrieben.

Handel: Über Kräuter Schulte ist die Mäusedornwurzel geschnitten und als Mäusedornwurzeltinktur (apothekenpflichtig) erhältlich. Es gibt zahlreiche Präparate mit Mäusedornwurzelextrakt im Handel und auch online.

Meerrettich

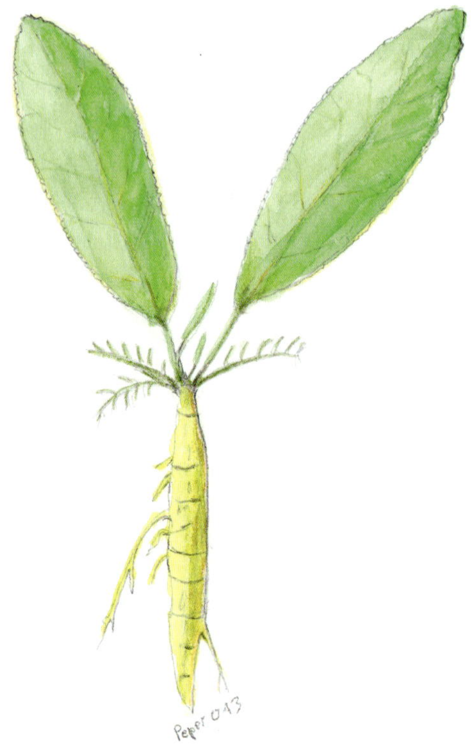

Botanische Bezeichnung
Amorica rusticana

Niederländische Bezeichnung
Mierikswortel

Quelle: Physica, Cap. 1-119, S. 137.

Indikation nach Hildegard: Lungenemphysem, Lungenembolie (Ödeme, Azitis), **Stauungsgastritis**, Asthma cardiale (Herzasthma)

Anmerkung: Letzteres ist mit seiner nächtlichen Atemnot und dem Lufthunger eine besondere Domäne dieses Mittels. In diesem Fall ist eine Besserung im Sitzen und eine Verschlechterung im Liegen ein typisches Symptom, bedingt durch die Wasseransammlung im Brustkorb.

Hildegard speziell: Nehme den Meerrettich erst, wenn er grün geworden ist, weil er sonst keine Grünkraft hat und trockne ihn an der Sonne: *So du Schmerzen an der Lunge und am Herzen hast, nehme nach dem Essen das Pulver des Meerrettichs zu gleichen Teilen mit Galgant gemischt. Nehme längere Zeit davon, in warmen Wein oder in warmen Wasser, trinke es, bis du geheilt bist.*

Anwendung: Die Meerrettich-Galgant-Pulvermischung sollte in warmen Wein oder Wasser gerührt getrunken werden.

Zusätzliche Erkenntnisse: Meerrettich hilft bei **Hals- und Mandelentzündungen, eiteriger Bronchitis** und **eiterigen Nasennebenhöhlenentzündungen** sowie bei bakteriellen Infektionen der Blase und der Harnwege.

Der belgische Mönch Guy van Leemput nennt den Meerrettich zudem als wirksam bei **Erkältungen** und lobt seine schleimlösende Wirkung auf die Atemwege bei **Husten**, **Sinusitis** und **Heiserkeit**. Außerdem nennt er es als wirksames Mittel bei **Fieber**. Äußerlich kann es laut ihm weiter bei **rheumatischen Schmerzen** sowie bei

Muskel- und Nervenschmerzen als Auflage helfen.

Herstellung (Rezeptur aus dem Jahre 1560 zur Zubereitung eines Meerrettichhonigs): Fein geriebener Meerrettich wird mit derselben Menge Honig gut verrührt und ist danach sofort gebrauchsfertig. (Menge nur nach Volumen, nicht nach Gewicht). Von diesem Meerrettichhonig sollte man bei Bedarf 3x täglich 1 TL einnehmen.

Anmerkung: Der Honig ist etwa 1 Jahr haltbar. Als idealer Zeitpunkt zur Ernte des Meerrettichs werden die Monate März und April genannt. Meiner eigenen Erfahrung nach kann auch noch Anfang Mai geerntet werden.

Dosierung der Tinktur: 3x täglich 30 Tropfen in Wasser einnehmen.

Dosierung der Tabletten: 3x täglich 2 Tabletten nach dem Essen mit etwas Flüssigkeit einnehmen.

Signatur: Das aufrechtstehende Blatt aufrecht zeigt die Widerstandskraft. Die weiße Blüte und die weiße Wurzel deuten auf die entzündungshemmende Eigenschaft hin. Die Schärfe weist auf einen Yang-Zustand hin, so dass er zum Beispiel als Umschlag bei chronischen (kalten) Entzündungen in Frage kommt.

Bekannte Inhaltsstoffe: Meerrettich enthält zwei Senföl abspaltende Glykoside, nämlich Gluconasturtiin sowie Sinigrin. Diese Senföle wirken antibakteriell. Außerdem verfügt Meerrettich über einen erwähnenswerten Gehalt an Kalziumsalzen.

Handel: Über Kräuter Schulte unter der Bezeichnung „Meerrettichwurzel geschnitten", gemahlen auch Kba und als Tinktur erhältlich. Über die Apotheke bekommt man ihn als Tabletten unter der Bezeichnung „Angocin Tabletten" der Fa. Rhepha.

Meisterwurz

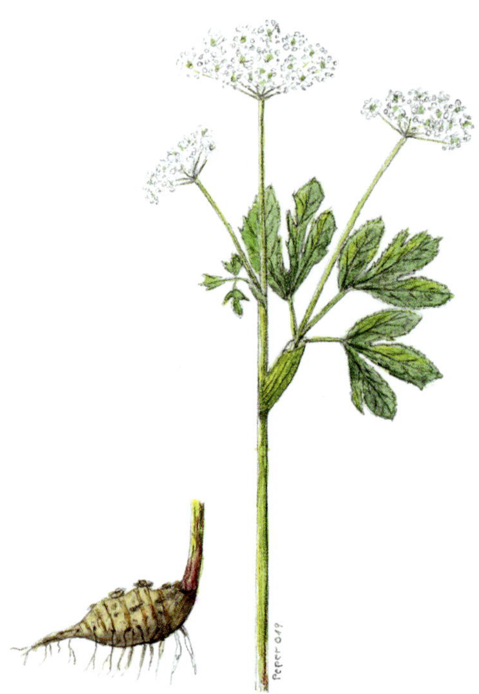

Botanische Bezeichnung

Peucedanum ostruthium

Niederländische Bezeichnung

Meesterwortel

Quelle: Physica, Cap. 1-167, S. 170 / Ellen Breindl und Gudrun Breindl.

Indikation nach Hildegard: Übersäuerung des Magens, Sodbrennen

Fieber, Grippe, Verdauungsstörungen

Anwendung: Einige Wurzelstückchen auf ein Glas Wein geben und über Nacht stehen lassen. Am nächsten Morgen in kleinen Schlucken trinken. Auch als Würze anwendbar. Zudem wirkt die Meisterwurz **beruhigend** und **harntreibend.**

Zusätzliche Erkenntnisse: Der belgische Mönch Guy van Leemput nennt die Meisterwurz als appetitanregend und nutzt sie ebenfalls gegen **Blähungen** sowie als harntreibendes Mittel.

Der Schweizer Kräuterpfarrer Künzle schrieb: *Wo ansteckende Krankheiten drohen wie Grippe, Typhus, Cholera ist es angezeigt, täglich einen TL voll Meisterwurzpulver in einem Glas Rotwein zu nehmen. Dies hilft auch als Mundspülung bei Zahnweh.*

*Leute, die vom **Schlag** getroffen wurden und **gelähmt sind**, bringt eine Kur mit dem Meisterwurzpulver wieder zu Kräften und zum Gebrauch ihrer Glieder. Der Tee vom Meisterwurz hilft auch **bei inneren Blutungen**, bei inneren Vergiftungen und Durchfall. Meisterwurzsalbe bereitet man folgendermaßen: Blätter und Wurzeln werden zu Pulver gemahlen und gut mit Olivenöl vermischt. Diese Salbe meistert die Blutvergiftung bei Verletzung durch rostige Nägel, bei **infizierten Wunden** und Furunkeln. Auflagen mit dieser Salbe lösen auch **schmerzhafte Gichtknoten** auf.*

Dosierung der Urtinktur: 3x täglich 3–5 Tropfen in Wasser einnehmen.

Teezubereitung: 1 TL Wurzel mit 0,25 l Wasser übergießen, zum Sieden bringen und etwas ziehen lassen. 3x täglich 1 Tasse trinken.

Signatur: Hildegard schrieb: *Der Meisterwurz ist warm (erwärmend) und taugt gegen Fieber.* Der Meisterwurz wächst in höheren Lagen, meist in felsigen Gebieten, wo sie sich trotz der widrigen Umstände gut zu behaupten kann. Die verdickte Wurzel deutet auf den Darm und auch auf den Magen hin. Der untere Stängel von der Wurzel an aufwärts zeigt eine rötliche Färbung, was auf innere Blutungen hinweist. Der Geruch und auch der Geschmack sind stark würzig, kräftig und anregend. Der aufrechte, kantige Stängel deutet auf eine erhöhte Widerstandskraft hin. Die aufgeblähten Blattachseln zeigen eine Wirkung gegen Blähungen an. Die weißen Blüten weisen auf eine entzündungshemmende Wirkung hin, wobei die Mitte der Einzelblüte grün ist, was in dieser Beziehung wieder auf die heilende Grünkraft hinweist.

Bekannte Inhaltsstoffe: Ätherische Öle, Cumarinderivate, Fette, Öle, Harze, Gerbstoffe Terpene.

Handel: Über die Apotheke unter der Bezeichnung „Imperatoria Ø" (Fa. Ceres) und als Wurzel unter der Bezeichnung „Rhizoma Imperatoriae" (Fa. Klenk) sowie über Kräuter Schulte unter „Meisterwurzel" erhältlich.

Melde

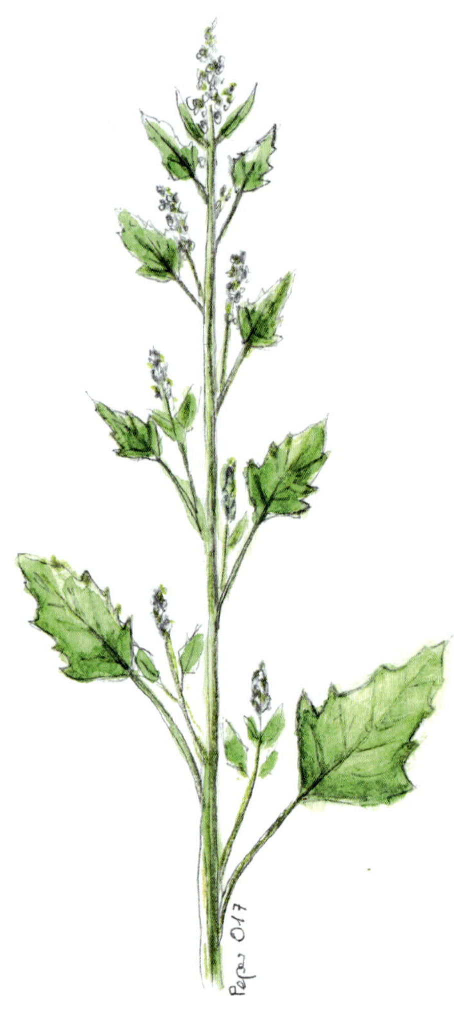

Botanische Bezeichnung
Atriplex hortensis

Niederländische Bezeichnung
Tuinmelde

Quelle: Physica, Cap. 1-104, S. 121/22.

Indikation nach Hildegard: Skrofeln, Drüsenschwellungen, verdauungsfördernd

Hildegard speziell: *Die Melde ist mehr kalt als warm, aber doch etwas gemäßigt und gegessen bewirkt sie eine gute Verdauung. Und wenn in einem Menschen giftige Drüsen, das heißt Skrofeln zu wachsen beginnen, dann bereite er mit Melde und weniger „Priesellauch" (Schnittlauch) als Melde und weniger Ysop als „Priesellauch" oft ein Mus und die Skrofeln werden eintrocknen.*

Zusätzliche Erkenntnisse: Der französische Mönch Odo Magdunensis aus dem Loire-Tal schrieb im 11. Jahrhundert: *„Atripliex", die Melde, soll kalt sein im ersten Grad und feucht im Zweiten. Ihr Genuss macht den harten Leib weich, sie löst verschiedenartige verhärtete Geschwülste und heilt die Fußnägel, sofern man sie roh oder auch gekocht als Pflaster auflegt, ferner zieht sie hat man sie einmal aufgelegt verdorbene Finger oder Fußnägel rasch ab. Ferner soll die gestampfte Melde mit Steinsalz, Honig und Essig verquickt und aufgelegt die Fußgicht, welche aus warmen Körpersäften kommt, zu Milde zwingen.*

Signatur: Hildegard schrieb: Die Melde ist mehr kalt als warm, aber doch etwas gemäßigt. Dies deutet auf eine ausgleichende Wirkung hin. Die unscheinbaren grünlichen Blüten und besonders die Samen haben eine optische Ähnlichkeit mit etwas eingetrockneten Drüsen. Die jungen Blätter der Gartenmelde sehen aus, wie mit Mehl bestäubt. Man kann sie mit Fuß- oder Fingernägeln vergleichen.

Inhaltstoffe: Vitamin C, Eisen, Saponine, Mineralstoffe, Alkaloid

Die Melde gilt als blutbildend und stärkend.

Teezubereitung: 1 TL mit 0,25 l kochend Wasser übergießen, 10 Minuten ziehen lassen. 3x täglich eine Tasse einnehmen.

Anmerkung: Die echte weiße Melde „Atiplex hortensis" zeichnet sich durch ihr mehlbestäubtes Äußeres aus.

Handel: Im Handel ist die Melde leider nicht erhältlich. Sie ist aber in Gärten und auf Äckern häufig zu finden.

Melisse

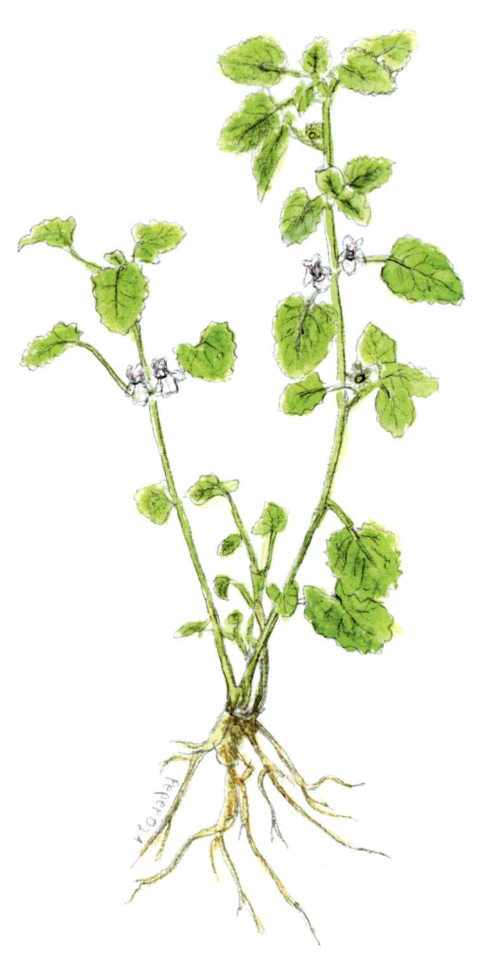

Botanische Bezeichnung
Melissa officinalis

Niederländische Bezeichnung
Melisse

Quelle: Physica, Cap. 1-59, S. 87.

Indikation nach Hildegard: Müdigkeit, weiße Hornhautflecken im Auge, Traurigkeit

Zusätzliche Erkenntnisse: Nervosität und Unruhe, Herzunruhe, nervöser Magen (fast immer mit einer Verschlimmerung am Morgen). Melisse wirkt auch sehr gut bei **Schlaflosigkeit** in den frühen Morgenstunden und als äußerlich angewendet als Salbe bei **Herpes labialis**. Der französische Mönch Odo Magdunensis aus dem Loire-Tal beschrieb die Melisse im 11. Jahrhundert ebenfalls. Demnach soll sie bei **Asthma** und **Verdauungsbeschwerden** Linderung bringen. Äußerlich soll sie auf **Geschwüre** und **Hundebisse** aufgelegt und bei **Zahnschmerzen** gekaut werden. Zudem soll sie aufgelegt auf trübe Augen diese wieder hellsichtig machen.

Der belgische Mönch Guy van Leemput nennt die Melisse auch bei auch bei Neigung zu **Übelkeit** und der Neigung zu **Verkrampfungen** und bei **Appetitmangel** sowie bei **ADHS** und Unruhe bei Kindern. Auch hier ist eine Verschlimmerung am Morgen als Leitsymptom anzusehen.

Teezubereitung: 2–3 TL auf 0,25 l kochendes Wasser. 10 Minuten ziehen lassen, 3x täglich 1 Tasse trinken.

Signatur: Die Melisse zeigt allein durch ihren betörenden Duft ihre positive Wirkung auf das Nervensystem. An der Blattunterseite können deutlich die hervortretenden Blattnerven beobachtet werden. Außerdem geben die feinnervigen Wurzel einen ebenfalls deutlichen Hinweis auf das Nervensystem. Die Blätter sind herzförmig und zeigen so die Herzwirksamkeit an.

Ältere Blätter haben oftmals weiße Flecken, was auf die Wirksamkeit bei Hornhautflecken hindeutet.

Bekannte Inhaltsstoffe: Ätherisches Melissenöl, dessen Hauptbestandteil Citronellal ist. Des Weiteren enthält die Melisse Mineralstoffe, Gerbstoffe und geringe Mengen an Bitterstoffen.

Handel: In der Apotheke unter der Bezeichnung „Folia Melissae" und über Kräuter Schulte als „Melissenblätter" erhältlich.

Mohn

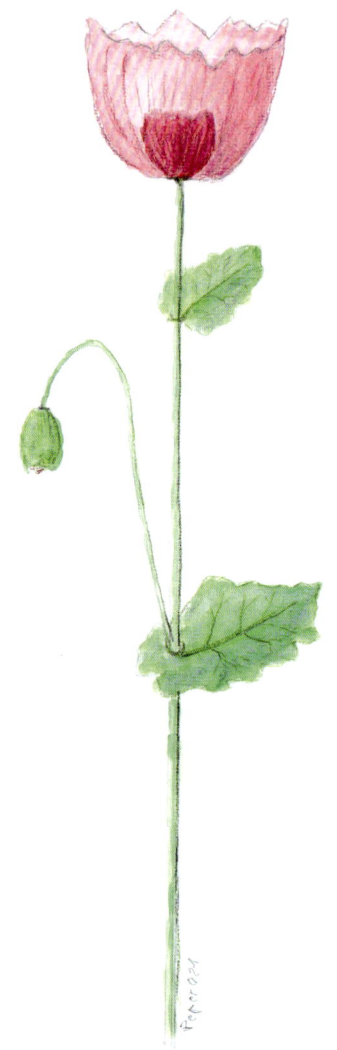

Botanische Bezeichnung
Papaver somniferum

Niederländische Bezeichnung
Papaver

Quelle: Physica, Cap. 1-96, S. 114.

Indikation nach Hildegard: Schlaflosigkeit, Juckreiz

Hildegard speziell: *Die Mohnkörner sind warm, aber das Öl ist kalt und taugt nicht.*

Anwendung: Die Mohnsamen werden entweder roh oder gekocht gegessen. Roh sind sie jedoch besser.

Achtung: Bei Anwendung des Mohnsamens als Heilmittel kann es in einzelnen Fällen zu einer Erstverschlimmerung im homöopathischen Sinne kommen. In diesem Fall ist die Anwendung abzubrechen und auf das aus der gleichen Pflanze bereitete homöopathische Mittel „Opium" in einer D12 oder eventuell in einer D30 zurückzugreifen.

Zusätzliche Erkenntnisse: Der belgische Mönch Guy van Leemput verwendet den kalifornischen Schlafmohn als Tinktur. (Die gibt es im Klosterladen seines Kloster unter dem Namen „Slaapmutsje" Tinktur sogar zu kaufen.) Es wirkt ebenfalls beruhigend und schlaffördernd, birgt aber keine Suchtgefahr.

Anwendung: Meiner eigenen Erfahrung nach kommt man mit 3x täglich 1 Kaffeelöffel voll rohen Mohnsamen ganz gut zurecht.

Dosierung / Anwendung des homöopathischen Mittels: D6 bis D12 3x täglich 5 Kügelchen im Munde zergehen lassen. *(Nur nach Anweisung einer homöopathisch ausgebildeten Fachperson!)*

Anmerkung: Bei einer D30 nur 2x pro Woche je 2–5 Kügelchen im Munde zergehen lassen.

Achtung: Bei allen Abgabeformen ist ein Erstverschlimmerung möglich.

Signatur: Der Schlafmohn lässt die Köpfchen (Blütenknospen) nach unten hängen, was auf eine beruhigende Wirkung hindeutet.

Bekannte Inhaltsstoffe: 100 Alkaloide, Morphin, Codeein, Noscapin, Papaverin, Enzyme

Handel: Im Lebensmittelhandel / Bioladen und als homöopathisches Mittel in der Apotheke unter der Bezeichnung „Opium" (D6, D12 oder D30) jeweils als 10 g Globuli der Fa. DHU erhältlich. *(Nur nach Anweisung einer homöopathisch ausgebildeten Fachperson!)*

Der Kalifornische Goldmohn des belgischen Mönches ist in Deutschland als „Escholtcia california Tinktur" von der Firma Hanosan erhältlich. (Dosierung: 3x täglich 20 Tropfen in Wasser einnehmen.)

Mönchspfeffer / Keuschlamm

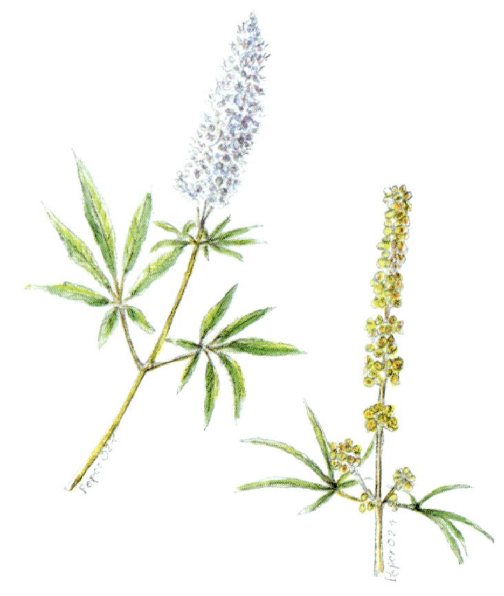

Botanische Bezeichnung
Vitex agnus-castus

Niederländische Bezeichnung
Monnikenpeper, Kuisboom

Quelle: Pater Kilian Saum u. a. und Guy van Leemput.

Hintergrund: Mönchspfeffer wird zwar in den alten klösterlichen Kräuterbüchern kaum erwähnt, trotzdem ist bekannt, dass die pfefferig scharfen Samen des Mönchspfeffers in den Klosterküchen der Mönchsklöster verwendet wurden, weil sie die sexuelle Lust der Mönche deutlich herabsetzten. Man findet sie deshalb heute noch in sehr vielen Kloster-Kräutergärten. Allerding ist anzumerken, dass er schon regelmäßig in höheren Dosen verabreicht werden musste, weil eine zu geringe Menge oft das Gegenteil bewirkte.

Auch andere Eigenschaften des Mönchspfeffers sind bekannt. So hat sich der Mönchspfeffer in den letzten Jahrzehnten zu einem ausgesprochenen Frauenkraut entwickelt.

Indikation: Der belgische Mönch Guy van Leemput schreibt, dass Mönchspfeffer das **Gleichgewicht zwischen der Östrogen / Progestagen** herstellt und die **übertriebene Produktion von Prolaktin** mindert.

Außerdem schreibt er, die Pflanze sei förderlich für die **Menstruation**. Er beschreibt sie als Hilfreich für Frauen bei **prämenstruellen Syndrom**, **schmerzhafter Regel**, **schmerzhaften Brüsten**, **Zyklusstörungen**, **Zwischenblutungen**, zu häufige, oder zu lange Regelblutungen und **Wechseljahrsbeschwerden** sowie zur Förderung des **Milchflusses**.

Zusätzliche Erkenntnisse: Meinen eigenen Erfahrungen nach, hilft Mönchspfeffer dem, der vor und während der Menstruation unter Spannungsgefühl in den Brüsten leidet, weil er eine vermehrte Produktion von körpereigenen Prolaktin bewirkt.

Anwendung: Die Samen werden gemahlen als Pulver oder als Tinktur angewendet.

Dosierung des Pulvers: 3x täglich 10–12 g einnehmen.

Dosierung der Tinktur: 3x täglich 20 Tropfen in Wasser einnehmen.

Bekannte Inhaltsstoffe: Fettes Öl, ätherisches Öl, in Fett lösliche Flavonoidglycoside, (Castican, Orientin, Isovitexin) Iridoide (Agnusid, Aucubin), Fettsäuren, Iridoide, (Agnosid, Aucubin) Bitterstoffe.

Signatur: Die blauen Blüten zeigen eine kühlende und beruhigende Wirkung an. Der betörende Geruch ist Hinweis auf das Nervensystem und die Psyche. Das Weiß in den Blüten weist auf das Hormonsystem, das Nervensystem und die entzündungshemmende Eigenschaft hin. Die gefächerten Blätter dienen als Zeichen für die krampflösende Wirkung.

Der Samenstand hat in seiner Form Ähnlichkeit mit einem erigierten Penis. Besonders die unteren einzelnen Samenstände ähnelnd zudem deutlich dem weiblichen Eierstock.

Handel: Die Früchte / Samen sind in der Apotheke unter der Bezeichnung „Fructus Agni casti" erhältlich. Über Kräuter Schulte bekommt man den Mönchspfeffer gemahlen und als Tinktur (apothekenpflichtig).

Muskat

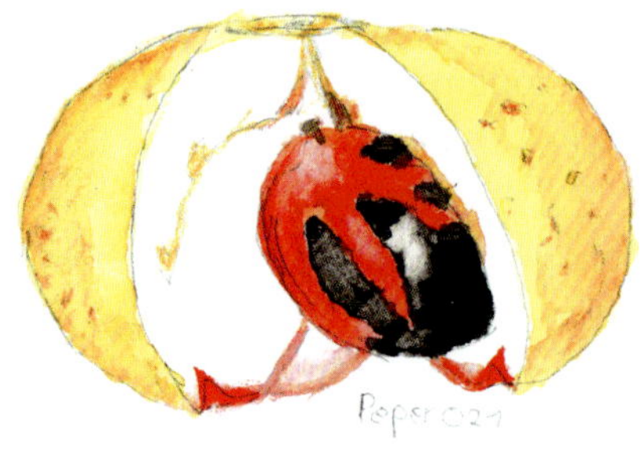

Botanische Bezeichnung
Myristica fragrans

Niederländische Bezeichnung
Muskaat

Quelle: Physica, Cap. 1-21, S. 57.

Indikation nach Hildegard: Stumpfsinnigkeit, **Melancholie**, müder Geist

Anwendung: Als Gewürz und als Muskatnusskekse anwendbar: [...] *und mache mit dem Pulver etwas Semmelmehl und etwas Wasser Törtchen und esse diese oft.*

Auch als Muskatnusszucker anwendbar.

Herstellung: 40 g Nuc. Muscatae pulv. subt und 20 g Saccari offic. pulv.subt.

Anwendung: Muskatzucker vor und nach dem Essen in warmem Wein einnehmen.

Dosierung: Ca. 0,5 ostfriesischer TL voll auf ein Schnapsglas erwärmtem Wein geben. Bei Kindern kann auch warmes Wasser genommen werden.

Indikation: Unangebrachtes Lachen. Es wird dadurch nach Hildegard eine Art Selbstvergiftung hervorgerufen. Diese schadet der Milz (und dem Herzen), wobei die Leber-Lungendurchblutung offenbar durcheinandergerät.

Hildegard speziell: *Die Muskatnuss hat große Wärme und eine gute Mischung in ihren Kräften. Und wenn ein Mensch die Muskatnuss isst, öffnet sie sein Herz und reinigt seinen Sinn und bringt ihm einen guten Verstand. Nimm wie auch immer, Muskatnuss und in gleichem Gewicht Zimt und etwas Nelken und pulverisiere das. Und dann mache mit diesem Pulver Törtchen, und iss diese oft, und es dämpft die Bitterkeit des Herzens und deines Sinnes, und es öffnet dein Herz und deine stumpfen Sinne, und es macht deinen Geist fröhlich und reinigt deine Sinne, und es mindert alle schädlichen Säfte in dir, und es verleiht deinem Blut einen guten Saft und macht dich stark.*

Anmerkung: Die Pulvermischung ist auch Bestandteil der Nervenkekse. (Siehe im Rezeptteil dieses Buches, ab Seite 503).

Zusätzliche Erkenntnisse: Nach meinen eigenen Beobachtungen kann man den Muskatnusszucker auch bei Kindern mit **ADS** und eventuell auch bei **Tourette Syndrom** einsetzen. Auch bei Menschen, die unentwegt reden, weil sie immer im Mittelpunkt stehen wollen, und bei Personen, die einem durchgeknallt erscheinen, scheint das Mittel zu passen, da diese oftmals ebenfalls das Leitsymptom unangebrachtes Lachen zeigen.

Signatur: Die Nuss liegt von einem Mantel umgeben in der äußeren Schale. Es wirkt wie ein Netz, in dessen Inneren die Nuss gefangen wäre.

Bekannte Inhaltsstoffe: Ätherisches Öl mit Terpenen wie Sabinen, Limonen, Borneol, Terpineol, Isoeugenol und Eugenol. Außerdem sind in Muskatnüssen neben fettem Öl, Harzen, Lignane und der Farbstoff Lycopen enthalten sowie Phenylopropanoide, darunter Myristicin, Elimicin und Safrol, welches auf Ratten krebserzeugend und mutagen wirkt.

Handel: Über die Zähringer Apotheke als „Muskatpulvermischung (50 g Nr. 650, 100 g Nr. 651) und als „Energiekckse", hergestellt mit dem Muskatnusspulver, erhältlich.

Muskatellersalbei

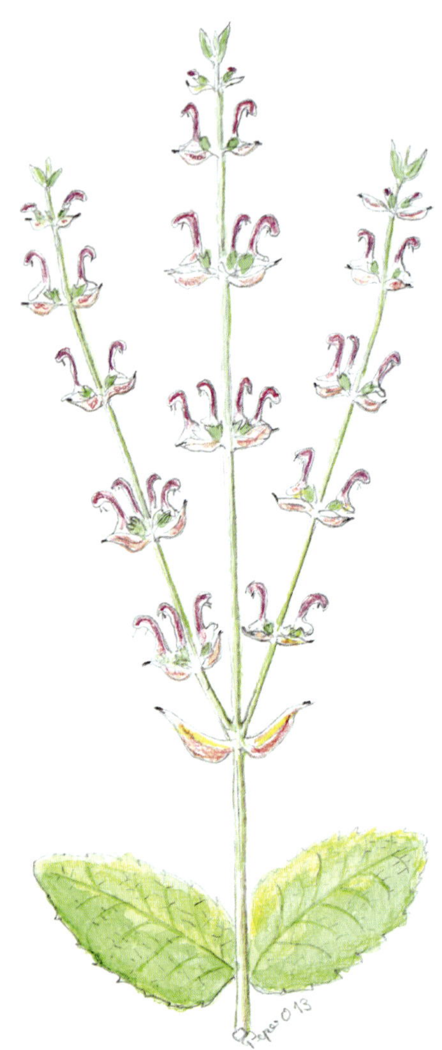

Botanische Bezeichnung

Salvia sclerae

Niederländische Bezeichnung

Muskaatsalie, Scharlei

Quelle: Physica, Cap. 1-161, S. 166.

Indikation nach Hildegard: Magen-, Darmsanierung, Appetitlosigkeit, Neigung zur **Übelkeit, Völlegefühl, chronische Magenschleimhautentzündungen**

Anwendung: Als Muskatellersalbeiwein anwendbar.

Bestandteile: 45 g Muskatellersalbei, 15 g Poleiminze, 5 g Fenchel, 220 g Honig, 2 l Wein

Herstellung: Muskatellersalbei, Poleiminze und Fenchel in Wein kochen, den Honig zugeben und nochmals kurz aufkochen lassen, abseihen und heiß in Flaschen füllen.

Zusätzliche Erkenntnisse: Nach dem Abt Walahfrid Strabo heißt es: *Kocht man die Wurzel, so fördert sie mit heilsamer Hilfe eine träge Verdauung und regelt glücklich den Stuhlgang.* Nach meinen eigenen Forschungsarbeiten kann man den Muskatellersalbei auch bei übelriechendem Schweiß als Tee gebrauchen. Deswegen passt die Pflanze auch bei Wechseljahresbeschwerden.

Teezubereitung: 2–3 TL auf 0,25 l kochendes Wasser, 10 Minuten ziehen lassen, 3x täglich 1 Tasse trinken.

Signatur: Muskatellersalbei hilft ausgezeichnet bei einer Neigung zum Schwitzen. Vor allem unter den Achselhöhlen mit unangenehmen Schweißgeruch, unter dem u. a. auch Frauen in den Wechseljahren häufig zu leiden haben.

Der schweißähnliche Geruch der Pflanze hat mir den Hinweis auf dieses Anwendungsgebiet gegeben.

Das Blatt hat eine höckerige Oberfläche, was auf die Oberfläche der Zunge, der Gebärmutter und der Magenwand sowie der Schweißporen hindeutet.

Bekannte Inhaltsstoffe: Ätherische Öle und Gerbstoffe, Saponine, das Phythoöstrogen Sclareol, sowie Terpene, Glykoside, Schleimstoffe und Cholin.

Handel: Als „Muskatellersalbeikraut" über Kräuter Schulte und als „Muskatellersalbeielixier" über die Zähringer Apotheke erhältlich. Als Sclarea Bio-Trank über Fa. Posch in Österreich erhältlich.

Mutterkraut

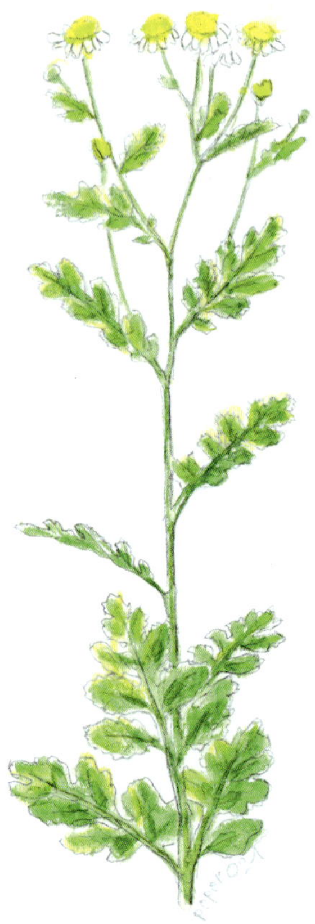

Botanische Bezeichnung
Chrysanthemum parthenium

Niederländische Bezeichnung
Moederkruid

Quelle: Physica, Cap. 1-116, S. 135.

Indikation nach Hildegard: Bei **Schmerzen in den Eingeweiden, reinigt die Frau beim Monatsfluss** von Schleim und innerem Unrat.

Anwendung: *Koche Mutterkraut mit Wasser, Fett oder Öl und gebe feinstes Mehl dazu und bereite so eine Suppe und esse sie.*

Herstellung: Man koche klein gehacktes Mutterkraut in Wasser, dann nehme man Butter und etwas Olivenöl und mische dies mit etwas Dinkelmehl. Nachdem man es gut durchgemischt hat, rühre man dieses Gemisch in das Wasser und lasse es kurz aufkochen. Danach kann man die Suppe mit etwas Sahne verfeinern und mit etwas Gemüsebrühe abschmecken.

Anmerkung: Über die Firma Posch gibt es eine vorzügliche Mutterkrautcreme, die zur entspannenden Massage des Unterleibs während der Tage verwendet werden kann.

Zusätzliche Erkenntnisse: Heutzutage wird Mutterkraut bei **Kopfschmerz** und bei **Migräne** empfohlen.

Der belgische Mönch Guy van Leemput beschreibt dies ebenfalls, hält aber eine längere Einnahme für ratsam.

Teezubereitung: 2 TL mit 0,25 l kochendem Wasser übergießen und 10 Minuten ziehen lassen. 2–3x täglich eine Tasse trinken.

Dosierung der Tinktur: 3x täglich 20–30 Tropfen in Wasser einnehmen.

Signatur: Die Blüten sind oben an der Spitze der Pflanze, was auf Beschwerden des Kopfes hindeutet. Der grüne, stabile Blütenboden deutet auf eine Stabilisierung der inneren Basis (Eingeweide, Becken-Organe) hin. Die grob gefächerten Blätter weisen auf eine krampflösende Wirkung hin.

Bekannte Inhaltsstoffe: Ätherisches Öl, Campher, Chrysantenylacetat, Flavonoide, Sescuiterpenlactone, Harze, Gerbsäuren, Pyrethrin

Vorsicht: Nicht während der Schwangerschaft und der Stillzeit einnehmen!

Handel: In der Apotheke als fertige Tinktur unter der Bezeichnung „Nemagran" „Firma Nestmann", als „Mutterkraut" über Fa. Fassl. und bei Kräuter Schulte geschnitten und gemahlen oder auch als „Mutterkrauttinktur" (apothekenpflichtig) erhältlich. Über Firma Posch in Österreich bekommt man die Mutterkrautcreme.

Mutterkümmel / Kreuzkümmel

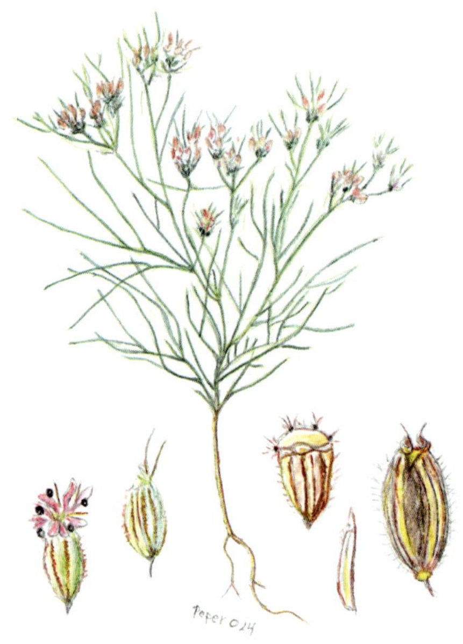

Botanische Bezeichnung
Cumium Cyminum

Niederländische Bezeichnung
Moederkomijn

Quelle: Hertzka / Strelow.

Indikation nach Hildegard: Ausgeglichenheit, Käsegewürz, Käseallergie, Verdauungshilfe

Anwendung: Als Gewürz und auch als Mutterkümmelpulver anwendbar.

Indikation des Mischpulvers: Übelkeit, Erbrechen, Schwangerschaftserbrechen, verdorbener Magen

Herstellung des Mischpulvers mit Pfeffer, fertig über die Firma Jura in Konstanz erhältlich.

Bekannte Inhaltsstoffe: Ätherisches Öl, Cuminol, Pinen, Phelandren, Terpene, Bitterstoffe

Bei Hildegard steht geschrieben: *Wenn jemand an Dyssenterie leidet, dann nehme er 2 Eigelb – das Weiße wegwerfen – und schlage sie in einer Tasse schaumig. Ist das geschehen, gib Mutterkümmel und ein wenig zerriebenen Pfeffer dazu und gebe es wieder in die Eischalen (Hälften) zurück und röste es am Feuer. Nachdem er vorher ein wenig (Weißbrot, Zwieback) gegessen hat, gib es dem Leidenden zu Essen ...*
(PL 1295 C; CC200,18-28)

Anmerkung: Das Mutterkümmelmischpulver funktioniert auch ohne Eigelb und ist auch so im Handel erhältlich von der Firma Jura.

Diätvorschläge von Hildegard: Hühnchen, Fisch (kein Hering oder Lachs) Rindfleich, Porree, Roggenbrot, geröstetes und Gebratenes, rohe Birnen

Signatur: Der würzige Geruch und Geschmack weisen eindeutig auf Magen und Darm hin. Das Gesamtbild weist auf eine Zerstreutheit hin und bewirkt somit eine Ausgeglichenheit.

Handel: Über Fa. Jura und über Fa. Fassl als „Mutterkümmelpulver“ erhältlich.

Nelke

siehe unter Gewürznelke, Seite 139

Nelkenwurz / Benediktinerwurz

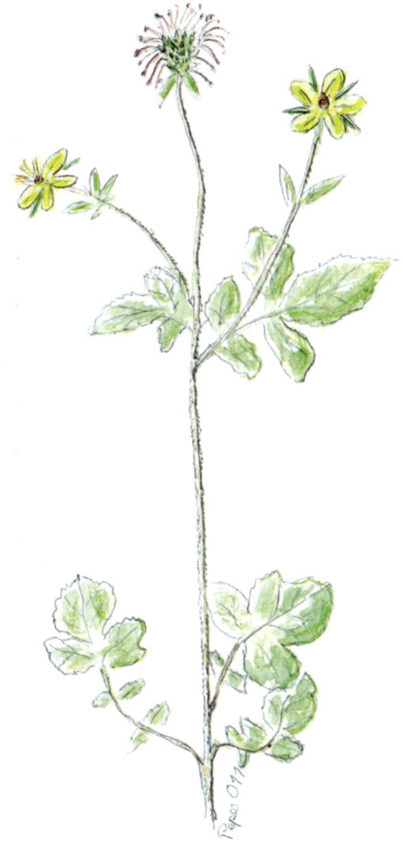

Botanische Bezeichnung
Geum urbanum

Niederländische Bezeichnung
Nagelkruid

Quelle: Physica, 1-163, S. 186 / Große Hildegard Apotheke, Hertzka / Strelow, S. 447.

Indikation nach Hildegard: Körperschwäche, Kreislaufschwäche, Rekonvaleszenz, Osteoporose.

Anmerkung: Die Nelkenwurz passt insgesamt zum Asthenikertyp.

Anwendung: Als Tee oder als Tinktur anwendbar.

Zusätzliche Erkenntnisse: Nelkenwurz ist auch als Mundspülmittel bei **Entzündungen der Mundschleimhaut**, bei **Zahnfleischentzündungen**, und bei **Aphten** einsetzbar. Zusammen mit der Rebaschenlauge kann man sie auch bei **Zahnfleischschwund** (Parodontose) und ebenfalls als Mundspülmittel gebrauchen. Dieses Mittel ist sehr überzeugend, besonders weil es einen sehr guten schmerzstillenden Effekt aufweist.

Teezubereitung: 2 gehäufte TL mit 0,25 l kochendem Wasser übergießen und 15 Minuten ziehen lassen. 2–3x täglich eine Tasse trinken.

Dosierung der Tinktur: 3x täglich 20–30 Tropfen der Tinktur in etwas Wasser einnehmen. Kann auch zu Mundspülen gebraucht werden.

Signatur: Die Wurzel riecht nach Eugenol, das heißt nach Gewürznelke. Die Stängel sind fein behaart, was auf die Haut und Schleimhaut hindeutet. Der Geruch weist auf das Nervensystem und auf die Psyche hin. Die rote Farbe am Stiel deutet auf Herz, Energie; Blut und Gefäße hin.

Bekannte Inhaltsstoffe: Ätherische Öle, darunter auch Eugenol, sowie Gerb- und Bitterstoffe

Handel: In der Apotheke als Wurzel unter der Drogenbezeichnung „Radix Gei Urbani conc." (Firma Klenk und Firma Caelo), über Kräuter Schulte als „Nelkenwurzkrautwurzel", „Nelkenwurzkraut" oder als „Nelkenwurzkrauttinktur" erhältlich.

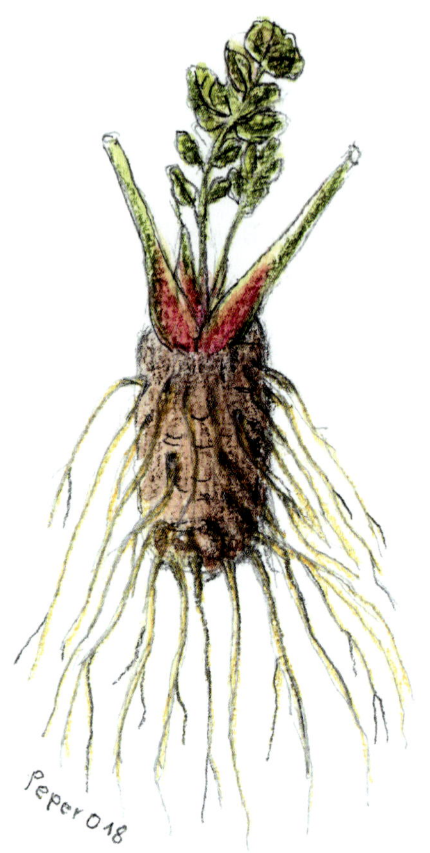

Odermennig

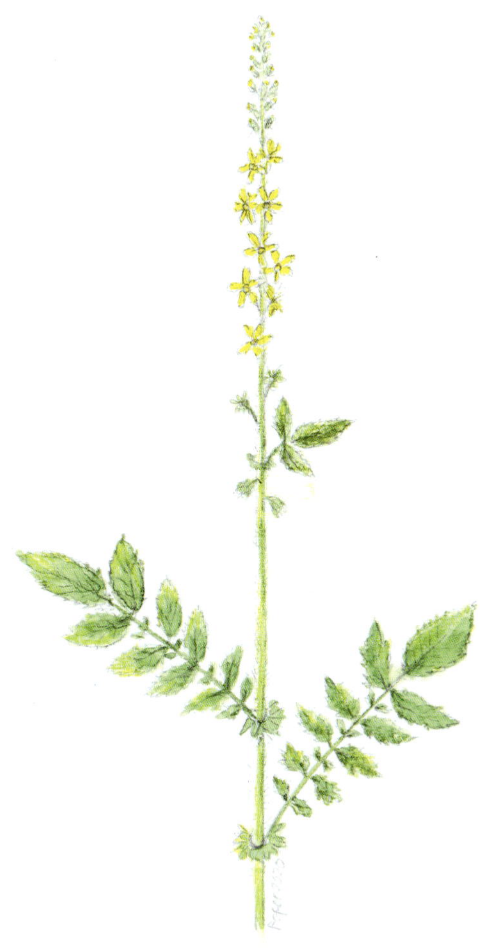

Botanische Bezeichnung
Agrimonia eupatoria

Niederländische Bezeichnung
Agrimonie

Quelle: Physica, Cap. 1-114, S. 132 / 133.

Indikation nach Hildegard: Kalter Magen, mit Ausspucken von viel Flüssigkeit und Schleim aus den kranken Eingeweiden.

Anwendung: Als Odermennigwein jeweils 1 Likörglas nüchtern und nach dem Essen trinken.

Herstellung: Das frische Kraut wird ein paar Stunden in Wein eingelegt und dieser Wein wird dann getrunken.

Zusätzliche Erkenntnisse: Nach dem Abt Walhafrid Strabo wirkt die Pflanze zerrieben getrunken gegen scheußliche **Schmerzen des Magens**. Bei einer Verwundung durch ein feindliches Schwert riet er, die zerstoßenen Keime auf die offene Stelle aufzulegen. Dies wirkt nach seinen Angaben besonders, wenn der Umschlag dazu noch mit beißendem Essig getränkt wird.

Meiner eigenen Erfahrung nach wirkt der Odermennig als Tee gegen **Durchfälle**, gegen **Gallenstauungen**, **Appetitlosigkeit** und bei akuten **Gallensteinkoliken**. Ebenfalls ist es als Gurgelmittel bei **Halsentzündungen** und **Heiserkeit**, aber auch zur regelmäßigen Pflege der **Stimme** zum Beispiel bei Sängern anwendbar. Außerdem wird dem Odermennig eine metastasenhemmende Wirkung bei Krebs nachgesagt.

Der belgische Mönch Guy van Leemput nennt es noch bei Durchfall und Gallestörungen und als Hilfsmittel bei Bettnässen. Er lobt es auch als Mundspülmittel bei Zahnfleischentzündung.

Signatur: Die Stängel sind leicht behaart, was auf die Haut und Schleimhaut hindeutet. Die gefächerten Blätter weisen auf eine krampflösende Wirkung hin. Die Pflanze hat gelbe Blüten, was zusammen mit dem bitteren Geschmack auf die Leber und die Galle hindeutet. Die Pflanze wächst oft allein, was auf Widerstandskraft hindeutet. Sie blüht spiralweise, also in Bewegung kommend. Die Früchte sind Kletten, die sich zum Beispiel wie Metastasen im Fell eines Hundes verstreut verhaken. Dies gibt uns einen Hinweis auf die metastasenhemmende Wirkung der Pflanze.

Teezubereitung: 2 gestrichene TL der Droge auf 0,25 l kochendem Wasser, 10 Minuten ziehen lassen. 2–3x täglich 1 Tasse trinken.

Dosierung der Tinktur: 3x täglich 20 Tropfen in Wasser einnehmen.

Anmerkung: Beim Trocknen muss man unbedingt unter 40 Grad bleiben, weil sonst die Inhaltsstoffe zerstört werden.

Bekannte Inhaltsstoffe: Gerbstoffe, Bitterstoffe, ätherisches Öl, Kieselsäure und Schleimstoffe

Handel: Über die Apotheke unter der Bezeichnung „Herba Agrimoniae", über Kräuter Schulte über die Bestellnummer 6344 Katalogbezeichnung Odermennigkraut KBA oder auch als „Odermennigkrauttinktur" erhältlich.

Oregano / Dost / Wilder Majoran

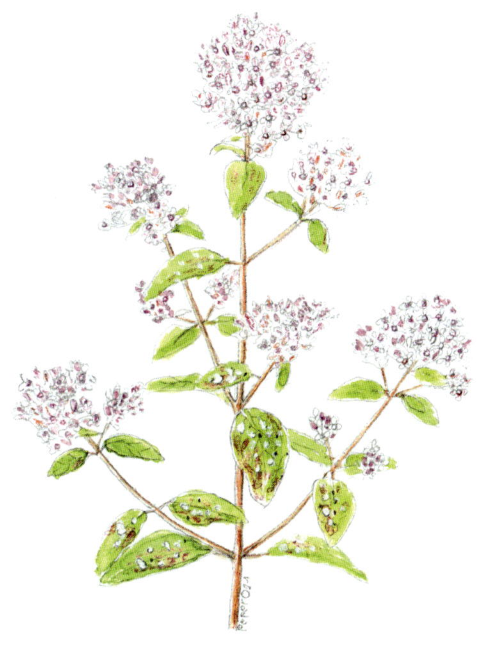

Botanische Bezeichnung
Origanum vulgare

Niederländische Bezeichnung
Oregano, Majorlein

Quelle: Physica, Cap. 1-112, S. 130.

(Dostmischpulver: Sigrid Hirsch / Felix Grünberger, S. 128.)

Indikation nach Hildegard: Nachlassen des **Gehörs**, **Schwerhörigkeit**, **Ohrgeräusche**

Anwendung: Als Dostmischpulver (Gehörpulver) anwendbar.

Bestandteile: 15 g Galgant, 5 g Aloe, 30 g Dost, 30 g Pfirsichblätter

Indikation der Salbe: Schuppenflechte, Hautreizungen

Anmerkung: Ich selbst habe in der Praxis die besten Erfahrungen mit Oregano in homöopathischer Form als Oregano D12 dreimal täglich 5 Kügelchen gemacht. *(Nur nach Anweisung einer homöopathisch ausgebildeten Fachperson!)*

Der französische Mönch Odo Magdunensis aus dem Loire-Tal schrieb im 11. Jahrhundert: *Origanum soll erwärmender, trocknender Kraft sein. Gegessen und oftmals getrunken heilt er Prellungen und vertrocknet Geschwülste. Getrunken oder gestampft aufgelegt, mindert er überstarken Monatsfluss. Juckreiz, Kopfgrind und Male auf der Haut behebt er, wenn man mit seiner Abkochung die Körperstellen häufig wäscht. Nimmt man den Saft des grünen Krautes ein, heilt er durch seine Trocknungskraft die Schwellungen des Rachenzäpfchens und des Schlundes, behält man den Saft im Mund, heilt er Wunden im Mund.*

Er beschrieb den Dost aber auch als Gegenmittel bei **Vergiftungen**, insbesondere durch Eisenhut.

Signatur: Wenn man den Blütenstand von oben betrachtet, so kann man die Ähnlichkeit mit dem Bild der Schuppenflechte erkennen. Immer wieder kann man auch einzelne Blätter mit weißen und rötlichen Flecken, die ebenfalls Ähnlichkeit mit dem Bild der Schuppenflechte haben, beobachten. Nach Odo Magdunensis soll Origanum erwärmender, trocknender Kraft sein, was natürlich zumindest einen Teil der Wirkung erklärt.

Bekannte Inhaltsstoffe: Ätherisches Öl, Thymol, Karvakol, Terpen, Gerbstoff, Harz und Bitterstoffe

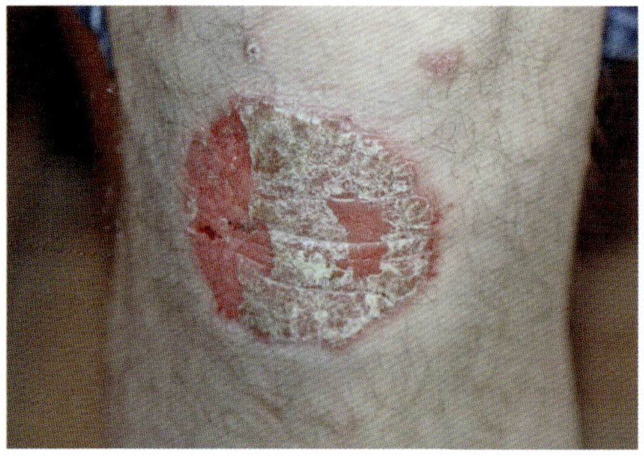

Selbstgemachte Oreganosalbe

Man benötigt eine Handvoll fein geschnittenen Oregano mit Blüten, 1 Schnapsglas (20 ml) Olivenöl, 125 g Butter sowie 2 g Bienenwachs.

Das Öl, die Butter und den Bienenwachs in einem Topf miteinander verschmelzen und dann den Oregano hinzugeben. Die Mischung wird dann zum Sieden gebracht, kurz aufgekocht und der Topf dann vom Herd genommen und über Nacht zum Durchziehen beiseitegestellt. Am nächsten Tag wird die Salbe noch einmal kurz erwärmt, durch ein Mulltuch abgeseiht und in Salbenkruken gefüllt. Nach dem Erkalten ist die Salbe gebrauchsfertig. Zum Aufbewahren in den Kühlschrank stellen

Handel: Als „Dostmischpulver" über die Zähringer Apotheke in Konstanz und als homöopathisches Mittel unter der Bezeichnung „Oregano D12" als 10 g Globuli erhältlich. *(Nur nach Anweisung einer homöopathisch ausgebildeten Fachperson!)*

Pelargonie

siehe unter Storchenschnabel, Seite 302

Petersilie

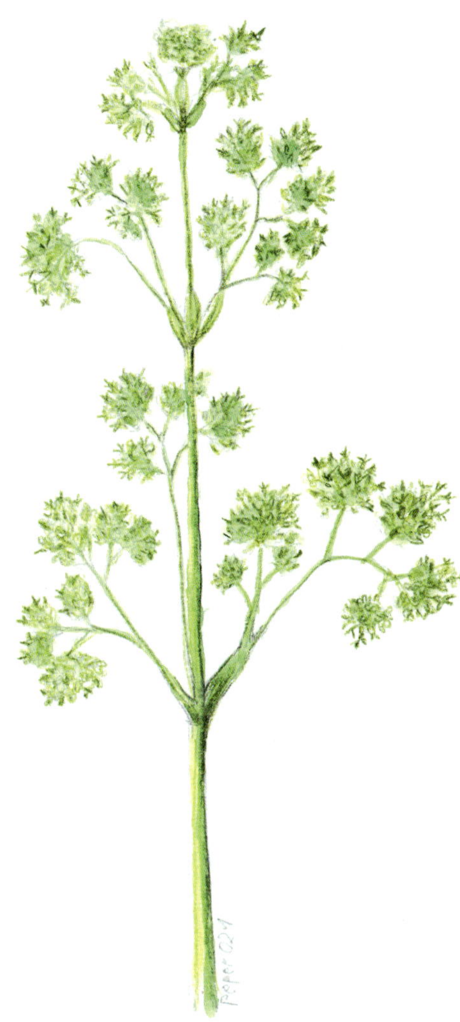

Botanische Bezeichnung
Petroselinum crispum

Niederländische Bezeichnung
Peterselie

Quelle: Physica, Cap. 1-68, S. 96.

Indikation des Krautes nach Hildegard: Gicht, Wasseransammlung im Bauch, Steinleiden

Anwendung: Petersilie soll möglichst frisch gegessen werden.

Indikation des Weines nach Hildegard: Herz, Kreislauf, erweitert die **Herzkranzgefäße**, verbessert die **Durchblutung** und ist somit geeignet zur unterstützenden Behandlung nach **Herzinfarkt**. Hilft bei **Müdigkeit, Milz,** gilt als **Vitaltrank**, zur Beruhigung bei **Stress**, hilft bei **Seitenstechen, Melancholie, Trauer, Depressionen, Einschlafschwierigkeiten**

Anwendung: Als Petersilienhonigherzwein anwendbar.

Zusätzliche Erkenntnisse: Petersilie (Samen) wirkt harntreibend, Petersilie frisch verbessert die Durchblutung bei Gangrän. Hier wird es auf Schwarzbrot gegessen. Frische Petersilie zerhackt auf einen Lappen gestrichen und auf die Brust gebunden, hilft beim Abstillen. Petersilie, frisch gekaut lindert den Knoblauchgeruch.

Signatur: Die möhrenartige Wurzel deutet auf Erdung hin. Die Doldenblüte steht für Erwärmung, in diesem Fall der Verdauungsorgane und des Herzens. Sie hat mehr Wärme als Kälte und erwärmt das Herz. Die verzweigten Stängel dieses Krautes deuten auf die Gefäße hin.

Bekannte Inhaltsstoffe: 2–6 Prozent ätherisches Öl (Apiol und Myristicin) sowie Phenylpropane, Terpene und das Flavonglykosid Apiin und viel Vitamin C.

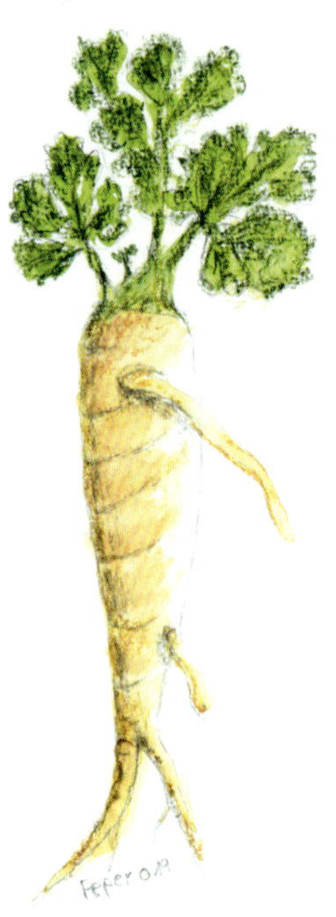

Handel: Frisch im Bioladen oder Gemüsemarkt und als „Petersilienhonigherzwein" über die Zähringer Apotheke in Konstanz erhältlich. Als Meluvin Biotrank über Fa. Posch in Österreich erhältlich.

Pfeffer

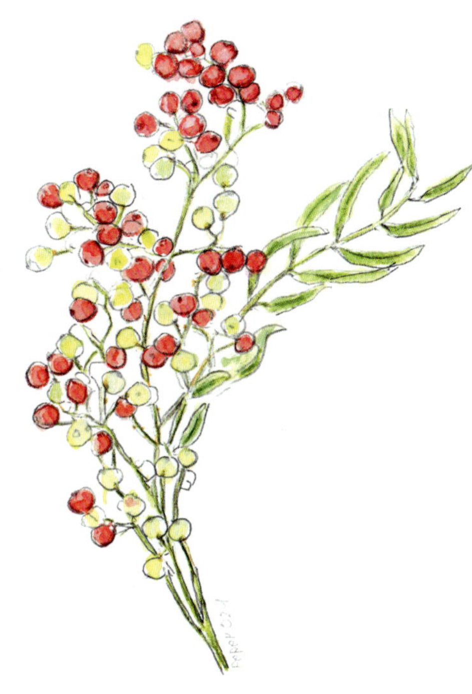

Botanische Bezeichnung
Piper nigrum / album

Niederländische Bezeichnung
Peper

Quelle: Physica, 1-16, S. 53 / Große Hildegard Apotheke, Hertzka / Strelow, S. 30.

Indikation nach Hildegard: Appetitlosigkeit, psychisch bedingte **Magersucht**, **Milzsüchtigkeit**

Anwendung nach Hildegard: *Wenn aber einer spleenig ist (spleenicus, milzsüchtig, verschroben), und wer sich vor dem Essen ekelt, sodass ihn das Essen nicht freut, der esse in mäßiger Menge Pfeffer in einer Speise und Brot dazu, und es wird ihm mit der Milz besser gehen und er wird den Ekel vor dem Essen ablegen.* Also heißt es, dass man regelmäßig, aber mäßig mit Pfeffer würzen soll.

Warnung nach Hildegard: *Wenn man zu viel davon isst, schädigt er den Menschen und bereitet Pleuritis, (Brustfellentzündung) und zersetzt in ihm die (wohl abgestimmten) Säfte.*

Zusätzliche Erkenntnisse: Der französische Mönch Odo Magdunensis aus dem Loire-Tal schrieb im 11. Jahrhundert: *Pfeffer soll erwärmender, trocknender Kraft sein, und zwar jeweils im dritten Grad. Es gibt drei Pfefferarten: Weißpfeffer, Langpfeffer und Schwarzpfeffer. Doch weil den Ärzten nur 2 Arten bekannt sind, will ich über den Schwarzpfeffer einiges sagen, was ich weiß. Roh genossen und mit Honig verquickt, unterstützt er die Verdauungskraft des Magens und der Leber, er heilt Verderben bringende Bisse, behebt die Abscheu vor Speise und stellt sich den verschiedenen Brustbeschwerden gern entgegen. Das Wechselfieber (Malaria), das meistens durch Kälte erregt wird, bezähmt er, sofern er vor Eintreten des Schüttelfrostes genommen wird. Trinkt man ihn mit Lorbeeren oder mit gut gestampften Pfefferblättern in Lauwein, so lindert er das Bauchgrimmen.*

Wie mir eine ältere, ursprünglich aus Emden stammende Frau erzählte, wurde er von ihrer Großmutter früher auch als blutungsstillendes Mittel bei **Schnitt- und Schürfwunden** benutzt. Ich habe dies selbst mehrfach bei kleineren Schnittwunden ausprobiert, die ich mir beim Rasieren zugezogen habe. Anfänglich brennt es zwar, doch der Pfeffer stillt die Blutung tatsächlich schnell und nachhaltig. Man kann schwarzen oder weißen Pfeffer verwenden und die Anwendung bei Bedarf ein- bis zweimal wiederholen.

Signatur: Der Pfeffer ist scharf, also erwärmend und trocken, also trocknend. Deswegen trocknet er auch das Blut. Der würzige Geruch weist auf die appetitanregende Wirkung, aber auch auf die Psyche hin.

Bekannte Inhaltsstoffe: Ätherisches Öl, fettes Öl, Säureamide, Piperin, Polysacharide

Handel: Als schwarzer und als weißer Pfeffer im Gewürzhandel erhältlich. Bioware ist zu bevorzugen.

Ein magersüchtiges junges Mädchen (14 Jahre) kam mit ihrer Mutter zu mir in die Praxis. Nachdem ich ihr erklärt hatte, dass sie unbedingt ihre Speisen mit Pfeffer würzen soll, sagte das Mädchen zu ihrer Mutter: „Siehst du, jetzt habe ich die Genehmigung dazu." Die Mutter war völlig perplex und erzählte mir, dass die Tochter ständig alles mit Pfeffer würzen würde und sich das auch nicht verbieten ließe.

Das Mädchen hatte also instinktiv gespürt, dass ihr der Pfeffer gut tut.

Pfingstrose

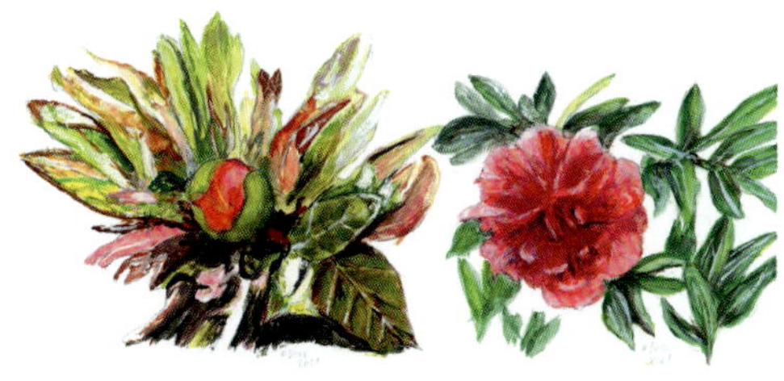

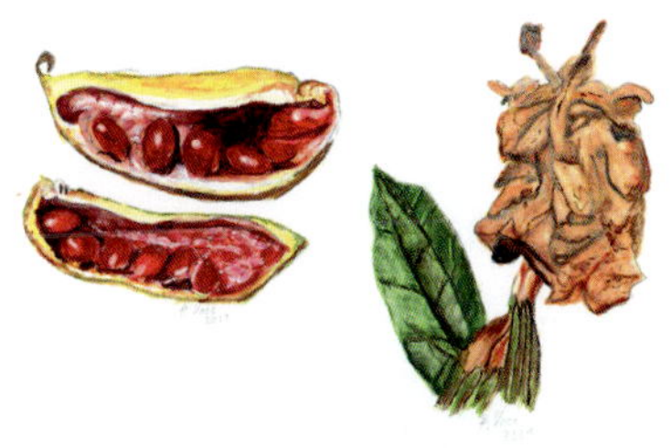

Botanische Bezeichnung
Paeonia officinalis

Niederländische Bezeichnung
Pion, Boerenpion, Pionroos

Quelle: Physica, Cap. 1-127, S. 144 / 145.

Indikation nach Hildegard: Dreitage- und Viertagefieber, wenn ein Mensch den Verstand überschreitet, **Verschleimung im Kopf- und Brustbereich**, **Epilepsie**, **Verwirrung**, **Magenschmerzen** durch unverdaute Speisen, **Mundgeruch**, **Milben** im Haar, gegen **Motten**.

Anwendung: Bei Fieber die Wurzel zerquetschen, in Wein einlegen und oft davon trinken. Bei Verwirrung die Samen in Honig einlegen und auf die Zunge legen. (Funktioniert auch mit Tee / Pulver aus den Blüten.) Bei Verschleimung die Wurzel und den Samen in Wein sieden und regelmäßig warm trinken. Bei Epilepsie den Samen in Blutegelblut tauchen und in Mehl eintauchen und dem Kranken bei Anfällen in den Mund legen. Bei Milbenbefall aus Wurzel und Samen eine Lauge herstellen und den Kopf damit waschen. Bei Mottenbefall die Wurzel und die Blätter zwischen die Kleider legen. In Bezug auf die Anwendung bei Verwirrung habe ich anstelle der Samen auch mit Erfolg die Blüten als Pulver und als Tee eingesetzt. Sogar bei Parkinson mit Kopfschütteln lohnt es sich, an dieses Mittel zu denken.

Teezubereitung: 2–3 TL der Blüten auf 0,25 l kochendes Wasser. 10 Minuten ziehen lassen, 3x täglich 1 Tasse trinken. Der Wurzeltee wird auf die gleiche Art zubereitet, aber 10–15 Minuten ziehen gelassen.

Zusätzliche Erkenntnisse: Im Lorscher Arzneibuch (795), III. 43 / VI. 16 wird die Pfingstrose bei **Schwindel**, **Kopfweh**, **Fallsucht** (Epilepsie) und bei **Sodbrennen** und **Seitenstechen** sowie bei **Schmerzen in der Brust** erwähnt. Außerdem wird sie dort noch bei **Verdauungsbeschwerden** genannt. Zudem wird sie dort Patienten empfohlen, die von einer langen Krankheit nicht genesen und eine schlechte Farbe im Gesicht haben. Besonders der Tee aus den Blüten hilft hervorragend bei **Hämorrhoiden** und bei **Rissen im Afterbereich**.

Der französische Mönch Odo Magdunensis aus dem Loire-Tal schrieb im 11. Jahrhundert folgendes: *Die Ärzte sagen, dass die Pfingstrose erwärmende, trocknende Kraft, und zwar jeweils im zweiten Grad, besitzt. Mit Met genossen, unterstützt sie Milz, Leber und Nieren und gibt man ihr fein gemahlene Mandeln bei, sorgt sie für einen geordneten Monatsfluss und hält den Durchfall fern. Nimmt man ihre Abkochung in Wein wiederholt zu sich, so lindert sie die harten Blasenschmerzen, aber auch den Gesichtsfeldausfall und den Magenschmerz, das Nierenleiden und die Gelbsucht. Sogar, wenn Kinder ein Steinleiden haben, wird das durch den Trunk verjagt, genauso wie Bedrängnisse, wie sie die Träume der Nacht mit sich bringen, wenn er oftmals getrunken wird.*

Die Wurzel wurde bei uns in **Ostfriesland** ebenfalls gegen Epilepsie, aber auch zur Nachsorge bei einem **Schlaganfall** und bei Schwindel verwendet. Sie wurde meistens um den Hals gehängt. Eine Anwendung als Tee ist ebenfalls möglich. Auch bei Entzündungen im Enddarm, oft mit Brennen, Jucken und Schmerzen und Durchfall verbunden kann man die Pfingstrose sowohl als Blüte als auch als Wurzel einsetzen.

Der belgische Mönch Guy van Leemput nennt die Blüten ebenfalls bei einer Neigung zu Epilepsie und Verkrampfung.

Signatur: Wenn die Blütenknospen sich öffnen, kann man darin die Ähnlichkeit zum Anus erkennen. Das Bild wirkt, als wäre der Anus eingerissen, sodass Blut zum Vorschein kommt. Die Samenschoten wirken längsseitig aufgeschnitten, wie ein Stück vom Enddarm mit den darin liegenden roten Samen, welche wie Hämorrhoiden aussehen. Die Blätter vermitteln oftmals einen verwirrten Eindruck. Die Blütenknospe sitzt auf dem Stängel wie der Kopf auf dem Hals und hat eine deutliche Gefäßzeichnung. Die Wurzel ähnelt dem Enddarm.

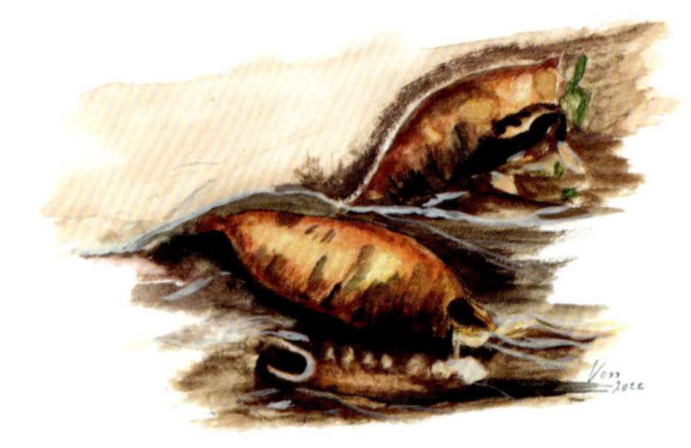

Bekannte Inhaltsstoffe: Die knollige, fleischige Wurzel, aber auch die Blütenblätter enthalten Paeniflorin und Peregrinin, Kämpferol, Stärke, Gallotannin und Saccharose.

Achtung: Bei einer Überdosierung kann es zu einer Gastroenteritis und einer Reizung des Magendarmtraktes mit Übelkeit und Erbrechen kommen. Dies ist meinen eigenen Erfahrungen nach allenfalls durch die Wurzel, aber wohl kaum durch den Blütentee zu erwarten. In meiner Praxis ist dies jedoch bisher nicht vorgekommen.

Handel: Die Blüten erhält man in der Apotheke unter der Bezeichnung „Flores Paeoniae". Über Kräuter Schulte bekommt man die Wurzel als „Pfingstrosenwurzel, geschnitten".

Pfirsichblätter

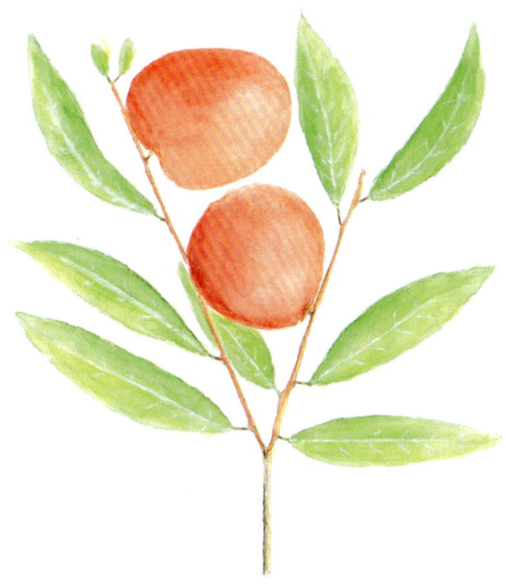

Botanische Bezeichnung
Prunus persica

Niederländische Bezeichnung
Persikbladen

Quelle: Physica, Cap. 3-5, S. 240 / 241 / Große Hildegard Apotheke, Hertzka / Strelow, S. 32.

Indikation nach Hildegard: Mundgeruch, Eiterungen, eiterige **Bronchitis, Bronchiektasie, Otitis, Lungenabzess, Nebenhöhleneiterungen**.

Anmerkung: In den Handschriften wird es nach Dr. Hertzka zwar etwas unterschiedlich beschrieben, aber alle stimmen darin überein, dass der Eiter aus der Brust verschwindet, wo er bekanntlich oft einen schlechten Atem verursacht.

Anwendung: Als Pfirsichelixier, 3x täglich 1 Likörglas voll lange im Mund behalten und dann herunterschlucken. Bei empfindlichen Magen kann die Menge auf 1 EL bis 1 TL herabgesetzt werden. Das Elixier soll nicht heruntergekippt, sondern im Mund eingespeichelt und erwärmt werden.

Herstellung: Rezept siehe im Rezeptteil dieses Buches, ab Seite 503.

Signatur: Überreife Pfirsiche können in ihrem Fruchtfleisch eine optische Ähnlichkeit mit Eiter aufweisen.

Bekannte Inhaltsstoffe: Gerbsäuren

Handel: Als „Pfirsichblätterelixier" über die Zähringer Apotheke in Konstanz erhältlich. Als Pfirsichblätter-Trank Bio über Fa. Posch in Österreich erhältlich.

Pflaumenasche / Pflaumenaschenlauge

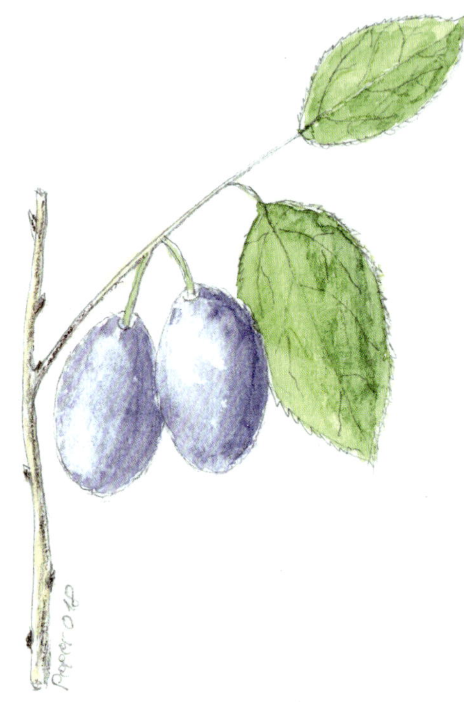

Botanische Bezeichnung
Prunus domestica

Niederländische Bezeichnung
Pruimenas

Quelle: Physica, Cap. 3-7, S. 243 / 244, Hertzka / Strelow, S. 154 / 155.

Indikation nach Hildegard: Haarausfall, hormonell bedingter Haarausfall, zu wenig Haarfülle, Verbesserung der **Haarstruktur**, **Kopfschmerzen**

Anwendung: Das Haarwasser nach jeder Haarwäsche in die Kopfhaut einmassieren und 1–2 Stunden einwirken lassen. Dazu wickelt man ein großes Tuch als Turban um den Kopf.

Hildegard speziell: Wenn dein Kopf schuppig ist oder welkt, wasche ihn oft mit dieser Lauge und er wird gesund und schön und er wird viele schöne Haare hervorbringen.

Bekannte Inhaltsstoffe: Noch nicht bekannt.

Signatur: bisher unerforscht.

Handel: Als „Pflaumenaschehaarwasser" über die Zähringer Apotheke in Konstanz oder als „Pflaumenaschenlauge" über Fa. Jura erhältlich.

Pflaumenbaumwasser

Botanische Bezeichnung
Prunus domestica

Niederländische Bezeichnung
Pruimenboomwater

Quelle: Physica, Cap. 3-7, S. 243/244, Hertzka/Strelow, S. 154/155.

Indikation nach Hildegard: Remineralisierende **Haarpflege, Kopfhaut, Haarausfall**

Anwendung: Als Pflaumenhaarwasser.

Zusätzliche Indikation: **Lippenschwellungen, Gichtschübe, Gichtknoten** an der Hand und an Fingergelenken.

Anwendung: 1 x täglich einen Leinenlappen mit dem Baumsaft tränken und auf den schmerzenden Stellen fixieren.

Anmerkung: Wir ritzen im Frühjahr die Rinde des Pflaumenbaumes bis zum saftführenden Gewebe an und fangen das auslaufende Pflaumenbaumwasser in einem Fläschchen auf.

Signatur: Unbekannt

Bekannte Inhaltsstoffe: Kalium (weiteres ist bisher unerforscht).

Handel: Erhältlich über die Zähringer Apotheke in Konstanz.

Poleiminze

(Leicht giftig)

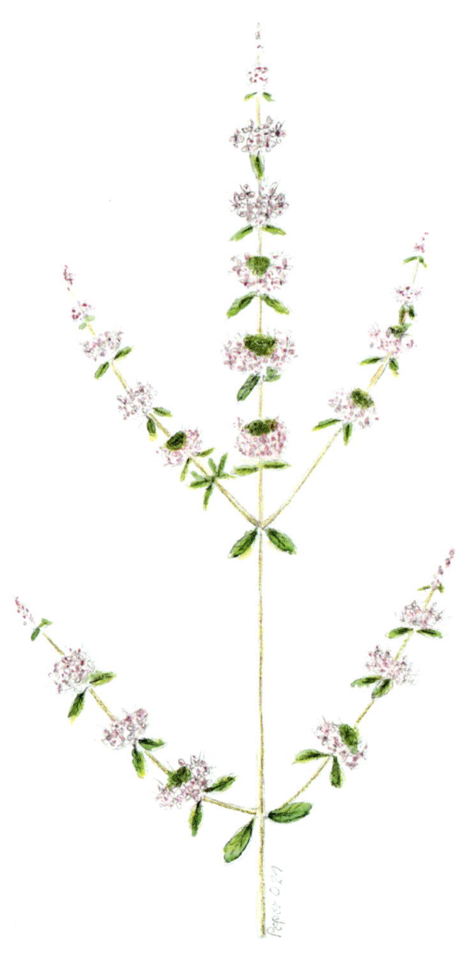

Botanische Bezeichnung
Mentha pulegium

Niederländische Bezeichnung
Polei, Poleimunt

Quelle: Physica, Cap. 1-126, S. 143.

Indikation nach Hildegard: Fieber, starke Kopf- und Magenschmerzen, wirkt positiv auf die Nerven im **Magenbereich**, auch bei **Kälte im Magen** und zur **Darmgesundheit**, Reinigung anwendbar.

Anwendung: Für diese Bereiche sollte nach Hildegard die Poleiminze roh gegessen oder dem Fleisch beigegeben werden. Einfacher ist die Anwendung als Saft. Zur Not kann die Pflanze auch als Tee eingesetzt werden. Die Hildegardanweisung lautet aber frisch.

Dosierung des Saftes: 2–3x täglich 30–50 Tropfen in Wasser oder in etwas Wein einnehmen.

Auch als Poleiessighonig anwendbar.

Indikation: Reinigt den Magen, stärkt die **Sehkraft**, verbessert die **Körperausdünstung.**

Querverweis: Ist auch Bestandteil des Muskatellersalbei-Weines nach Hildegard von Bingen.

Zusätzliche Erkenntnisse: Nach dem Abt Walahfrid Strabo heißt es: *Als Trank oder als Umschlag schafft die Poleiminze Heilung für den Gang der Verdauung. Stecke dir einen Zweig von der Polei hinters Ohr, damit nicht die Sonnenhitze Kopfweh bewirke.*

Der französische Mönch Odo Magdunensis aus dem Loire-Tal schrieb im 11. Jahrhundert: *Die Kraft der Poleiminze soll erhitzend und trocknend sein, jeweils im 3 Grad. Stampfst du das Kraut mit Salz und verquickst es mit Honig, kannst du mit dieser Salbe verkrüppelten oder verkrampften Gliedern helfen. Das Pulver mit Honig genossen oder getrunken, kann zähklebrige Säfte in der Brust verdünnen und wunderbar durch Ausspeien hinausführen.* (gemeint ist der Weißschleim). *Brechreiz oder beißender Magenschmerz wird geheilt, wenn man es mit verdünntem Wein nimmt oder mit wässerigen Essig* [verdünnt]. *Auch sorgt es mit lauem Wein genossen für einen geordneten Monatsfluss und zieht eine zögernde Nachgeburt hinaus.*

Anmerkung: Odo schrieb aber auch, dass die Pflanze abortiv wirkt. Deshalb sollte sie von Schwangeren nicht eingenommen werden.

Teezubereitung: 2–3 TL auf 0,25 l kochendes Wasser. 10 Minuten ziehen lassen, 3x täglich 1 Tasse trinken.

Signatur: Der Polei hat eine angenehme Wärme und ist trotzdem feucht und kann durch die Wärme zusammen mit Salz die Kälte im Magen hinweg nehmen. Der minzige Geruch weist auf das Nervensystem, aber auch auf die reinigende Kraft im Magen und im Darmbereich hin. Der Stängel mit den für eine Minze sehr kleinen Blättern wirkt ein wenig verkrampft. Wenn man sich beim Arbeiten mit dieser Pflanze zufällig durch die Augen streicht, dann merkt man den überaus erfrischenden Effekt auf die Augen.

Bekannte Inhaltsstoffe: Gerbstoffe, Bitterstoffe, Flavonoide, Menthol, ätherische Öle

Handel: Über die Zähringer Apotheke als „Poleyminzensaft" (50/100 ml) und als „Poleyessigwein" (500 ml) sowie über Kräuter Schulte als „Poleiminzekraut" erhältlich. Als Methapul Magenfreundlich und alkoholfrei über Fa. Posch in Österreich erhältlich.

Quendel

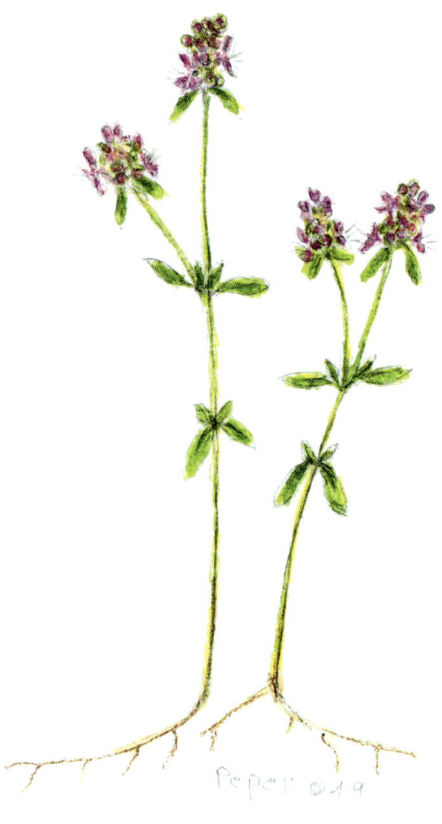

Botanische Bezeichnung

Thymus serpyllum

Niederländische Bezeichnung

Wilde Tijm

Quelle: Physica, Cap. 1-32, S. 6.

Indikation nach Hildegard: Hautallergien, Akne und Darmerkrankungen

Anwendung: Als Tee und als Gewürz und äußerlich als Quendelsalbe anwendbar.

Indikation der Salbe: Hautausschläge, unreine Haut

Indikation der Quendelkekse: Diese Kekse helfen gegen **Durchblutungsstörungen**, bei **Cerebralsklerose** und bei **Gedächtnisschwäche**.

Zusätzliche Erkenntnisse: Der französische Mönch Odo Magdunensis aus dem Loire-Tal beschrieb im 11. Jahrhundert den Quendel zur Anwendung bei **Tierbissen** und bei **Verdauungsstörungen**. Er bezeichnet den Quendel zudem als harntreibend und schrieb, dass der Quendel auch **Menstruationsstörungen** behebe. Nach meinen eigenen Erkenntnissen wirkt der Quendel auch bei **Husten**, **Bronchitis** und Lungcnentzündung sowie gegen **Regelbeschwerden**, wenn die Schmerzen zum Rücken hinziehen, und **Rheuma**. Typisch ist, dass die Beschwerden sich beim Hinlegen verschlimmern.

Teezubereitung: 2–3 TL auf 0,25 l kochendes Wasser. 10 Minuten ziehen lassen, 3x täglich 1 Tasse trinken.

Signatur: Wenn man sich das Bild der blühenden Pflanze auf die Haut des Menschen denkt, dann bekommt man eine Vorstellung des Bildes von einer pickeligen Hauterkrankung.

Dies kann man mit Akne, aber auch mit Neurodermitis übersetzen.

Bekannte Inhaltsstoffe: Ätherische Öle Thymol, Pinene, Carvacrol, Gerbstoffe, Flavonoide, Bitterstoffe, Vitamine, Mineralstoffe

Handel: Über Kräuter Schulte als „Quendelkraut", als „Quendelsalbe" über Fa. Jura und die Zähringer Apotheke in Konstanz, hier als 50/100 g, erhältlich. Als Quendelcreme über Fa. Posch in Österreich erhältlich.

Quitte

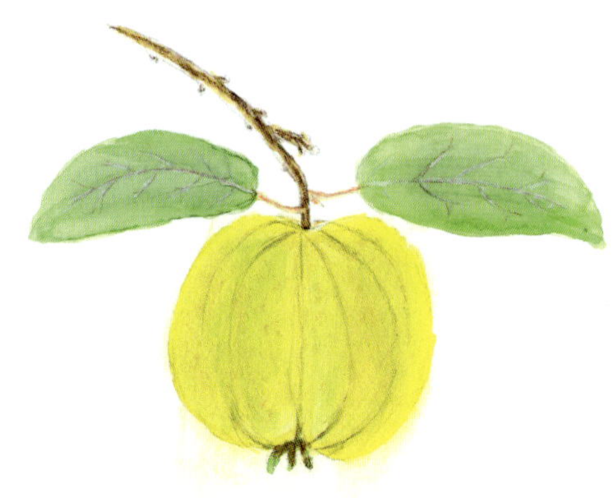

Botanische Bezeichnung
Cydonia oblonga

Niederländische Bezeichnung
Kweepeer

Quelle: Physica, Cap. 3-4, S. 239/Ellen Breindl, S. 256.

Indikation nach Hildegard: Rheuma, Arterienverkalkung, Gicht, offene Haut/Beine (decubitus, ulcus cruris), **Verbrennungen, Übersäuerung**

Anwendung: 3 x täglich 3 Tabletten in Wein einnehmen. Gekochte oder gebratene Quittenscheiben auf offene Beine und verbrannte Hautstellen auflegen. Man kann auch die Kerne zu Gelee auskochen und dieses auf die Haut auftragen.

Zusätzliche Erkenntnisse: Quittensaft wirkt adstringierend auf die Magenschleimhaut.

Bekannte Inhaltsstoffe: 10 Prozent Pflanzenschleim, B-Vitamine, Niacin und Vitamien C, darüber hinaus Mineralien wie Kalzium und Eisensalze als auch Phosphat und Gerbstoffe.

Quittenkernschleim

Indikation: Der Quittenkernschleim (Mucilago semium Cydoniorum) ist äußerlich bei Verbrennungen in der britischen Pharmakopoe aufgeführt.

Herstellung (nach dem schwäbischen Kräuterpfarrer Lorsch): 1 Teil Quittenkerne werden mit 50 Teilen Wasser oder Rosenwasser gekocht.

Anwendung: Bei **entzündeten Augen, aufgesprungener, schrundiger Haut** (besonders an den Brustwarzen) und zum Gurgeln gegen **Halsgeschwüre**.

Dosierung der Tabs/Tabletten: 3x täglich jeweils 3 Tabs mit Wasser einnehmen.

Signatur: Quittenschleim wirkt kühlend, reizmildernd und kann deshalb bei Verbrennungen und Sodbrennen helfen.

Bekannte Inhaltsstoffe: Gerbstoffe (Tannin), Schleimstoffe, Fruchtsäuren, Amycdalin, Pektin, Vitamine, Mineralstoffe.

Handel: Als „Quitten-Fruchtaufstrich" und als „Quittentabs" (Tabl.) über die Fa. Posch, als „Quittengelee" oder „Quittenkonfitüre" über die Fa. Fassl.

Rainfarn

(Leicht giftig)

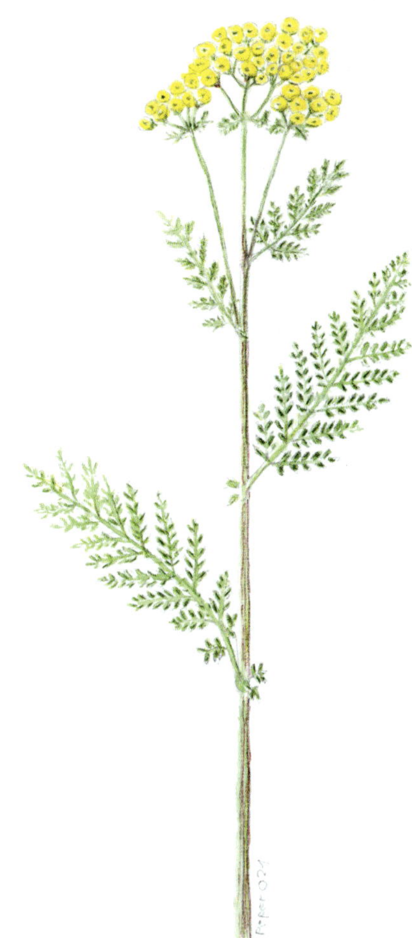

Botanische Bezeichnung

Tanacetum vulgaris

Niederländische Bezeichnung

Boerenwormkruid

Quelle: Physica, Cap. 1-11, S. 128/129.

Indikation nach Hildegard: Schnupfen, trockener Husten, Grippe, Prostataleiden, Harnverhaltung, Menstruations-Störungen, A-Hypomenorrhoe, Harnverhalten, Prostatavergrößerung. Hilft nach Ellen Breindl auch bei **Reizblase** und **Blasenschwäche**.

Anwendung: Anzuwenden als Rainfarnwein.

Dosierung: 3 x täglich 1 Likörglas voll einnehmen.

Herstellung: 50 ml Rainfarnsaft mit 1 l Wein mischen.

Anmerkung: Anstatt Rainfarnsaft kann auch 100 ml Rainfarntinktur mit 1 l Wein gemischt werden. Eine Wirkung als Tee ist ebenfalls feststellbar.

Zusätzliche Erkenntnisse: Der belgische Mönch Guy van Leemput schrieb, dass Rainfarn gegen **Darmparasiten** wirke. Schon der niederländische Name „Boerenwormkruid" also Bauernwurmkraut, deutet daraufhin. Auch bei Schwierigkeiten mit der **Verdauung** und dem **Stoffwechsel** nennt er das Kraut. Weiter schreibt er, dass das Kraut einen günstigen Einfluss auf den **Leberstoffwechsel** bei einer Hepatitis hat. Nach der ostfriesischen Volksmedizin fördert der Tee die **Durchblutung** und wirkt gegen **Schwindel**. Eine Einreibung mit den frischen Blättern hält **Stechmücken** von der Haut fern. Bremsen lassen sich davon allerdings nicht beeindrucken.

Teezubereitung: 2 TL auf 0,25 l kochendes Wasser. 10 Minuten ziehen lassen, 3 x täglich 1 Tasse trinken.

Signatur: Das gefächerte Blatt deutet auf eine krampflösende Wirkung und die gelben Blüten auf die Harnwege hin. Sie wächst im trockenen Sand und hat gelernt, sich trotzdem Wasser zu suchen. Nach der mittelalterlichen Vorstellung ist sie trocknend im dritten Grad. Dadurch kann sie übermäßigen Harnfluss und Schleim trocknen.

Bekannte Inhaltsstoffe: Bitterstoffe, ätherische Öle mit Thujon, Enolin, Alkaloide, Harze, Glycosid, Vitamine

Vorsicht: Rainfarn Ø -Saft wird nur aus dem Kraut ohne Blüten hergestellt. Rainfarnblüten enthalten Thujon reiches Öl, das zu Erbrechen, Übelkeit und Durchfall führen kann. In hohen Dosen führt es zudem zu Krämpfen und Koma. Die Gefahr einer Vergiftung ist somit nur sehr gering, weil die Blüten zur Herstellung nicht verwendet werden.

Handel: Über die Zähringer Apotheke als „Rainfarnsaft" und als „Rainfarnwein" erhältlich.

Raute

siehe unter Weinraute, Seite 331

Rebstock

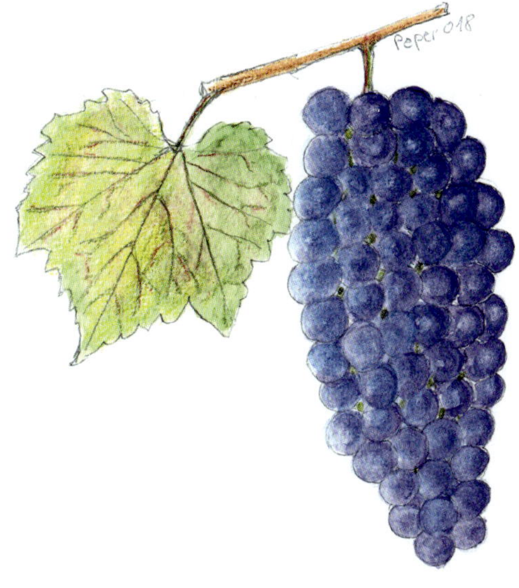

Botanische Bezeichnung
Vitis viniferae

Niederländische Bezeichnung
Wijnstock

Quelle: Physica, Cap. 3-54, S. 282 / 283 /, Ellen Breindl, S. 298 und Fa. Posch Bestellkatalog, S. 50.

Rebaschenlauge

Indikation nach Hildegard: Zähne, Zahnfleisch (Gingivitis, Paradontose)

Anwendung: Man nimmt ein bis zwei TL voll Mundwasser in den Mund, lässt es einige Minuten lang darin warm werden und putzt sich dann damit die Zähne. Das Mundwasser nicht herunterschlucken, sondern nach dem Putzen wieder ausspucken.

Handel: Als „Rebaschenzahnpflege" über die Fa. Jura oder die Fa. Fassl, als „Rebaschenzahnwein" über die Zähringer Apotheke in Konstanz (200 ml / 500 ml) erhältlich. Zudem als „Rebaschen-Zahncreme" (Firma Gutsmiedl) über die Apotheke zu bekommen. Als Lixivum dentale Mundspülung über Fa. Posch in Österreich.

Rebtropfen ölig

Indikation nach Hildegard: Ohren, Stirn, Nebenhöhlenbereich, Kopfschmerzen

Anwendung: Speziell in kalter Jahreszeit sanft um die Ohren, die Stirn und den Nebenhöhlen Einreiben oder Einmassieren oder auch ins Ohr oder die Nase einträufeln.

Bekannte Inhaltsstoffe: bisher unerforscht.

Handel: Als „Rebtropfen, ölige" über die Zähringer Apotheke in Konstanz (10 ml. Nr. 400, 20 ml Nr. 401) oder über die Fa. Fassl als „Rebtropfen, ölig" erhältlich.

Rehleber

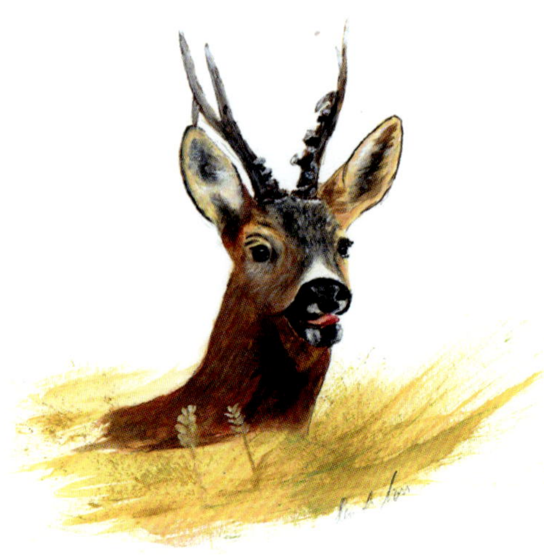

Zoologische Bezeichnung:
Carnes Capreoli

Niederländische Bezeichnung
Reelever

Quelle: Physica, Cap. 7-11, S. 463.

Indikation nach Hildegard: Vichtmittel zur Anwendung bei **Präkanzerose** und bei **Krebs.**

Ein Mensch aber, der von der Vicht (Präkanzerose = Vorkrebsstadium) *geplagt wird, der esse oft von seiner Leber, und es unterdrückt die Vicht in ihm.*

Anwendung: Rehleber wird gebraten gegessen. Eine homöopathische Einnahme, Rehleberblut als D2, ist auch möglich

Hildegard speziell: Das Reh ist gemäßigt und sanft und hat eine reine Natur, und es steigt gern auf die Berge, und es verlangt Luft, und es ist nicht zu warm und nicht zu kalt, sondern gemäßigt. Und auf den Bergen sucht es jene Kräuter, die von der dortigen Luft wachsen, und diese frisst es und so verbraucht es gutes und gesundes Futter. Und sein Fleisch ist für gesunde und kranke Menschen gut.

Zusätzliche Erkenntnisse: Besonders in der homöopathischen Verdünnung in einer D2 habe ich insbesondere auch bei Lebermetastasen und anderen Metastasen erstaunliche Erfolge beobachten können. *(Nur nach Anweisung einer homöopathisch ausgebildeten Fachperson!)*

Dosierung des Homöopathischen Mittels:
3x täglich 5 Tropfen in Wasser einnehmen.

Bekannte Inhaltsstoffe: Unbekannt

Handel: Nicht erhältlich. Wenn dann direkt durch den Jäger.

Als homöopathisches Mittel ist Rehleber bislang noch nicht erhältlich.

Rettich (Schwarzer)

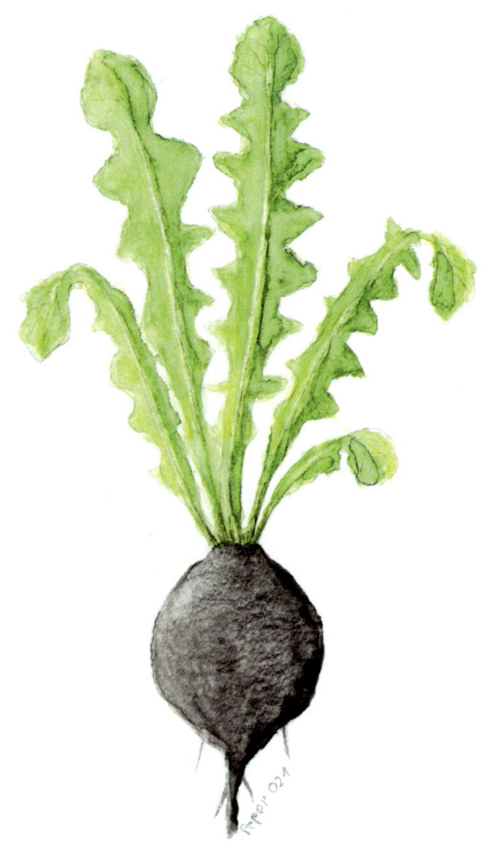

Botanische Bezeichnung
Raphanus sativus

Niederländische Bezeichnung
Rammenas

Quelle: Physica, Cap. 1-89, S. 108.

Indikation nach Hildegard: Gallenleiden, Husten, Frühjahrskur, Blutreinigung

Anwendung: Als Saft trinken.

Hildegard speziell: *Der Rettich ist mehr warm als kalt. Nachdem er ausgegraben ist, soll man ihn unter der Erde an einem feuchten Ort für 2 oder 3 Tage liegen lassen, damit sein Grün gemäßigt werde, umso besser sei er zu essen. Und gegessen reinigt er das Gehirn und mindert die schädlichen Säfte der Eingeweide. Wenn ein starker und fetter Mensch Rettich isst, heilt er ihn und reinigt ihn innerlich. Dem Kranken aber und dem Mageren schädigt er. Wer viel Schleim in sich hat, der pulverisiere den Rettich, koche Honig in Wein und schütte dieses Pulver hinein. Etwas abgekühlt trinke er es nach dem Essen, und dieses Pulver wird ihn vom Schleim reinigen.*

Anekdote: Etwa um 1870 wurde eine Nonne in einem elsässischen Kloster an Gallensteinen operiert. Sie bekam anschließend die Gallensteine mit nach Hause.

Den schönsten Gallenstein ließ sie von einem Mönch in den Griff eines Messers einarbeiten. Beim Rettich schneiden ließ sie das Messer eines Tages in der Schüssel mit dem Rettich liegen, weil sie von der Äbtissin gerufen wurde. Als sie wieder in die Küche zurückkam, hatte sich der Gallenstein in dem Griff aufgelöst. Seitdem wird der Rettichsaft gegen kleine **Gallensteine** und **Gallengries** empfohlen.

Zusätzliche Erkenntnisse: Zur Auflösung von Gallengrieß und kleinen Steinen anzuwenden. Bei dem Abt Walhafrid Strabo heißt es zudem, die Wurzel gegessen besänftige den Husten, der dich erschüttert.

Der Trank aus dem zerriebenen Samen heilt gar oft das Leiden derselben verderblichen Krankheit.

Signatur: Die Wurzelknolle ist schwarz und leicht behaart. Das bedeutet, das sich der Patient mithilfe dieser erden kann. Der scharfe Geruch hat eine spürbare Wirkung auf die Atemwege und vermittelt den Eindruck, als würde das Gehirn dadurch gereinigt.

Bekannte Inhaltsstoffe: Senfölglycoside, ätherisches Öl, Vitamine, vor allem Vitamin C, Mineralstoffe

Handel: Als Rettichsaft (Fa. Schoenenberger) und in der Apotheke und im Reforrmhaus erhältlich.

Ringelblume

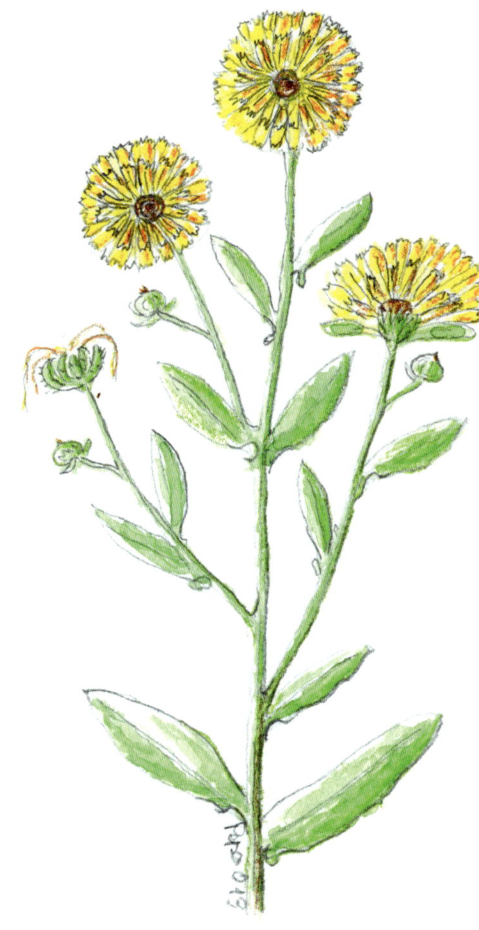

Botanische Bezeichnung
Calendula officinalis

Niederländische Bezeichnung
Goudsbloem

Quelle: Physica, Cap. 1-122, S. 139.

Indikation nach Hildegard: Vergiftungen, Wunden, Entzündungen, Magenschmerzen, vor allem bei Gefühl von Kneifen.

Anwendung: Als Tee oder als Salbe anwendbar.

Zusätzliche Erkenntnisse: Auch der berühmteste Gelehrte des Dominikanerordens Albertus Magnus behandelte die Ringelblume in seinem botanischen Werk. Er verwendete sie äußerlich, wie vor ihm schon die Äbtissin, bei **Wunden** und innerlich als Saft gegen **Milz- und Leberbeschwerden**.

Im 16. Jahrhundert fügte Adam Lonitzer, Stadtarzt von Mainz im Gart der Gesundheit eine weitere Anwendung hinzu: Ringelblume als Pulver in ein Baumwolltuch gegeben und auf die Wange gelegt lindere **Zahnschmerzen**.

Ringelblume als Öl oder als Salbe kann sehr gut zur Behandlung von **Narben** und die Tinktur als Einreibung bei **Insektenstichen** eingesetzt werden.

Der belgische Mönch Guy van Leemput beschreibt die Ringelblume ebenfalls als **Wundheilmittel** und bei **rissiger Haut**, aber auch bei **Fußpilz** und bei anderen **Pilzerkrankungen** (auch Scheidenpilz). Zudem ist sie ein hilfreiches Mittel bei **Ekzemen** und zur Linderung bei **Schuppenflechte**. Er nennt es außerdem als Mundspülmittel bei Entzündungen der **Mundschleimhaut** und bei **Aphten**.

Teezubereitung: 2–3 TL auf 0,25 l kochendes Wasser. 10 Minuten ziehen lassen, 3x täglich 1 Tasse trinken. Der Tee kann zudem kalt zur Spülung verwendet werden.

Signatur: Die Blüten haben eine gewisse Ähnlichkeit mit einer verkrusteten Wunde. Die Blüten sind zur Sonne hingerichtet. Dies ist ein Hinweis darauf, dass die Ringelblume einen wieder mit sich selbst in Einklang bringt. Die Blütezeit ist durchgängig. Dies zeigt Widerstandsfähigkeit, die beim Menschen durch die Einnahme erhöht wird.

Bekannte Inhaltsstoffe: Calendula-Sapogenin, Saponine, Carotinoide, Xanthophylle, Glykoside sowie Bitterstoffe, Schleime, Fermente und organische Säuren

Handel: In der Apotheke unter der Bezeichnung „Flores Calendulae" und über Kräuter Schulte als „Ringelblumenblüten" erhältlich.

Roggen

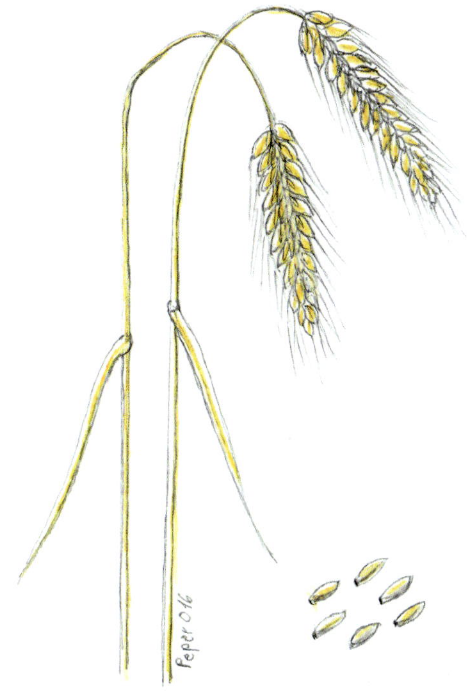

Botanische Bezeichnung

Secale cereale)

Niederländische Bezeichnung

Rogge

Quelle: Physica, Cap. 1-2, S. 42.

Indikation nach Hildegard: Furunkel, Kopfkrätze, wenn Krebse (kleine Würmlein) das Fleisch zernagen.

Anwendung: Erwärmtes Roggenbrot wird auf die Furunkel gelegt. Bei Kopfkrätze wird die Kruste des Brotes pulverisiert, über den Kopf gestreut und nach 3 Tagen mit Olivenöl eingesalbt. Bei Wurmbefall die warmen Brotkrümel regelmäßig auflegen.

Zusätzliche Erkenntnisse: als Roggenbrei Kur mäßig angewandt wird der Roggen bei uns in Ostfriesland gegen Magenschleimhautentzündung und bei Entzündung der Speiseröhre sowie bei Magen, Speiseröhre, oder Zwölffingerdarmgeschwür

Das Rezept für Roggenbrei kann in meinem Buch „Lexikon der ostfriesischen Natur- und Volksheilkunde" nachgelesen werden.

Signatur: Hildegard schrieb, der Roggen ist warm, aber doch kälter als der Weizen, und er hat viele Kräfte. Das aus ihm bereitete Brot ist für gesunde Menschen gut und macht sie stark. und für jene ist es gut die fettes Fleisch haben, weil es ihr Fleisch mindert, aber dennoch macht es sie stark. Aber für diejenigen die einen kalten Magen haben ist er schwer zu verdauen.

Bekannte Inhaltsstoffe: Fette, Mineralstoffe wie Kalzium (35 mg), Kalium (510 mg), Magnesium (90 mg), Phosphor (335 mg), Natrium (4 mg) sowie ein geringer Gehalt an Zink (2,9 mg), die Spurenelemente Mangan (2,9 mg) und Kupfer (0,39 mg). Roggen weist außerdem einen hohen Vitamingehalt auf, vor allem Vitamin E mit einem Anteil von 2000 µg, dazu Vitamin B3 (170 µg) und B6 (335 µg). Ferner sind Nikotinsäure (1800 µg), Pantothensäure (1500 µg) sowie Folsäure (145 µg) enthalten.

Handel: im Bioladen und Reformhaus

Rose

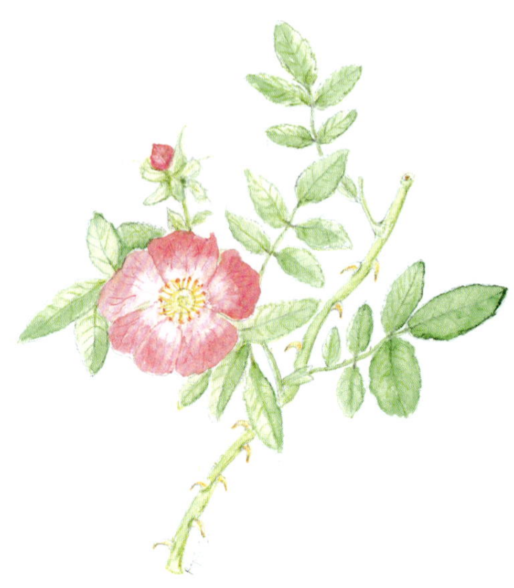

Botanische Bezeichnung

Rosa centifolia, Rosa canina , Rosa damascena

Niederländische Bezeichnung

Roos / Hondsroos

Quelle: Physica, Cap.1-22, S. 58 / Ellen Breindl, S. 266.

Indikation nach Hildegard: Geschwüre, Krämpfe, Augenbindehautentzündung. Lungenkatarrh mit Eiterbildung, Magen- und Darmbeschwerden

Anwendung: Das Rosenwasser eignet sich als Augenbad, das mit einem Leinenlappen auf die Lider aufgetragen wird. Man kann sich aber auch das Rosenöl um die Augen streichen. Als Tinktur hilft es gegen Krämpfe (täglich 1–2 TL, bis zu 2–3x täglich).

Bei Lungenleiden ist eine Abkochung einzunehmen.

Auch als Rosen-Massageöl bei Verspannungen und Muskelkrämpfen (Muskelkater) anzuwenden.

Indikation: Verspannungen, Krämpfe, Durchblutung

Zusätzliche Erkenntnisse: Auch bei uns wurde Rosenwasser und Rosenöl bei Entzündung der Augenbindehaut und als Massageöl, besonders wenn ziehende und reißende Schmerzen in den Muskeln vorhanden sind.

Teezubereitung: 2–3 TL Hagebuttenfrüchte auf 0,25 l kochendes Wasser 10 Minuten ziehen lassen, 3x täglich 1 Tasse

Teezubereitung der Blüten: Zerbrich je Tasse (200 ml) so viele Blüten, wie auf einem gehäuftenn Tl Platz haben (ca. eine Knospe).

Mit kochendem Wasser überbrühen und max. 10 Min. ziehen lassen.

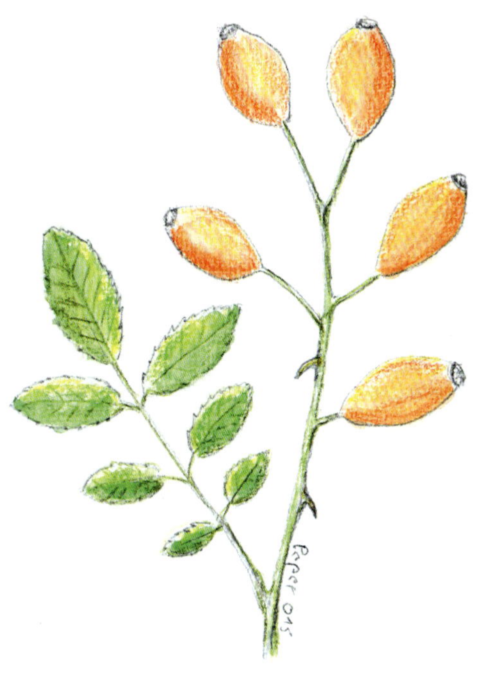

Bekannte Inhaltsstoffe: Gerbstoffe, ätherisches Öl, Anthocyane, Flavonglycoside.

Handel: Als Rosenblüten über Kräuter Schulte, als Hagebuttenfrüchte unter der Bezeichnung „Fructus Cynosbati" und als Rosen-Gesichtswasser in der Apotheke, als „Rosen-Massageöl" über die Fa. Posch erhältlich.
Die Damascena-Rose ist als Rosenknospen Bio der Firma Sonnentor, im Bioladen, erhältlich

Signatur: Die Blüten haben eine gewisse Ähnlichkeit mit einem entzündeten Auge. Die hakenartigen Dornen geben einen deutlichen Hinweis aufziehende, reißende Schmerzen.

Die Knospen der Damascena-Rosen ähneln deutlich dem Herzmuskel. Das lässt ein Vermutug auf eine Herzstärkende Wirkung zu.

Rosmarin

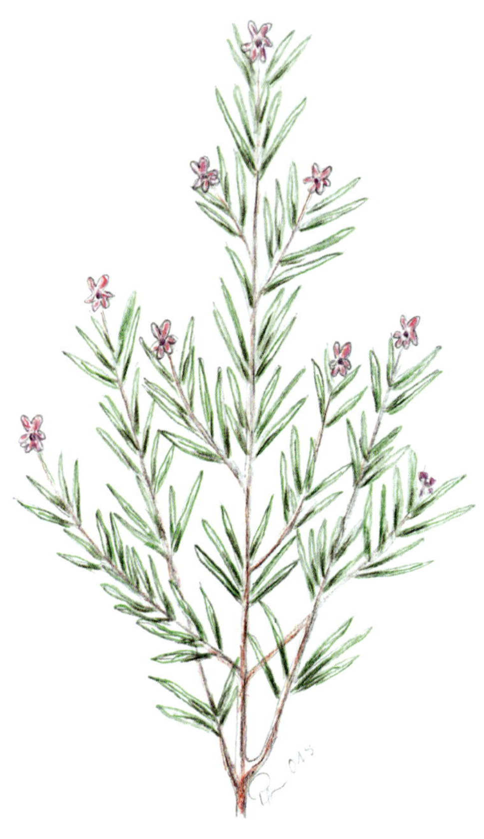

Botanische Bezeichnung
Rosmarinus officinalis

Niederländische Bezeichnung
Rozemarijn

Quelle: Lorscher Arzneibuch / Leipziger Drogenkunde / Guy van Leemput

Hintergrund / Indikation: Den Rosmarin findet man in fast jedem Klostergarten. Bereits das Lorscher Arzneibuch nennt die Pflanze in einem Rezept gegen **Erschöpfung und Schmerzen**. Hildegard von Bingen nennt sie nicht. In der Leipziger Drogenkunde findet man ein großes Kapitel über den Rosmarin. „Rosmarinus" heißt dort „meerische Rose" und ist heiß und trocken. *Nimmt man die Blätter, so haben sie die Kraft durch ihren Wohlgeruch zu stärken und lösen auf durch ihre Wärme, trocknen und verzehren […] und haben die Kraft, die Schweißporen zu öffnen. Durch ihre Wärme, gegen die Ohnmacht und die Herzschwäche gib die Blüten mit Wein.* (Dies funktioniert auch mit den Blättern.)

Zusätzliche Erkenntnisse: Der belgische Mönch Guy van Leemput beschreibt den Rosmarin als ein gutes durchblutungsförderndes und kreislaufstärkendes Mittel. Außerdem hält er es bei **Muskel- und bei Nervenschmerzen** und zur **Verbesserung der Durchblutung** der **Herzkranzgefäße** als sehr gut wirksam.

Schon seit Generationen ist Rosmarinwein ein beliebtes Getränk, das anregend und stabilisierend auf den **Kreislauf** wirkt und die **Durchblutung in der Peripherie** verbessert. Mit dieser Eigenschaft hilft er sehr gut bei **Kältegefühl in den Gliedmaßen**, vor allem in den Händen, Fingern, Füßen und Zehen. Er fördert außerdem die Durchblutung des Gehirns und hilft damit gegen **Konzentrationsschwäche**. Für Männer ist der Rosmarinwein interessant, da er auch die Durchblutung im Schwellkörper im Penis verbessert und so spürbar gegen **Impotenz** wirkt. Auch wer an einem Kältegefühl im Magen leidet, erfährt mit diesem Wein eine deutliche Besserung seiner Beschwerden.

Nach dem Hausmittelbuch von 1989 der katholischen Landfrauen in Lehrte-Haselünne wirkt Rosmarinwein auch hervorragend bei **Appetitlosigkeit**.

Zubereitung des Rosmarinweins: 80 g Rosmarin mit 1 l Rotwein übergießen und den Wein unter gelegentlichem Durchschütteln eine Woche lang durchziehen lassen. Danach wird der Wein abgeseiht und in die Gebrauchsflasche abgefüllt. Von dem fertigen Rosmarinwein sollte man 2 x täglich 1 Schnapsgläschen einnehmen.

Anmerkung: Natürlich kann Rosmarin auch als Tee zubereitet werden. Selbstsammler sollten Trocknungstemperaturen von mehr als 35° C unbedingt vermeiden, weil sonst die ätherischen Öle verdampfen.

Rosmarinöl eignet sich sehr gut für ansteigende Bäder, für die man ein Badethermometer benötigt. Man beginnt das Bad mit einer Badetemperatur von 34° C und lässt alle 3 Minuten – insgesamt 20 Minuten lang – heißes Wasser hinzulaufen. Wenn eine Temperatur von 42° C erreicht ist, beendet man das Bad. Anschließend sollte man auf jeden Fall eine Ruhephase einhalten.

Signatur: Die Pflanze zeigt nach oben gerichtete, lanzettförmige Blätter mit seitlich zusammengerollten Blättern. Sie verstärkt die Durchblutung und gilt als kreislaufstärkend.

Der starke betörende Duft zeigt einen Hinweis auf das Nervensystem und die Psyche.

Die Pflanze kann gut gegen Hitze, ist aber frostempfindlich. Sie hilft deshalb Menschen. denen immer kalt ist. Durch ihre Wärme hat sie auch die Kraft, um das Herz zu erwärmen und somit zu stärken.

Bekannte Inhaltsstoffe: Ätherisches Rosmarinöl mit Rosmarinkampfer sowie Harze, Gerbstoffe, Flavonoide, Bitterstoffe, Pflanzensäuren und etwas Saponin.

Teezubereitung: 1 TL Rosmarin wird mit 0,25 l Wasser überbrüht, 15 Minuten ziehen lassen und abseihen. 3x täglich 1 Tasse trinken. Der Tee kann zu gleichen Teilen mit Pfefferminztee gemischt werden.

Handel: In der Apotheke erhält man den Tee als „Herba Rosmarini" und die Tinktur als „Tinctura Rosmarini" (Fa. Caelo). Im freien Kräuterhandel ist der Tee als „Rosmarin, geschnitten" und eine „Rosmarinblättertinktur" erhältlich, die allerdings apothekenpflichtig ist (Fa. Kräuter Schulte).

Salbei

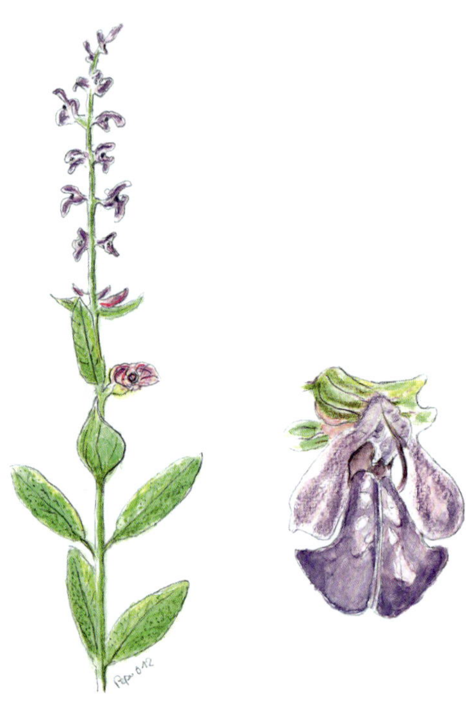

Botanische Bezeichnung
Salvia officinalis

Niederländische Bezeichnung
Salie

Quelle: Physica, Cap. 1-63, S. 90/91.

Indikation nach Hildegard 1: Hautunreinheiten, Sextaner-Blase, Galle- und Leberleiden, Nachtschweiß (Klimakterium), bei **Appetitlosigkeit, Ausleitung von Schadsäften** (Umweltgiften) und *wer Widerwillen gegen das Essen hat.* Auch bei **Kopfschmerzen** durch Nahrungsmittel und Überfluss an Schleim ist der Salbei nach ihren Angaben anwendbar. Außerdem kann der Salbei nach Hildegard auch bei einer leichten **Lähmung** eingesetzt werden.

Indikation nach Hildegard 1: Untergewicht, Magersucht

Anwendung 1: Ob roh, gekocht oder pulverisiert unterdrückt Salbei die schlechten Säfte.

Indikation nach Hildegard 2: Unkontrollierter Harnabgang, *und wer den Urin wegen der Kälte des Magens nicht halten kann, der koche Salbei in Wasser [...]*

Anwendung 2: Salbei in Wasser kochen und durch ein Tuch seihen und oft warm trinken.

Indikation nach Hildegard 3: Geruchsbelästigung

Anwendung 3: In jedes Nasenloch ein zusammengerolltes Blatt stecken.

Zusätzliche Erkenntnisse: Der französische Mönch Odo Magdunensis aus dem Loire-Tal beschrieb im 11. Jahrhundert den Salbei als hilfreich bei **Wunden** und **Bissen** sowie bei **Menstruationsstörungen** und gegen **Jucken der Genitalien**. Hierbei handelt es sich wahrscheinlich um Pilzbefall im Genitalbereich, was vor allem bei Frauen vorkommt. Meinen eigenen Erfahrungen nach ist es als Gurgelmittel auch hilfreich bei **Hals-, Rachen- und bei Mandelentzündungen**. Salbei kann auch bei **Herpes** und bei **Schilddrüsenüberfunktion**

eingesetzt werden. Bei letzterem jedoch nur, wenn das Symptom **Schwitzen** vorhanden ist. Generell handelt es sich beim Salbei um ein schweißhemmendes Mittel, bei Schweiß, der nicht riecht. Im letzteren Fall wäre Muskatellersalbei das passendere Mittel. Dadurch passt der Salbei auch bei **Wechseljahresbeschwerden**, wenn die Frau zu viel Hitze hat. Auch als Mittel zum **Abstillen** ist der Salbei als Tee geeignet.

Der belgische Mönch Guy van Leemput nennt den Salbei auch zur **Förderung der Libido** bei Frauen. Außerdem nennt er es als Mundspülmittel bei **Aphten** und bei **Zahnfleischbluten**.

Teezubereitung: 2–3 TL auf 0,25 l kochendes Wasser. 10 Minuten ziehen lassen, 3x täglich 1 Tasse trinken.

Signatur: Wenn man in die Salbeiblüte hineinschaut, so gewinnt man den Eindruck, als sähe man in einen Rachen hinein, während die Zunge dabei dickbelegt heraushängt. Die Knospen haben eine Ähnlichkeit mit einer zerklüfteten Mandel, aber auch mit einem Herpesbläschen. Der vierkantige und leicht verholzende Stängel gibt einen Hinweis auf die Erhöhung der Widerstandskraft.

Bekannte Inhaltsstoffe: Ätherisches Öl, Gerbstoffe und Bitterstoffe sowie Flavonoide

Handel: Über die Apotheke als Folia Salviae über Kräuter Schulte als Salbeiblätter und als „Salbeipulvermischung“ über die Zähringer Apotheke in Konstanz erhältlich. Als Salbeiblätter über Fa. Posch in Österreich.

Salbei-Gamander

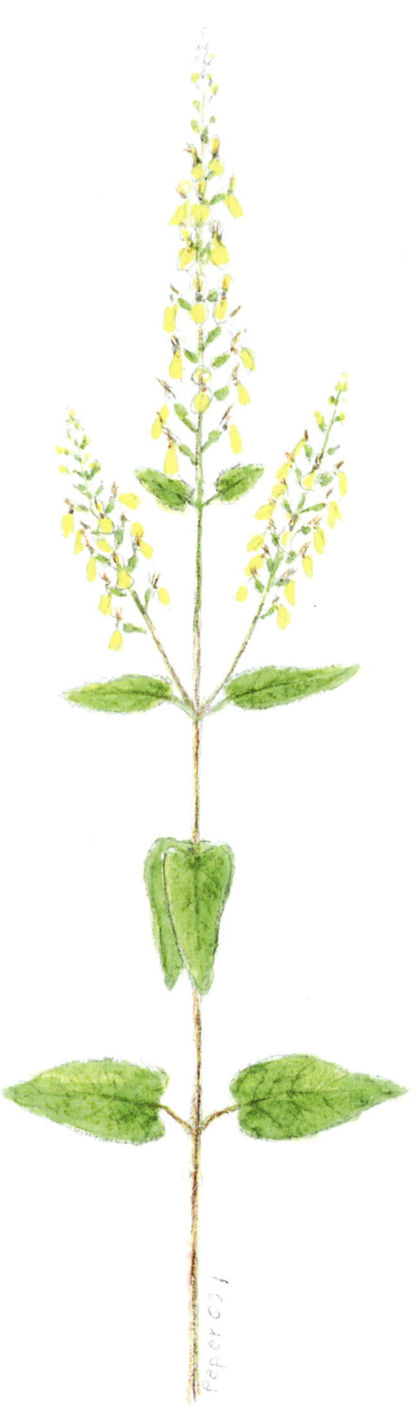

Botanische Bezeichnung
Teucrium scorodonia

Niederländische Bezeichnung
Valse Salie, Gamander

Quelle: Nach dem belgischen Mönch Guy van Leemput

Anmerkung: Der Salbeigamander wird in den mittelalterlichen Klosterkräuterbüchern nicht erwähnt.

Indikation: Nach dem belgischen Mönch Guy van Leemput verstärkt der Salbei-Gamander die **Magensaftproduktion**. Außerdem nennt er den Salbeigamander als Hustenmittel bei **chronischer Bronchitis**, um das Abhusten zu erleichtern. Zudem dient es als **Lebertonikum**. Besonders zu empfehlen ist es außerdem bei fiebrigen, infektiösen Zuständen und als Kräftigungsmittel.

Zusätzliche Erkenntnisse: Als Tee zur **Mundspülung** und als Gurgelmittel bei Entzündungen im **Mund- und Rachenraum**.

Signatur: Bei dem Lippenblütler kann man in den Rachen hineinschauen. Die gelbe Farbe deutet auf eitrigen gelben Schleim hin. Der vierkantige und leicht verholzende Stängel gibt einen Hinweis auf die Erhöhung der Widerstandskraft. Der Tee / die Tinktur schmeckt sehr angenehm und man spürt direkt die wohltuende Wirkung im Hals.

Dosierung der Tinktur: 3 x täglich 20 Tropfen in Wasser einnehmen.

Teezubereitung: 2–3 TL auf 0,25 l kochendes Wasser. 10 Minuten ziehen lassen, 2–3x täglich 1 Tasse trinken.

Bekannte Inhaltsstoffe: Gerbstoffe, ätherische Öle, Flavonoide, Iridoide, Phenylpropane

Handel: Über Kräuter Schulte als „Salbeigamanderkraut" oder als „Salbeigamanderkrauttinktur" erhältlich.

Sanikel

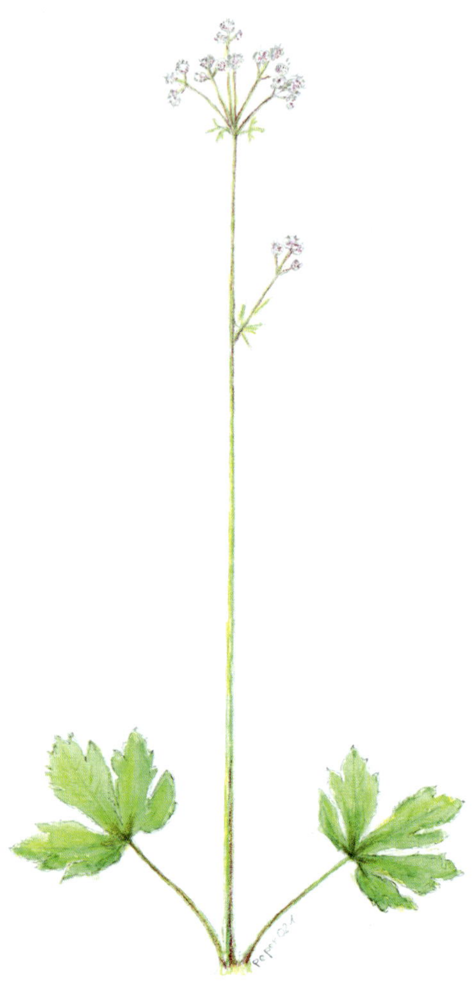

Botanische Bezeichnung
Sanicula europeae

Niederländische Bezeichnung
Heelkruid

Quelle: Physica, Cap. 1-45, S. 75/76.

Indikation nach Hildegard: Bauchschmerzen, Verdauungsstörungen, Entzündungen und Schmerzen im **Magen- und Darmbereich**, zudem bei **Magen- und Zwölffingerdarmgeschwüren**, Sekretionsstörungen des endo- und exokrinen Drüsenapparates (Zuordnung hier nach Dr. Strehlow / Hertzka). Auch bei Verletzungen wie Schnitt-, Riss- oder Stichwunden nach Operationen kann man dieses Mittel sehr gut einsetzen. Wörtlich heißt es in der Physica: Wer durch Eisen verwundet ist. Also durch Messer, Forke, Sense, Schwert. Im übertragenen Sinne kann man hier über das Skalpell also auch an Verletzungen durch Operationen denken.

Anwendung: Im Sommer die Wurzeln in Wasser kochen, abseihen und Honig und etwas Süßholz zugeben und regelmäßig nach dem Essen trinken. Alternativ den Sanikel trocknen und pulverisieren, in Wein mit etwas Honig und Süßholz aufkochen und regelmäßig nach dem Essen trinken.

Zusätzliche Erkenntnisse: Man verwendete den Saft früher zur **Wundheilung**. Aufgüsse des Krautes dienten als Heilmittel bei **Bronchialbeschwerden** und **Verschleimungen** sowie zur Herstellung feuchter Umschläge die bei **Quetschungen** und anderen Verletzungen, wie **Verstauchung** helfen konnten. Meiner eigenen Erfahrung nach kann der aus dem Sanikel bereitete Tee sehr gut bei **Magenschleimhautentzündung** und besonders bei **Magengeschwüren** eingesetzt werden. Der Sanikeltee ist nach dem Erkalten auch sehr gut als Mundspülmittel, besonders bei **Aphten**, geeignet.

Signatur: Die kleinen weißen Blüten können optisch mit Aphten oder auch mit Geschwüren der Schleimhäute verglichen werden. Die grob fingerförmigen Blätter deuten auf eine krampflösende Wirkung hin. Die Blattnerven stehen deutlich hervor und sehen aus wie Narben. Das Rot im Stängel deutet auf Blut hin. Die starken Aufzweigungen im Blütenstand deuten auf eine Beziehung zu den Bronchien hin.

Bekannte Inhaltsstoffe: Saniculose, Rosmarinsäure, ätherisches Öl, Allantoin, Saponine, Gerbstoffe, Bitterstoffe

Handel: In der Apotheke unter der Drogenbezeichnung „Herba Saniculae", als Wurzel als „Radix Saniculae", über Kräuter Schulte und Fa. Jura als „Sanikelkraut" erhältlich. Als Sanivin Bio ist der Kräutertrank über Fa. Posch in Österreich erhältlich.

Schachtelhalm / Zinnkraut / Dauwurz

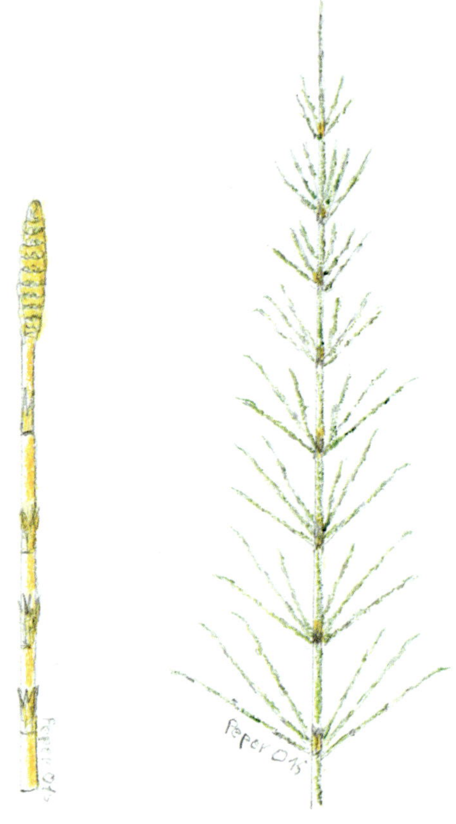

Botanische Bezeichnung
Equisetum arvense

Niederländische Bezeichnung
Paardestaart, Hermoes

Quelle: Physica, Cap. 1-53, S. 82.

Indikation nach Hildegard: Reinigt den Magen und hilft bei **grauem Star**.

Hildegard speziell: Die Dauwurz ist warm und trocken und hat auch starke Kräfte, und sie ist rein in der Natur. Und wenn jemand sie wie ein anderes Kraut oft isst, reinigt sie seinen Magen und nimmt den Nebel vor den Augen weg.

Anwendung: Als frische Pflanze einzunehmen, eventuell auch als Tee und Tinktur anwendbar.

Zusätzliche Erkenntnisse: Als harntreibendes Mittel bei Nieren- und Blasenleiden und bei **Wasseransammlung** sowie bei **feuchter und trockener Rippenfellentzündung** gebraucht.

Der belgische Mönch Guy van Leemput empfiehlt „Heermoes" auch bei **Knochenentkalkung** und bei **Knochenbrüchen**. Auch bei einer **Sehnenentzündung** und bei **brüchigen Fingernägeln** sowie bei **Wachstumsschmerzen von Kindern** hält er die Pflanze für wirksam. Zudem nennt er es bei **Haarausfall** mit dünnem Haar und bei **Karies.**

Dosierung der Tinktur: 3 x täglich 20–30 Tropfen in Wasser

Teezubereitung: 2–3 TL mit 0,25 l kaltem Wasser übergießen, zum Sieden bringen und 3 Minuten kochen lassen. Anschließend 7 Minuten ziehen lassen.

Signatur: Die Pflanze zeigt ein stabiles, drahtiges Gerüst. In seiner Grundstruktur wirkt der junge Schachtelhalm wie die pflanzliche Abbildung einer Wirbelsäule.

Der Blütenstängel zeigt Verdickungen, die eine Ähnlichkeit mit Ventilklappen, wie sie in den Venen vorkommen, aufweist. Die Pflanze wächst anfeuchten, oft flussnahen Standorten. Morgens zeigt sie sogenannte Guttationstropfen, die oft mit Tautropfen verwechselt werden. Dadurch zeigt sie ihre Wirkung auf die Harnwege wie Niere und Blase. Die Seitentriebe der älteren Pflanze sehen, wenn man sie auf den Kopf hält, aus, als wären es dünne Haare.

Bekannte Inhaltsstoffe: Bis zu 10 Prozent Kieselsäure, Saponine und Flavonoide.

Achtung: Auf eine ausreichende Flüssigkeitszufuhr ist zu achten.

Handel: In der Apotheke als Kraut unter der Bezeichnung „Herba Equiseti" und über Kräuter Schulte als „Zinnkraut" und als „Zinnkrauttinktur" erhältlich.

Schafgarbe

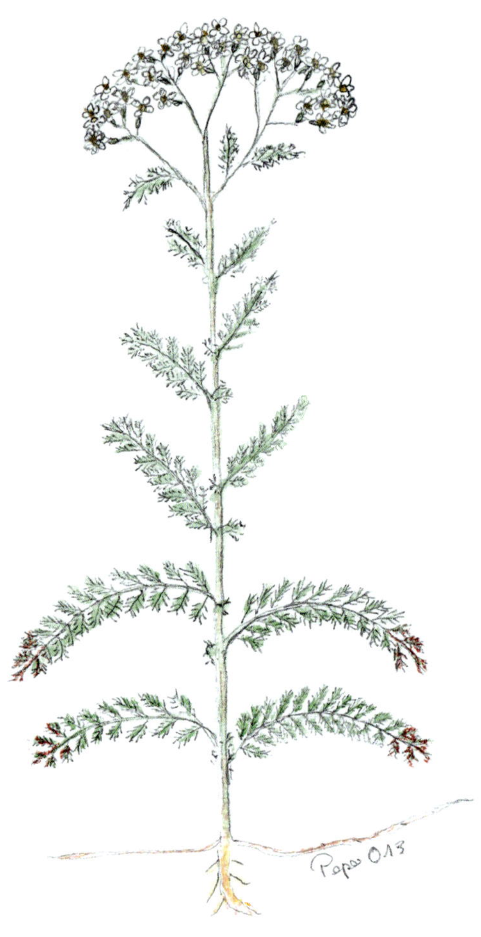

Botanische Bezeichnung

Achillea millefolium

Niederländische Bezeichnung

Duizendblad

Quelle: Physica, Cap. 1-113, S. 131 / Ellen Breindl, S. 270.

Indikation nach Hildegard: Blutergüsse, Verletzungen nach Unfällen, schlecht heilende innere Wunden, Operationsnarben

Anwendung: Schlecht heilende Wunden sollte man regelmäßig mit Wein auswaschen und anschließend mit einem Tuch bedecken. Danach kocht man einen Sud aus Schafgarbenkraut, lässt diesen auskühlen und tränkt das Tuch damit. Wenn die Wunde zu heilen beginnt, soll nach der oben angegebenen Behandlung das Schafgarbenkraut auf die Wunde gelegt werden. Bei innerlichen Verletzungen pulverisiert man die Schafgarbe und trinkt dieses Pulver in warmen Wein.

Querverweis: Bei Operationsnarben sollte man aber auch an Sanikelkraut und eventuell an Basilikum und Ringelblume denken

Zusätzliche Erkenntnisse: Es handelt sich hier um ein sehr blutungsstillendes Mittel, weshalb es auch bei **Nasenbluten** hilft. Außerdem wirkt die Schafgarbe gut gegen **Kopfschmerzen**. Schafgarbe als Tee verhindert zudem **Zwischenblutungen während der Schwangerschaft**. Es sollten dann aber nicht mehr als 1 Tasse (0,25 l) pro Tag getrunken werden.

Nach dem belgischen Mönch Guy van Lemput kann man die Schafgarbe auch als Mundspülmittel bei **Zahnfleischentzündung** mit schlechtem Atem gebrauchen. Durch die Bitterstoffe werden nach seinen Angaben auch die **Magensäfte** angeregt.

Dosierung der Tinktur: 3 x täglich 20 bis 30 Tropfen in Wasser einnehmen.

Teezubereitung: 2–3 TL mit 0,25 l kochendem Wasser. 10–15 Minuten bedeckt ziehen lassen, 3–4x täglich 1 Tasse (außer in der Schwangerschaft, dann nur 1 Tasse) trinken.

Dosierung der Tabs/Tabletten: 3x täglich jeweils 3 Tabs mit Wasser einnehmen.

Signatur: Die tausenden kleinen Blätter sind fächerartig angeordnet, was auf die krampflösende Wirkung hinweist. Die haargefäßähnlichen Spitzen der Blätter färben sich im Herbst oft blutrot, was auf die blutungsstillende Eigenschaft hindeutet. Die Blüten sind weiß und deuten damit auf die entzündungshemmende Eigenschaft hin. Der Geschmack ist bitter, was auf die anregende Wirkung auf den Magen hinweist.

Bekannte Inhaltsstoffe: Der Bitterstoff Achillein sowie Gerbstoffe, ätherisches Öl mit Azulen und Chamazulen, Harz, viel Kalium und weitere Mineralien.

Handel: In der Apotheke unter der Bezeichnung „Herba Millefolii", über Kräuter Schulte als „Schafgarbenkraut" und als „Schafgarbenkrauttinktur" (apothekenpflichtig) erhältlich. Auch als Schafgarben-Tabs über Fa. Posch in Österreich erhältlich.

Schafsleber

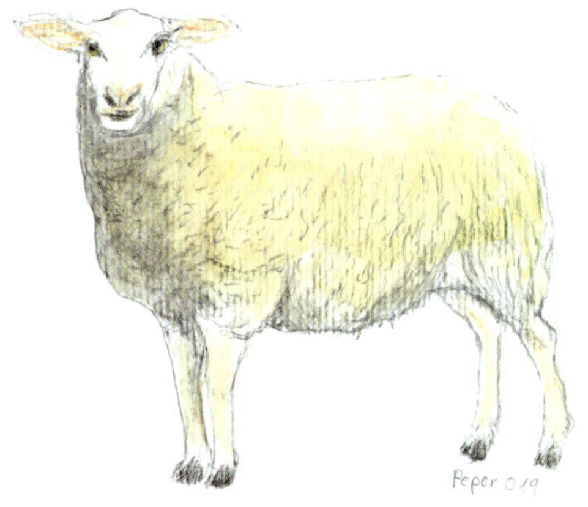

Zoologische Bezeichnung:
Jecor ovis

Niederländische Bezeichnung
Schaapenlever

Quelle: Physica, Cap. 7-15, S. 469.

Indikation nach Hildegard: *Der Mensch soll von der Schafsleber oft und reichlich essen. Das mindert in ihm die Verschleimung (flegma) und purgiert (reinigt) das stinkende seines Magen / Darms.*

Indikation: Das Wort flegma kann vieldeutig ausgelegt werden. Hier wird damit aber wohl **Lungenverschleimung** und allgemeine **katarrhalische Schleimbildung** gemeint sein. Dies umso mehr, als ein Essen aus Schafslunge auch gegen asthmatische **Atembeschwerden** empfohlen wird.

Bekannte Inhaltsstoffe: Eisen 12 mg, Kalium 282 mg, Kupfer 7,6 mg, Mangan 0,30 mg, Phosphor 364 mg, Vitamin A – 9,5 mg, B1 – 0,36 mg, B2 – 3,3 mg, C 31 mg (Angaben pro 100 g).

Anwendung: Siehe Rezepte unter „Hühnerleber", Seite 157.

Schafslunge / Schafsurin / Schafskot

Zoologische Bezeichnung:

Pulmo Oris, Urea Ovis alvum motus ovis

Niederländische Bezeichnung

Schaapslong, Schaapsurine, Schaapenpoep

Quelle: Physica, Cap. 7-15, S. 469 / Karl-Heinz Peper, S. 135.

Indikation nach Hildegard: Als Schafslunge hilfreich bei **Lungenentzündung**.

Anmerkung: Mit potenziertem Schafsurin oder auch mit in Milch mit Sirup gekochtem Schafskot lassen sich ebenfalls sehr gute Ergebnisse erzielen. Es scheint zumindest in einzelnen Fällen sogar lebensrettend zu sein. Auch Schafsläuse wurden verwendet. Diese halfen bei **Gelbsucht**, **Leberzirrhose** und **Leberkrebs** sowie bei **Metastasen in der Leber**.
Die Erkenntnisse kommen aus der ostfriesischen Volksmedizin und sind im ersten Buch des Autors „Lexikon der ostfriesischen Volks- und Naturheilkunde" nachzulesen.

Bekannte Inhaltsstoffe: Unerforscht

Handel: Bisher nicht erhältlich. Nur in potenzierter Form praxistauglich. Der frische Schafskot kann leicht selber gesammelt werden.

Scharbockskraut / Feigwurz

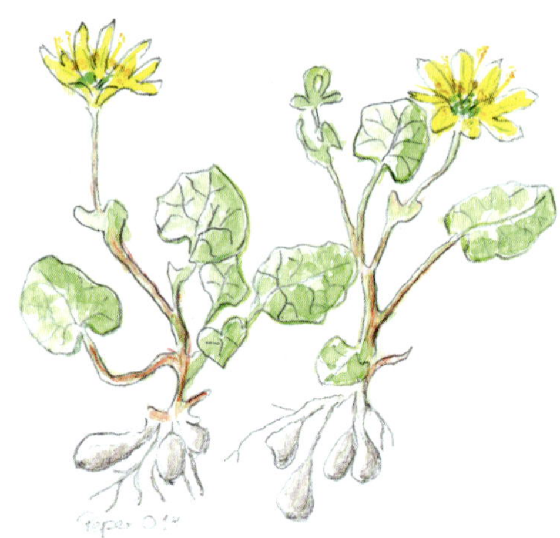

Botanische Bezeichnung
Ranunculus ficaria

Niederländische Bezeichnung
Speenkruid

Quelle: Physica, Cap. 1-207, S. 198.

Indikation nach Hildegard: Bei **brennendem Fieber**.

Anwendung: *Die Feigwurz ist mehr kalt und feucht als warm und wer an brennendem Fieber leidet, der nehme die Feigwurz und 2x so viel Basilikum und koche das in reinem Wein, und dann lasse er es abkühlen und jeden Tag trinke er das morgens nüchtern, sowie gegen Nacht; wenn er schlafen geht. Und dies tue er, bis er geheilt wird.*

Zusätzliche Erkenntnisse: Der Apotheker Manfried Pahlow nennt die Feigwurz als Mittel bei der Behandlung von **Hämorrhoiden** und gegen **Hautleiden**, wobei er sie hier innerlich zur **Blutreinigung** und äußerlich mit Kamillentee gemischt zu Waschungen angibt. Bei uns in Ostfriesland wurde die Pflanze auch gegen **Skorbut** und **Feigwarzen** gebraucht. Ich selbst verwende sie nach eigenen Forschungsergebnissen auch noch gegen **Haarausfall**. Hier bevorzuge ich die Tinktur.

Teezubereitung: 2–3 TL werden mit 0,25 l kaltem Wasser übergossen und langsam zum Sieden gebracht.

Signatur: *Die Feigwurz ist mehr kalt und feucht als warm und wer an brennendem Fieber leidet, der nehme die Feigwurz, denn sie hat eine kühlende Eigenschaft.* Sie hat kleine Wurzelknollen und bildet sogenannte Brutzwiebeln heraus, welche sich mit Feigwarzen, aber auch mit Hämorrhoiden vergleichen lassen. Die Pflanze bildet zunächst dichte Teppiche. Wenn sie sich nach dem Frühling wieder in den Boden zurückzieht, bildet sie Stellen, die sich mit einem kreisrunden Haarausfall vergleichen lassen.

Bekannte Inhaltsstoffe: Vitamin C, Saponine, nur wenig Scharfstoffe wie Protoanemonin, bzw. Anemonin

Handel: In der Apotheke als homöopathisches Mittel unter der Bezeichnung „Ranunculus ficaria" *(Nur nach Anweisung einer homöopathisch ausgebildeten Fachperson!)* und über Kräuter Schulte als „Scharbocksraut" oder „Scharbockskrauttinktur" erhältlich.

Schlafmohn

siehe unter Mohn, Seite 222

Schlehe / Schlehdorn

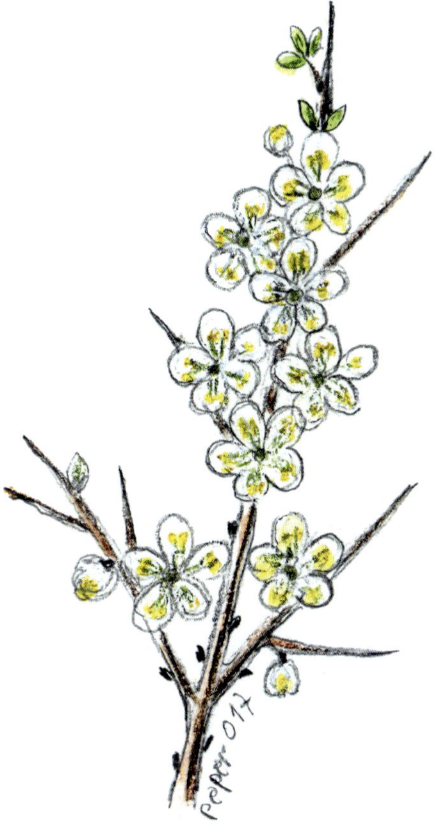

Botanische Bezeichnung
Prunus Spinosa L.

Niederländische Bezeichnung
Sleedoorn, Trekkerbekje

Quelle: Physica, Cap. 3-53, S. 218.

Indikation nach Hildegard: Schlehen in Honig eingelegt wirken gegen **Gicht** und entfernen Unrat und Schleim aus dem **Magen- und Darmbereich.**

Anwendung: Als Marmelade essen.

Zusätzliche Erkenntnisse: Im Lorscher Arzneibuch (795), II.44 steht geschrieben: *Gegen geschwollene Mandeln gurgele man mit in Wein gekochten Schlehen. Zum Abschwellen des Zäpfchens koche man Schlehenblätter in Wein und gurgle damit.*

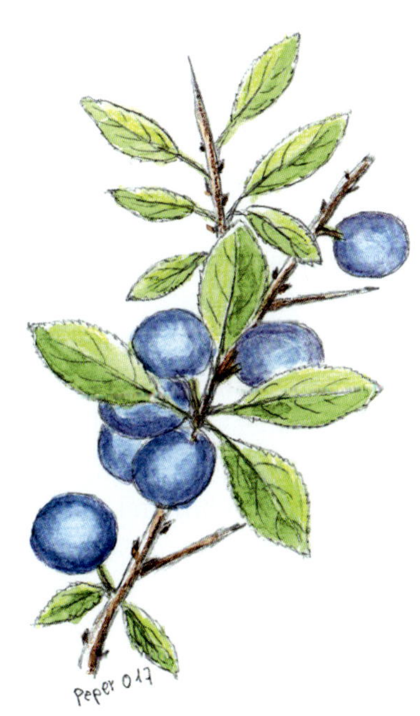

Die Früchte eignen sich zum Spülen bei Entzündungen des **Zahnfleisches** und der **Mundschleimhaut**. Hierzu muss die Tinktur natürlich verdünnt werden. Außerdem wurde die Tinktur auch gegen **Durchfall** eingesetzt. In beiden Fällen sollten von der Tinktur 3–4x täglich 30–40 Tropfen in einem 0,5 Glas Wasser genommen werden. Nach Pahlow kann man bei **Appetitlosigkeit** am Morgen sehr gut eine Marmelade aus Schlehenbeeren einsetzen. Den Tee aus den Blüten gebrauchte man bei uns auch zur **Blutreinigung** und als mildes **Abführmittel**. Außerdem zur **Stärkung des Blasen- und des Afterschließmuskels.**

Bekannte Inhaltsstoffe: Die Früchte enthalten Rutin und Quercitin, Gerbstoffe, Fruchtsäure, Pektin, Zucker und Vitamin C.

Signatur: Wenn man die Früchte der Schlehen in den Mund nimmt und etwas zerkaut, dann spürt man sehr schnell die zusammenziehende Wirkung. Es den Schleim und den Unrat, aber eben auch den Stuhlgang bei Durchfall und den Blasen- und den zusammen. Die Blüten riechen und schmecken mandelartig und sind wesentlich milder. Deswegen sind Sie auch als mildes Abführmittel geeignet. Die spitzen Dornen deuten auf Schmerzen wie zum Beispiel Gicht hin.

Bekannte Inhaltsstoffe: Schlehdornfrüchte und die Blätter enthalten Gerbstoffe und Vitamin C. Die Blüten enthalten Nitrilglucosid, Cumarinderivate, Flavonglykoside sowie Amycdalin.

Handel: Der Tee aus den Blüten ist in der Apotheke unter der Drogenbezeichnung „Flores Pruni spinosae", über Kräuter Schulte als „Schlehdornblüten, gerebelt", oder als „Schlehdornfrüchte, ganz" sowie über die Fa. Posch als „Schlehdorn-Fruchtaufstrich" erhältlich.

Schlüsselblume

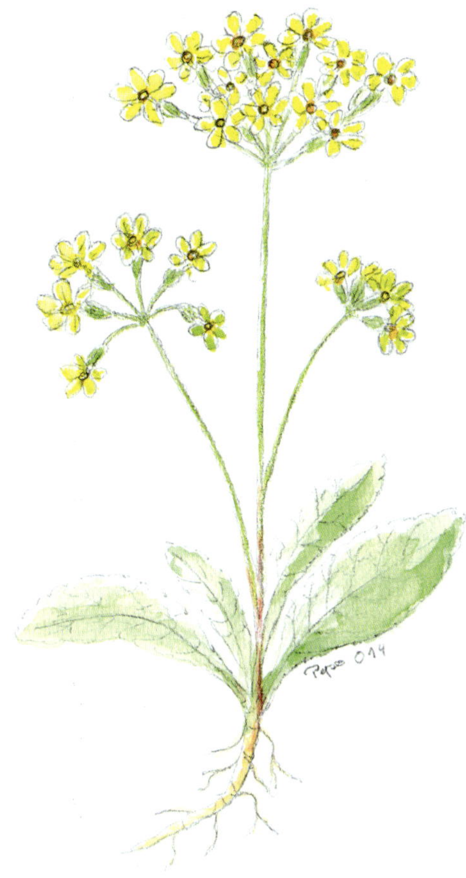

Botanische Bezeichnung
Primula veris

Niederländische Bezeichnung
Sleutelbloem

Quelle: Physica, Cap. 1-209, S. 199.

Indikation nach Hildegard: Melancholie / Depression, **Bronchialkatarrh**, **Seelische Verkrampfung**, **Zwangsgedanken**, **Manie** und **Schwangerschafts-Depression**

Hildegard speziell: *Diese Pflanze erhält ihre wirksamen Kräfte von der wertvollen Sonne. Darum vertilgt sie den Melancholiestoff, welcher ihn traurig macht im Menschen.*

Anwendung: Die Schlüsselblumenblüten werden mit Kelch als Tee zubereitet.

Angabe nach Hertzka: Die Patienten fühlen sich, als ob eine schwere Last vom Herzen fällt.

Teezubereitung: 2–3 TL auf 0,25 l kochendes Wasser. 10 Minuten ziehen lassen, 3x täglich 1 Tasse einnehmen. Bei Verwendung der Wurzel sollte man den Tee möglichst 15 Minuten ziehen lassen.

Zusätzliche Erkenntnisse: Die Blüten und das daraus gewonnene Öl (Auszug) können bei **Ischiasbeschwerden** eingesetzt werden. Die Wurzel kann bei **Kopfschmerzen** und **Migräne** sowohl zur Vorbeugung als auch bei der Behandlung wertvolle Hilfe leisten. Auch bei produktiven **Husten** und bei einer **chronischen Bronchitis** kann ein Tee aus den Schlüsselblumenblüten hilfreich sein.

Signatur: Die Schlüsselblume ist voller Grünkraft. Das kann man im Frühjahr zur Blütezeit sehr gut beobachten. Die Blütenköpfchen löst sie oftmals nach unten hängend. Dies ist ein depressives Zeichen und kann introvertiert gedeutet werden. Die Blätter sind relativ groß und zeigen deutlich die Läppchenstruktur der Lungen und der Bronchien. Der runde, relativ lange Stängel mit den Blüten deutet auf den Ischias hin.

Bekannte Inhaltsstoffe: Hauptwirkstoffe sind Saponine und Pektin, daneben sind auch ätherisches Öl, Flavonoide, Gerbstoff und Kieselsäure vorhanden.

Handel: Die Wurzel in der Apotheke unter der Drogenbezeichnung „Radix Primulae" erhältlich. Die Blüten bekommt man unter der Drogenbezeichnung „Flores Primulae cum Calicybus." (Fa. Klenk u. Fa. Caelo). Über Kräuter Schulte ist sie als Schlüsselblumentinktur, Blüten mit Kelch (geschnitten=, oder Schlüsselblumenwurzel (geschnitten) erhältlich.

Schöllkraut

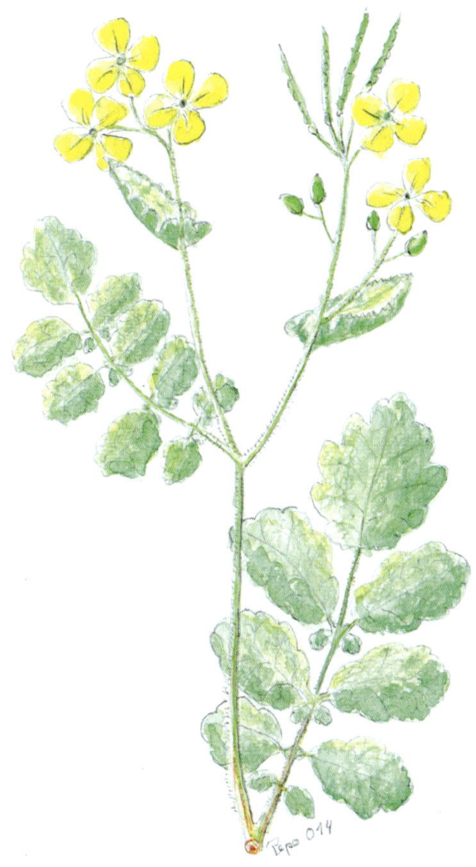

Botanische Bezeichnung

Chelidonium majus

Niederländische Bezeichnung

Stinkende Gouwe

Quelle: Physica Cap. 1-138, S. 153/Ellen Breindl, S. 274, Ostfriesische Volksmedizin

Indikation nach Hildegard: Warzen, Geschwüre

Anwendung: Ellen Breindl: *Aus zerkleinerter Wurzel und Blättern in Essig über Nacht eingelegt, wird ein Pflanzenbrei hergestellt, den man auf Warzen und Schwielen aufbindet.*

Hildegard: *Für die Salbe nimmt man altes Fett und gebe ihm genug Saft von Schöllkraut bei und zerstoße es, dann zerlassen und mit Talg einsalben.*

Zusätzliche Erkenntnisse: Nach meinem eigenen Wissen und Erfahrungen ist das Schöllkraut auch wirksam bei funktionellen Störungen der **Gallenwege** und der **Bauchspeicheldrüse**. Außerdem hilft es bei **Entzündungen** und bei **krampfartigen Beschwerden** im **Magen- und Darmbereich** sowie bei **Gallengrieß**. Regelmäßig auf die Augen aufgelegt stärken Schöllkrautblätter die Sehkraft.

Der belgische Mönch Guy van Leemput nennt die „Stinkende Gouwe" bei **Leberentzündung**, **Gelbsucht** und ebenfalls bei funktionellen Störungen der Gallenwege.

Signatur: Die Blütenknospen haben eine deutliche Ähnlichkeit mit gestielten Warzen. Die gelben Blüten weisen auf die Leber und die Galle hin. Der behaarte Stängel gibt einen Hinweis auf die hautspezifische Wirkung. Die Samenschote hat die Form der Bauchspeicheldrüse oder auch des Gallenganges. Die Samen darin ähneln Gallengrieß. Der orangefarbene Saft weist deutlich auf die Bauchspeicheldrüse hin. Zum Vergleich: Erkrankungen der Bauchspeicheldrüse zeigen sich im

Auge bei der Irisdiagnose durch orangefarbene Pigmente.

Bekannte Inhaltsstoffe: Verschiedene Alkaloide, Saponine, Flavonoide, etwas ätherisches Öl und Fermente.

Vorsicht: Innerlich nicht während der Schwangerschaft oder bei Kindern unter 12 Jahren anwenden.

Achtung: Sollte eine Lebererkrankung oder Gallensteine vorliegen, konsultieren Sie bitte den Naturheil-Arzt oder Heilpraktiker vor der Einnahme.

Handel: In der Apotheke unter der Drogenbezeichnung „Herba Chelidonii" als Tinktur unter der Bezeichnung „Tinctura Chelidonii Rademacheri" (Firma Caelo), über Kräuter Schulte als „Schöllkrauttinktur" (apothekenpflichtig).

Schwarze Nieswurz / Christrose

(Vorsicht giftig)

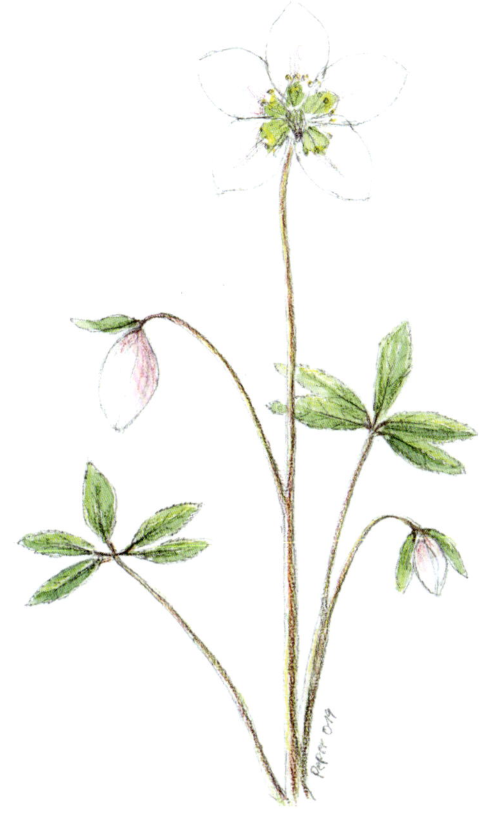

Botanische Bezeichnung

Helleborus niger

Niederländische Bezeichnung

Kerstroos

Quelle: Physica, Cap. 1-152, S. 162.

Indikation nach Hildegard: Gicht, Gelbsucht und zur **Reinigung des Magens und des Blutes, Beklemmung in der Brust, Herzschwäche**

Anwendung: Als schwarzen Nieswurzwein anzuwenden.

Dosierung des Weines: 2x täglich 1 Likörglas voll trinken.

Nieswurzsaft: *Zerstoße Nieswurz und seihe den Saft durch ein Tuch ab. Dann füge Wein bei und dies trinke er oft nüchtern bei Gicht, und wenn er Gelbsucht hat, trinke er es oft nach dem Essen und er wird geheilt.*

Nieswurzwein (mit Honig): *Aber er koche auch Nieswurz in Wein unter Beigabe von Honig, und er seihe das durch ein Tuch, und er trinke das nach dem Essen und abends, wenn er schlafen geht und er tue dies oft und es wird ihn heilen, und es macht ihn in der Brust angenehm (hier handelt es sich offenbar um Herzbeklemmung durch Herzschwäche) und leicht und reinigt den Magen, und es vermindert was immer in seinem Körper schmutzig und stinkend ist.*

Zusätzliche Erkenntnisse: Die schwarze Nieswurz ist seit langem als **Herzglycosid** der 2ten Ordnung bekannt. Es gilt außerdem als **harntreibend**.

Signatur: Die Christrose hat sowohl feurige Wärme als auch Kälte in sich. Sie blüht im Winter zur Weihnachtszeit. Sie hat eine deutlich nach unten hängende, herzförmige Blütenknospe, was auf die Wirksamkeit bei Herzschwäche hinweist. Die hohlen Blütenstängel sind unten deutlich dicker, was auf eine herzbedingte Wassersucht, dem sogenannten Cardialen Ödem, hinweist. Der hohle Stängel zeigt zudem eine Wirkung auf die hohlen Organe wie dem Magen und dem Darm an.

Bekannte Inhaltsstoffe: Herzglycoside, Helleborin und Hellebrin, Aconitsäure.

Nieswurzelpulver ist Bestandteil des Schneeberger Schnupftabaks.

Handel: Über Kräuter Schulte als „Nieswurz, schwarz“ (Apothekenpflichtig). Als homöopathisches Mittel Helleborus niger vorzugsweise als D12 10 g Globuli in der Apotheke. *(Nur nach Anweisung einer homöopathisch ausgebildeten Fachperson!)*

Schwarzkümmel

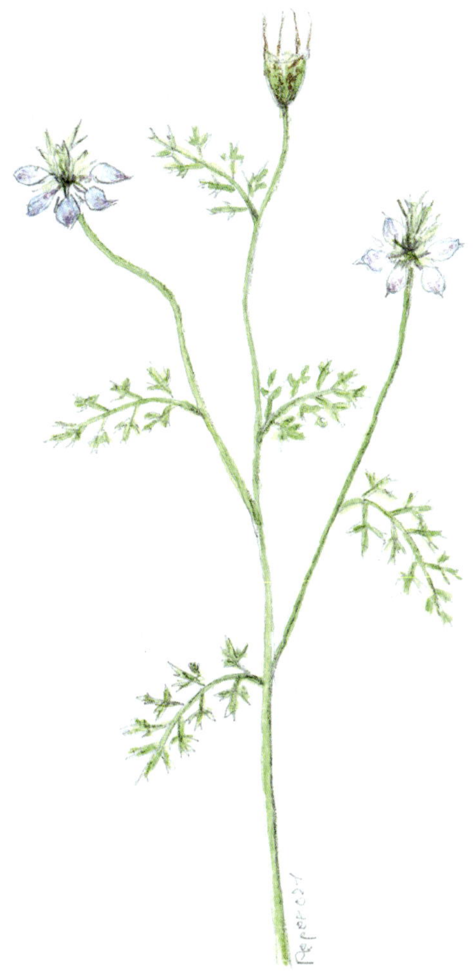

Botanische Bezeichnung
Nigella sativa

Niederländische Bezeichnung
Zwarte komijn

Quelle: Physica, Cap. 1-12, S. 50, Karl-Heinz Peper (Heilkraft).

Indikation nach Hildegard: Geschwüre am Kopf

Anwendung: *Wenn aber einer Geschwüre am Kopfe hat, jedoch so, dass es keine Krätze ist, der zerstoße Schwarzkümmel und mische das Zerstoßene mit gebratenem Speck und salbe damit oft die Geschwüre, die am Kopf sind, und er bringt das Geschwür zu verschwinden und er wird geheilt.*

Hildegard speziell: *Aber zerstoße auch Schwarzkümmel und mische ihm Honig bei, und wo viele Fliegen sind, streiche es an die Wand. Und die Fliegen, die das kosten, werden krank und fallen und sterben.*

Zusätzliche Erkenntnisse: Schwarzkümmel stimuliert das **Immunsystem**. Sowohl die Samen als auch das Öl können hierfür eingesetzt werden. Durch den relativ hohen Gehalt an Eisen können die Schwarzkümmelsamen auch bei einer durch Eisenmangel bedingten **Blutarmut** eingesetzt werden. Auch bei einer Neigung zu **Verkrampfung**en lassen sich die Schwarzkümmelsamen durch den hohen Gehalt an Magnesium gut verwenden.

Besonders wichtig ist jedoch der Einsatz bei **Juckreiz**. Dazu reibt man die betroffenen Stellen mit Schwarzkümmelöl ein.

Sowohl das Öl als auch die Samen eignen sich zur Linderung von **Asthma**, **Bronchitis** und **Husten**. Schwarzkümmel erweitert die **Bronchien**, was zur Linderung der Beschwerden führen kann.

Zudem scheint Schwarzkümmel eine positive Wirkung auf hyperaktive Kinder zu haben, was den Einsatz bei **ADHS** nahelegt.

Die Samen wirken außerdem gut gegen **Blähungen** und regulierend auf die **Magensäure**.

Im Alltag wird Schwarzkümmel zudem auch als Brotgewürz verwendet.

Signatur: Der Schwarzkümmel hat weiße Blütenblätter, was auf eine entzündungshemmende Eigenschaft hindeutet. Die Samenkapsel wirkt wie ein kleiner, aufgeblasener Ballon (Blähungen) und hat Ähnlichkeit mit dem Kopf, wobei häufig bräunliche Flecken oben auf der Oberfläche zu sehen sind. Dies deutet auf die von Hildegard beschriebenen Geschwüre hin. Die Blätter sind stark haarförmig zerschlitzt, was auf eine krampflösende Wirkung hinweist. Die Blätter sind um den Kopf herum angeordnet, was einen wirren, etwas zerstreuten Eindruck vermittelt und somit einen Hinweis auf Hyperaktivität gibt.

Bekannte Inhaltsstoffe: Eisen 18,5 mg, Magnesium 385 mg, Kalium 1,694 mg, Calcium 931 mg, Phosphor 499 mg, Mangan 3,3 mg, Kupfer 0,9 mg, Zink 4,8 mg, Vitamin A 135 mg, Vitamin C 21 mg, Natrium 88 mg, Ballaststoffe 40 mg; ätherisches Öl wie Borneol, Thymol, Thymchinon; außerdem auch das Alkaloid Nigellin, gesättigte und mehrfach ungesättigte Fettsäuren. Linolsäure, Gamma-Linolensäure (GLA) ist vermutlich auch vorhanden, aber nicht ausreichend belegt.

Handel: In der Apotheke erhält man Schwarzkümmel unter der Bezeichnung „Semen Nigellae sativae tot." (Caelo) und als Schwarzkümmelöl unter der Bezeichnung „Oleum Nigellae sativae" und „Semen Nigellae" (Klenk). Zudem kann man Schwarzkümmel ganz und das ätherische Öl über Kräuter Schulte erwerben.

Schwertlilie

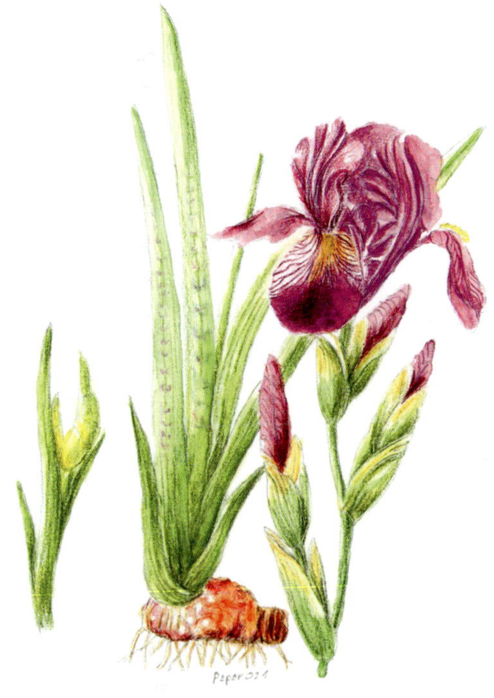

Botanische Bezeichnung
Iris germanica / pallida

Niederländische Bezeichnung
Duitse Lis

Quelle: Physica, Cap. 1-118, S. 13.

Indikation nach Hildegard: Psoriasis, Nieren- und Blasenleiden, frisches **Hautleiden**, auch **harte Haut** im Gesicht, die oft rindenähnlich und mit Beulen auftritt.

Anwendung: Als Schwertliliensalbe oder als Waschung im Gesicht mit dem Saft aus den Blättern, das mit Wasser verdünnt wurde.

Für Nieren- und Blasenleiden wird die Wurzel in Wein zerstoßen, abgeseiht und innerlich eingenommen.

Zusätzliche Erkenntnisse: nach dem Abt Walahfrid Strabo heißt es, die getrocknete, zerriebene Wurzel werde in flüssigem Wein aufgelöst bei grausamen Schmerzen der **Blase** verabreicht.

Der französische Mönch Odo Magdunensis aus dem Loire-Tal beschrieb im 11. Jahrhundert die Schwertlilie folgendermaßen: *Trinkt man das Pulver mit Wein, heilt es die Milzsüchtigen und kann verkrüppelten oder durch Kälte ganz verkrampften Gliedern helfen, ebenso sorgt es für einen geordneten Monatsfluss. Das Wurzelpulver kann mit Honig vermengt als Salbe zur Austreibung der Nachgeburt von unten in die Scham eingeführt werden. Auch heilt es Fisteln, wenn man sie in die Röhrenwunde streicht. Es trocknet nässende Wunden und hilft sogar, wenn man es Knochen auflegt, die vom Fleisch entblößt sind.*

Man kann auch die fertige Salbe mit etwas Honig vermengt nehmen.

Die Abkochung der Wurzel erweicht **Verhärtungen in der Gebärmutter**, wenn die wiederholt mit einem Tampon von unten eingeführt wird.

Nach der ostfriesischen Volksmedizin wirkt die Wurzel als Veilchenwurzel als **Zahnungshilfe** zum Kauen bei Kindern. Die Salbe wirkt spezifisch auf Schmerzen im **Kreuzbein** und haben eine allgemein entspannende Wirkung. Eine regenerierende Wirkung auf das **Lymphsystem** ist ebenfalls bekannt. Hierfür kann man die Wurzel als Tee und auch als Tinktur einsetzen.

Signatur: Die Teile des Wurzelstockes, die oberhalb der Erde liegen, haben in der Regel eine schuppige Oberfläche. In der Blüte sieht man eine seltsame Zeichnung, die die sogenannten „Cauda equina" (auslaufende Verzweigungen des Rückenmarks) in der Wirbelsäule im Bereich des Kreuzbeines zeigen. Die Salbe hilft demnach auch bei Schmerzen im unteren Rücken.

Bekannte Inhaltsstoffe: Flavonoide, Gerbstoff, Stärke, ätherisches Öl, Schleim

Handel: Als „Schwertliliensalbe" über die Zähringer Apotheke in Konstanz. Als „Veilchenwurzel geschält" (Iris pallida) über Kräuter Schulte.

Seifenkraut

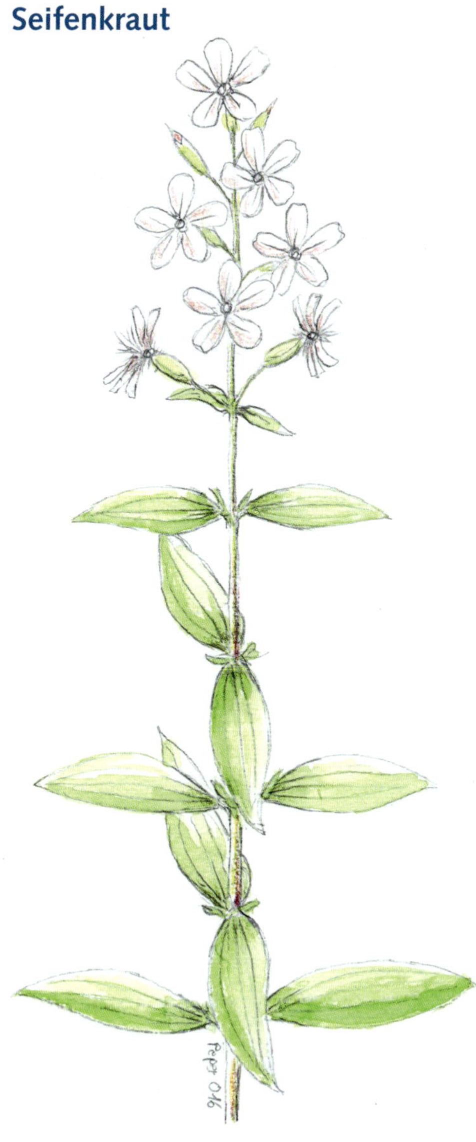

Botanische Bezeichnung
Saponaria officinalis

Niederländische Bezeichnung
Zeepkruid

Quelle: Physica, Cap. 1-58, S. 86.

Indikation nach Hildegard: Verdunklung der Augen, Sehschwäche, dämpfige Brust, Asthma, Ohrenklingeln, schmerzhafte **Geschwüre** in den Eingeweiden.

Anwendung: *Ein Mensch, dem die Augen dunkeln, der nehme ein rotes Seidentuch und indem er Seifenkraut bricht, streiche er es darüber, und in der Nacht lege er das so bestrichene Tuch auf seine Augen und das tue er oft, und es wird die Verdunklung der Augen vertreiben. Wenn jemand bei dieser Salbung die Augen innerlich berührt, so wird es ihm nicht schaden. Wenn aber weiße oder grüne Farbe in seinen Augen wäre, nehme er damit den Saft des Seifenkrauts auf und streiche ihn auf einen Filz, und er lege das um seinen Hals, und über den Hinterkopf bis zu den Ohren, und er binde das fest, und er tue das oft, und das Ohrenklingeln wird weichen. Und wenn jemand in der Brust dämpfig ist, zerdrücke er Seifenkraut etwas in Wein, wenn auch nur mäßig, weil dies die schlimmen Säfte, die der Lunge schaden, vertreiben. Aber auch, wer innerlich im Körper durch Geschwüre der Eingeweide Schmerzen leidet, der nehme Weizenkleie und wärme sie in einer Schüssel mit Seifenkraut, und er lege das auf ein Tuch, und er lege das so warm um seinen Bauch und seinen Nabel, und er wird geheilt werden.*

Zusätzliche Erkenntnisse: Bei **Husten** und **Bronchitis** ist das Seifenkraut sehr hilfreich, besonders wenn es sich dabei um Husten mit zähem Schleim handelt. Die Pflanze ist also geeignet, um Schleim zu verflüssigen.

Meiner eigenen Erfahrung nach passt das Kraut vor allem zu Teemischungen gegen Beschwerden im Leber- und Gallebereich, weil das Seifenkraut dort hilfreich, ist um die Fettsäuren besser zu verseifen. Der Tee kann nach dem Erkalten auch für Umschläge bei Hautkrankheiten angewendet werden. Dies ist aufgrund der fungiziden (pilzfeindlichen) Wirkung auch bei **Hautpilzerkrankungen** sinnvoll.

Signatur: Wenn man den Tee mit einem Schneebesen umrührt, dann schäumt der Topf über. Man sieht deutlich die Seife. Man kann mit dem Kraut also etwas reinigen oder zum Beispiel Schleim auflösen. Es reinigt also den Körper und somit auch die Augen und die Atemwege.

Bekannte Inhaltsstoffe: Seifenähnliche Stoffe, Triterpensaponide, vor allem Saronarosid, Gerbstoffe, Stärke

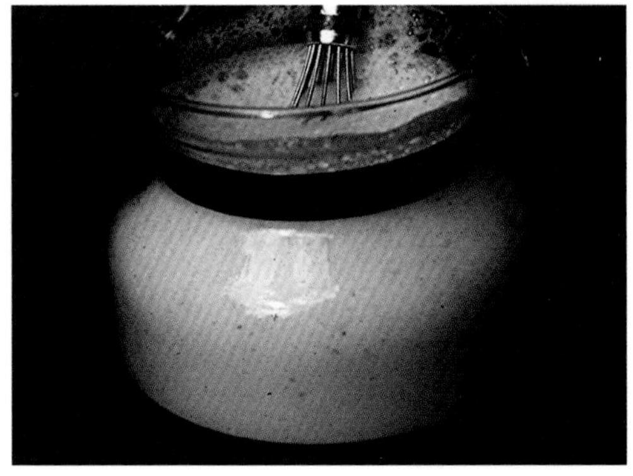

Teezubereitung: 1 gehäufter TL Seifenkrautwurzel wird mit 0,25 l kaltem Wasser angesetzt und einige Stunden ziehen gelassen. Dann wird der Ansatz zum Sieden erhitzt und sofort durchgesiebt. In der Regel wende ich diese Droge selten pur, sondern meistens in Teemischungen mit einem Anteil von ca. 20 Prozent Teemischung an.

Handel: In der Apotheke ist das Kraut unter der Drogenbezeichnung „Herba Saponariae“ und die Wurzel unter der Drogenbezeichnung „Radix Saponariae“ erhältlich.

Sellerie

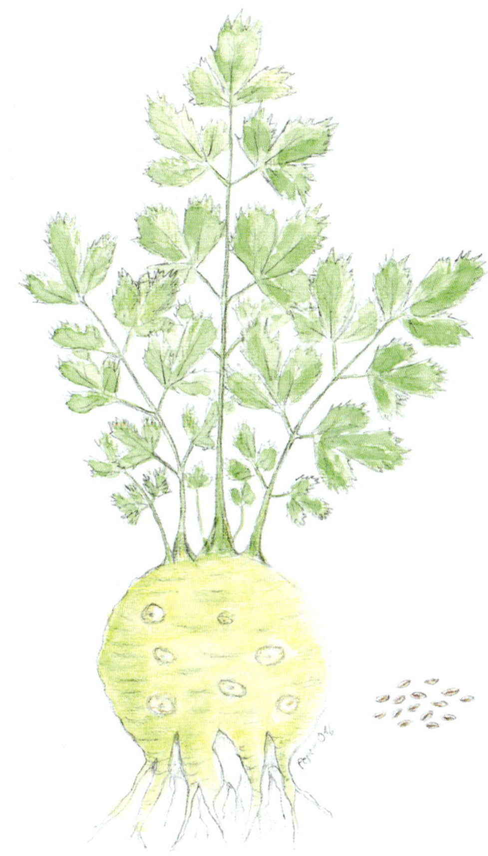

Botanische Bezeichnung
Apium graveolens

Niederländische Bezeichnung
Selderij

Quelle: Physica, Cap. 1-69, S. 97.

Indikation nach Hildegard: Rheuma, Gicht

Anwendung: Als Selleriemischpulver jeweils vor und nach dem Essen 1 TL einspeicheln.

Bestandteile / Herstellung: 60 g Selleriesamen, 20 g Weinraute, 15 g Muskatnusspulver, 10 g Gewürznelken und 5 g Steinbrech mischen.

Anmerkung: Das Pulver schmeckt sehr bitter.

Zusätzliche Erkenntnisse: Nach dem Abt Walahfrid Strabo heißt es: *Wenn du die Samen zerrieben einnimmst, so behebt es die quälenden Leiden der Blase. Mit dem zarten Trieb gegessen so verdaut er Reste von Speisen, die noch im Inneren des Magens rumoren. Bei Brechreiz trinke man Selleriesaft gleich mit herben Essig und Wasser und vor dem wirksamen Mittel wird die Übelkeit schnell weichen.* Im Lorscher Arzneibuch (795), IV.61 steht geschrieben: *Gegen Herzklopfen soll man Kümmel und Sellerie kauen und den Saft herunterschlucken.*

Nach meinen eigenen Erkenntnissen kann Sellerie kann beim **Entschlacken** und beim **Entgiften** helfen und dadurch rheumatische Beschwerden lindern. Ebenfalls wirkt der Sellerie durch seine entschlackende Wirkung auch sehr gut bei **Zellulitis** (Orangenhaut) und **Übergewicht**. Aber auch bei Akne ist die reinigende und entgiftende Wirkung sehr nützlich. Zudem hat der Sellerie eine milde **harntreibende Wirkung**, weil er die Nierentätigkeit anregt.

Anwendung: Als Pulver, roh, als Saft oder als Tinktur.

Dosierung der Tinktur: 3 x täglich 25–30 Tropfen in Wasser.

Dosierung der Tabs/Tabletten: 3x täglich jeweils 3 Tabs mit Wasser einnehmen.

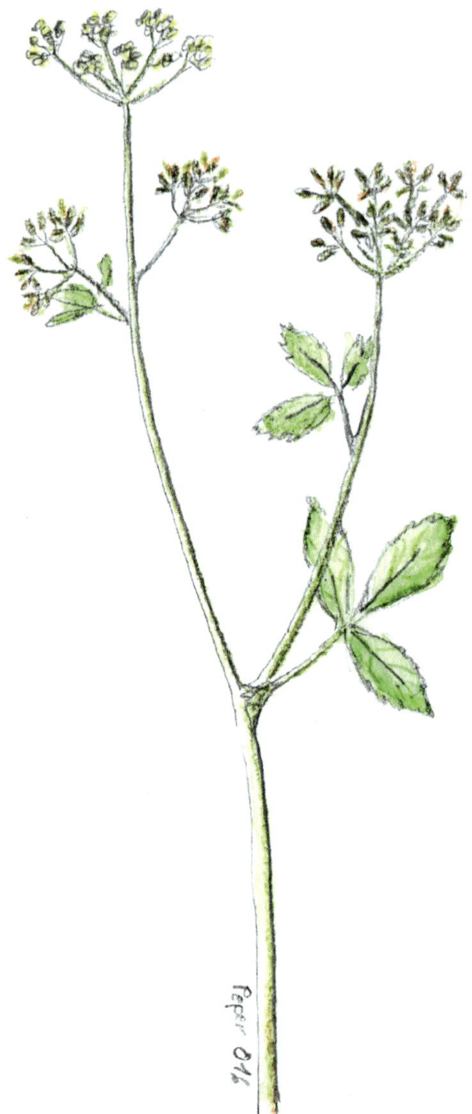

Signatur: Ein durchgeschnittener Stängel hat im Querschnitt eine Nierenform und weist somit auf eine auch tatsächlich vorhandene anregende Wirkung auf die Nieren hin. Die Knolle der Sellerie hat Ähnlichkeit mit der Blase, die Oberfläche ist sehr runzelig, was auf eine Wirkung bei Zellulitis hinweist. Der Geschmack ist sehr aromatisch, was auf eine verdauungsfördernde Wirkung hindeutet.

Bekannte Inhaltsstoffe: Ätherisches Öl, Furanocumarine, Flavonoide, Vitamine und Mineralsalze.

Handel: In der Apotheke unter der Drogenbezeichnung „Semen Apii". Auch als Kraut unter der Drogenbezeichnung „Herba Apii conc." (Fa. Caelo) und als Wurzel unter der Bezeichnung „Radix Apii conc." (Fa. Caelo) erhältlich. Die Tinktur bekommt man über Kräuter Schulte als „Selleriesamentinktur". Im Reformhaus kann man den Saft von der Firma Schoenenberger bzw. Firma Florabio erwerben. Das Selleriemischpulver vertreibt die Zähringer Apotheke in Konstanz und Fa. Posch in Österreich auch als Piloreum-Tabs erhältlich.

Senf

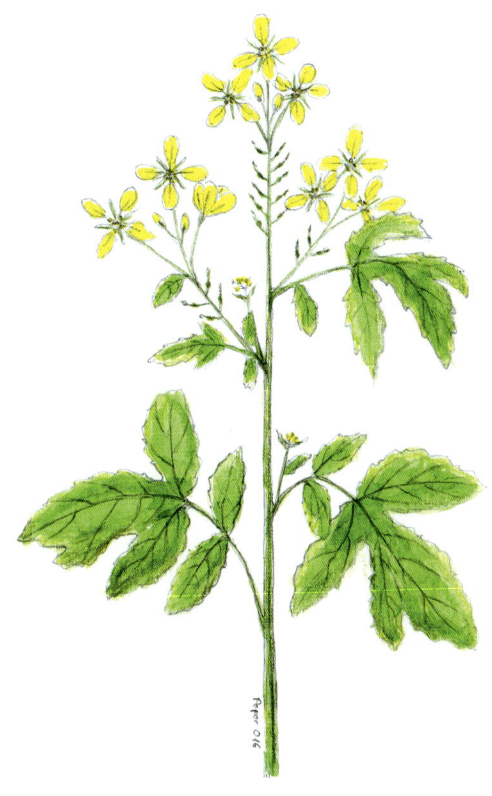

Botanische Bezeichnung

Brassicaceae (Cruciferae)

Niederländische Bezeichnung

Geele Mustard

Quelle: Physica, Cap. 1-94, S. 112.

Indikation nach Hildegard: *Macht die Augen klar, dem kranken Magen ist er nicht bekömmlich.*

Anwendung: In Maßen essen.

Zusätzliche Erkenntnisse: Der aus Senfmehl und lauwarmen Wasser verrührte Senfteig, wobei das Wasser die Wärme von 40 °C nicht überschreiten sollte, wird bei chronischer **Erkältung**, **Bronchialkatarrh** und bei **Kreislaufschwäche** angewendet. Zudem ist er ein wirksames Mittel bei **rheumatischen Beschwerden**, **Hexenschuss**, **Nasennebenhöhlenentzündung**, **Zahnschmerzen** und bei **Rippenfellentzündung** (hier die Fläche der Hand als Größe) angewendet. Auch **Ischiasbeschwerden** können damit behandelt werden.

Achtung: Die Senfmehl-Packung sollte jeweils nur 5–10 Minuten, bei Kindern nicht länger als 3–5 Minuten, auf der Haut bleiben, da es sonst zu Verbrennungen kommen kann.

Achtung: Weißer Senf wirkt milder als schwarzer Senf.

Signatur: Durch seine Schärfe wirkt der Senf erwärmend und durchblutungsfördernd.

Bekannte Inhaltsstoffe: Das Glukosid Sinigrin, das durch den Kontakt mit Wasser durch das gleichfalls enthaltene Ferment Myrosinase in Allylsenföl und Traubenzucker gespalten wird.

Handel: Den weißen Senfsamen erhält man in der Apotheke unter der Drogenbezeichnung „Semen Erucae“, den schwarzen unter „Semen Sinapis“. In der Apotheke gibt es den Senfspiritus unter der Bezeichnung „Spiritus Sinapis“ (Fa. Caelo).

Sivesanpulver

(Mischung)

Quelle: Physica, Cap. 1-66, S. 94.

Info: Hierbei handelt es sich um ein Mischpulver, das nach Hildegard hergestellt wird.

Bestandteile: Fenchelpulver, Galgantwurzel, Diptamkraut, Habichtskraut

Indikation: Das Sivesanpulver stärkt die **allgemeine Gesundheit** und das **Immunsystem**, macht einen **gesunden Teint**, sorgt für eine gute **Verdauung** und **Nährstoffaufnahme**, verhilft zur **Stoffwechsel- und Kreislaufverbesserung**, unterstützt **Infarktpatienten** und ist wirksam bei **Angina Pectoris**, **Thrombosen**, **Bluthochdruck**, **Schweißausbrüche**, **(Blähungs-) Herzdruckschmerz**, **Managerleiden**, **Nierenleiden** (Gesichtsfarbe).

Dosierung: 1 – 2x täglich 1 Messerspitze in Wasser oder Wein geben.

Handel: Als „Sivesan-Pulver" über die Zähringer Apotheke in Konstanz und über Fa. Posch unter der Bezeichnung „Sivesan Fenchel-Mischpulver" bzw. „SIV 100 g".

Spitzwegerich

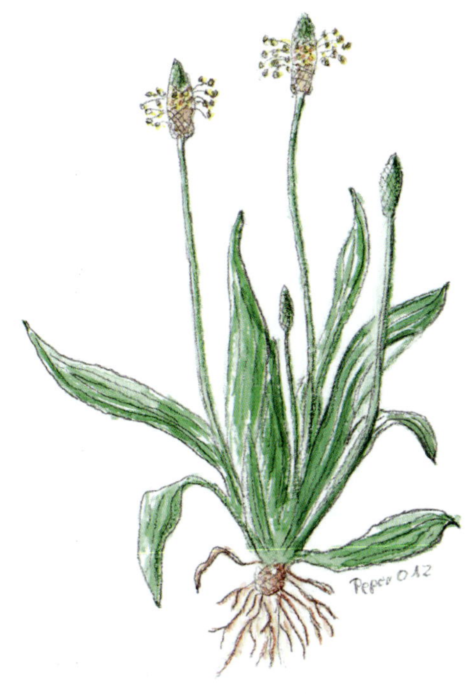

Botanische Bezeichnung

Plantago lanceolata

Niederländische Bezeichnung

Smalle weegbree

Quelle: Physica, Cap. 1-101, S. 118/119.

Anmerkung: Siehe auch nach Hildegard unter „Wegerich", Seite 325.

Indikation: Der französische Mönch Odo Magdunensis aus dem Loire-Tal schrieb im 11. Jahrhundert folgendes: *Das Kraut nennen die Griechen „Arnoglossa", Schafzunge, denn seine Blätter gleichen der Zunge eines Lammes. Davon gibt es zwei Arten: Die größere nennt man Breitwegerich, die andere Klein- oder Spitzwegerich, denn sie reckt sich mit den Blättern hoch. Als kühlend und trocknend ordnet man den Spitzwegerich im dritten Grade ein. Mit Honig vermischt, trocknet der Wegerich nässende und reinigt eiternde Wunden. Mit Essig und mit Salz gekocht und gegessen zähmt er den übergroßen Durchfall.*

Der belgische Mönch Guy van Leemput nennt es als milderndes Mittel bei **Erkältungskrankheiten, trockenen Husten, chronische und allergische Bronchitis** und bei **Asthma**. Außerdem bezeichnet er es als hilfreich bei **Sinusitis** und bei **Heuschnupfen**.

Als Gurgelmittel hält er es für wirksam bei **Kehlkopfentzündung** und **Mandelentzündung** sowie bei **Zahnfleischentzündung**.

Erkenntnisse aus der ostfriesischen Volksmedizin: Als Tee wirkt Spitzwegerich meiner Erfahrung nach sehr gut gegen **Husten** und bei **Durchfall** mit starker **Verschleimung**, sodass er auch ein geeignetes Mittel bei **Colitis ulzerosa** ist. Hier empfehle ich meistens eine Teemischung aus Spitzwegerich und Beifußkraut.

Hustensirup nach Johann Hinderks (Ostfriesischer Kräuterkundiger):

Man benötigt 100 g Spitzwegerichkraut, 15 g Huflattichblätter, 10,5 EL Rübensirup, 0,5 kg Rohrzucker und 2,5 l Wasser. Spitzwegerich, Huflattich und Rohrzucker werden abends in kaltem Wasser angesetzt und über Nacht stehen gelassen. Am nächsten Tag wird der Aufguss aufgekocht und danach abgeseiht. Zuletzt wird der Rübensirup hinzugefügt und alles noch einmal kurz aufgekocht. Der noch heiße, fertige Hustensirup wird dann in die Gebrauchsflasche gefüllt.

Anwendung und Dosierung

Teezubereitung: 2–3 Kaffeelöffel Spitzwegerichblätter mit 0,25 l kochendem Wasser übergießen und 10 Minuten ziehen lassen. Danach abseihen und den Tee möglichst mit Rapshonig gesüßt einnehmen. Als Gurgelmittel ungesüßt nach dem Abkühlen verwenden.

Dosierung der Tinktur: 3–6-mal täglich 20 Tropfen in Wasser einnehmen.

Dosierung des Sirups: Mehrmals täglich 1 TL oder 1 Kaffeelöffel einnehmen.

Signatur: Die Blätter sind lanzettförmig, was auf eine wundheilende Wirkung hindeutet. Die deutlich sichtbaren Blattnerven weisen auf eine Wirkung auf die Sehnen, Nerven und Blutgefäße hin. Die Pflanze ist kühlend und trocknend im dritten Grad, womit sie die Kraft hat, feuchten Schleim zu trocknen

Bekannte Inhaltsstoffe: Pflanzenschleim, Bitterstoffe, Kieselsäure sowie das antibiotisch wirkende Glykosid Aucubin.

Signatur: Der Spitzwegerich hat relativ große Blätter, die auf die Lunge hindeuten. Beim Kauen der Blätterkann man die wohltuende Wirkung auf die Atemwege spüren. Die leichte Behaarung der Blätter deutet auf die Schleimhäute der Atemwege hin.

Der kantige Stängel weist auf die Widerstandsfähigkeit hin. Die klebrigen Samen geben einen Hinweis auf die Beziehung zum schleimlösenden Effekt. Die weißliche Farbe der Blpten zeigt die entzündungshemmende Wirkung der Pflanze.

Handel: In der Apotheke erhält man Spitzwegerichblätter als „Folia Plantaginis lanceolatae“, den Sirup als „Sirupus Plantaginis lanceolatae“ und eine Spitzwegerichtinktur als „Tinctura Plantaginis Lanceolatae“ (Fa. Caelo). Der freie Kräuterhandel bietet die Blätter unter ihrem deutschen Namen „Spitzwegerichblätter“ an.

Stabwurz

siehe unter Eberraute, Seite 103

Steinbrech

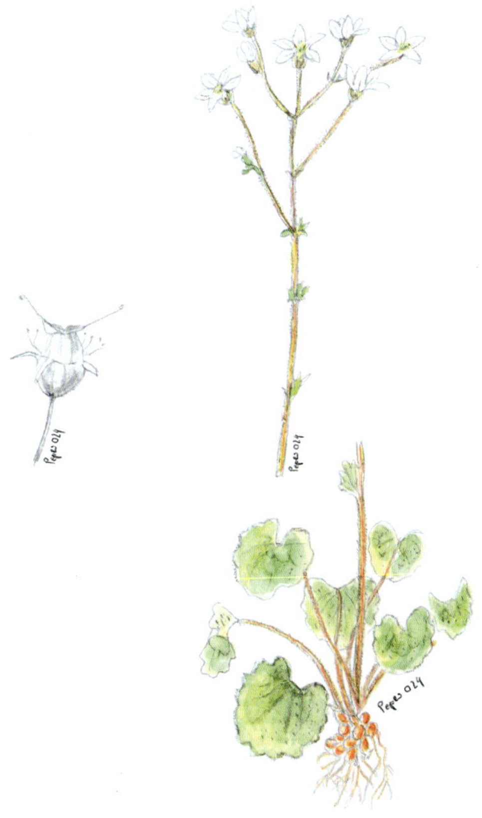

Botanische Bezeichnung
Saxifraga granulata

Niederländische Bezeichnung
Steenbreek

Quelle: Physica, Cap. 1-136, S. 152.

Indikation nach Hildegard: Steinbildung in Blase oder im Magen, Gelbsucht

Anwendung: Bei Steinbildung die Samen vom Steinbrech in Wasser zerstoßen und nach dem Essen trinken (nie nüchtern!). Bei Gelbsucht die Samen in Wein zerstoßen, eine Stunde ziehen lassen und nach dem Essen trinken.

Signatur: Der Steinbrech wächst auf Wiesen und auch auf sandigen und felsigem Untergrund und bricht den Stein. Das Interessanteste am Knöllchen-Steinbrech ist seine eigenartige Vermehrungsweise. In den Achseln der Grundblätter wachsen zwiebelförmige Organe (eigenartig steinähnlich gestaltete Knospen), die sich von der Pflanze loslösen und keimen können. Daraus entstehen dann neue Pflänzchen.

Bekannte Inhaltsstoffe: Flavonoide und Gerbstoffe, Bitterstoffe und das Glycosid Bergenin.

Handel: In der Apotheke als „Semen Saxifragae granulatae“ erhältlich.

Steinklee / Honigklee

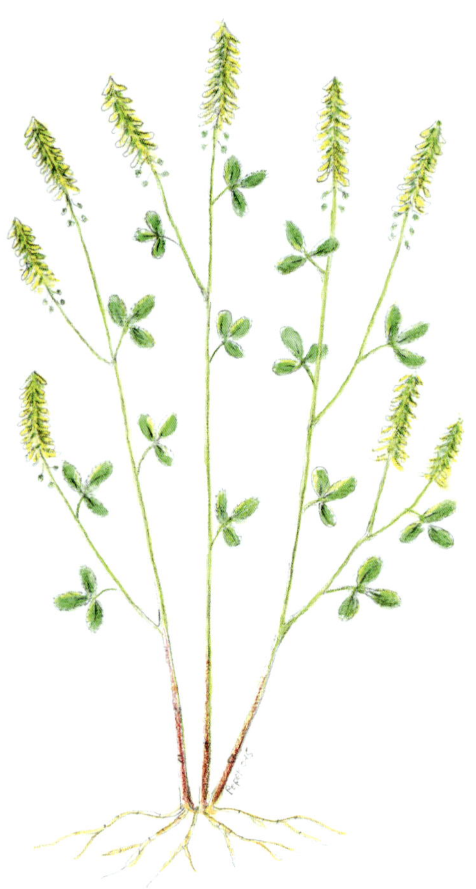

Botanische Bezeichnung
Melilotus officinalis

Niederländische Bezeichnung
Honingklaver, Akkerhoningklaver

Quelle: Sigrid Hirsch / Felix Grünberger 534 Beschreibung nach Hildegard leider ohne Quellenangaben.

Indikation nach Hildegard: Ohrenschmerzen, Kopfweh

Anwendung: Als Saft in die Ohren geträufelt, mit Essig und Rosenöl vermengt und mit einem Tuch übergeschlagen, mildert er das Kopfweh und Ohrenschmerzen. Anstatt des Saftes kann man auch die Tinktur gebrauchen. Diese sollte dafür jedoch im Verhältnis 1:1 mit Wasser verdünnt werden.

Zusätzliche Erkenntnisse: Bei venösen Durchblutungsstörungen der Beine, also auch bei **Krampfadern,** anwendbar. Menschen, die Steinklee brauchen, empfinden in der Regel ein Schweregefühl in den Beinen. Der Steinklee wird in Russland auch bei **Alterszittern** als Tee verabreicht, was sehr erfolgreich ist. Zudem wird er als Auflage in einem Säckchen bei **Drüsengeschwülsten**, **Milchknoten** und anderen **Geschwülsten** und auch zum Abstillen verwendet.

In der um 1435 in einem sächsischen Kloster geschriebenen Leipziger Drogenkunde steht geschrieben: *„Melilotum“ ist wärmend und trocknend in dem ersten Grad und ist eine Art des Klees, der sehr angenehm riecht. Man gibt den Samen mit der Schale in die Arzneimittel und er hat die Kraft, zu stärken. Wegen seines Wohlgeruchs räumt es durch seine feine Substanz auf und stärkt deshalb mit Wein, in dem er gekocht wurde, die Verdauung, vertreibt die Blähung und öffnet die Verstopfung der Nieren und der Blase. Der Samen in Suppe, Speise oder Trank gegeben, macht guten Geschmack und Duft.*

Anmerkung: Die Anwendung des Samens ist heute nicht mehr üblich. Man müsste ihn zudem selbst ernten. Ich finde, es handelt sich aber um eine sehr interessante Beschreibung und deshalb habe ich sie hier aufgeführt.

Signatur: Wenn man sich den Leib der Pflanze in den Leib des Menschen hineindenkt, dann liegen proportional die Beine bzw. Unterschenkel in den unteren Stängelteilen. Diese sind oftmals blutrot gefärbt. Im übertragenen Sinne versinnbildlicht dies, dass das Blut in den Beinen versackt, was sich dann in dem Symptom des Schweregefühls in den Beinen zeigt.

Herstellung einer Auflage: Man füllt ca. 12–15 g in ein kleines Leinensäckchen mit dem Steinkleekraut. Dann kocht man es in Wasser auf und lässt es einige Zeit ziehen. Danach legt man es so heiß wie möglich auf und legt ein Tuch darüber.

Teezubereitung: 1–2 TL auf 0,25 l kochend Wasser 10 Minuten ziehen lassen. 2–3x täglich 1 Tasse.

Dosierung der Tinktur: 1x täglich 20–25 Tropfen in Wasser einnehmen.

Vorsicht: Steinklee darf nicht überdosiert werden, weil es dann zu Blutungen kommen kann. Insbesondere Macumar-Patienten dürfen nicht zusätzlich mit Steinklee behandelt werden.

Bekannte Inhaltsstoffe: Melilotin, aus dem durch enzymatische Spaltung Cumarin entsteht. Dieses hemmt die Kopplung der 13 Gerinnungsfaktoren an Calcium unbiberneled verlangsamt damit die Blutgerinnung und die Lymphe und das Blut werden dadurch fließfähiger. Gerbsstoffe, Cholin und etwas ätherisches Öl sind ebenfalls vorhanden.

Handel: Als Kraut in der Apotheke unter der Drogenbezeichnung „Herba Melilotii". Über Kräuter Schulte als „Steinkleekraut", „Honigklee" oder „Steinkleekrauttinktur" (alle drei sind apothekenpflichtig).

Storchenschnabel / Pelargonie

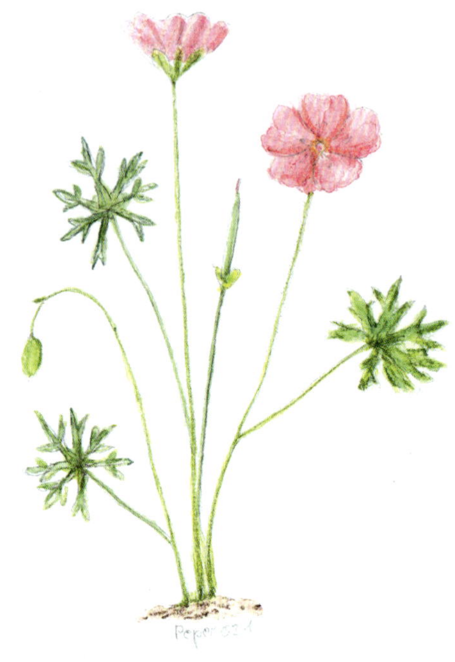

Botanische Bezeichnung
Geranium sanguineum / robertianum

Niederländische Bezeichnung
Robertskruid / Ooievaarsbek

Quelle: Physica, Cap. 1-162, S. 167.

Indikation nach Hildegard 1: Steine im Körper, Herzweh (Traurigkeit)

(Die Zähringer Apotheke verwendet die Unterart „Geranium sanguineum", also den blutroten Storchenschnabel.)

Anwendung 1: *Gegen Steine im Körper nimmt man Storchenschnabel und weniger Steinbrech und kocht es in Wasser, danach abseihen. Jetzt nimmt man ein Dampfbad und kocht Hafer in Wasser und übergießt damit die erhitzten Steine. Nachdem man auf diese Weise geschwitzt hat, trinkt man im Bad das Storchenschnabel / Steinbrechwasser und der Stein wird angenehm zerbrochen werden. Wer Herzweh hat, nehme Storchschnabel und weniger Polei und weniger Raute als Polei und pulverisiere es. Dieses Pulver wird regelmäßig zum Brot gegessen.*

Indikation nach Hildegard 2: Grippe, Fieber, Brustschmerz, hilft Giftstoffe auszuschwitzen

Anwendung 2: Abends vor dem Zubettgehen ein Glas Wein erwärmen, 0,5 Kaffeelöffel Pelargonienmischpulver beifügen und trinken.

Anmerkung: Man kann einer Erkältung gut vorbeugen, wenn man bei den ersten Anzeichen den Grippewein trinkt.

Zusätzliche Erkenntnisse: Der belgische Mönch Guy van Leemput verwendet die Unterart „Geranium robertianum", den stinkenden Storchenschnabel. Er erwähnt die schleimhautzusammenziehende Eigenschaft vom „Robertskruid" und bezeichnet es als **blutstillend** und als Mittel gegen **Durchfall**, **Entzündung der Darmschleimhaut**, **Magen- und Darmgeschwüre**, **Magenschleimhautentzündung** und bei **Blutungen**.

Signatur: Der Storchenschnabel ist nur sehr locker verwurzelt. Er hilft deshalb Menschen, die nicht gut geerdet sind. Er hat gefächerte Blätter, was auf eine krampflösende Wirkung hindeutet. Die Behaarung der Pflanze deutet eine Wirkung auf die Haut und Schleimhaut an. Die Blätter verfärben sich im Herbst blutrot und der verbliebene Blütenstempel auf der Samenkapsel hat optisch eine Ähnlichkeit mit einem sich verjüngenden Blutgefäß, an dessen Ende sich ein Blutstropfen befindet. Dies ist ein deutlicher Hinweis auf die blutstillende Wirkung. Die frische Pflanze (Geranium robertianum) hat einen etwas unangenehmen Geruch, was auf die entgiftende Wirkung der Pflanze hinweist.

Teezubereitung: 2 TL Storchenschnabelkraut mit 0,25 l kochendem Wasser übergießen, 10 Minuten ziehen lassen und abseihen. 3–4x täglich 1 Tasse trinken.

Dosierung der Urtinktur (Ø): 3x täglich jeweils 3–5 Tropfen in etwas Wasser geben und trinken.

Bekannte Inhaltsstoffe: Gerbstoffe, ätherische Öle, Bitterstoff Geraniin

Handel: Über Fa. Jura als „Pelagoniengewürzmischung" oder „Pelargonienkraut" gepulvert oder über die Zähringer Apotheke in Konstanz als „Chrysocard-Pulver" (Storchenschnabelmischpulver), als „Pelargonienmischpulver" und als „Storchenschnabelmischpulver" über die Fa. Fassl als „Pilogrip Tropfen" und „Pilogrip Pelargoni-Tabs!" sowie als Mischpulver über die Fa. Posch in Österreich erhältlich. In der Apotheke als „Herba Gerani rortiani" (Tee) und als Tinktur unter der Bezeichnung „Geranium robertianum Urtinktur" (Fa. Ceres) erhältlich.

Störfisch

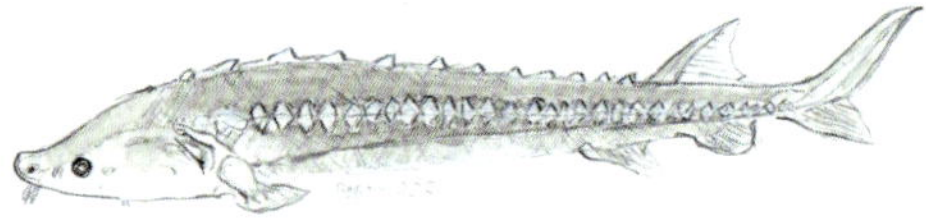

Zoologische Bezeichnung:
Acipenser sturio

Niederländische Bezeichnung
Steur

Quelle: Physica, Cap. 5-4, S. 349/350, Große Hildegard-Apotheke, S. 23, großes Hildegard-Buch, Hertzka/Strelow, S. 349.

Indikation nach Hildegard: Knochenbruch, **Knochenerweichung**, **Überbein**, Probleme an der **Wirbelsäule**

Anwendung: Das geschabte Knochenpulver des Störfisches wird in reines Wasser geschüttet und eingenommen.

Anmerkung: Die Anwendung wäre durch die Einnahme als homöopathisches Mittel, hergestellt aus den Gräten des Störes, in einer D12 viel einfacher möglich. Hiervon würden 3x täglich 5 Tropfen in Wasser eingenommen. *(Nur nach Anweisung einer homöopathisch ausgebildeten Fachperson!)*

Hildegard speziell: *Ein Mensch aber, den die Seuche plagt, der esse oft von der Leber dieses Fisches, und die Seuche in ihm wird weichen. Und wem Fleisch um die Augen wächst, das heißt sich auswölbt, oder wenn die Augen sich verdunkeln, der nehme von der Galle dieses Fisches und im gleichen Gewicht Rautensaft und weniger Kamille. Und dies mische er gleichzeitig, und er gieße das in ein Gefäßlein aus Kupfer, und damit salbe er oft gegen die Nacht seine Augen außen, so dass seine Augen außen, so dass es seine Augen inwendig etwas berührt, und er wird in den Augen geheilt werden und klarsehen, nachdem die Verdunklung vertrieben ist.*

Achtung: Dies ist leider nicht durchführbar, aber immerhin kann man die Raute als Tinktur einnehmen.

Zusätzliche Erkenntnisse: Die Tinktur wirkt auch direkt auf die Wirbelsäule.

Signatur: Der Störfisch hat an der Seitenlinie eine Reihe von Knochenplatten, die einer Wirbelsäule ähneln.

Bekannte Inhaltsstoffe: bisher unerforscht.

Handel: Bisher nicht im Handel erhältlich.

Süßholz

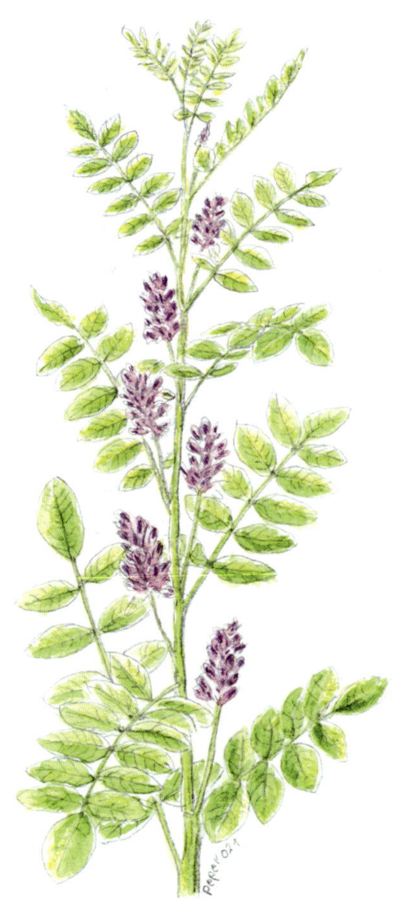

Botanische Bezeichnung
Glycyrrhiza glabra

Niederländische Bezeichnung
Zouthout

Quelle: Physica, Cap. 1-19, S. 56, Manfried Pahlow, Ostfriesische Volksmedizin.

Indikation nach Hildegard: Magen- und Darmerkrankungen, **Verdauung**, **Augen**, **Friedfertigkeit**. Auch bei **Depressionen**, hier besonders bei manisch-depressiven Varianten, bei **Geisteskrankheit** und als Hilfe bei der **Alkoholentwöhnung**, hier mit Salbei kombinierbar, wirksam. Zudem unterstützt es bei **Heiserkeit**.

Hildegard speziell: *Süßholz bereitet dem Menschen eine klare Stimme und es macht seine Stimmung gütig und klärt seine Augen.*

Querverweis: Bei Heiserkeit siehe auch unter Aronstab (Seite 45) und Königskerze (Stimmkräuterwein, Seite 178).

Zusätzliche Erkenntnisse: Im Lorscher Arzneibuch (795), I.10 wird Süßholz bei **Leber- und Magenkrankheiten**, **Schwindsucht** und bei **Husten** und **Bronchitis** sowie bei allen Schmerzen im Leibesinneren genannt. Bei uns wurde die Süßholzwurzel bei quälendem Husten angewandt. Lakritze diente auch zur Bekämpfung von Magenbeschwerden, Magengeschwüren und zur Förderung der Verdauung.

Der belgische Mönch Guy van Leemput erwähnt es auch als Mittel gegen **Übelkeit**, **zähem Schleim** bei **Husten** und **Bronchitis** und als Hilfsmittel bei **Morbus Chron** sowie bei der Neigung zu **Blähungen** und **Aufstoßen**. Zudem schreibt er, dass Süßholz die Nebenniere unterstützt und dadurch bei Asthma und Allergien sowie Heuschnupfen hilfreich ist

Dosierung der Tinktur: 3 x täglich 20 bis 30 Tropfen in Wasser.

Teezubereitung: 2 TL Süßholzwurzel auf 0,25 l kochend Wasser. 15 Minuten ziehen lassen. 2–3x täglich 1 Tasse davon trinken.

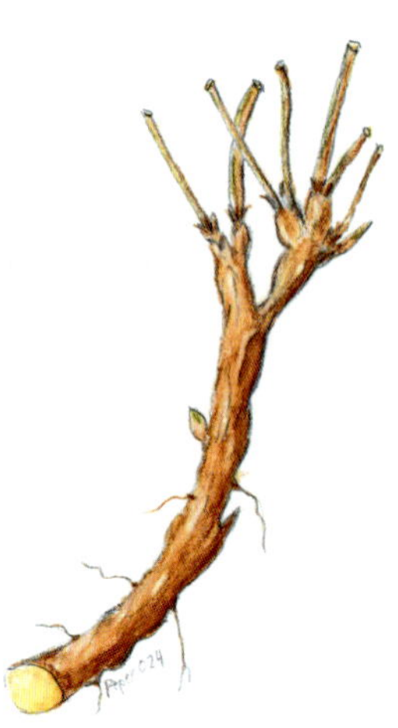

Signatur: Der süße Geschmack tröstet, weist aber auch auf die Hustenwirkung hin. Die kriechende Wurzel steht für Erdung. Die grob gefächerten Blätter deuten eine krampflösende Wirkung an. Bei der Schmetterlingsblüte kann man in den Rachen hineinschauen. Dies ist ein Hinweis auf die Luftwege. Die Süße gibt einen deutlichen Hinweis auf die Süße des Lebens und somit auf das Gegenteil von Depressionen. Weist aber auch auf den Darm hin.

Bekannte Inhaltsstoffe: Glycyrrhin (= 50x süßer als Zucker) sowie zahlreiche Flavonoide. Gelbfärbende Stoffe wie Liquiritin und Liquiritigenin sind die wichtigsten Inhaltsstoffe.

Achtung: Süßholz sollte 4–6 Wochen lang eingenommen werden. Danach sollte eine Pause eingelegt werden. Dies gilt hauptsächlich für Patienten mit einer Blutdruckerhöhung.

Handel: In der Apotheke unter der Drogenbezeichnung „Radix Liquiritiae" erhältlich. Süßholzsaft bekommt man unter der Bezeichnung „Succus Liquiritiae". Über Kräuter Schulte als Süßholzwurzel, geschält, geschnitten und gemahlen oder auch als Süßholzwurzeltinktur.

Tanne / Weißtanne

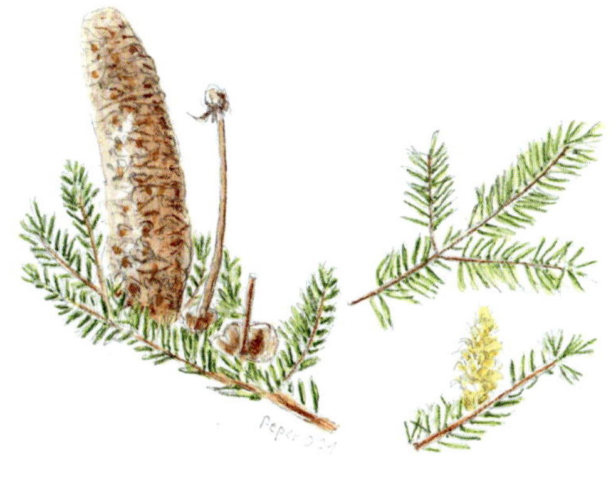

Botanische Bezeichnung

Abies alba

Niederländische Bezeichnung

Zilverden

Quelle: Physica, Cap. 3-23, S. 259, R. Schiller.

Tannensalbe

Indikation nach Hildegard: Milzschmerzen, Magenschmerzen, Kopfschmerzen, Gicht, Herzschwäche, geistige Verwirrtheit

Anwendung: Die Tannensalbe 2 x täglich zuerst in der Herzgegend und dann auf den betroffenen Stellen auftragen.

Tannenholzaschelauge

Indikation: Als unterstützende Behandlung bei **Krankheiten und Schmerzen im Kopfbereich** und als **Augenheilmittel**.

Tannenelixier

Indikation: Eitrige Lungenentzündung, Lungenentzündung, Tbc., eitrige **Bronchitis, eitriger Auswurf, Kurzatmigkeit, Lungenschmerzen, Rippenfellentzündung.**

Zusätzliche Erkenntnisse: Auch als Weißtannenöl anwendbar. Dieses kann besonders bei einer schmerzhaften **Muskelentzündung**, wenn diese durch Kälte, Nässe und / oder Zugluft hervorgerufen wurde, sehr hilfreich sein. Die betreffende Stelle sollte zunächst mit einem erwärmten Dinkelkissen vorbehandelt werden, bevor die Salbe aufgetragen wird. Bei **Verspannungen**, **Rheuma** und **neuralgischen Schmerzen** ist das Einreiben mit der Tannensalbe ebenfalls sinnvoll

Anmerkung: Nach Auskunft der Zähringer Apotheke ist die Einreibung mit dem ätherischen Öl bei Bronchialasthma, chronischen Lungenerkrankungen und krampfartigen Hustenanfällen (Keuchhusten) nicht anzuraten.

Signatur: Hildegard schrieb: *Die Tanne ist mehr warm als kalt und hat viele Kräfte in sich. Und sie bezeichnet die Tapferkeit.* Sie hat also Wärme und kann den Körper nach Einwirkung von Kälte und Zugluft wieder erwärmen. Der erfrischende Geruch deutet auf eine Wirkung im Bereich der Atemwege hin. Die fiederblättrige Anordnung der Blätter / weiche Nadeln deutet auf eine krampflösende Wirkung hin.

Bekannte Inhaltsstoffe: Ätherische Öle, Harze, Terpentin, Vitamine, besonders Pro-Vitamin A und Mineralstoffe.

Handel: Als „Tannencreme" über die Fa. Jura und die Fa. Posch (TAS 50 ml) oder über die Zähringer Apotheke in Konstanz als „Tannensalbe" 20 g.

Tausendgüldenkraut

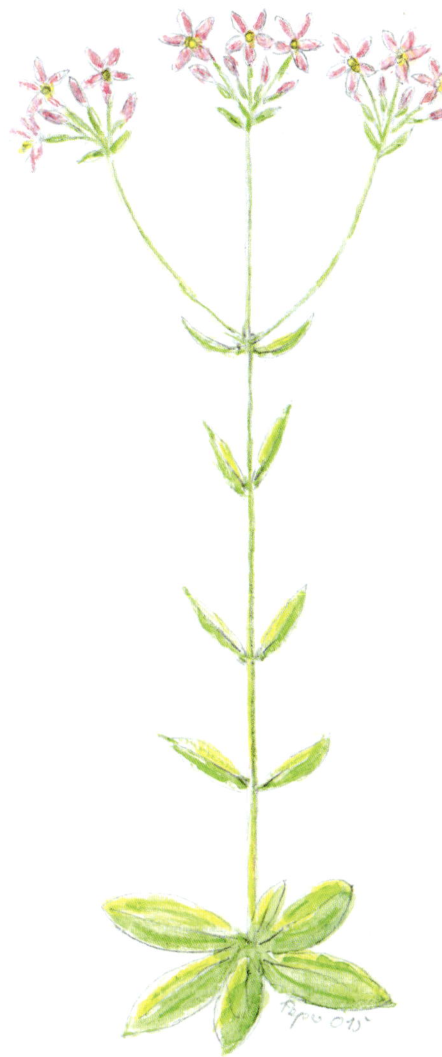

Botanische Bezeichnung
Centaureum erythrea

Niederländische Bezeichnung
Duizendguldenkruid

Quelle: Physica, Cap. 1-125, S. 142.

Indikation nach Hildegard: *Das Tausendgüldenkraut ist warm und trocken, und wem die Knochen und „Beyn" in seinem Körper irgendwo gebrochen ist, der trinke oft Tausendgüldenkraut oder dessen Wurzel entweder mit Wein oder mit Wasser gemischt, und der zerbrochene Knochen wird gleichzeitig zusammengeleimt, das heißt „wellet". Aber dann wärme er (der Kranke) auch Tausendgüldenkraut in Wasser, und nach dem Ausdrücken des Wassers lege er es oft warm auf die Stelle, wo der Knochen gebrochen ist, und so pflege er die Stelle damit, und er wird geheilt werden.*

Anmerkung: Bei Knochenbrüchen habe ich die besten Erfahrungen in homöopathischer Form in einer D12 gemacht.

Anwendung nach Hildegard: *Denn wer so unter Gicht leidet, dass ihm die Zunge beim Sprechen versagt, der mische Wurzel und Blätter mit neuem Hirschtalg, und so mache er mit Mehl Törtchen, das heißt Kucheln und er esse sie oft, und die Gicht, die ihn plagt wird unterdrückt. Aber derselbe, der an Gicht leidet, trinke oft Tausendgüldenkraut in Wein, und die Gicht in ihm wird weichen.*

Zusätzliche Erkenntnisse: Der französische Mönch Odo Magdunensis aus dem Loire-Tal beschrieb im 11. Jahrhundert folgendes: *Das kleine Tausendgüldenkraut soll von vertrocknender Wirkung sein, schließt frische Hiebwunden und verheilt sie daher ausgezeichnet. Legt man sie alten Wunden auf, führt sie diese einer Ver-*

narbung zu. Wer unter Hüftgicht kleidet, dem nützt diese Abkochung wunderbar, wenn sie durch ein Klistier in den After eingeführt wird. Kranke Muskeln macht es durch einen erwärmenden Wickel heil.

Die Einnahme des Saftes führt einen geordneten **Monatsfluss** herbei. Die Tinktur kann auch mit Wein oder mit Honig gemischt werden.

Nach der ostfriesischen Volksmedizin heißt es: Der Tee galt bei **Magenkatarrh**, **Blähungen**, **Blutarmut**, **Erschöpfung** und **Gelbsucht** als wirksames Mittel. Der Tee ist außerdem als **schweißtreibendes** Mittel bekannt.

Signatur: Die lila Blütenfarbe zusammen mit dem bitteren Geschmack weist das Tausendgüldenkraut als Leber-, Galle- und Magenmittel aus. Der bittere Geschmack weist auf die appetitanregende Wirkung hin. Die Blätter sind deutlich zungenförmig, was auf die Zunge und Sprechen hindeutet. Die rübenartige Wurzel deutet auf Erdung hin. Der Stängel ist drahtig, gerade und steif wie ein Knochen. Es ist keine Schlappheit (Erschöpfung) erkennbar. Das Rote in den sich gerade öffnenden Blüten scheint auf Muskeln hinzudeuten. Das Tausendgüldenkraut wächst auf trockenen Sandböden und zeigt dadurch seine trocknende Wirkung an.

Bekannte Inhaltsstoffe: Bitterstoffe, Flavonoide, Sterole, Pyridin, Aktinidin (Alkaloide).

Anwendung und Dosierung

Dosierung der Tinktur: 3x täglich 20–30 Tropfen in Wasser für Erwachsene, für Kinder entsprechend weniger.

Dosierung der Urtinktur (Ø): Täglich 3x 5 Tropfen in Wasser.

Dosierung der homöopathischen Mittels als Centaureum erythrea D12: Täglich 3x Kügelchen im Munde zergehen lassen. *(Nur nach Anweisung einer homöopathisch ausgebildeten Fachperson!)*

Teezubereitung: 1 gehäuften TL des Krauts mit 0,25 l kaltem Wasser über Nacht stehen lassen, abseihen und jeweils vor den Mahlzeiten 1 Tasse zur Appetitanregung trinken. Nach den Mahlzeiten bei Verdauungsbeschwerden trinken.

Handel: Als „Herba Centauri" in der Apotheke, wo auch die apothekenpflichtige „Tausendgüldenkrauttinktur" (Fa. Kräuter Schulte) und die Urtinktur (Ø) „Centaurium erythraea" der Firma Ceres erhältlich ist. Zu beachten sind die Dosierungsunterschiede. Als „Centaurium erythraea" D12 10 g Globuli in der Apotheke über DHU erhältlich. In der Apotheke ist außerdem eine Mischung mit Liebstöckelwurzel und Tausendgüldenkraut und Rosmarinblätter als Dragee unter dem Namen Canephron erhältlich.

Dieses wirkt sehr gut bei Infektionen der Harnwege.

Thymian

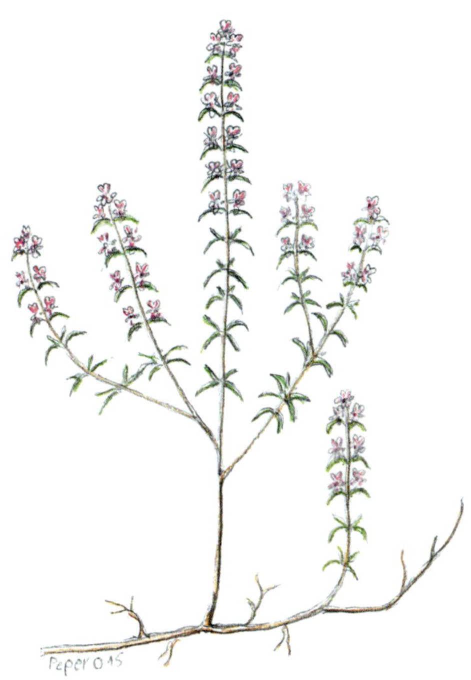

Botanische Bezeichnung
Thymus vulgaris

Niederländische Bezeichnung
Tijm

Quelle: Physica, Cap. 1-223, S. 207/208/E. Breindl, S. 289.

Indikation nach Hildegard: Husten, Stoffwechselerkrankungen wie **Rheuma**

Anwendung: Gegen Husten als Saft aus der Apotheke, als Tee und als Gewürz bei Rheuma.

Hildegard speziell: *Thymian ist wärmend und trocknend und nimmt durch seine Wärme und seine Stärke die Fäulnis der schmerzenden Geschwüre weg. Man nehme Thymian, die ganze Pflanze mit der daran hängenden Erde, koche sie und bereite daraus ein Schwitzbad, und dies gebrauche man oft und die Wärme und die Trockenheit des Krauts und der trockenen erhitzten vorgenannten Erde, mindert die schlechten Säfte.*

Anmerkung: Auch die innerliche Anwendung als Tee zeigt eine gute Wirkung.

Zusätzliche Erkenntnisse: Bei **Husten**, **Bronchitis** und bei **Lungenentzündung** ebenfalls anwendbar. Zudem bei Regelbeschwerden, wenn die Schmerzen zum Rücken hinziehen, und Rheuma. Typisch ist, dass die Beschwerden sich beim Hinlegen verschlimmern.

Der belgische Mönch Guy van Leemput nennt den Thymian auch noch bei einer **Kehlkopfentzündung**, **Heiserkeit**, **Entzündung der Nasennebenhöhlen** und bei **Erkältung**. Zudem beschreibt er es als wirksames Gurgel- und Mundspülmittel bei Aphten, und Zahnfleischentzündung sowie als äußerlich aufgetragenes Hautmittel bei Schuppenflechte, Haut- und Fußpilz.

Teezubereitung: 1–2 gehäufte TL Thymiankraut werden mit 0,25 l kochendem Wasser übergossen und 10–15 Minuten ziehen gelassen. 3x täglich 1 Tasse, bei Husten mit Honig gesüßt.

Signatur: Die Blüten sehen aus wie ein geöffneter Rachen, wenn man in sie hineinschaut.

Die Pflanze hat einen betörenden, aber auch erfrischenden Geruch, was auf ein Erkältungs- und Hustenmittel, aber auch auf das Nervensystem hindeutet. Die Pflanze liebt trockenen Sandboden und einen sonnigen Standort, was ihre trocknende Eigenschaft erklärt. Dadurch kann sie den Schleim trocknen. Die Stängel neigen zum Verholzen, was auf Verhärtungen und Verspannungen hindeutet.

Bekannte Inhaltsstoffe: Ätherisches Öl mit viel Thymol, Carvacrol, Borneol, Pinen und Cymol. Außerdem enthält Thymian Bitterstoffe, Harz, Saponine, Eisen und etwas Gerbstoff.

Handel: Das Kraut ist als Tee in der Apotheke unter der Bezeichnung „Herba Thymii" erhältlich. Über Kräuter Schulte bekommt man es als Thymiankraut.

Tormentill / Blutwurz

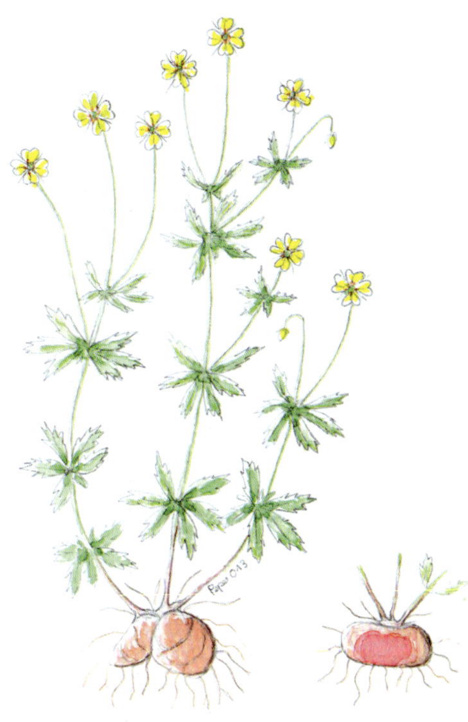

Botanische Bezeichnung
Potentilla erecta

Niederländische Bezeichnung
Tormentill

Quelle: Physica, Cap. 1-160, S. 166.

Indikation nach Hildegard: Wirkt gegen **Fieber**, die von schädlichen Speisen kommen.

Anwendung nach Hildegard: *Die Tormentill ist kalt, und diese Kälte ist gut und gesund und sie wirkt gegen Fieber, die von schädlichen Speisen kommen. Nimm daher Tormentill und koche sie in Wein unter Beigabe von etwas Honig und seihe das durch ein Tuch und so trinke er es oft nüchtern und abends, und du wirst vom Fieber geheilt werden.*

Zusätzliche Erkenntnisse: Im Lorscher Arzneibuch heißt es: *Gegen Zahnschmerzen behält man eine mit Essig oder mit Wein gekochte Tormentillwurzel im Mund und hält sie mit den Zähnen fest.*

Tormentill wirkt nach der ostfriesischen Volksmedizin gegen **Herzklopfen** mit Panikgefühlen. Auch bei einer **Neigung zu Panik** und dadurch ausgelöste Beschwerden, wie zum Beispiel **erhöhten Blutdruck**.

Eine Erklärung dafür wäre hier möglicherweise, dass eine panische Reaktion ein hitziger Zustand ist, der durch die Kälte der Tormentill abgekühlt und damit beruhigt wird.

Meiner eigenen Erfahrung nach kann eine Abkochung der Wurzeln oder auch die verdünnte Tinktur zum Gurgeln selbst bei einer eitrigen **Mandelentzündung** gute Dienste leisten.

Der belgische Mönch Guy van Leemput nennt den Tormentill als wichtiges Mittel bei **Durchfall** und bei Magen- und Darmentzündung. Zudem erwähnt er es als Gurgel- und Mundspülmittel bei **Aphten**, **Zahnfleischentzündung**, **Kehlkopfentzündung** und **Mandelentzündung**.

Anmerkung: Durch die antibiotische Wirksamkeit ist die Hildegard-Anwendung bei schädlichen, verdorbenen Speisen gut erklärbar.

Dosierung der Tinktur: Je nach Fall, 3–4x täglich 20, 30 oder 50 Tropfen in Wasser einnehmen. Das Mittel ist so ebenfalls als Gurgelmittel anwendbar.

Signatur: Die Pflanze heißt auch Blutwurz, weil sie sich blutrot verfärbt, wenn man die Wurzel durchschneidet. Die Wurzel ähnelt ausgegraben der Wurst beim Stuhlgang, ist aber fest und zeigt somit ihre Wirkung gegen Durchfall an. Durch die Gerbstoffe wirkt die Abkochung der Wurzel adstringierend, also zusammenziehend. Die feinen Haarwurzeln deuten auf das Nervensystem hin. Die Blätter sind gefächert, was auf ihre krampflösende Wirkung hindeutet. Die Blutwurz enthält besonders viele Gerbsäuren (22 Prozent), die eine stark zusammenziehende und somit zentrierende Wirkung haben.

Bekannte Inhaltsstoffe: Die Tormentillewurzel enthält 22 Prozent Catechiner Gerbstoffe und das sogenannte Tormentillerot. Hierbei handelt es sich um einen Farbstoff, der antibiotische Eigenschaften aufweist, die sogar gegen Salmonellen hoch wirksam sind. Deshalb lohnt es sich sogar, die Tinktur auf Tropenreisen gegen Tropendurchfall (Montezumas Rache) mitzunehmen. Natürlich wirkt die Tormentill auch gegen normale Durchfälle.

Handel: In der Apotheke als Wurzeltee unter der Drogenbezeichnung „Radix Tormentillae" oder als Tinktur unter der Bezeichnung „Tinctura Tormentillae" (Firma Caelo und Firma Hetterich). Hier ist unbedingt anzugeben, dass die Abgabeflasche mit einem Tropfer zu versehen ist. Über Kräuter Schulte als „Tormentillwurzel" (auch gemahlen) oder als „Tormentillwurzeltinktur" erhältlich.

Veilchen

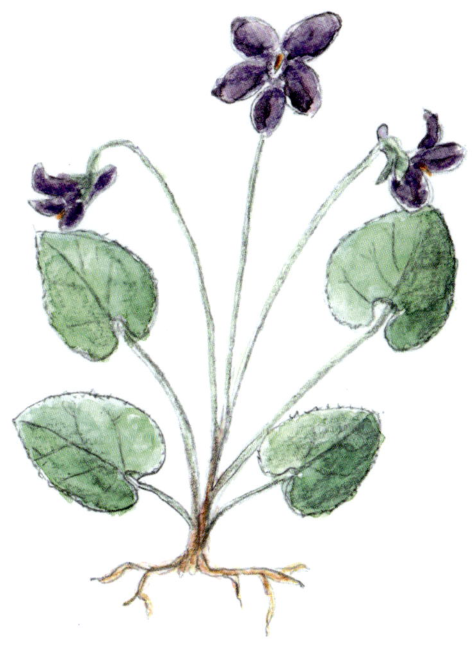

Botanische Bezeichnung
Viola odorata

Niederländische Bezeichnung
Welriekende Viooltje, Maarts Viooltje

Quelle: Physica, Cap. 1-103, S. 120.

Indikation nach Hildegard: Melancholie, Depression, Freudlosigkeit und daraus resultierender **Lungenaffektionen, Bronchitis, müde überanstrengte Augen, Verbrennungen, Narbenbehandlung, Erkrankungen der Brustdrüse**.

Anwendung: Als Veilchenelixier

Indikation nach Hildegard: Nachlassen der **Sehfähigkeit, Augenleiden und -trübung**

Anwendung: Das Veilchenöl um die Augen herum einreiben. Das Öl und die Salbe wirken auch bei einem **Gerstenkorn**

Indikation: Geschwüre, Hautpflege, Narben (besonders an der Brust und am Kopf)

Anwendung: Als Veilchensalbe

Zusätzliche Erkenntnisse: Wirksam bei **Husten, Heiserkeit** und als **schweißtreibendes** Mittel. Nach der ostfriesischen Volksmedizin ist es zudem wirksam bei **Wundheilungsstörungen** nach Knochenbrüchen.

Signatur: Frühjahrsblüher sind reinigend und aufbauend. Das Veilchen hat zudem springende Samen und zeigt dadurch Widerstand und Ungeduld. Blau bedeutet abkühlend und deutet auf die Haut und Luftwege hin. Violett gilt als ein Hinweis auf die Psyche. Man kann in die Blüte wie in einen Rachen hineinschauen. Die Blätter haben tiefe Furchen, die an Narben erinnern.

Bekannte Inhaltsstoffe: Ätherisches Öl in den Blüten (Duft), Glycosid, Saponine, Bitterstoffe, Odortin, Farbstoff Cynamin, Vitamine, Mineralstoffe.

Teezubereitung: 1–2 gehäufte TL Veilchenblätter/Blüten werden mit 0,25 l kochendem Wasser übergossen und 10

Minuten ziehen gelassen. 3x täglich 1 Tasse, bei Husten mit Honig gesüßt.

Dosierung der Tinktur: 3x täglich 20 Tropfen in Wasser für Erwachsene, für Kinder entsprechend weniger.

Handel: Über die Zähringer Apotheke in Konstanz als „Veilchenelixier", „Veilchenöl" und als „Veilchensalbe" in 20, 50 und 100 g. Über die Fa. Jura als „Veilchencreme" und als „Veilchenöl". Über Kräuter Schulte als „Veilchenblätter geschnitten", „Veilchenblüten ganz" oder „Veilchenblättertinktur". Als Veilchencreme über Fa. Posch in Österreich erhältlich.

Vogelmiere / Hunsdarm

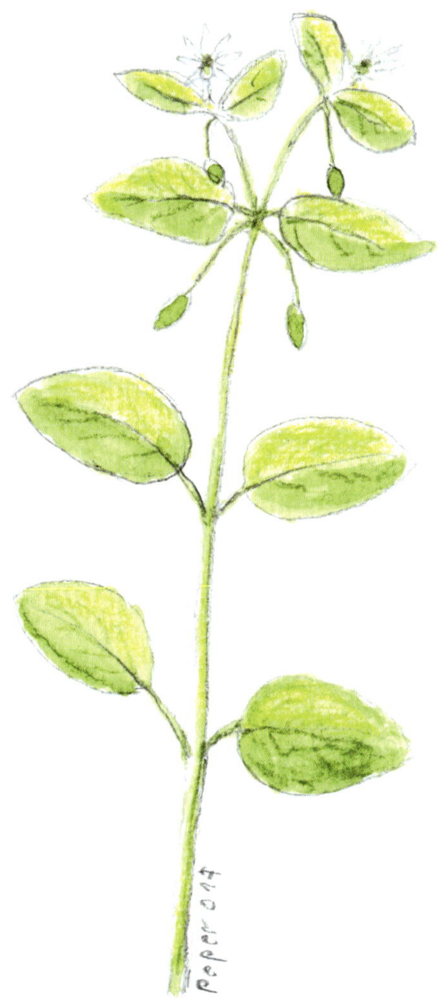

Botanische Bezeichnung
Stellaria media

Niederländische Bezeichnung
Vogelmuur, Kippemuur

Quelle: Physica, Cap. 1-151, S. 161, Ostfriesische Volksmedizin.

Indikation nach Hildegard: Blutergüsse

Anwendung: Vogelmiere wird in Wasser gekocht, übergelegt und mit einem Tuch abgedeckt.

Zusätzliche Erkenntnisse: Vogelmiere hilft bei **Husten**, wenn der Husten abends oder / und nachts schlimmer ist. Nach Pfarrer Kneipp handelt es sich hier um ein angstlösendes Mittel.

Der belgische Mönch Guy van Leemput rät zur äußerlichen Anwendung bei **Ekzemen** und **Hautirritationen.**

Teezubereitung: 2–3 TL auf 0,25 l kochendes Wasser 10 Minuten ziehen lassen, 3x täglich 1 Tasse, kann bei Husten mit Rapshonig gesüßt werden.

Dosierung der Tinktur: 3x täglich 20–30 Tropfen in Wasser je nach Schwere des Falles.

Signatur: Die Pflanze ist feucht im dritten Grad, kann also kühlen und verteilen. Die Knospen weisen auf Lymphknoten und somit die Lymphe hin. Die Stängel sind leicht behaart, was auf die Haut und Schleimhaut hindeutet. Das lanzettförmige Blatt deutet Wundheilung an.

Die weißen Blüten deuten auf eine entzündungshemmende Wirkung hin.

Bekannte Inhaltsstoffe: Saponine, Schleim, Mineralien, Flavonoide, Cumarine, Oxalsäure, Zink, Ätherische Öle, Vitamine.

Handel: Über die Apotheke als „Herba Stellaria media" und über Kräuter Schulte als „Vogelmierenkraut". Auch als „Vogelmierenkrauttinktur" (apothekenpflichtig) erhältlich. Über Fa. Posch in Österreich als Vogelmierenkraut erhältlich.

Wacholder

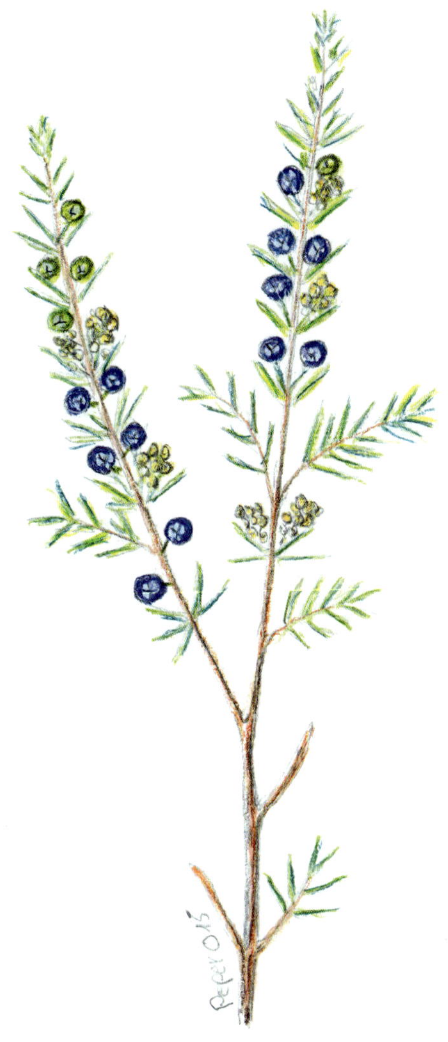

Botanische Bezeichnung
Juniperus communis

Niederländische Bezeichnung
Jenever(-struik), Jeneverbes

Quelle: Physica, Cap. 3-43, S. 275.

Indikation nach Hildegard: Schmerz in der Brust, Lunge, Leber und Fieber

Hildegard speziell: *Der Wacholder ist mehr warm als kalt und bezeichnet das Übermaß. Nimm daher von seiner Frucht und koche sie in Wasser, und seihe dies Wasser durch ein Tuch und dann gib diesem Wasser Honig bei und koche es nochmals, und füll es dann in ein Säcklein und mache einen Klartrank, und trinke davon oft nach dem Essen und nüchtern, und es mildert und mindert den Schmerz in der Brust oder in der Lunge und Leber. Aber nimm auch seine grünen Zweiglein und koche sie in Wasser, und mach mit diesem Wasser ein Bad oder Dampfbad, und bade darin oft, und es mindert die verschiedenen und üblen Fieber in dir.*

Zusätzliche Erkenntnisse: Die um 1435 in einem sächsischen Kloster geschriebene Leipziger Drogenkunde beschreibt vor allem die Heilwirkung des Wacholders gegen **Durchfall**. Der Wacholderbaum ist wärmend und trocknend im 3ten Grad und seine Kraft ist, dass er auflöst und verzehrt. Es wird hierfür ein Sitzbad empfohlen. Sehr ausführlich werden auch die Anwendungsgebiete des ätherischen Öles beschrieben: Gegen den **kalten asthmatischen Husten**, der von der Erkältung herkommt, gib das Öl in die Speise oder in anderer Weise. Und gib auch den Wein, in dem Wacholderbeeren und trockene Feigen gekocht wurden.

Der belgische Mönch Guy van Leemput schrieb: Die Früchte sind stark Harn- und auch Harnsäure treibend und haben eine Infekt abwehrende Wirkung auf die Harnwege und sind blutreinigend. Sie werden bei **Ödemen** und bei einer zu geringen Harnmenge gebraucht. Sie helfen auch **Nierensteinen** und **Nierengrieß** sowie um **Blasenentzündung** vorzubeugen. Die Früchte sind nach seinen Angaben antirheumatisch und entzündungshemmend, was bei **rheumatischen Erkrankungen** und bei **Entzündungen der Muskeln** gut passt.

Wacholder hat auch bei Erkrankungen des rheumatischen Formenkreises wie Rheuma und **Gicht** eine gute Wirkung. Er kann zu diesem Zweck innerlich eingenommen werden (die gekauten Beeren). Wirksam sind aber auch äußerliche Einreibungen mit Wacholderspiritus. In meiner Praxis habe ich damit immer wieder sehr gute Erfahrungen gemacht. Als Leitsymptom gilt ein Gefühl von feinen Stichen im Bereich der Muskeln oder der Nieren bei häufig klopfempfindlichen Nierenlagern. Hier habe ich besonders gute Erfahrungen mit einem Fertigmittel „Juniperus Komplex" der Firma Nestmann gemacht.

Signatur: Der Wacholderbaum ist wärmend und trocknend im 3ten Grad, kann also Kälte entgegenwirken. Die Nadeln sind feingliedrig, schmal und spitz. Die Patienten berichten oft von einem Gefühl wie von feinen Stichen im Bereich der Nieren.

Anmerkung: Für Kollegen möchte ich noch anmerken, dass man im Harnsediment oft feine, spitze Kristalle beobachten kann, die Ähnlichkeit mit den Nadeln des Wacholders haben.

Achtung: Bei einer schweren Nierenschädigung oder in der Schwangerschaft sollte Wacholder nicht eingenommen werden!

Eine Ausnahme bilden homöopathische Zubereitungen

Bekannte Inhaltsstoffe: Harz, Juniperin, ätherisches Öl, Invertzucker, Eiweiß, Pektin, Wachs, Gummi, Säuren.

Anwendung und Dosierung

Teezubereitung: 1 TL zerstoßene Wacholderbeeren mit 0,25 l kochendem Wasser übergießen und 10 Minuten ziehen lassen. Anschließend abseihen und 3x täglich 1 Tasse trinken.

Dosierung der Beeren: 3x täglich 5–6 Beeren kauen (höchstens 14 Tage lang).

Dosierung des Fertigmittels: 3x täglich 10 Tropfen in Wasser geben.

Handel: Wacholderbeeren erhält man in der Apotheke unter der Apothekerbezeichnung „Fructus Juniperus (Contusus)". Es gibt auch ein gutes Fertigmittel, „Juniperus Komplex", von der Firma Nestmann. Fertiger Wacholderspiritus zum Einreiben wird als „Spiritus Juniperi" geführt.

Wasserlinse

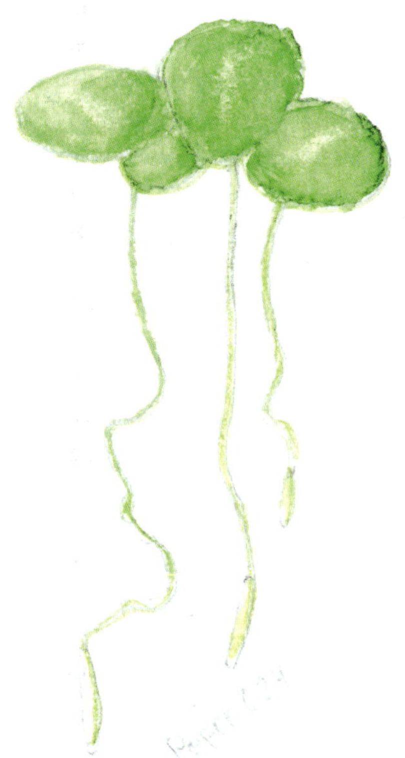

Botanische Bezeichnung

Lemna minor

Niederländische Bezeichnung

Kroos, klein kroos

Quelle: Physica, Cap. 1-220, S. 206.

Indikation nach Hildegard: Vichtmittel zur Anwendung bei **Präkanzerose** und bei **Krebs**

Anwendung: Als Wasserlinsentrank oder als homöopathisches Mittel unter der Bezeichnung „Lemna minor" anwendbar. *(Nur nach Anweisung einer homöopathisch ausgebildeten Fachperson!)*

Dosierung: Jeweils morgens vor dem Essen und abends vor dem Zubettgehen 1 Likörglas trinken.

Indikation: Stärkung der Abwehrkraft, Entgiftung, innere Schmerzen

Zusätzliche Erkenntnisse: Die Wasserlinse wirkt offenbar hemmend auf die Metastasenbildung.

Signatur: Die Wasserlinse zeigt eine deutlich unkontrollierte Zellteilung, was sich mit einem Krebsgeschehen und vor allem mit einer Metastasenbildung vergleichen lässt.

Bekannte Inhaltsstoffe: Fettsäuren, Protein, Schleimstoffe und Flavonoide sowie Vitamin A Außerdem ist sie reich an Mineralstoffen wie Kalzium, Kalium und Phosphor.

Handel: Über die Zähringer Apotheke in Konstanz und über Fa. Fassl als Wasserlinsentrank erhältlich. Als „Wasserlinsenkräutertrank" auch über Fa. Jura und als „Vichtosan Bio Wasserlinsentrank" über die Firma Posch in Österreich zu bekommen.

Wasserminze / Bachminze

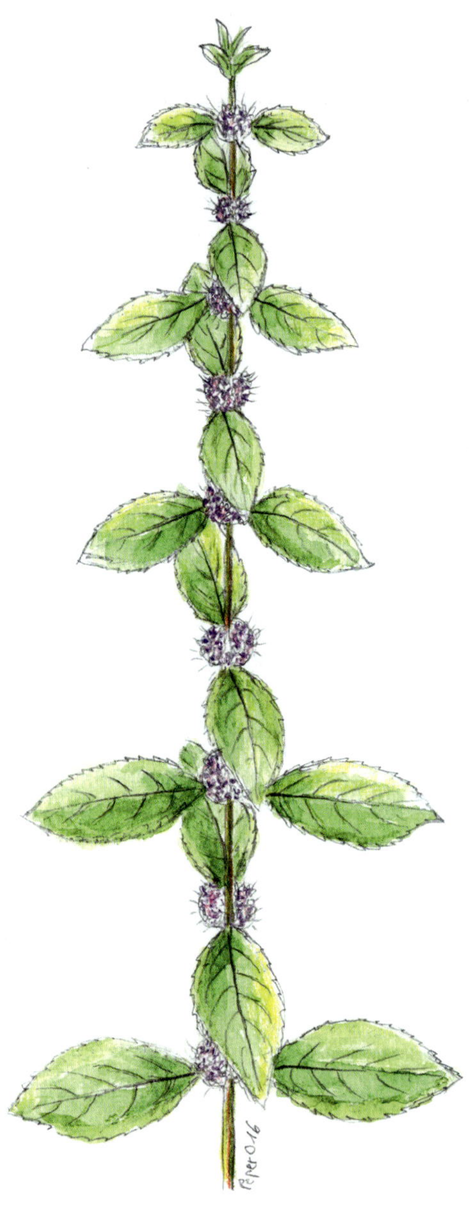

Botanische Bezeichnung

Mentha aquatica

Niederländische Bezeichnung

Watermunt

Quelle: Physica, Cap. 1-75, S. 100.

Indikation nach Hildegard: Atembeschwerden, Lungenaffektionen,

Völlegefühl, **Augengeschwür**. Das Leitsymptom bildet dabei nach Hildegard schweres Atmen und Husten ohne Schleim.

Anwendung: Bei Völlegefühl u. Atembeschwerden als Gewürz zu Fleisch und Fischgerichten.

Bei **Augengeschwüren** (weißes Hornhautgeschwür) kennt man nach Hildegard einen Augenwickel, für den das frische Kraut zerstoßen und in das Leinensäckchen eingebunden wird. Dies geht zur Not, wie zum Beispiel im Winter, auch mit dem getrockneten Tee, welcher in einen Teebeutel oder ein Leinensäckchen gefüllt, kurz in kochendes Wasser eingetaucht und nach dem Abkühlen auf das Auge gelegt wird.

Anmerkung: Die Wasserminze kann zur Not auch als Tee eingesetzt werden.

Hildegard speziell: *Die Bachminze ist warm, aber doch etwas kalt und kann mäßig gegessen werden. Wenn sein Magen von vielen Speisen und Getränken beschwert wird und er daher dämpfig ist, esse er oft Bachminze roh oder gekocht mit Fleisch oder in Suppen oder in Mus gekocht, und die Dämpfigkeit wird wei-*

chen, weil sie die fetten und warmen Eingeweide und seinen Speck etwas abkühlt und so die Dämpfigkeit etwas gemindert wird. Aber wer von einer kranken Lunge dämpfig ist, der speit Schleim aus und hustet bei der geringsten Bewegung. Wer vom Fett und von vielen Speisen und Getränken dämpfig ist der atmet nur schwer und speit nicht Schleim.

Zusätzliche Erkenntnisse: Nach der ostfriesischen Volksmedizin ist die Wasserminze bei **Magen- und Darmstörungen mit Gärungserscheinungen und Blähungen** hilfreich.

Teezubereitung: 2–3 TL auf 0,25 l kochendes Wasser. 10 Minuten ziehen lassen, 3–4x täglich 1 Tasse.

Signatur: Der erfrischende Duft gibt einen deutlichen Hinweis auf die Atemwege und auf die Reinigungskraft im Magen- und Darmtrakt. Ältere Blätter haben oftmals weiße Flecken, was auf die Wirksamkeit bei Hornhautflecken hindeutet.

Bekannte Inhaltsstoffe: Gerbstoffe, Bitterstoffe, Flavonoide, Menthol, ätherische Öle

Handel: Über Fa. Fassl als „Wasserminzenpulver", über die Zähringer Apotheke als „Wasserminzenkraut" und über Kräuter Schulte als „Wasserminze / Bachminze" erhältlich.

Wasserpfeffer / Erdpfeffer

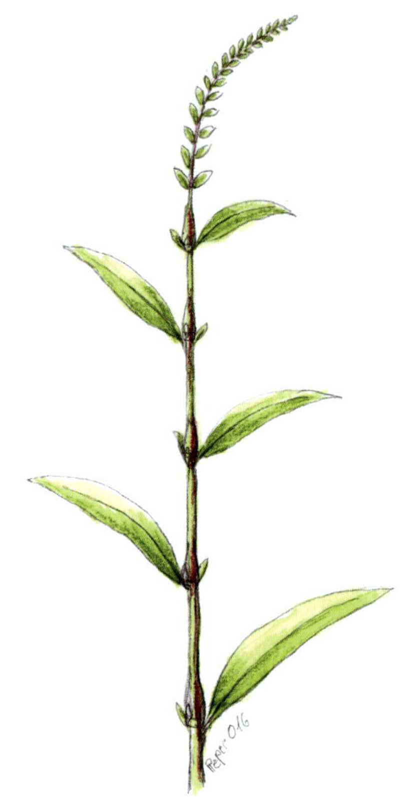

Botanische Bezeichnung
Polygonum hydropiper

Niederländische Bezeichnung
Waterpeper

Quelle: Physica, Cap. 1-68, S. 171.

Indikation nach Hildegard: Wiederherstellung der Gesundheit bei Fieber

Hildegard speziell: *Der Erdpfeffer ist kalt, und er wächst von der klaren Luft. Und ein Mensch der Fieber hat, nehme genügend Erdpfeffer (frisch) und lege ihn für eine Nacht in guten Wein (Weißwein) ein, und dann werfe er den Erdpfeffer weg, und diesen Wein erwärme er mit einem erhitzten (Glühenden) Stahl und am Morgen trinke er nüchtern sowie abends, wenn er schlafen geht, und so tue er, bis er die Gesundheit in sich spürt.*

Zusätzliche Erkenntnisse: Der belgische Mönch Guy van Leemput beschrieb es wie folgt: *Dieses Kraut wird gebraucht, um innere Blutungen zu stillen. Es hat auch Einfluss auf die Viscosität des Blutes und auf die Blutgerinnung.*

Signatur: Der Wasserpfeffer wächst an den Ufern der Flüsse, aber auch an feuchten Stellen im Wald, also immer am und teilweise im Wasser, was seine Kälte erklärt. Deshalb kann sie bei Fieber kühlend wirken. Außerdem hat sie glänzende Blätter, die auf den Fieberglanz auf der Haut von Fieberkranken schließen lassen. Durch die feurige Schärfe bewirkt sie aber auch eine schnellere Erholung des Patienten.

Verwendung in der Küche: Der Wasserpfeffer kann frisch in Salaten, Dips und Wokgerichten verwendet werden. Da er frisch sehr scharf ist, bezeichne ich ihn als „Ostfriesenchili" Getrocknet verliert der Wasserpfeffer seine Schärfe allerdings völlig.

Bekannte Inhaltstoffe: Tannine und Flavonoide, Acria als Scharfstoffe

Handel: Als „Wasserpfefferknöterich geschnitten" über Kräuter Schulte erhältlich.

Wegerich

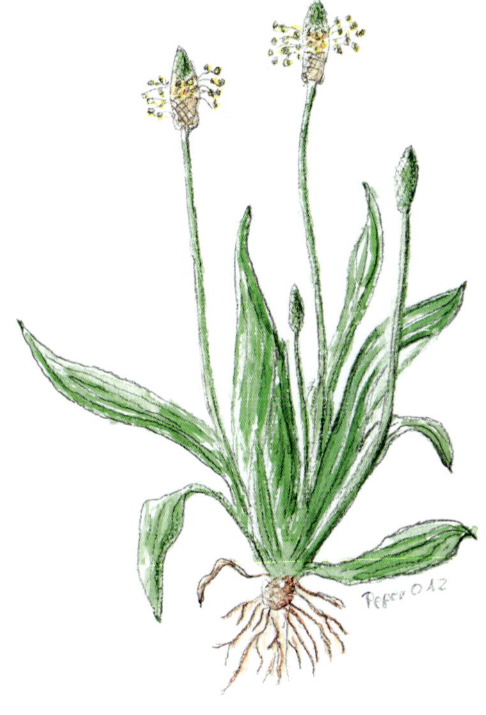

Indikation nach Hildegard: Als Saft bei **Insektenstichen** und **Juckreiz** anwendbar.

Anwendung: Frisch zerquetscht auftragen bzw. einreiben.

Indikation: Vorbeugemittel gegen **Osteoporose**, hilft mit, **Knochenbrüche** und **Bänderzerrungen** auszuheilen, fördert die **Knochenheilung**.

Anwendung: Auch als Wegerichhonig anwendbar.

Dosierung: 3 x täglich 1 TL bis 1 Kaffeelöffel des Wegerichhonigs einnehmen

Handel: Als Wegerichhonig über die Zähringer Apotheke in Konstanz erhältlich.

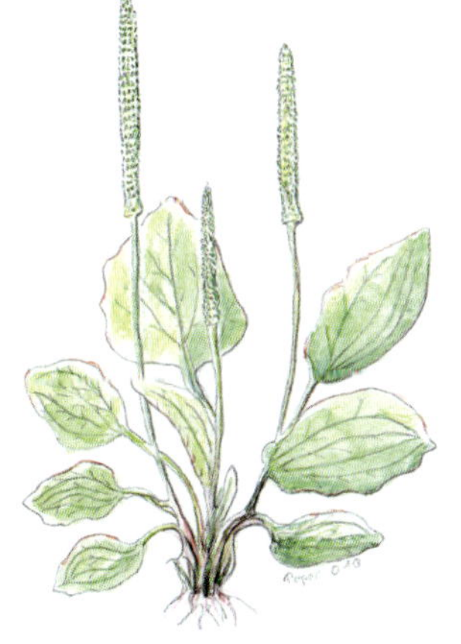

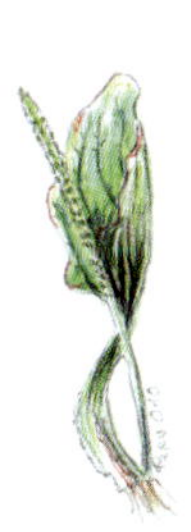

Botanische Bezeichnung

Plantago major, Plantago lanceolata

Niederländische Bezeichnung

Wegbree, Smal en breedbladige

Quelle: Physica, Cap. 1-101, S. 118 / regenzer / Schmidle, S. 181.

Anmerkung: Hildegard unterscheidet nicht zwischen Breit- und Spitzwegerich.

Diese sind aber in diesem Buch gesondert aufgeführt.

Wegrauke
(Leicht giftig)

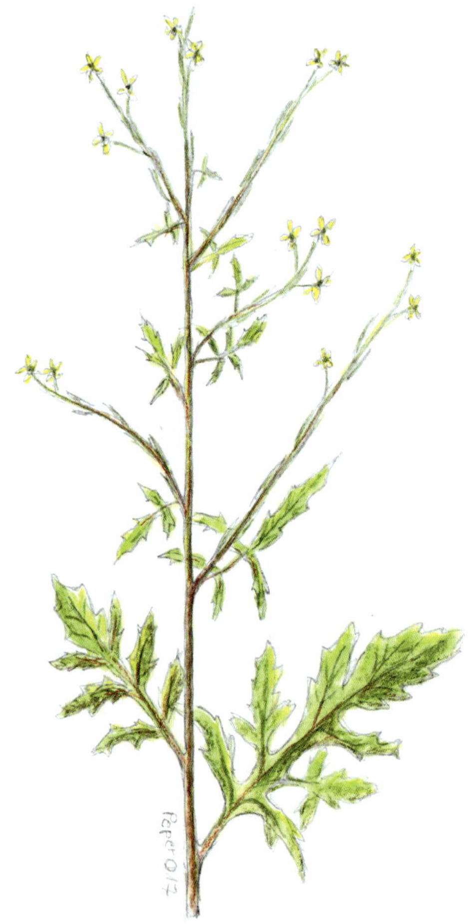

Botanische Bezeichnung
Sisymbrium officinals

Niederländische Bezeichnung
Gewone raket, Heeskruid; Draadbloempje

Quelle: Guy van Leemput und Ostfriesische Volksmedizin.

Indikation: Die Wegrauke ist häufig an Wegrändern oder auch auf Schutthalden anzutreffen und hilft nach dem belgischen Mönch Guy van Leemput gegen **chronische Bronchitis** und **Heiserkeit**. Das Kraut war früher sehr gebräuchlich bei **Kehlkopfkatarrh**, Heiserkeit und Asthma. Er verwendet es als Tee und als Gurgelmittel.

Zusätzliche Erkenntnisse: Wegrauke kann auch bei **Verschleimung** und **Blasenleiden** angewendet werden. Nicht zu Unrecht nennt man es im Volksmund auch „Sängerkraut", denn es hat tatsächlich eine heilsame Wirkung auf den Kehlkopf und die Stimme und ist daher besonders für Menschen geeignet, die viel sprechen oder singen müssen.

Achtung: Die Wegrauke ist leicht giftig. Die angegebene Dosierung sollte daher auf keinen Fall überschritten werden!

Bekannte Inhaltsstoffe: Senfölglykoside und Gerbstoffe, Schwefelverbindungen, Glykoside, Vitamin C.

Teezubereitung: 2 TL Raukenkraut mit 0,25 l kochendem Wasser übergießen, 10 Minuten ziehen lassen und abseihen. 3-4-mal täglich 1 Tasse einnehmen. Die Dosierung sollte nicht überschritten werden.

Handel: Wegraukenkraut ist nur über die Firma Kräuter Schulte erhältlich und wird dort als „Raukenkraut" oder „Sängerkraut (Herba Irisimi), geschnitten" geführt.

Wegwarte / Sunnewirbel

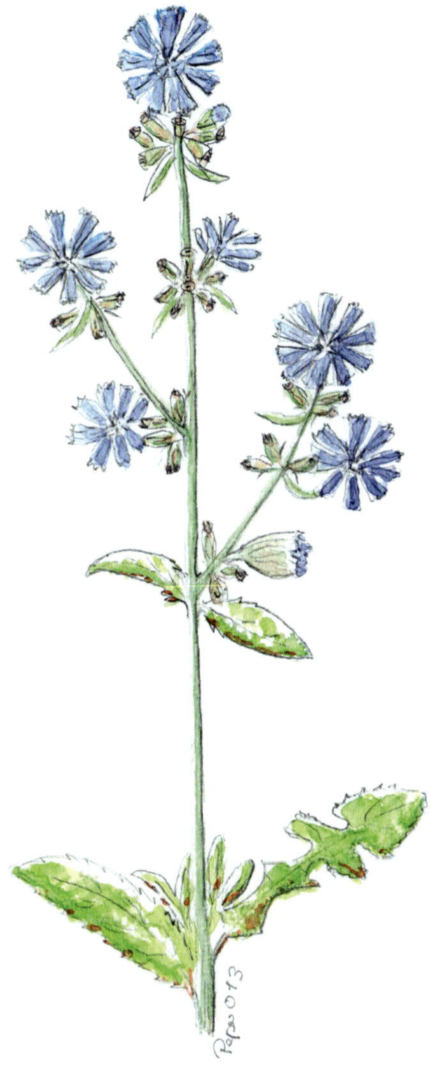

Botanische Bezeichnung

Cichorium intybus.

Niederländische Bezeichnung

Wilde Cichorei

Quelle: Physica, Cap. 1-60, S. 88 / Sigrid Hirsch / Felix Grünberger, S. 591.

Indikation nach Hildegard: Verdauungsmittel und bei **Heiserkeit**

Anwendung: Als Wegwartenmischpulver

Hildegard speziell: Nehme Wegwarte und große Klette zu gleichen Teilen und trockne sie an der Sonne oder auf einem heißen Ziegelstein. Dann zermahle dies zu Pulver und füge ein Drittel des Gewichts der Pflanzen an geröstetem Salz zu. Dann koche aus Honig und Wasser ein Getränk und gebe das Pulver zu.

Zusätzliche Erkenntnisse: In der in einem sächsischen Kloster um 1435 geschriebenen Leipziger Drogenkunde ist unter „Sponsa Solis, Sonnenbraut oder Chichorea" nachzulesen: *Es ist kalt und feucht in dem zweiten Grad, frisch hat es die größte Kraft, getrocknet hat es wenige bis gar keine Wirkung. Und es hat die Kraft, dass es den Giften widersteht. Deshalb reiben Wiesel und andere Tiere, wenn sie von einem giftigen Tier verwundet wurden, die Wunde an dem Kraut und werden sobald gesund. Gegen den Biss giftiger Tiere lege das Kraut zerrieben auf die Wunde und trinke auch den Saft. Das Kraut gekocht und gegessen ist gut gegen die Verstopfung der Milz und der Leber aus heißen Ursachen. Es hilft auch wenn du es zerreibst (Unterwegs) und es dem Kranken zu essen gibst.*

Nach der ostfriesischen Volksmedizin ist Wegwarte bei **Appetitlosigkeit**, **Magenschwäche**, **Galleabflussstörungen** und **Leberstörungen** hilfreich. Die Wegwarte ist als Tee auch geeignet, um die **Ausdehnungen des Gewebes nach einer Schwangerschaft** zurückzubilden. Zudem unterstützt sie bei starken Regelblutungen, die durch Störungen in der Rückbildung entstehen, denn Wegwarte **stärkt das Bindegewebe**.

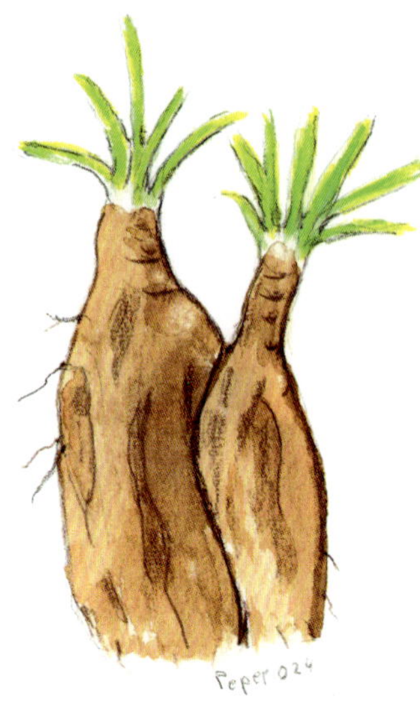

Die Wurzel kann sich kurz unter der Erdoberfläche sehr stark ausdehnen wie das Gewebe während der Schwangerschaft oder auch bei Übergewicht. Die Wegwarte kann hinterher das erschlaffte Gewebe wieder zurückbilden und straffen.

Signatur: Die Blüte öffnet sich nur bei Sonnenwetter. Sie ist blau, was auf eine kühlende Eigenschaft hinweist, denn sie muss natürlich mit der Hitze der Sonneneinstrahlung umgehen. Sie kann sich von blau in lichtlila verfärben, was auf eine Beziehung zu den Luftwegen (Gasaustausch) hinweist. Die Stängel sind hohl, was auf Hohlorgane hindeutet und haben Rillen und bräunliche Flecken, was zusammen mit dem bitteren Geschmack auf die Leber und die übrigen Verdauungsorgane hinweist.

Teezubereitung: 2–3 TL auf 0,25 l kaltem Wasser zum Sieden bringen, 2–3 Minuten lang köcheln lassen und danach abseihen. 2–3x täglich 1 Tasse sollten davon getrunken werden.

Bekannte Inhaltsstoffe: Bitterstoffe, Gerbstoffe, Cholin

Handel: In der Apotheke als Wurzeltee unter der Drogenbezeichnung „Radix Cichorii", als Kraut unter der Drogenbezeichnun „Herba Cichorii" und über Kräuter Schulte als „Wegwartenwurzel" oder „Wegwartenkraut" erhältlich.

Weißtanne

siehe unter Tanne, Seite 307

Weihrauch

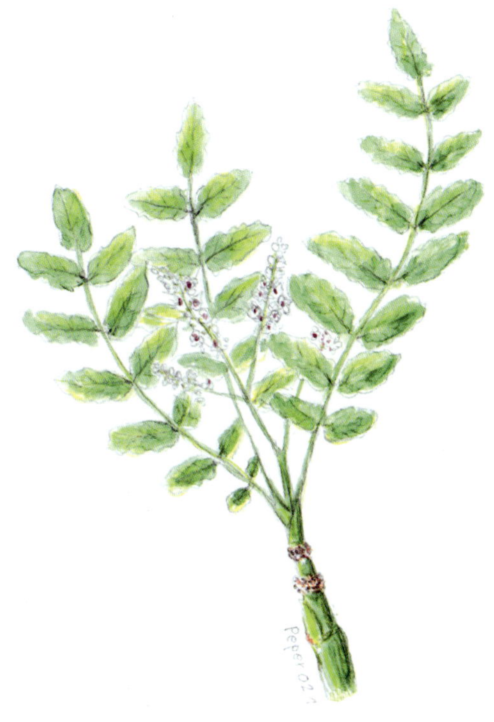

Botanische Bezeichnung
Olibanum arabicum / indica

Niederländische Bezeichnung
Wierook

Quelle: Physica, Cap. 1-175, S. 177.

Indikation nach Hildegard: Erhellt die Augen und **reinigt das Gehirn**, **Kopfweh** mit dem Gefühl, der Kopf werde gespalten, **tägliches Fieber**.

Anwendung: Daran riechen und als Kapseln, ursprünglich als Törtchen in der Physica beschrieben.

Zusätzliche Erkenntnisse: Weihrauch ist ein tumorhemmendes Mittel, dessen Wirkung sich bei **Hirntumoren** und auch bei **Brustkrebs** beobachten lässt. Weihrauch kann auch bei **entzündlichen Darmerkrankungen** und bei **Rheuma** eingesetzt werden.

Anmerkung: Es muss aber unbedingt elektronisch mit dem EAV-Gerät oder einem anderen Testverfahren ausgetestet und dann regelmäßig von einem Heilpraktiker oder homöopathischen Arzt kontrolliert werden. Weihrauch muss pro Kapsel mindestens 300 mg Weihrauchpulver enthalten.

Signatur: Der Weihrauch ist mehr warm als kalt und sein Geruch steigt ohne Feuer empor. Der Duft / Rauch erhellt die Augen. Der Baum hat gefächerte Blätter ähnlich der Esche, was auf eine krampflösende Wirkung hinweist. Die Blüten sind weiß mit rötlichen Staubgefäßen, was auf eine entzündungshemmende Wirkung hindeutet. Der Zweig unterhalb der Blattaufzweigungen ist von einem rötlichen Kranz umgeben.

Das Harz wird durch Anritzen aus dem Baum gewonnen. Es tritt in hellen Klumpen hervor und verkrustet dann. Dadurch erweckt es den Eindruck als handle es sich um ein Stück Gehirn oder auch einen Tumor.

Bekannte Inhaltsstoffe: Ätherisches Öl mit Camphen, Limoen, Cineol, Pinen und Phellandren, Gummi, Wasser, Boswelliasäure

Handel: Als „Weihrauchextrakt-Kapseln" 300 mg über die Heidelbergapotheke, (Heidelbergstraße 22, 72406 Bisingen, team@weihrauch-apotheke.de) und als „Weihrauchextrakt-Kapseln 240 mg (Fa. Podimedi) erhältlich.

Weinraute

(Leicht giftig)

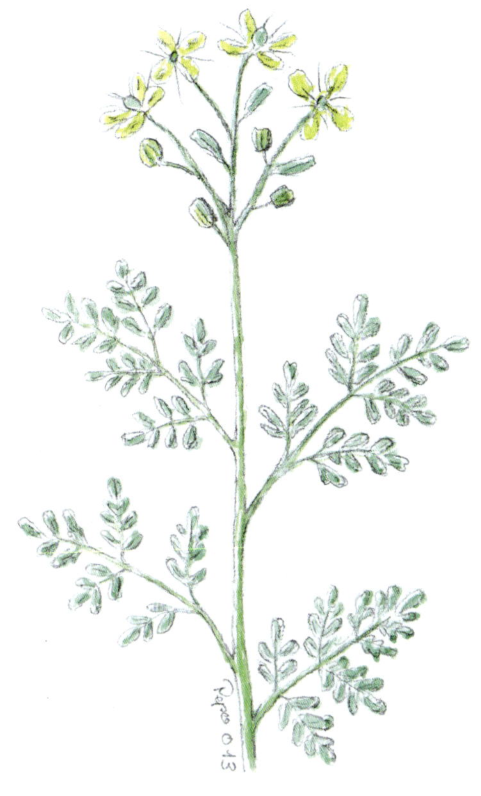

Botanische Bezeichnung

Ruta graveolens

Niederländische Bezeichnung

Wijnruit

Quelle: Physica, Cap. 1-64, S. 91/92.

Indikation nach Hildegard: Magenschmerzen, Völlegefühl nach dem Essen, **Melancholie, nebelig in den Augen**.

Anwendung: Frische Weinrautenblätter nach dem Essen kauen. Auch die Verwendung von getrocknetem Kraut oder der Tinktur ist möglich.

Indikation nach Hildegard: Nieren- und Lendenschmerzen und **Bluthochdruck**

Anwendung: Als Rautensalbe (Rezept siehe im Rezeptteil dieses Buches, ab Seite 503).

Zusätzliche Erkenntnisse: Nach dem Abt Walahfrid Strabo kämpft sie gegen verborgene Gifte und **reinigt den Körper von Säften**, die ihn verderblich befallen. Meiner eigenen Erfahrung nach hat sich die Weinraute besonders bei **Durchblutungsstörungen des Augenhintergrundes**, der Netzhaut, (auch bei drohender Netzhautablösung) und des Kopfes bewährt. Aber auch wenn bei einer Frau die Regelblutung stockt und nur spärlich bis gar nicht fließt, so bringt die Weinraute das Blut wieder zum Fließen. Ich bevorzuge bei diesen Anwendungen die Tinktur und habe damit immer gute Erfolge beobachten können.

Die Weinraute ist auch als Raute-Fenchelgranulat erhältlich. Dieses wird bei Beschwerden in den **Wechseljahren, Hitzewallungen, Sodbrennen, Magenverstimmung** und **Blähungen** angewendet.

Signatur: Die fächerförmigen Blätter deuten auf eine krampflösende Wirkung hin. Der holzige Stängel weist auf Widerstandskraft hin. Wenn man die verzweigten Stängel mit Gefäßen vergleicht, dann kann man in der Verholzung auch den Hinweis auf eine Verhärtung beispielsweise durch Arteriosklerose sehen. Der starke, etwas bittere Geschmack deutet auf eine anregende Wirkung der Verdauung und somit auch auf die Entgiftungsorgane hin

Hildegard schrieb: *Sie hat gemischte Wärme in sich, ist stark an Kräften in der Feuchtigkeit, und ist gut gegen die trockenen Bitterkeiten, die in jenem Menschen wachsen, in dem die richtigen Säfte fehlen.* Auch hier ist die reinigende Grünkraft wohl von großer Bedeutung.

Bekannte Inhaltsstoffe: Gerbstoffe, Furanocumarine, Alkaloide, Rutin, Glykosid, Bitterstoffe, Apfelsäure, Harz, Gummi

Dosierung der Tinktur: 3x täglich 20 Tropfen in Wasser.

Dosierung des Raute-Fenchelgranulats: 2–3x täglich einige Granulatkörnchen im Munde zergehen lassen.

Dosierung der Tabs/Tabletten: 3x täglich jeweils 2-3 Tabs mit Wasser einnehmen.

Achtung: Schwangeren Frauen ist die innerliche Einnahme von Weinraute strikt untersagt!

Handel: Als Tee in der Apotheke unter der Drogenbezeichnung „Herba Rutae graveolentis conc." (Firma Caelo). Als Urtinktur unter der Bezeichnung „Ruta graveolens" Urtinktur Firma DHU. Über Kräuter Schulte als „Gartenrautenkraut" oder als „Gartenrautenkrauttinktur" (apothekenpflichtig). Zudem als „Raute-Fenchelgranulat" über die Zähringer Apotheke erhältlich. Als Weinrauten Tabs über Fa. Posch in Österreich erhältlich.

Weinrebe

siehe unter Rebstock, Seite 255

Wermut

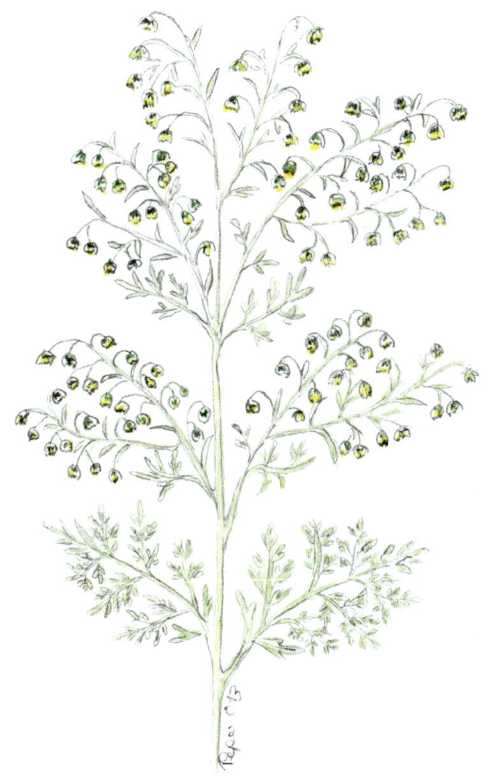

Botanische Bezeichnung

Artemisia absinthium

Niederländische Bezeichnung

Absint-alsem

Quelle: Physica, Cap. 1-109, S. 125 / R. Schiller, S. 51.

Indikation nach Hildegard: Frühjahrskur, Erschöpfung, Verstopfung

Anwendung: Wermutelixier zur Stärkung der Abwehrkräfte und Anregung der Verdauung.

Man nimmt 20 g. Frischsaft der Wermutpflanze und fügt diesem einen halben l mit Honig abgekochten Weißwein zu. Jeden dritten Tag sollte man morgens nüchtern ein Likörglas voll trinken.

Anwendung: Jeden 3. Tag ein bis zwei Likörgläser trinken.

Wermutöl

Indikation: Erkältung, **Bronchitis**, **Husten**, **Verschleimung** (bes. bei Kindern)

Anwendung: Zur Einreibung der Brust

Wermutsaft

Indikation: Zur Stärkung der **Abwehrkräfte**, Anregung der **Verdauung**

Anwendung: 3x täglich 30–50 Tropfen in Wasser

Wermutsalbe

Indikation: Arthrose, **Arthritis**

Anwendung: Äußerlich zum Einreiben der Gelenke anwendbar.

Zusätzliche Erkenntnisse: Nach dem Abt Walhafrid Strabo ist das bittere Kraut wirksam bei **brennendem Durst**, **Fieber** und als Waschung mit dem gekochten

Saft / Sud bei **Kopfschmerz** mit hämmerndem, stechendem Schmerz oder quälendem Schwindel, wobei man diese Brühe über den Scheitel gießen und die Haare damit waschen soll: *[...] und lege dir auf, daran denke ein Bündel des laubigen Grünes und darüber binde ein molliges Tuch und du wirst dieses Mittel bewundern.* Im Lorscher Arzneibuch (795) steht geschrieben: *Bei Gelenkleiden und Gicht so nehme Wermutwurzeln, Fenchelwurzeln, Salbeiblätter und Honig in Wasser oder in Wein gekocht.* (Einfacher ist hier die Anwendung als Salbe wie bei Hildegard.)

Der belgische Mönch Guy van Leemput erwähnt zusätzlich, dass der Wermut die **Abwehrkraft gegen Grippe** enorm verbessert. Zudem erwähnt er die appetitanregende Wirkung.

Bei uns hat sich besonders die Anwendung als **Wurmmittel bei Madenwürmern** bewährt.

Zudem habe ich mit dem Wermut in homöopathischer Form recht gute Erfahrungen bei **Borreliose** machen können. Hier habe ich „Absinthium" in einer D12 eingesetzt.

Signatur: Die Wurzeln, besonders die der jungen, im Topf gezogenen Pflanze, zeigen eine verblüffende Ähnlichkeit mit Madenwürmern (siehe Foto). Der angenehme, erfrischende Duft deutet auf die Atemwege hin. Der bittere Geschmack gibt einen deutlichen Hinweis auf die anregende Wirkung auf Leber, Galle und Magen. Die Pflanze neigt zum Verholzen, was auf eine Verstärkung der Widerstandskraft hindeutet. Die gefächerten Blätter weisen auf eine krampflösende Wirkung hin.

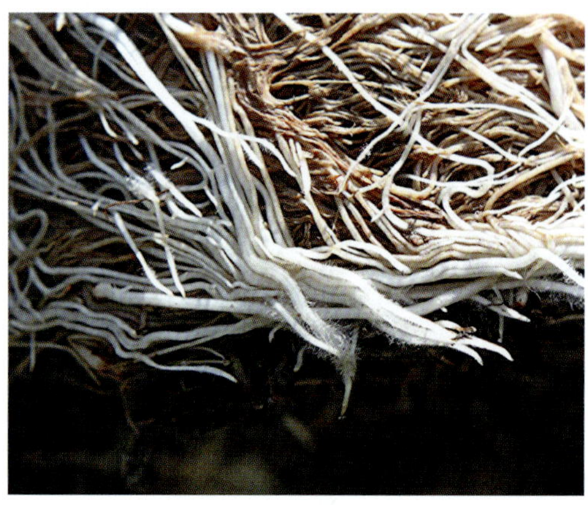

Bekannte Inhaltsstoffe: Absinthin als Bitterstoff sowie Gerbstoffe und ätherische Öle (Phellandren, Thujon und Thujol)

Handel: In der Apotheke unter der Bezeichnung „Herba Artemisiae" und über Kräuter Schulte als „Wermutkraut" erhältlich. Als Wermutöl, Wermutelixier, Wermutsaft und Wermutsalbe über die Zähringer Apotheke in Konstanz. Als Wermutöl, Wermutcreme, Wermuttrank über die Fa. Jura, als Wermutsalbe und Wermutelixier über die Fa. Fassl. Als Maitrunk über die Firma Posch in Österreich.

Wilde Karde

siehe unter Kardendistel, Seite 168

Wilder Lavendel / Speik

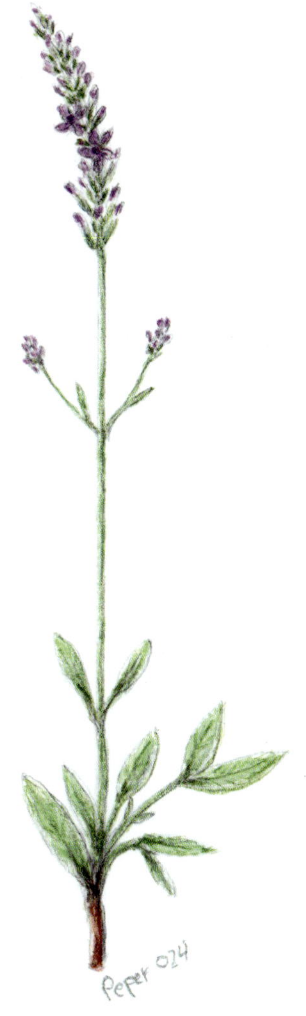

Botanische Bezeichnung
Lavendula latifolia

Niederländische Bezeichnung
Spijk Lavendel

Quelle: Physica, Cap. 1-25, S. 61.

Anmerkung: Der Speik-Lavendel wird auch als breitblättriger Lavendel und als spanischer Lavendel bezeichnet. Er wächst wild in Nordspanien und Südfrankreich, wird aber auch angebaut.

Indikation nach Hildegard: Leber-, Lungenbeschwerden, Asthma, Bronchitis, Konzentrationsschwäche.

Anwendung: Der wilde Lavendel wird mit Wein gekocht oder, wenn man keinen Wein hat, mit Wasser und Honig. Zudem kann man einen Tee zubereiten.

Teezubereitung: 2–3 TL auf 0,25 l kochendes Wasser. 10 Minuten ziehen lassen, 3x täglich 1 Tasse.

Hildegard speziell: *Der wilde Lavendel ist warm und trocken und seine Wärme ist gesund. Und wer Lavendel mit Wein kocht oder wenn er keinen Wein hat mit*

Wasser und Honig und so lau oft trinkt, der mildert den Schmerz in der Leber und in der Lunge und die Dämpfigkeit in seiner Brust, und bereitet sich reines Wissen und einen reinen Verstand.

Zusätzliche Erkenntnisse: Bedingt durch den relativ hohen Kampferanteil eignet sich das Speik-Lavendelöl eher als Zusatz für anregende und kräftigende Massageöle.

Signatur: Der betörende Duft lässt auf eine Wirkung auf das Nervensystem schließen. Sowohl durch den stabilen Blütenstängel als auch durch die schräg nach oben gerichteten Blätter erhält man einen Hinweis auf die nervenstärkende Wirkung. Der etwas bittere Geschmack weist auf die Leber hin.

Bekannte Inhaltsstoffe: Ätherisches Öl mit 1,8 Cineol und einem relativ hohen Kampferanteil sowie Bitterstoffe.

Handel: als „Speiklavendelöl" oder Shop-Apotheke.de „Primavera Speiklavendel" (www.sunday.de)
Als Tee: Lavendel – ganze Blüten getrocknet (www.golden-peanut.de)

Auch als Lavendel-Wein über Firma Posch in Österreich erhältlich

Wollblume

siehe unter Königskerze, Seite 178

Ysop

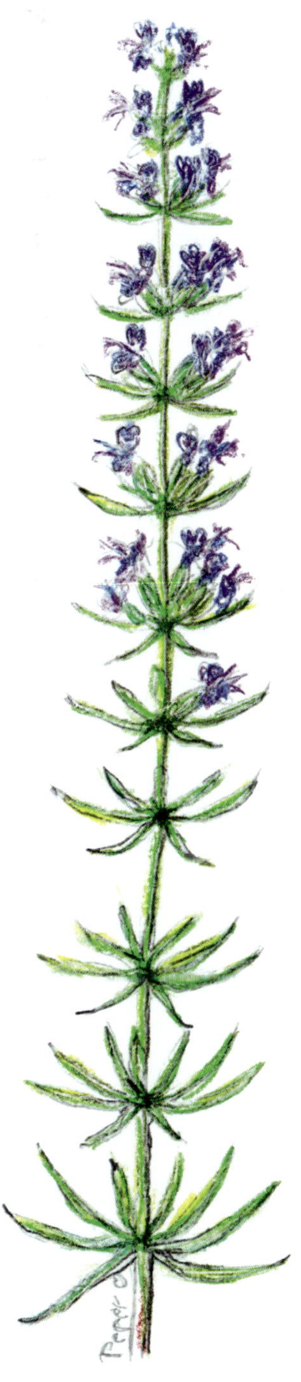

Botanische Bezeichnung
Hyssopus officinalis

Niederländische Bezeichnung
Hysop

Quelle: Physica, Cap. 1-65, S.92.

Indikation nach Hildegard: Nützliches Reinigungsgewürz reinigt den kranken Schaum der Leber (mitkochen), den kranken Schaum der Säfte von Nieren- und Gallenstein-Leiden. Es macht die Leber stark, reinigt die Lunge und hilft deshalb wahrscheinlich auch beim sogenannten Leber-Husten. Ysop hilft, wenn die Leber infolge von Traurigkeit krank ist.

Harnschau nach Hildegard: Ist Schaum auf dem Urin, deutet dies auf eine funktionelle Leberstörung hin, die mit Ysop behandelt werden kann.

Anwendung: Als Gewürz mitkochen oder auch als Tee zuzubereiten.

Teezubereitung: 2 TL des Ysopkrautes werden mit 0,25 l kaltem Wasser angesetzt, zum Sieden gebracht und 5 Minuten ziehen gelassen. Danach wird der Sud abgesiebt. 2–3x täglich 1 Tasse sind in der Regel ausreichend.

Zusätzliche Erkenntnisse: Der französische Mönch Odo Magdunensis aus dem Loire-Tal beschrieb im 11. Jahrhundert ebenfalls den Ysop bei Husten, bei rauer Stimme und bei Beschwerden der Lunge.

Der belgische Mönch Guy van Leemput nennt den Ysop noch als Mittel bei Lungenentzündung und Asthma sowie bei Keuchhusten.

Meiner eigenen Erfahrung nach wirkt Ysop schweißhemmend und ist hilfreich bei Wechseljahresbeschwerden.

Signatur: Die Blüten befinden sich an einer Seite des Stängels als Hinweis auf Ungleichgewicht, Schwindel und Seekrankheit. Lila Blüten weisen auf das Nervensystem und die Psyche hin. Die Blüten verfärben sich von rosa nach blau als Hinweis auf die Luftwege (Gasaustausch). Der Geruch ist betörend und weist somit ebenfalls auf das Nervensystem hin. Die Blüten sind ährenförmig angeordnet als grober Hinweis auf Kopfbeschwerden. Die blau-lila Farbe der Blüten ist auch als Hinweis auf die Leber zu bewerten.

Bekannte Inhaltsstoffe: Gerbstoffe, Bitterstoffe und der Farbstoff Hyssopin sowie ätherische Öle, Gummi, Harz, Zucker, Sitosterin und Ursolsäure.

Handel: In der Apotheke unter der Bezeichnung „Herba Hyssopi“ (Fa. Caelo u. Fa. Klenk). Über Kräuter Schulte als „Ysopkraut“ geschnitten und gemahlen. Als Ysopkraut gemahlen über Fa. Posch in Österreich erhältlich.

Ziegenmilch

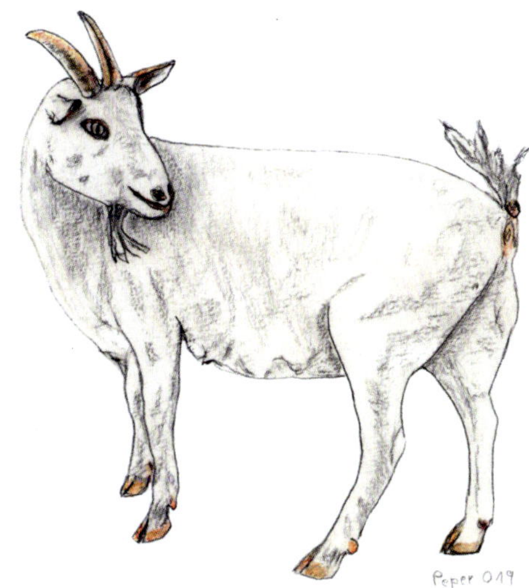

Zoologische Bezeichnung:
Capiae Lac.

Niederländische Bezeichnung
Geitenmelk

Quelle: Physica, Cap 1-23, S. 59.

Indikation nach Hildegard: *Und wer Ausschläge hat, der Trinke oft Ziegenmilch, und er wird geheilt werden.*

Sie riet also bei roten Hautausschlägen (von ihr als „rote Lepra" bezeichnet) zum Trinken von Ziegenmilch.

Zusätzliche Erkenntnisse: Im Franziskaner Kloster in Fulda berichtete mir ein älterer Mönch namens Kunibert, dass er im Kloster jahrelang die Ziegen betreut hätte und dass er dadurch seine **Schuppenflechte** in den Griff bekommen hätte.

Eine ältere Ostfriesin berichtete mir, dass Ziegenmilch bei **Allergien** und **allergisch bedingtem Asthma**, aber auch bei **Abmagerung** und **Appetitlosigkeit** sowie bei **Akne** gute Dienste täte. Der ostfriesische Imker und Heilkundige Johann Hinderks riet auch bei Abwehrschwäche zum regelmäßigen Trinken von Ziegenmilch.

Bekannte Inhaltsstoffe: Ziegenmilch enthält viel Vitamin A, das als Haut- und Schleimhautvitamin bekannt ist und u. a. auch für die Augen und die Schilddrüse von großer Bedeutung ist.

Handel: Ziegenmilch gibt es als Tetra-Pack in Bioläden, Reformhäusern und einigen Lebensmittelgeschäften. Noch besser ist sie frisch von einer Ziegenfarm.

Zimt

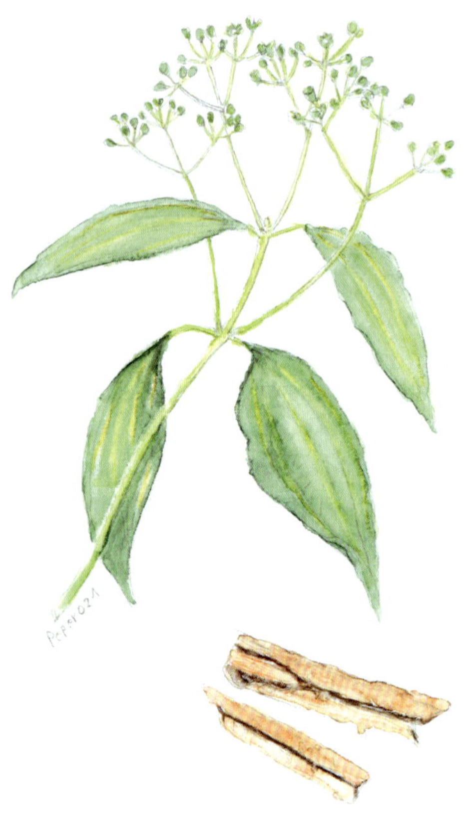

Botanische Bezeichnung

Cynamomum verum

Niederländische Bezeichnung

Kaneel

Quelle: Physica, Cap. 1-20, S. 56.

Indikation nach Hildegard: Starke Monatsblutungen, **Verdrossenheit**, fördert Heilkräfte im Körper.

Hildegard speziell: *Und ein Mensch, dem der Kopf schwer und stumpf ist, sodass er den Atem schwer durch die Nase ausstößt und einzieht, der pulverisiere Zimt und esse dieses Pulver oft mit einem Bissen Brot, oder lecke es aus seiner Hand, und es löst die schädlichen Säfte, durch die sein Kopf stumpf ist, auf.*

Anwendung: Zimt auf ein Stück Brot streuen und gut einspeicheln.

Dosierung der Tabs/Tabletten: 3x täglich jeweils 2–3 Tabs mit Wasser einnehmen.

Zusätzliche Erkenntnisse: Der französische Mönch Odo Magdunensis aus dem Loire-Tal schrieb im 11. Jahrhundert: Zimt trocknet überflüssige Säfte im Magen, stärkt ihn und bewirkt dadurch, dass er aufgenommene Speisen geschwinder verdaut. Ferner heile Zimt die **Leber** und reinige die **Säfte des Körpers**, indem er für reichlichen **Harn- und Monatsfluss** sorge. Weiter beruhige der Zimt den **feuchten Husten** wie auch den **Katarrh**. Stampft man ihn gut und legt ihn auf das Gesicht, befreit es von hässlichen Leberflecken.

Nach der ostfriesischen Volksmedizin wirkt Zimt gegen **Durchfall** auf Zwieback mit Butter gestreut. Nach Gudrun Breindl fördert Zimt die **Magensaftsekretion** und bessert den Krankheitsverlauf bei **Diabetes Typ 2**.

Bekannte Inhaltsstoffe: Ätherisches Öl mit Zimtaldehyd und Eugenol, welches in guter Ware zu mindestens 1 Prozent in der

Droge enthalten sein sollte, und Gerbstoffe. Also ergibt sich allein daraus schon eine ideale Zusammensetzung für eine Therapie gegen Durchfall.

Signatur: Nach Hildegard und Odo ist der Zimt trocken und kann dadurch krankmachende Säfte, Schleim, überflüssiges Blut oder flüssigen Durchfall wegtrocknen.

Bekannte Inhaltsstoffe: Ätherisches Öl mit Zimt-Aldehyd und Eugenol, das mindestens einen Anteil von 1 Prozent der Droge ausmachen sollte, sowie Gerbstoffe.

Handel: Der Zimt ist über den normalen Lebensmittelhandel und auch in Bioläden erhältlich. In der Apotheke findet man ihn unter der Drogenbezeichnung „Cortex Cinnamomi ceylanici conc." (Fa. Caelo). Als Zimt gemahlen und Zimt-Tabs über Fa. Posch in Österreich erhältlich.

Zinnkraut

siehe unter Schachtelhalm, Seite 272

Zitwer / Weißer Kurkuma

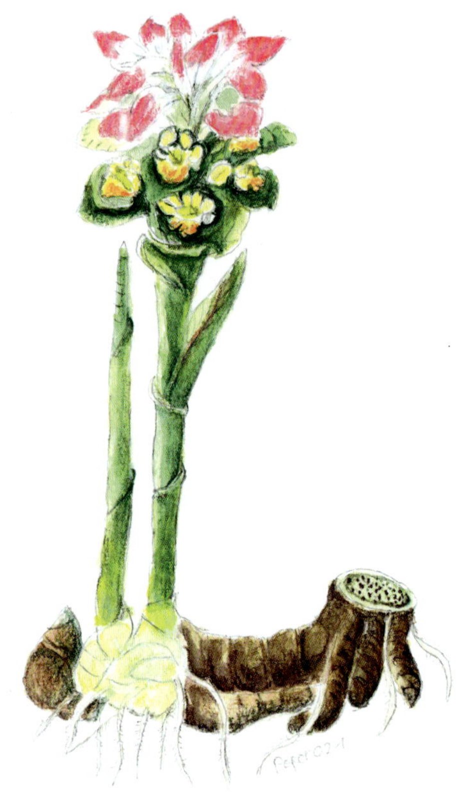

Botanische Bezeichnung
Curcuma zedoaria

Niederländische Bezeichnung
Zedoari, Maagwortel

Quelle: Physica, Cap. 1-14, S. 51 / R. Schiller, S. 90.

Indikation nach Hildegard: Gliederzittern (Parkinson), schwere **Kopfschmerzen**, voller **Magen**

Anwendung: Als Zitwerwurzelelixier 3x täglich1 Likörglas einnehmen.

Bestandteile: Gewürzmischung: Zitwerwurzel 50 g, Galgant 45 g sowie Honig 50 g, Wein 1 l.

1 gehäufter Essl. der Gewürzmischung und 50 g Honig in 1 l Wein ca. 5 Minuten kochen, abseihen und heiß in sterile Flaschen füllen.

Zusätzliche Erkenntnisse: Der französische Mönch Odo Magdunensis aus dem Loire-Tal beschrieb im 11. Jahrhundert die Zitwerwurzel folgenermaßen: *Isst man ihn, stärkt er den Magen und befördert heilsames Aufstoßen. Durch häufigen Genuss behebt er Ekel und Abscheu vor Speisen. Wenn der Leidende nüchternen Mundes Zitwer kaut und seinen Zitwerspeichel ganz allmählich schluckt, soll das den altverstockten Magenschmerz ausheilen. Auch soll er Spulwürmer vertreiben.*

Zusätzliche Erkenntnisse: Die Zitwerwurzel wurde früher auch Wöchnerinnen zur Stärkung nach der Geburt verabreicht. Sie wirkt zudem **blutreinigend**, **krampflösend**, regt den **Magengensaft** an, hilft bei **Blähungen**, **Leber- und Gallenschwäche**. Außerdem stärkt sie das **Herz**. Meiner eigenen Erfahrung nach lindert die Zitwerwurzel auch die Beschwerden bei einer **diabetischen Polyneuropathie**.

Signatur: Hildegard schrieb: *Der Zitwer ist mäßig warm und hat eine große Kraft in sich.*

Die Wurzel (Rhizom) zeigt eine deutliche Ähnlichkeit mit dem Darm. Dort wo die Stängel aufsteigen, ist die Wurzel grünlich-weiß, was auf den Magen hinweist. Die hellen Wurzelfäden haben eine Ähnlichkeit mit Spulwürmen, aber auch mit Nerven. Die Stängel sind sehr stabil und dadurch wackelt beziehungsweise zittert die Pflanze nicht.

Bekannte Inhaltsstoffe: Zingiberene, ätherisches Öl, Alpha-Pinene, Curcumin, Harz, Sesquiterpene, Schleim.

Anwendung: Auch als Tee oder Tinktur anwendbar.

Teezubereitung: 1 TL Zitwerwurzel auf 0,25 l kochendes Wasser. 15 Minuten ziehen lassen, 2–3x täglich 1 Tasse.

Tinktur: 3x täglich 10 bis 50 Tropfen in Wasser

Anmerkung: Die Zitwerwurzel schmeckt ähnlich wie Ingwer, aber mit einem bitteren Nachgeschmack.

Handel: In der Apotheke unter der Bezeichnung „Rhizoma Zedoriae" (Fa. Klenk). Als „Zitwerwurzel" und als „Zitwerwurzelpulver" über Fa. Jura, als „Zitwerwurzelpulver" und als „Zitwerelixier" über die Zähringer Apotheke in Konstanz. Als Zittwer-Trank Bio über Fa. Posch in Österreich erhältlich.

Zuckerrübe / Zuckerwurz / Gerla

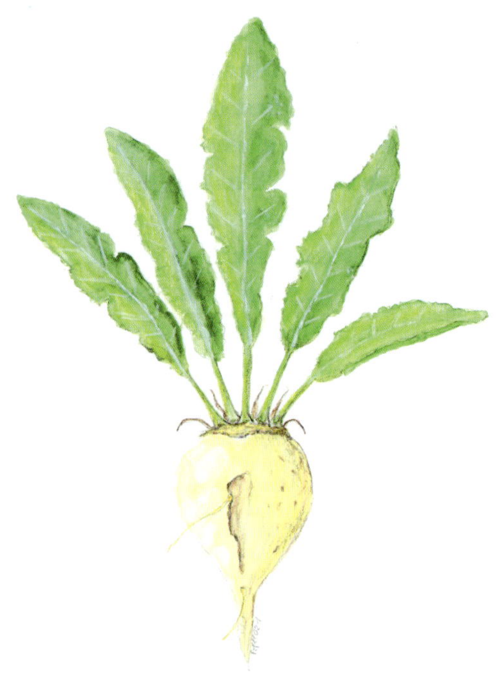

Botanische Bezeichnung
Beta vulgaris

Niederländische Bezeichnung
Suikerbiet, Stroop

Quelle: Physica, Cap. 1-199, S. 194/195, Karl-Heinz Peper.

Indikation nach Hildegard: Bei **kranker und rissiger Haut** im Gesicht.

Anwendung: Als Salbe Zuckerrüben/Öl-Gemisch zum Einreiben in die Gesichtshaut.

Herstellung: *Nehme Gerla und zerstoße sie im Mörser, und wenn sie zerstoßen ist, gebe er Öl (Olivenöl) hinzu und so salbe er abends, wenn er sich ins Bett legt, und dies tue er, bis er gesund wird.*

Zusätzliche Erkenntnisse: Oma Sanders eine alte, heilkundige Frau aus Ostfriesland berichtete mir von einer Behandlung nach der Geburt im Wochenbett. Sie bekam damals eine Mischung bestehend aus einer Dose Rübensirup vermengt mit 0,25 l Schnaps gereicht uns sollte es innerhalb von drei Tagen einnehmen. Das Mittel diene der **Blutbildung**, der inneren **Blutreinigung** und fördere den **Abgang der Nachgeburt** (aus Ostfriesische Volksmedizin).

Signatur: Die Oberfläche der Zuckerrübe weist oftmals Risse und tiefe Einkerbungen auf, was sich mit den Angaben von Hildegard deckt.

Bekannte Inhaltsstoffe: Fruchtzucker, Traubenzucker und Pektinstoffe (20 Prozent).

Handel: Zuckerrübensirup ist im normalen Lebensmittelhandel erhältlich.

Zwergholunder / Attich

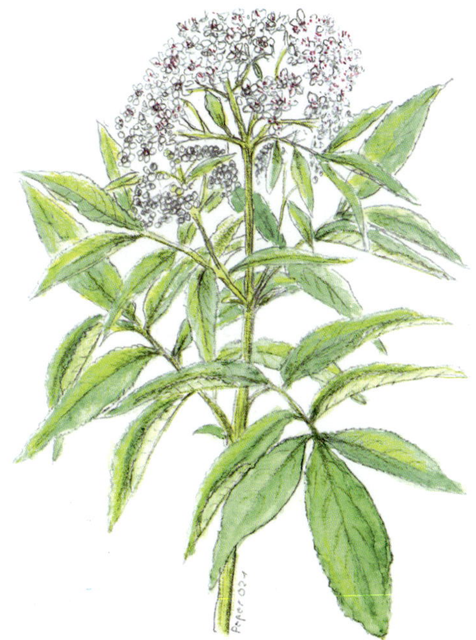

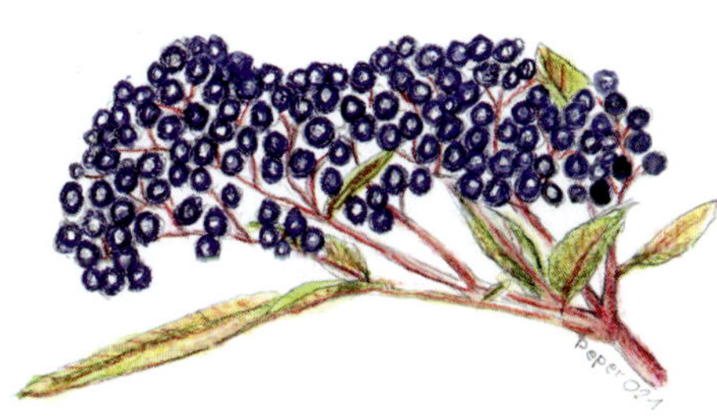

Botanische Bezeichnung
Sambuccus ebulus

Niederländische Bezeichnung
Kruidvlier

Quellen: Physica, Cap. 1-120, S. 138 / Cap. 1-229, S. 211.

Indikation nach Hildegard: **Fußpilz**, eventuell **Nagelpilz.**

Anwendung: Der Saft oder die Tinktur, die aus den frischen Beeren hergestellt werden, wird direkt auf den Fußpilz aufgetragen. Ich habe diese Anwendung früher selbst an mir und auch an zahlreichen Patienten ausprobiert und konnte überzeugende Erfahrungen machen.

Zusätzliche Erkenntnisse: Innerlich angewandt wirkt ein Tee aus der Wurzel **harntreibend**.

Der Schweizer Kräuterpfarrer Künzle schrieb, die Attichwurzel sei in hohem Grade wassertreibend. Sie solle wegen ihrer Schärfe jedoch nicht allein für sich angewendet werden. Dagegen sei der Tee der Mischung Attichwurzel-Wacholderbeeren, im Verhältnis 1:1, ein gutes Mittel gegen Ischias, Rheumatismus und beginnende Wassersucht.

Teezubereitung nach Pfarrer Künzle: 1 TL zerstoßene Wacholderbeeren und 1 TL Attichwurzeln mit 0,25 l kochendem Wasser übergießen und 10 Minuten ziehen lassen. Anschließend abseihen und 3x täglich 1 Tasse trinken.

Signatur: Wenn man sich die Blüten zwischen die Zehen klemmt, dann erhält man das Bild vom Fußpilz. Die noch geschlossenen Blütenknospen erinnern an Bläschen, welche manchmal durch den Fußpilz unter der Fußsohle auftreten. Auch hier helfen die Zwergholundersalbe und die Tinktur sofort.

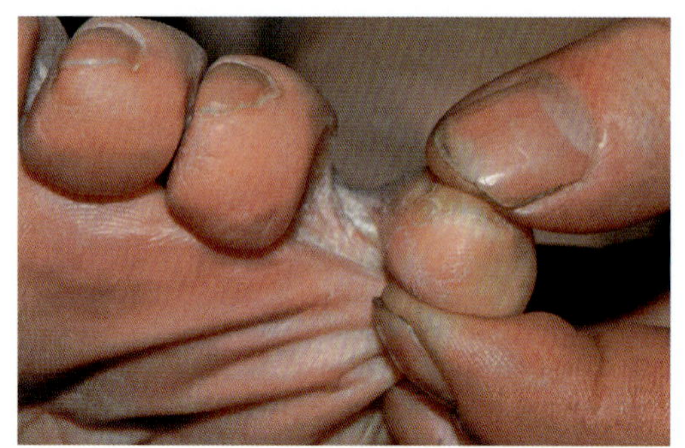

Bekannte Inhaltsstoffe: Gerbstoffe, Iridoide, Bitterstoff, Saponine, Blausäureglycosid.

Handel: Die Beeren sind heute leider nicht mehr im Handel erhältlich. Die Wurzeln bekommt man über Kräuter Schulte heute als Tinktur.
Diese wirken aber nicht gegen Fußpilz, nur harntreibend!

Die Tinktur aus dem Saft kann man zum Einreiben über Fa Posch in Österreich beziehen.

Repertorium (Krankheitsregister) von A bis Z

Viele der in diesem Buch aufgeführten Heilmittel gehen nur auf mittelalterliche Überlieferungen zurück. Der Autor hat sich bemüht hat, die Anwendungen so gut wie möglich in der Praxis zu überprüfen. Trotzdem kann keinerlei Gewähr für den Erfolg der Behandlungen übernommen werden. Haftungsansprüche jedweder Art sind daher grundsätzlich ausgeschlossen.
Bei anhaltenden Beschwerden muss eine Abklärung durch einen Therapeuten erfolgen!

Besonderer Hinweis: Bei schweren Erkrankungen, wie z. B. Krebs ist eine Selbstbehandlung ohne Facharzt nicht ratsam!

Repertorium der Klosterheilkunde

Abführmittel

- Aloe → als Pulver aufgelöst **führt es den Bauch gelinde ab**
- Alant → als Tee / Elixier / Tinktur **wirkt er abführend**
- Bachbunge → als **Abführsaft** ½ Teelöffel im Essen mitkochen
- Bertram → als Elixier / Tee, um die **Verdauung anzuregen**
- Flohsamen → wirken **regulierend auf den Stuhlgang**
- Kalmus → als Tee / Tinktur **(Hauptmittel)** regt er die **Peristaltik des Darmes** an
- Leinsamen → wirken durch ihr Quellvolumen **mild abführend**
- Löwenzahn → als Wurzel hat es eine leicht **abführende Wirkung**
- Schlehenblüten → als Tee zur **Blutreinigung** und als **mildes Abführmittel**

Querverweis: siehe auch unter *Verstopfung (S. 478)*

Abmagerung

- Butter → essen bei Abmagerung als **Kräftigungsmittel**
- Dinkel → essen sorgt für **gesundes Fleisch** und **Blut**
- Enzianwurzel → als Tee / Tinktur wirkt sie **appetitanregend**
- Galgant → wirkt **appetitanregend**
- Ingwerpulver → bei **Magerkeit, Abmagerung, Appetitlosigkeit**
- Kupferwein → bei **Appetitlosigkeit** mit **viel Gähnen**

- Löwenzahn → als Tee / Tinktur wirkt er **appetitanregend**
- Nelkenwurz → als Tee / Tinktur bei **Körperschwäche, Kreislaufschwäche, Rekonvaleszenz**
- Pfeffer → als Gewürz bei **Appetitlosigkeit,** psychisch bedingter Magersucht, Milzsüchtigkeit
- Wermut → als Tee / Tinktur wirkt **appetitanregend**
- Ziegenmilch → trinken bei **Abmagerung** und **Appetitlosigkeit**

Querverweis: siehe eventuell auch unter *Appetit (S. 353), Magersucht (S. 430)*

Abnehmen

(zur Unterstützung beim Abnehmen)

- Liebstöckel → Blätter als Tee / Gewürz zur Unterstützung beim **Abnehmen**
- Löwenzahn → als Tee / Saft als **unterstützendes Mittel beim Abnehmen**
- Sellerie → hat eine **entschlackende Wirkung**
  auch sehr gut bei **Zellulitis** (Orangenhaut), **Übergewicht** und **Akne**

Abscheu

- Pfeffer → behebt die **Abscheu vor Speisen**

Abstillen

- Petersilie → zerhackt auf einem Lappen gestrichen und auf die Brust gebunden hilft er **beim Abstillen**
- Salbei → als Tee zum **Abstillen**
- Steinklee → als Auflage im Säckchen zum **Abstillen**

Abszess

- Pfirsichblätter → als Elixier bei **Lungenabzess**

Abwehrsteigerung

- Angelika → Wurzel wirkt als Tee / Wein / Tinktur / Badezusatz **vitalisierend**
- Eberwurz → als Mischpulver bei **erhöhter Krankheitsanfälligkeit,** erhöht die **Widerstandskraft des Körpers,** stärkt das **Immunsystem,** bewirkt eine **schnellere Erholung** des Patienten
- Gamander → als Tee / Tinktur als Tonikum bei **fiebrigen** und bei **infektiösen Krankheitszuständen**

- Linde → Tee aus Blüten **steigert die Abwehrkräfte** und wirkt **fiebersenkend**
- Muskatnuss → als Nervenkeks verleiht es dem Blut einen guten Saft und macht dich **stark**
- Salbei-Gamander → als Tee / Tinktur bei **fiebrigen infektiösen Zuständen** und als **Kräftigungsmittel**
- Sivesan-Pulver → zur **Stärkung der Abwehrkraft**
- Wermutelixier → als Tee / Wein / Tinktur zur **Stärkung der Abwehrkräfte**
- Ziegenmilch → trinken bei **Abwehrschwäche**

Addison (Morbus)

- Engelsüß → als Mischpulver mit Salbei im Verhältnis 3:1 bei **Morbus Addison**

ADS / ADHS

- Baldrian → als Tee / Tinktur unterstützend bei **ADHS**
- Bohnenkraut → als Tee / Mischpulver **Unruhe in den Beinen, Zappelphilipp**
- Melisse → als Tee / Tinktur bei **ADHS** und **Unruhe bei Kindern**
- Muskat → als Muskatnusszucker Kindern mit **ADS / ADHS**
- Muskat → als Muskatnusszucker bei **unangebrachtem Lachen**

Querverweis: siehe eventuell auch unter *Unruhe (S. 472), Hysterie (S. 411), Nervosität (S. 441), Zappelphilipp (S. 485)*

After

- Flohsamen → bei Entzündungen im **Enddarmbereich**
- Pfingstrose → als Tee (Blüten) hilft sie hervorragend bei **Hämorrhoiden**
- Pfingstrose → Wurzel als Tee bei **Rissen im Afterbereich**
- Pfingstrose → Wurzel als Tee **Entzündungen im Enddarm** oft mit Brennen, Jucken und Schmerzen
- Schlehenblüten → als Tee zur **Stärkung des Afterschließmuskels**

Querverweis: siehe auch unter *Hämorrhoiden (S. 402)*

Akne

- Eberwurz → als Tee zur innerlichen Behandlung von **Ekzemen** und **Akne**
- Kardendistel → als Pulver / Tee / Salbe bei **Hautausschlägen**, **Akne**
- Maulbeere → als Trank / Salbe bei **Akne**, **Pusteln, juckende Ausschläge**,
- Herpes, für **empfindliche und irritierte Haut**
- Frauenmantel → als Tee / Tinktur bei **hormonellen Umstellungen**, wie juvenile Akne und Hautunreinheiten

- Linde → Wurzel / Splint Tee bei **Furunkel und Pickel**
- Quendel → als Tee / Gewürz / Salbe bei **Hautausschlägen**, **Akne**
- Sellerie → hat eine **entschlackende Wirkung**
  auch sehr gut bei **Zellulitis** (Orangenhaut), **Übergewicht** und **Akne**
- Ziegenmilch → trinken bei **Hautausschlägen**

Alkoholentwöhnung

- Süßholz → als Tee als Hilfe bei der **Alkoholentwöhnung**, hier sehr gut mit Salbei kombinierbar

Allergien

- Brennnessel → als Tee hilfreich bei **Heuschnupfen** und **Allergien**
- Buchsbaum → als Wein aus dem Becher bei **Störung**des **Immunsystems** und bei **Allergien**
- Maulbeere → als Trank / Salbe bei **Akne**, **Pusteln**, **juckende Ausschläge**, für **empfindliche und irritierte Haut**
- Mohnsamen → essen bei **Juckreiz**
- Mutterkümmel → als Käsegewürz und bei **Käseallergie**
- Quendel → als Tee / Gewürz / Salbe bei **Ausschlag / Ekzem / Allergie**
- Süßholz als Tee / Tinktur hilfreich bei **Asthma** und **Allergien / Heuschnupfen**

Alpträume

- Betonie → als Kissen für gesunden Schlaf, Traumregulierung

Anmerkung: Betonienkraut kann hier auch als Tee eingesetzt werden.

Querverweis: siehe eventuell auch unter *Schlafstörungen (S. 456)*

Alterszittern

- Bohnenkraut → als Tee / Gewürz bei **Unruhe in den Beinen**
- Steinklee → als Tee / Tinktur bei **Alterszittern**
- Zitwer → als Elixier bei **Gliederzittern**

Alzheimer

- Dinkel → essen für **frohen Sinn** und ein freudig menschliches Denken
- Esskastanie → gekocht oder als Honigmischung füllt es **ein leeres Gehirn** wieder auf
- Immergrün → als Tee / Tinktur / Wein als Mittel zur **Vorbeugung von Demenz**,
- **Alzheimer** und **Schlaganfall**
- Kopfsalat → als Salat mit Essig bei **Gedächtnisstörungen**
- Krauseminze → als Tee / Elixier fördert sie die **geistig mentale Wachheit**
- Kümmel → als Gewürz / Tee sorgt er für einen **guten Verstand**
- Mandel → essen bei **Durchblutungsstörungen** im Kopfbereich, **Ernährungsstörungen des Gehirns, Konzentrationsmangel,** Lernschwierigkeiten, Kopfschmerz, **Müdigkeit**
- Pfingstrose → bei **Verwirrung** die Samen in Honig einlegen und auf die Zunge legen

Anmerkung: Funktioniert auch mit den getrockneten Blüten als Tee.

- Quendel → als Keks bei **Zerebralsklerose** und **Gedächtnisschwäche**
- Quitte → als Tabletten bei **Arterienverkalkung**
- Tannensalbe / Öl → zum Einreiben im Kopfbereich bei **geistiger Verwirrtheit**

Zusätzlicher Tipp: Regelmäßig Kokosfett essen. Dies enthält Stoffe, die für die Ernährung des Gehirnes wichtig sind. Außerdem ist noch Ginkgo biloba als Tinktur zu nennen.

Amenorrhoe

- Beifuß → als Tee / Elixier zur **Anregung der Monatsblutung**
- Rainfarn → als Rainfarnwein / Tinktur / Tee **gegen verstockten Monatsfluss**
- Weinraute → als Tee / Tinktur oder Raute-Fenchel Granulat bringt es das **Blut wieder zum Fließen**, wenn die **Regelblutung stockt**

Angina pectoris

- Diptam → als Pulver bei **Herzschmerzen** erweitert die **Herzkranzgefäße** und verbessert die **Durchblutung**
- Galgant → als Tabletten erweitert die **Herzkranzgefäße** und hilft bei **Herzschmerzen**
- Gelber Enzian → als Pulver bei **Herzschmerzen, Herzschwäche**
- Sivesan-Pulver → bei Angina Pectoris, erweitert die **Herzkranzgefäße**

Angst

- Baldrian → als /Tee/Tinktur zur **Beruhigung bei Ängsten**
- Immergrün → als Tee/Tinktur/Wein gegen **Angst** und **Depressionen**
- Vogelmiere → als Tee/Tinktur gilt nach Kneipp als **angstlösendes Mittel**

Antriebschwäche

- Brennnessel → als Tee hilft sie, nach einer Krankheit **wieder auf die Beine zu kommen**
- Dinkel → essen sorgt für **gesundes Fleisch** und **Blut**
- Galganthonig → hilft besonders bei sehr **großer Müdigkeit**
- Gundermann → essen oder frisch als Tee bei **Erschöpfung**, **Müdigkeit**
- Melisse → als Tee bei **Müdigkeit** (meist **morgens schlimmer**)
- Muskat → als Gewürz/Keks bei **Stumpfsinnigkeit**, **Melancholie**, **müder Geist**
- Nelkenwurz → als Tee/Tinktur bei **Körperschwäche**, **Kreislaufschwäche**, Rekonvaleszenz
- Petersilienhonigherzwein → **Vitaltrank**, **hilft bei Müdigkeit**

Zusätzlich: Energieplätzchen nach Hildegard.

Querverweis: siehe auch unter *Aufbaumittel (S. 356)*

Aphten

- Lavendel → als kalten Tee als Mundspülmittel bei **Mundschleimhautentzündung**, **Aphten**
- Maulbeere → als Mundspülmittel bei **Mundschleimhautentzündungen**, auch bei **Aphten**
- Nelkenwurz → als Tee/Tinktur als Mundspülmittel bei **Mundschleimhautentzündung** und bei **Aphten**
- Ringelblume → als kalter Tee als **Mundspülmittel** bei Entzündungender **Mundschleimhaut** und bei **Aphten**
- Salbei → als Tee als Mundspülmittel bei **Aphten** und bei **Zahnfleischbluten**
- Sanikel → als Tee als **Mundspülmittel,** besonders bei **Aphten** und bei **Mundschleimhautentzündung**
- Thymian → als Tee/Tinktur (Verdünnt) als **Mundspülmittel** bei **Aphten** und bei **Zahnfleischentzündung**
- Tormentill → als Tee/Tinktur (verdünnt) als Mundspülmittel, bei **Aphten**, **Zahnfleischentzündung**

Appetit

- Andorn → als Elixier / Tinktur / Saft wirkt **appetitanregend**
- Eberraute → als Tee **appetitanregend (besonders bei Kindern)**
- Benediktinerdistel → als Tee / Tinktur **verbessert sie den Appetit**
- Gelber Enzian → als Tee / Tinktur bei **Appetitlosigkeit** ½ Std. vor dem Essen
- Himbeerblätter → als Tee trinken und Auflage auf dem Bauch bei **Fieber mit Appetitlosigkeit**
- Ingwerpulver → bei **Magerkeit, Abmagerung, Appetitlosigkeit**
- Kalmus → als Tee / Tinktur bei **Appetitlosigkeit** und **mangelnder Magensaftproduktion**
- Kardamom → als Tee / Pulver / Tinktur gilt als **appetitanregend** und als **Tonikum**
- Kümmel → als Wurzelpulver stärkt er die **Verdauung und fördert den Appetit**
- Karde → Wurzel als Tee / Tinktur wirkt **magenstärkend** und **appetitanregend**
- Kupferwein → bei Appetitlosigkeit mit **viel Gähnen**
- Meisterwurz → als Wein / Tinktur **regt den Appetit an**
- Melisse → als Tee / Tinktur bei **Appetitmangel, oft morgens**
- Muskatellersalbei → als Elixier bei **Appetitlosigkeit** oft mit **Übelkeit**
- Odermennig → als Tee / Tinktur gegen **Appetitlosigkeit**
- Pfeffer → als Gewürz bei **Appetitlosigkeit**, **psychisch bedingte Magersucht**, **Milzsüchtigkeit**
- Pfeffer → als Gewürz bei **Ekel vor Speisen**
- Rosmarin → als Tee / Gewürz / Wein wirkt hervorragend bei **Appetitlosigkeit**
- Salbei → als Tee / Pulver / Frisch bei **Appetitlosigkeit**, **üble Säfte, Ausleitung von Schadsäften**
- Salbei → als Tee / Pulver / Frisch wer **Widerwillen gegen das Essen hat**
- Schlehen → als Marmelade bei **Appetitlosigkeit am Morgen**
- Tausendgüldenkraut → als Tee / Tinktur bei **Appetitlosigkeit**
- Wegwarte+ Klette gemischt → bei **Appetitlosigkeit**, **Magenschwäche**,
- **Galleabflussstörungen**, und **Leberstörungen**
- Wermut → als Tee / Tinktur / Wein regt den **Appetit** an
- Ziegenmilch → trinken bei **Abmagerung** und **Appetitlosigkeit**
- Zitwerwurzel → behebt er **Ekel und Abscheu vor Speisen**

Ärger

- Gelöschter Wein → besänftigt das Gemüt, hilft bei **Zorn, Verstimmungen**
- Rosenmischpulver, mit Salbei → zum daran Riechen **gegen Ärger**

Arme

- Eisenkraut → als Tee bei **Schmerzen in den Armen**
- Mariendistel → als Einreibung bei **stechenden Schmerzen in den Gliedern**

Querverweis: Siehe auch unter *Schmerzen (S. 457)*

Arteriosklerose

- Bärlauch → bei **Arterienverkalkung**
- Gewürznelke → essen bei **Arteriosklerose**
- Quitte → als Tab siehe bei **Arteriosklerose**

Querverweis: siehe auch unter *Durchblutungsstörungen (S. 376)*

Arthritis / Arthrose

- Beinwell → als Salbe / homöopathisch bei **Gelenkbeschwerden**, **Arthritis** und **Arthrose**
- Leitsymptom: **morgens schlimmer**
- Buchsbaum → als Wein aus dem Becher bei **autoimmunen Erkrankungen** (PCP)
- Bilsenkraut → als Öl / Salbe bei **Schmerz durch Energiestau** in den Gliedern
- Brennnessel → als Tee **wirkt blutreinigend**
- Dinkel → essen bei **Knochenleiden**
- Esche → frische Blätter gekocht, warm als Auflage bei **Gelenkschmerzen**
- Hühnerleber → essen bei **autoimmunen Erkrankungen** (PCP)
- Weihrauch → als Kapsel **hemmt die Entzündung**
- Wermutsalbe → **Arthrose, Arthritis, Gelenkleiden, Gicht**

Querverweis: siehe eventuell auch unter *Rheuma (S. 452)*

Asthenikertyp

- Nelkenwurz → passt insgesamt zum **Asthenikertyp**
- Nelkenwurz → als Tee / Tinktur bei Körperschwäche, Kreislaufschwäche, Rekonvaleszenz
- Odermennig → als Tee / Tinktur gegen **Appetitlosigkeit**, Asthenikertyp

Asthma

- Alant → als Tee / Elixier / Tinktur bei Asthma, Lungenschmerzen, **Eiter in der Lunge**
- Alant → als Tee / Elixier / Tinktur bei Asthma mit **Pfeifen in den Bronchien**
- Andorn → als Elixier / Tinktur / Saft bei **Asthma mit Schleimbildung**
- Anis → als Tee bei **krampfartigen Husten**

- Butter → essen zur Unterstützung bei **Asthma mit Hustenreiz**
- Eisenkraut → als Tee / Tinktur bei **Husten, Asthma**

Anmerkung: Patient wirkt oft stark angespannt.

- Engelsüß → als Tee / Mischpulver mit Salbei im Verhältnis 3:1 bei **Asthma** und **Bronchitis**
- Hirschzungenelixier → als Elixier bei **Asthma**, **Husten Lungenentzündung, Verschleimung**
- Kiefer → als ätherisches Öl zum Inhalieren bei **Asthma** und **Bronchitis**
- Kümmel → als Gewürz / Tee durch Druck aus dem Bauch bedingten **Asthma**
- Malve → als Tee bei **Entzündung der Bronchien und bei Asthma**
- Melisse → als Tee zur Linderung von **Asthma, wenn Nervosität es verschlimmert**
- Meerrettich → als Pulver mit Galgant bei Wasser / Wein bei **Asthma cardiale** = **Herzasthma** mit seiner **nächtlichen Atemnot** und dem **Lufthunger**
- Seifenkraut → zerdrückt etwas in Wein, wenn auch nur mäßig, weil dies die **schlimmen Säfte, die der Lunge schaden, vertreiben** kann
- Spitzwegerich → als Tee / Tinktur / Sirup bei **chronischer** und **allergischer Bronchitis** und bei **Asthma**
- Süßholz → als Tee / Tinktur hilfreich bei **Asthma** und **Allergien / Heuschnupfen**
- Wacholder → als ätherisches Öl in die Speise und als Beeren in Wein gekocht zum Trinken gegen **kalten asthmatischen Husten**, **Erkältung**
- Wasserminze → als Tee / Gewürz bei **schwerem Atmen, Husten, aber ohne Schleim**
- Wilder Lavendel (Speik) → in Wein / Wasser / Honig gekocht, mildert den **Schmerz in der Lunge** und die **Dämpfigkeit in der Brust**
- Ziegenmilch → trinken hilft bei **allergischem Asthma**
- Ysop → als Tee bei **Lungenentzündung** und **Asthma** sowie bei **Keuchhusten**

Querverweis: siehe eventuell auch unter *Allergie (S. 350)*

Atemwege

- Ackerminze → bei **Katarrh** der Luftwege
- Ackerminze → um der **rauen Stimme** wieder Klang zu verleihen
- Alant → als Tee / Elixier bei **Asthma**, **Lungenschmerzen, Eiter in der Lunge**
- Alant → Pulver der Wurzeln mit Honig **heilt Atemnot**, wo der Patient **nur in aufrechter Stellung Atmen** kann
- Andorn → als Elixier / Saft wirkt **schleimlösend** bei **chronischem** und **einfachem Husten**
- Anis → als Tee Mittel für Erkrankungen der Atemwege
- Anis → als Tee gegen **krampfartigem Husten**
- Brennnessel → Samen bei **Katarrh der Atemwege** und **Lungen-** und **Brustleiden**

- Eberwurz → als Tee / Weinauszug bei **Verschleimung der Atemwege**
- Kiefer → als ätherisches Öl zum Inhalieren und als Salbe bei **Asthma** und **Bronchitis**, auch bei **Erkältung**
- Lungenkraut → als Tee / Wein bei **Lungenschmerzen, Lungenentzündung, Atembeschwerden**
- Mandel → essen bei **Lungenerkrankungen, Lungenemphysem, Lungenentzündung**
- Pfirsichblätter → als Elixier bei **Mundgeruch** und **schlechtem Atem**
- Salbeigamander → als Tee bei **chronischer Bronchitis**, erleichtert das **Abhusten**
- Wasserminze → als Tee / Gewürz bei **schwerem Atmen, Husten (aber ohne Schleim)**

Querverweis: siehe eventuell auch unter *Allergie (S. 350)* und *Asthma (S. 354)*

Aufbaumittel

- Brennnessel → als Tee hilft nach einer Krankheit, **wieder auf die Beine zu kommen**
- Butter → als Kräftigungsmittel bei **auszehrenden Krankheiten**
- Dachsfell → zur **Gesundheitsstärkung**
- Dinkel → essen sorgt für **gesundes Fleisch** und **Blut**
- Eberwurz → als Mischpulver bei **erhöhter Krankheitsanfälligkeit**, erhöht die **Widerstandskraft des Körpers, stärkt das Immunsystem**, bewirkt eine **schnellere Erholung** des Patienten
- Galganthonig → hilft besonders bei sehr **großer Müdigkeit**
- Gundermann → essen oder frisch als Tee bei **Nervenschwäche**
- Mandel → kauen hilft bei **Eisen-, Magnesium-, und Phosphatmangel**
- Nelkenwurz → als Tee / Tinktur bei **Körperschwäche, Kreislaufschwäche**, Rekonvaleszenz
- Petersilienhonigherzwein → **Vitaltrank, hilft bei Müdigkeit**
- Ziegenmilch → trinken bei **Abwehrschwäche**

Aufmerksamkeit

- Immergrün → als Tee / Tinktur / Wein bei **Konzentrationsschwäche**, Gedächtnisstörungen, fehlender Aufmerksamkeit
- Krauseminze → als Tee / Elixier fördert sie die **geistig mentale Wachheit**

Querverweis: siehe eventuell auch unter *Gedächtnisschwäche (S. 392)* und *Vergesslichkeit (S. 475)*

Aufstoßen

- Basilikum → wirkt auch gegen **Blähungen mit Aufstoßen**
- Bohnenkraut → als Tee / Mischpulver bei Magenerkrankung mit **saurem Aufstoßen**
- Kardamom → als Tee / Gewürz erleichtert das **Aufstoßen**
- Liebstöckel → Blätter als Tee / Gewürz **erleichtern das Aufstoßen**
- Meisterwurz → als Weinauszug / Tinktur bei **Übersäuerung des Magens**
- Süßholz als Tee / Tinktur bei Neigung zu **Blähungen** und **Aufstoßen**
- Zitwerwurzel → als Gewürzmischung / Elixier **stärkt sie den Magen** und befördert **heilsames Aufstoßen**

Saures Aufstoßen

- Bohnenkraut → als Tee / Mischpulver bei Magenerkrankung mit **saurem Aufstoßen**
- Mandel → gekaut wirkt gut **gegen Sodbrennen**
- Meisterwurz → als Weinauszug / Tinktur bei **Übersäuerung des Magens**

Querverweis: siehe auch unter *Sodbrennen (S. 464)*

Auge – Hornhaut

- Bernstein → als Salbe bei **Verletzung der Hornhaut im Auge**
- Melisse → als Tee / Auflage bei **weißen Hornhautflecken im Auge**
- Wasserminze → frisch als Augenwickel bei **Augengeschwüren** (weißes Hornhautgeschwür)

Querverweis: siehe eventuell auch unter *grauen Star (S. 399)*

Augenbindehautentzündung

- Aloe → bestreichen mit dem Gel bei Reizung und **Entzündung der Augen, auch mit Eiter**
- Breitwegerich → mit Saft eingerieben heilt **Augenschwellung / Augenbrennen**
- Fenchel → als Tee / Auflage mit getränktem Tuch bei **Augenbindehautentzündung**
- Rosenwasser → als Augenbad oder Öl um die Augen gestrichen bei **Augenbindehautentzündung**

Augeninnendruck, erhöht / Glaukom

- Aloe → als Saft gegen **erhöhten Augeninnendruck** (Glaukom)
- Efeu → als homöopathisches Mittel Hedera helix D 12, lindert ebenfalls den **Augeninnendruck**

Augenleiden

- Aloe → bestreichen mit dem Gel / Saft bei Reizung und **Entzündung der Augen,** auch mit **Eiter**
- Aloe → als Pulver darauf gestreut hilft dies gegen **Eitergeschwüre an den Augen**
- Alant → als Tee / Elixier **reinigt die Augen**
- Augentrost → als Tee oder als Auflage / Spülung bei **Augenbindehautentzündung**
- Augentrost → als Tee oder als Auflage / Spülung bei **Lidrandentzündung**
- Augentrost → als Tee, oder als Auflage / Spülung bei Verletzungen des Auges
- Betonie → als Tee / Tinktur verbessert die **Sehkraft**
- Breitwegerich → als Saft zum Einreiben bei **Augenschwellung** und **Augenbrennen**
- Buchsbaum → als Wein aus dem Becher bei **Augenschwäche**
- Buchsbaum → als Handstock für die Gesundheit von **Kopf** und **Augen**
- Feige → als Salbe zum Einreiben bei **Kopfweh** und **Augen / Tränen / schwären**
- Fenchel → als Auflage mit in den Tee getauchten Leinentuch bei Bindehautentzündung und **trockenen Augen mit dem Gefühl, Reiben zu müssen**
- Habichtskraut → als Tee / Tinktur verbessert die **Sehfähigkeit**
- Judenkirsche → als Auflage bei **Augenverdunkelung, Ohrensausen**
- Katzenminze → als Tee / Tinktur unterstützend bei **grauem Star**
- Kiefer → Saft in Augensalben verbessert die Sehkraft enorm, macht die Augen im **Lichte strahlend und besser sehend**
- Linde → frische Blätter aufgelegt, macht die **Augen klar und rein**
- Malve → Tau um die Augen gestrichen hilft, das **Sehvermögen zu erhellen**
- Melisse → als Tee / Auflage bei **weiße Hornhautflecken im Auge**
- Melisse → als Tee / Auflage sorgt für **Klarheit** bei **trüben Augen**
- Poleiminze → frisch oder Saft / Tee **stärkt sie die Sehkraft**
- Pfingstrose → Wurzel-Abkochung in Wein bei **Gesichtsfeldausfall**
- Schachtelhalm → frisch oder als Tee / Tinktur **hilft er bei grauem Star**
- Schöllkrautblätter → regelmäßig frisch auf die Augen gelegt, **stärken sie die Sehkraft**
- Seifenkraut → frisch, als bestrichenes rotes Tuch zur Auflage bei **Verdunklung der Augen, Sehschwäche**
- Senf → essen in Maßen **macht die Augen klar**
- Süßholz → gekaut oder als Tee / Tinktur gibt eine **klare Stimme** und es macht seine Stimmung gütig und **klärt seine Augen**

- Tausendgüldenkraut → Saft mit Honig **macht trübe Augen wieder hellsichtig**
- Veilchen → als Elixier für **müde, überanstrengte Augen durch Freudlosigkeit**
- Veilchenöl → zum Einreiben beim Nachlassen der **Sehfähigkeit, Augenleiden, -trübung**
- Vogelmiere → Betupfen der Augen mit dem kalten Tee **stärkt die Sehkraft** und erfrischt die Augen
- Wasserminze → frisch als Augenwickel bei **Augengeschwüren** (weißes Hornhautgeschwür)
- Weihrauch → daran riechen und als Kapseln, **erhellt er die Augen** und **reinigt das Gehirn**
- Weinraute → frisch / getrocknet, gekaut / Tinktur, wenn **nebelig in den Augen**
- Weinraute → als Tee / Tinktur bei **Durchblutungsstörungen des Augenhintergrundes**
- Ziegenmilch → regelmäßig trinken, **enthält viel Vitamin A**

Augenlider

- Augentrost → als Tee, oder als Auflage / Spülung bei **Lidrandentzündung**
- Immergrün → mit dem Saft darüber streichen hilft, wenn morgens die **Augenlider verklebt** sind

Augentrockenheit

- Fenchel → als Auflage mit in den Tee getauchten Leinentuch bei **trockenen Augen mit Gefühl, Reiben zu müssen**

Ausgeglichenheit

- Mutterkümmel → sorgt für innere **Ausgeglichenheit**
- Nervenkekse → zur Beruhigung, für innere **Ausgeglichenheit**

Ausschlag

- Butter → essen gegen **rote Flecken** am Kinn, Hals und im Gesicht
- Dost → als Salbe bei **Schuppenflechte und Hautreizungen**
- Eberraute → als Saft zum Einreiben bei Beulen, Grind (Ausschlag, Ekzem, Geschwüre) am Kopf
- Kerbel → frisch essen bei **chronischen Hautausschlägen**
- Maulbeere → als Trank / Salbe bei Krätze, Akne, Pusteln, **juckenden Ausschlägen**,
- Herpes für **empfindliche und irritierte Haut**
- Quendel → als Tee / Gewürz / Salbe bei **Ausschlag / Ekzem / Allergie**

- Schwertlilie → als Salbe bei frischen Hautleiden bei harter Haut, wie Rinde oft mit Beulen im Gesicht und bei **Schuppenflechte**

Querverweis: siehe auch unter *Hautleiden (S. 403)*

Auszehrung

- Brennnessel → als Tee hilft nach einer Krankheit, **wieder auf die Beine zu kommen**
- Butter → als Kräftigungsmittel bei **auszehrenden Krankheiten**
- Dinkel → essen **für gesundes Fleisch** und **Blut**
- Ingwerpulver → bei **Magerkeit, Abmagerung, Appetitlosigkeit**

Autoimmune Erkrankungen

- Brennnessel → als Tee wirkt **blutbildend** und **immunstimulierend**
- Buchsbaum → als Wein aus dem Becher bei **autoimmunen Erkrankungen**
- Hanfsamen / Öl → hilfreich durch Gamma Linolensäure bei **Autoimmunerkrankungen**
- Hühnerleber → essen ist bei allen **autoimmunen Erkrankungen** nützlich

Zusätzlicher Tipp: Nachtkerzensamenöl als Kapseln über Apotheke enthalten Gamma Linolensäure

Azitis

- Petersilie → frisch essen bei **Wasseransammlung im Bauch**

Querverweis: siehe auch unter *harntreibende Mittel (S. 403)*

Bänder

- Eberraute → als Saft zum Einreiben bei **Fingersehnenverkürzung**, **Sehnenverkürzung** (Gefühl, als wären die Sehnen zu kurz)
- Schachtelhalm → als Tee / Tinktur bei einer **Sehnenentzündung**
- Wegerich (Spitz / Breit) → in Honig hilft mit, **Knochenbrüche** und **Bänderzerrungen** auszuheilen, **fördert die Knochenheilung**

Bakterielle Infektionen

- Meerrettich → als Tabletten / Tinktur / Honig bei **bakteriellen Infektionen** der Blase / Harnwege und der Atemwege

Bandscheibenvorfall

- Bilsenkraut → als Öl / Salbe* lindert Schmerz bei **Bandscheibenvorfall** und **Hexenschuss**
- Bilsenkraut → als Öl / Salbe* bei **Schmerz durch Energiestau** in den Gliedern

* *Nikolaisalbe, Zähringer Apotheke*

- Dinkel → essen bei **Knochenleiden**
- Eberwurz → als Tee / Weinauszug / Öl bei **Ischias**, **Hexenschuss** und bei **Bandscheibenvorfall**

Bauchgrimmen

- Kardamom → als Tee / Gewürz bei **Grimmen, Rumoren im Bauch**
- Pfeffer → mit Lorbeeren in Lauwein gegen **Bauchgrimmen**

Bauchschmerzen

- Bohne → als Kochwasser trinken bei **Schmerzen in den Eingeweiden**
- Engelsüß → als Mischpulver mit Salbei im Verhältnis 3:1 bei **Schmerzen in den Eingeweiden**
- Hirschzungenfarn → als Elixier bei **Bauchschmerzen, Entzündungsherde**
- Kerbel → als Umschlag bei **lästigen Leibschmerzen**
- Kupferwein → bei **Gallenblasenentzündung** mit viel Gähnen
- Kupferwein → bei **Bauchfellentzündung (Peritonitis)** mit viel Gähnen
- Kupferwein → bei **Pankreatitis** mit viel Gähnen
- Mutterkraut → als Suppe mit Dinkelmehl bei **Schmerzen in den Eingeweiden**
- Wilder Lavendel (Speik) → in Wein / Wasser / Honig gekocht, mildert den **Schmerz in der Leber**

Bauchspeicheldrüse

- Kalmus → als Tee / Tinktur bei funktionellen Störungen der **Gallenwege** und der **Bauchspeicheldrüse**
- Kupferwein → bei Pankreatitis mit viel Gähnen
- Schöllkraut → als Tee / Tinktur bei funktionellen Störungen der **Gallenwege** und der **Bauchspeicheldrüse**

Beine

- Bohnenkraut → als Tee / Mischpulver **Unruhe in den Beinen, Zappelphilipp**
- Dachsfell → zur **Durchblutung der Beine, kalte Füße, Krampfadern**
- Esche → Blätter als Tee haben durch Rutin eine günstige Wirkung bei **Krampfadern**
- Edelkastaniensaft → hilfreich zur **Venenstärkung**
- Mariendistel → als Einreibung bei **Schmerzen in den Beinen**
- Mäusedorn → als Tee / Tinktur bei **Krampfadern** mit stechenden Schmerzen und bei **Wadenkrämpfen**
- Quitte → gekochte Scheiben auf **offene Haut / Beine** legen
- Steinklee → als Tee / Tinktur bei **venöser Durchblutungsstörung** mit Schweregefühl in den Beinen

Querverweis: siehe auch unter *Krampfadern (S. 419)*

Beklemmung, Gefühl von

- Mandel → kauen helfen bei **Magnesiummangel**
- Schlüsselblume → Blüten als Tee bei **seelischer Verkrampfung**
- Schwarze Nieswurz → als Elixier bei **Beklemmung in der Brust** = **Herzschwäche**
- Sivesan-Pulver → bei Blähungs-Herzdruck, (**Roemheldsyndrom**)

Querverweis: siehe eventuell auch unter *Herzprobleme (S. 406)*

Beruhigung

- Aronstab → als Elixier bei **Reizbarkeit**
- Balsamkraut → als Tee / Trank hilft bei **Nervenüberreizung**, **Unruhe, Erregungszustände, Hysterie**
- Baldrian → als Tee / Tinktur / Pulver als **Beruhigungsmittel**
- Katzenminze → als Tee / Tinktur hat es eine **beruhigende Wirkung**
- Linde → Tee / Bad aus Blüten hat eine entspannende Wirkung bei **Ruhelosigkeit**,
- **Hyperaktivität** und **Schlaflosigkeit**
- Melisse → als Tee bei **Nervosität** und **Unruhe mit Verschlimmerung am Morgen**
- Mutterkümmel → sorgt für innere **Ausgeglichenheit**
- Nervenkekse → zur **Beruhigung**, für innere **Ausgeglichenheit**
- Petersilienhonigherzwein → **Beruhigung** bei Stress
- Rosenmischpulver (mit Salbei) → zum daran Riechen **gegen Ärger**
- Tormentill → als Tee / Tinktur bei Neigung zu **innerer Panik**

Querverweis: siehe auch unter *Nervosität (S. 441)*

Bettnässen

- Odermennig → als Tee ein Hilfsmittel bei **Bettnässen**

Zusätzlicher Tipp: Kauen von Kürbiskernen.

Beulen, im Gesicht / Kopf, Haut

- Birke → Knospen erwärmt als Auflage bei **Rötung der Haut mit Beulen**
- Eberraute → als Saft zum Einreiben bei **Beulen** sowie bei **Grind** (Ausschlag, Ekzem, Geschwüre) am Kopf
- Liliensalbe → bei **Hautausschläge** und **Beulen** allgemein
- Schwertlilie → als Salbe bei **harter Haut wie Rinde,** oft mit Beulen im Gesicht

Bindegewebsschwäche

- Beinwell → als Salbe wirkt **regenerierend** auf das **Bindegewebe** und auf das Knorpelgewebe
- Ingwer → als Tee bei **Erschlaffung der Verdauungsorgane**
- Liliensalbe → bei runzeliger Haut
- Wegwarte → als Tee bei **Ausdehnungen des Gewebes** nach einer Schwangerschaft

Bisswunden

- Melisse → als Blatt oder Brei aufgelegt **lindert sie Hundebisse**
- Quendel → als Salbe / Tee bei **Tierbissen**
- Salbei → als Tee kalt bei **Bisswunden** zum Auswaschen.
- Wegwarte → Kraut / Saft gegen den **Biss giftiger Tiere**

Tipp: Noch wirksamer sind Mädesüßblüten äußerlich als Tee, Tinktur oder Salbe angewendet.

Bitterkeit

- Muskatnuss → als Nervenkeks dämpft die **Bitterkeit des Herzens** und **macht deinen Geist fröhlich**

Blähungen

- Anis → Als Auflage mit Fenchel / Kümmel für **Kinder mit Blähungen**
- Artischocke → als Tee / Tinktur / Wein **bei Blähungen, Völlegefühl und Übelkeit**
- Basilikum → gegen **Blähungen** mit aufstoßen
- Fenchel → als Tee gegen **Blähungen**
- Gelber Enzian → als Tee bei **Magenschwäche** und **Blähungen**
- Kardamom → als Tee / Pulver / Tinktur bei **Blähungen mit Völlegefühl**
- Krauseminze → als Tee wirkt sie **windtreibend** bei **Blähungen**
- Kümmel → als Gewürz / Tee **treibt die Blähungen** aus
- Kümmel → als erwärmtes Säckchen aufgelegt **bei Blähungen von Kindern**
- Liebstöckel → Blätter als Tee / Gewürz gegen **Blähungen**, **erleichtern das Aufstoßen**
- Lorbeerfrucht → zerstoßen als Tee bei **feststeckenden Blähungen** (**Koliken**)
- Lorbeer → als Pfannkuchen bei **Magen-Darmgasen, (Blähungen)**
- Lorbeer → Saft aus Blättern / Rinde mit Mehl als Plätzchen bei **Verdauungsschwäche, Blähungen, Dyspepsie**
- Meisterwurz → als Wein / Tinktur gegen **Blähungen**
- Steinklee → in Wein gekocht stärkt **die Verdauung, vertreibt die Blähung**
- Süßholz als Tee / Tinktur bei Neigung zu **Blähungen** und **Aufstoßen**
- Wasserminze → bei **Magen / Darmstörungen mit Gärungen** und **Blähungen**
- Weinraute → als Raute-Fenchelgranulat bei **Sodbrennen** sowie bei **Magenverstimmung** und **Blähungen**

Blasenleiden

- Birke →als Saft / Blättertee bei **Blasenentzündungen**
- Diptam → als Pulver ist günstig bei **Nieren- und Blasensteinleiden**
- Esche → Blätter als Tee wirken **harntreibend**
- Gewürznelke → essen bei **Nierensklerose**, **Nierenwassersucht**
- Klette → als Blätterwein bei **Steinleiden**
- Krauseminze → als Tee / Elixier als Dampfbad bei **Blasenentzündung**
- Meerrettich → als Tablette / Tinktur / Honig bei *bakteriellen Infektionen der Blase / Harnwege*
- Rainfarn → als Saft / Wein bei **Reizblase**, **Blasenschwäche**
- Schwertlilie → Wurzel in Wein zerstoßen, abgeseiht bei **Schmerz in der Blase**
- Sellerie → Samen zerrieben bei **quälenden Leiden der Blase**
- Schachtelhalm → frisch, oder Tee / Tinktur als harntreibendes Mittel bei **Nieren** und **Blasenleiden**
- Steinklee → in Wein gekocht **öffnet die Verstopfung der Nieren** und **der Blase**

- Wacholder → Beeren gekaut/Tee haben eine **infektabwehrende Wirkung** auf die **Harnwege** und sind blutreinigend

Blasenschmerz

- Pfingstrose → Wurzel Abkochung in Wein lindert **harte Blasenschmerzen**
- Schwertlilie → Wurzel in Wein zerstoßen bei **Schmerz in der Blase**
- Sellerie → Samen zerrieben bei **quälenden Leiden der Blase**

Blasensteine

- Bernstein → als Milch warm getrunken gegen **Blasensteine**
- Diptam → als Pulver gut bei **Nieren-, Blasensteinleiden**
- Pfingstrose → Wurzel-Abkochung in Wein **für Kinder mit Steinleiden**
- Steinbrech → Samen zerstoßen in Wasser nach dem Essen bei **Steinbildung in der Blase**

Blässe

- Feigen → sind hilfreich für **Kinder, die blass aussehen**
- Galgant → als Galgantwein hilfreich bei **Blässe im Gesicht**

Blinddarmentzündung

- Brombeere → Blätter als Tee helfen bei einer **Blindarmentzündung**

Vorsicht: Hier gilt aber, wenn sich das nicht in relativ kurzer Zeit bessert, so ist eine Operation unumgänglich.

Blutbildung

- Brennnessel → als Tee wirkt sie **blutbildend** und **immunstimulierend**
- Bertram → als Elixier/Tee verbessert er das Blut
- Dinkel → essen **für gesundes Fleisch** und **Blut**
- Hanfsamen → **bei durch Eisenmangel** bedingte **Blutarmut**
- Hühnerleber → essen ist bei allen Erkrankungen des Blutes, welche von innen kommen (autoimmun), nützlich
- Mandel → essen bei durch **Eisenmangel bedingter Blutarmut**
- Muskatnuss → als Nervenkeks verleiht sie deinem Blut einen guten Saft und **macht dich stark**

- Rübensirup → vermengt mit ¼ Liter Schnaps zur Behandlung nach der Geburt im Wochenbett zur **Blutbildung, inneren Blutreinigung** und Förderung des **Abgangs der Nachgeburt**
- Tausendgüldenkraut → als Tee / Tinktur bei **Blutarmut**, **Erschöpfung**

Zusätzlicher Tipp: Rote Beete-Saft trinken.

Blutdruck

- Baldrian → als Tee / Tinktur / Pulver bei **Blutdruckerhöhung durch Aufregung**
- Gelöschter Wein → besänftigt das Gemüt, hilft bei **Blutdruckproblemen**
- Hirtentäschel → hat **blutdruckregulierende Eigenschaften** (Hauptmittel)
- Ingwer → als Tee / Pulver bei **Herzschwäche** mit niedrigem Blutdruck und Herzklopfen
- Rosenmischpulver (mit Salbei) → zum daran Riechen **gegen Ärger**
- Sivesan-Pulver → unterstützend bei erhöhtem **Blutdruck**
- Tormentill → als Tee / Tinktur bei hohem Blutdruck **aufgrund von Panikgefühlen**

Bluterguss

- Beinwell → als Salbe wirkt er bei **Bluterguss** verteilend und auflösend
- Butter → essen oder auftragen gegen **Prellungen** und **Blutergüsse**
- Liliensalbe → bei **Quetschungen** und **Blutergüssen**
- Oregano → gegessen und als Tee getrunken heilt er **Blutergüsse**
- Ringelblume → als Salbe bei **Prellungen**, **Blutergüssen**
- Schafgarbe → äußerlich als Auflage, innerlich als Tee / Tinktur / Saft gegen **Blutergüsse**
- Vogelmiere → gekocht als Auflage hilft sie gegen **Blutergüsse**

Blutreinigung

- Balsamkraut → als Trank / Tee hilft bei **Vergiftungen**
- Bertram → als Elixier um Zustände durch **Fehlsäfte** zu verbessern
- Birke → als Saft / Blättertee wirkt sie **blutreinigend**
- Brennnessel → als Tee wirkt sie **harntreibend** und **blutreinigend**
- Brennnessel → als Tee, wenn beim Schröpfen ein **etwas säuerlicher** und **der Brennnessel ähnlicher Geruch des Blutes** auffällt
- Brombeerblätter → als Tee haben eine **blutreinigende Wirkung** bei **Stoffwechselstörung**
- Krauseminze → als Tee um Zustände durch **Fehlsäfte** zu verbessern
- Kardendistel → als Pulver zur **Neutralisierung von Giften**

- Löwenzahn → als Tee / Saft hat er eine gute **blutreinigende Wirkung**
- Mutterkraut → als Suppe mit Dinkelmehl, reinigt die Frau beim **Monatsfluss** von **Schleim** und **innerem Unrat**
- Muskatnuss → als Nervenkeks verleiht sie deinem Blut einen guten Saft
- und **macht dich stark**
- Poleiminze → frisch oder Saft / Tee bei zur **Darmgesundheit, Reinigung**
- Schlehenblüten → als Tee zur **Blutreinigung** und als **mildes Abführmittel**
- Schwarze Nieswurz → als Elixier zur **Reinigung des Magens und des Blutes**
- Sellerie → hat eine **entschlackende Wirkung** auch sehr gut bei Zellulitis (Orangenhaut), **Übergewicht** und **Akne**
- Weinraute → frisch / getrocknet, gekaut, als Tee / Tinktur kämpft sie **gegen verborgene Gifte** und **reinigt den Körper von schlechten Säften**
- Ysop → als Reinigungsgewürz mitkochen, **reinigt den kranken Schaum der Leber**
- Rübensirup → vermengt mit ¼ Liter Schnaps zur **Behandlung** nach der **Geburt im Wochenbett, Blutbildung, innere Blutreinigung** und fördert den **Abgang der Nachgeburt**
- Wacholder → Beeren gekaut / Tee haben eine **infektabwehrende Wirkung** auf die **Harnwege** und sind **blutreinigend**

Querverweis: siehe auch unter *Fehlsäfte (S. 386)*, *Säfteentmischung (S. 454)*

Blutstauungen

- Erdrauch → als Tee / Tinktur löst Gefäß bedingte **Blutstauungen** auf
- Malve → als Tee löst Gefäß bedingte **Blutstauungen** auf

Blutstuhl

- Breitwegerich → mit Linsen als Gemüse gekocht gegen **Blutstuhl** und **Bauchgrimmen**
- Gamander → als homöopathisches Mittel **bei Blut im Stuhlgang, wirkt auch kräftigend**

Blutungen

- Betonie → in Wein gelegt und abgeseiht bei **zu starker Monatsblutung**
- Dill → mit Schafgarbe als Pulver bei **Nasenbluten**
- Efeu → warm als Wickel bei **unregelmäßiger und / oder übermäßig starker Menstruation**

- Gamander → als homöopathisches Mittel **bei Blut im Stuhlgang, wirkt auch kräftigend**
- Hirtentäschel → hilfreich bei starken **Blutungen im Klimakterium** und bei **Darmbluten**
- Meisterwurz → als Tee hilft auch bei **inneren Blutungen**
- Schafgarbe → äußerlich als Auflage bei **Blutungen**
- Schafgarbe → als Tee / Pulver innerlich bei **Nasenbluten** auch bei **Blut im Urin**
- Storchenschnabel → als Tee / Pulver / Tinktur wirkt **blutstillend**
- Wasserpfeffer → in Wein, um **innere Blutungen zu stillen**
- Wegwarte → als Tee bei **starken Regelblutungen** nach einer Schwangerschaft
- Zimt → auf Brot essen gegen s**tarke Monatsblutungen**

Borreliose

- Brennnessel → als Tee wirkt hier stark **blutreinigend** (Hauptmittel)
- Eberwurz → als Tee / Tinktur / Pulver erhöht die **Widerstandskraft bei Borreliose**
- Kardendistel → als Pulver / Tinktur zur **Neutralisierung von Giften**
- Wermut → als Absinthium D12 erhöht er die **Widerstandskraft bei Borreliose**

Brandwunden

- Aloe → als Saft bei **Brandwunden / Schnittwunden**
- Lavendel → ist als Öl hilfreich / schmerzlindernd bei **Verbrennungen**
- Leinsamen → Sud als Auflage bei **Verbrennungen**, **Sonnenbrand**
- Quitte → gekochte Scheiben auf **Verbrennungen** legen
- Veilchen → als Elixier / Salbe bei **Verbrennungen**, **Narbenbehandlung**

Brechreiz

siehe unter *Erbrechen (S. 383)*

Brennen, Gefühl von

- Scharbockskraut → als Wein mit Basilikum bei **brennendem Fieber**
- Wermut → als Tee bei **brennendem Durst, Fieber**

Querverweis: siehe auch unter *Sodbrennen (S. 464)*

Brennnesselverbrennungen

- Breitwegerich → Einreibung mit zerkautem Blatt hilft bei **Brennnesselverbrennungen**

Bronchiektasien

- Königskerze → als Tee bei **Bronchiektasien** (Hauptmittel)
- Pfirsichblätter → als Elixier bei **Eiterungen**, **eitriger Bronchitis**, **Bronchiektasien**

Bronchitis

- Ackerminze → bei **Katarrh** der Luftwege
- Ackerminze → um der **rauen Stimme** wieder Klang zu verleihen.
- Akelei → als Akeleihonig bei Husten mit **schleimigen Auswurf**
- Alant → als Tee / Elixier / Tinktur bei Asthma mit **Pfeifen in den Bronchien**
- Alant → bei **chronischer Bronchitis mit zähem Schleim**
- Andorn → als Elixier / Saft wirkt er **schleimlösend** bei **chronischem** und **einfachem Husten**
- Angelika → Wurzel als Tee / Wein / Tinktur **gut für die Brust**, **befreit von Eiter und Schleim**
- Anis → als Tee gegen **krampfartigen Husten**
- Bibernell → als Tee in Wasser oder Wein gekocht ist sie gut gegen den **bösen Husten** und **befreit die Brust vom Schleim**
- Brennnessel → Samen bei **Katarrh der Atemwege** und **Lungen-** und **Brustleiden**
- Brombeere → als Elixier bei **Husten**, **Verschleimung**, **Mukoviszidose**, Bronchitis, **Reizhusten**, **Rippenfellentzündung**, **Katarrh**
- Eberwurz → als Tee / Weinauszug bei **Verschleimung der Atemwege**
- Efeu → bei **Husten**, **Bronchitis**, **Keuchhusten** – stark **schleimlösend**
- Engelsüß → als Tee / Mischpulver mit Salbei im Verhältnis 3:1 bei **Asthma** und **Bronchitis**
- Esskastanie → als Blättertee gegen **Husten** und **Bronchitis** mit **gelb bis gelb-grünem Schleim**
- Hirschzungenelixier → als Elixier bei **Asthma**, **Husten**, **Lungenentzündung**, **Verschleimung**
- Katzenminze → als Tee / Tinktur bei **chronischer Bronchitis**
- Kiefer → als ätherisches Öl zum Inhalieren bei **Asthma** und **Bronchitis**
- Königskerze → als Tee bei **Verschleimung am Morgen**
- Malve → als Tee bei **Entzündung der Bronchien und bei Asthma**
- Meerrettich → als Tablette / Tinktur / Honig bei **eitriger Bronchitis**

- Pfirsichblätter → als Elixier bei **Eiterungen**, **eitriger Bronchitis**, **Bronchiektasien**
- Poleiminze → Pulver mit Honig genossen löst **zähklebrige Säfte in der Brust**
- Salbeigamander → als Tee bei chronischer Bronchitis erleichtert das Abhusten
- Sanikel → als Tee bei **Bronchialbeschwerden** und **Verschleimungen**
- Schlüsselblume → Blüten als Tee mit Honig bei chronischen **Bronchialkatarrh** mit **produktivem Husten**
- Seifenkraut → als Tee bei **Husten** und **Bronchitis** mit **zähem Schleim**

Achtung: Seifenkraut nur verdünnt in einer Teemischung im Verhältnis 1:5.

- Spitzwegerich → als Tee / Tinktur / Sirup bei **chronischer**, und **allergischer Bronchitis** und bei **Asthma**
- Süßholz → als Tee / Tinktur bei **quälendem Husten** und **Bronchitis** mit **zähem Schleim**
- Tannenelixier → **eitrige Lungenentzündung / Tbc / eitrige Bronchitis** mit Auswurf, **Kurzatmigkeit**, **Lungenschmerzen, (Rippenfellentzündung?)**
- Veilchen → als Elixier bei Lungenaffektionen, **Bronchitis durch Freudlosigkeit**
- Wasserminze → als Tee / Gewürz bei **schwerem Atmen, Husten (aber ohne Schleim)**
- Wegrauke → als Tee bei **chronischer Bronchitis** und **Heiserkeit**
- Wermutöl → Einreibung der Brust bei **Erkältung**, **Bronchitis**, **Husten**, **Verschleimung** (besonders bei Kindern)
- Wermutöl → zur Einreibung der Brust bei **Erkältung**, **Bronchitis**, **Husten**, **Verschleimung** (besonders bei Kindern)
- Wilder Lavendel (Speik) → in Wein / Wasser / Honig gekocht bei **Bronchitis**

Bruch

- Andorn → als Elixier bei **Brüchen der Eingeweide**
- Ingwer → als Tee bei einer **Erschlaffung der Verdauungsorgane**
- Kerbel → als Saft / Tinktur mit Wein bei **Eingeweidebruch**
- Störfisch → bei **Knochenbruch**, **Knochenerweichung**, **Überbein**, Probleme an der **Wirbelsäule**
- Wegerich (Spitz / Breit) → in Honig, hilft mit, **Knochenbrüche** und **Bänderzerrungen auszuheilen**, fördert die **Knochenheilung**

Brummen

siehe unter *Kopfbrummen (S. 417)*

Brust

- Aronstab → Pulver mit Honig zieht die **bösen Säfte aus der Brust**
- Feige → als Salbe zum Einreiben bei **Schmerzen in der Brust**
- Gundermann → essen oder frisch als Tee bei **Brustschmerz**
- Königskerze → als Elixier / Tee bei **Hals-, Brustschmerzen, Heiserkeit**
- Mönchspfeffer → als Pulver / Tinktur **Spannungsgefühl in den Brüsten, vor oder während der Regelblutung**
- Pfingstrose → Wurzel als Weinauszug bei **Verschleimung im Kopf- und Brustbereich**
- Pfingstrose → Wurzel als Weinauszug bei **Schmerzen in der Brust**
- Pelargonienmischpulver → in erwärmten Wein bei **Grippe, Fieber, Brustschmerz**, hilft, Giftstoffe auszuschwitzen
- Veilchen → als Elixier / Salbe bei **Erkrankungen der Brustdrüse**
- Wacholder → Beeren als Tee mit Honig bei **Schmerz in der Brust und der Lunge**
- Weihrauch → Kapseln können unterstützend als tumorhemmendes MIttel bei **Brustkrebs** und **Hirntumoren** helfen.
- Wilder Lavendel (Speik) → in Wein / Wasser / Honig gekocht, mildert den **Schmerz in der Lunge** und die **Dämpfigkeit in der Brust**

Brustfellentzündung

- Baldrian → als Pulver / Kekse bei **Brustfellentzündung**
- Bertram → als Elixier / Tee bei **Brustfellentzündung**
- Wilder Lavendel (Speik) → in Wein / Wasser / Honig gekocht mildert er den **Schmerz in der Lunge** und die **Dämpfigkeit in der Brust**

Warnung von Hildegard: Hier keinen Pfeffer gebrauchen.

Cholesterin

- Artischocke → als Tee / Tinktur / Wein bei zu hohen **Cholesterinwerten**
- Bärlauch → wie Knoblauch unterstützt er die Behandlung von **hohen Cholersterinwerten**
- Bockshornklee → als Tee / Gewürz hilfreich bei **erhöhtem Cholesterin / Triglyceriden**
- Diptam → als Pulver verbessert die Durchblutung und **senkt die Cholesterinwerte**
- Leinöl → wirkt **cholesterinsenkend** und hilft bei **erhöhten Triglyceriden**
- Sellerie → als Pulver / Tee / Tinktur **senkt er die Cholesterinwerte**

Colitis ulcerosa

- Beifuß → als Tee bei **Durchfall** mit **Verschleimung**
- Buchsbaum → als Wein aus dem Becher bei **Störungen des Immunsystems, bei Allergien**
- Engelsüß → als Mischpulver mit Salbei im Verhältnis 3:1, allgemein bei **Visceralleiden** (hier ungeprüft)
- Hanfsamen / -öl → hilfreich durch Gamma Linolensäure bei **Autoimmunerkrankungen**
- Hühnerleber → essen ist bei allen **autoimmunen Erkrankungen** nützlich
- Spitzwegerich → als Tee bei **Durchfall** mit **Verschleimung**

Querverweis: siehe eventuell auch unter *Autoimmunerkrankungen (S. 360)*

Diätvorschläge von Hildegard: Hühnchen, Fisch (kein Hering oder Lachs), Rindfleisch, Porree, Roggenbrot, Geröstetes und Gebratenes, rohe Birnen

Crohn (Morbus Crohn)

- Beifuß → als Tee bei **Durchfall** mit **Verschleimung**
- Buchsbaum → als Wein aus dem Becher bei **Störungen des Immunsystems, bei Allergien**
- Engelsüß → als Mischpulver mit Salbei im Verhältnis 3:1, allgemein bei **Visceralleiden** (hier ungeprüft)
- Hanfsamen / -öl → hilfreich durch Gamma Linolensäure bei **Autoimmunerkrankungen**
- Hühnerleber → essen ist bei allen **autoimmunen Erkrankungen** nützlich
- Leinöl → lindert die Beschwerden bei **Morbus Crohn**
- Spitzwegerich → als Tee bei **Durchfall** mit **Verschleimung**
- Süßholz als Tee / Tinktur als Hilfsmittel bei **Morbus Crohn**

Querverweis: siehe eventuell auch unter *Autoimmunerkrankungen (S. 360)*

Diätvorschläge von Hildegard: Hühnchen, Fisch (kein Hering oder Lachs), Rindfleisch, Porree, Roggenbrot, Geröstetes und Gebratenes, rohe Birnen

Darmflora

- Birnenbrei → zum **Aufbau der Darmflora**
- Himbeerblätter → als Tee verbessert die **Darmflora** im Bereich des Dünndarms
- Leinsamen → wirken aufbauend auf die Darmflora

- Muskatellersalbei → als Elixier zur **Magen-, Darmsanierung**
- Poleiminze → frisch oder als Saft zur **Darmgesundheit, Reinigung**

Zusätzlicher Tipp: Walnussblätter als Tee zum Aufbau der Darmflora.

Darmgeräusche

- Kardamom → als Tee / Gewürz bei **Grimmen, Rumoren im Bauch**
- Lorbeer → als Pfannkuchen bei **Magen-Darmgasen, (Blähungen)**
- Leinsamen → helfen bei **Gärungen im Darmbereich**
- Pfeffer → mit Lorbeeren in Lauwein gegen **Bauchgrimmen**
- Wasserminze → als Tee bei **Magen / Darmstörungen mit Gärungen** und Blähungen

Querverweis: siehe eventuell auch unter *Blähungen (S. 364)*

Darmprobleme

- Benediktinerdistel → als Tee / Tinktur bei **Magen-** und **Darmgeschwüren**
- Bockshornklee → wirkt **heilsam** auf die **Schleimhäute** im **Magen / Darm**
- Eibisch → als Tee (Kaltauszug) bei **Magen- / Darmgeschwüren**, **Sodbrennen**
- Erdrauch → als Tee / Tinktur hat er eine **krampflösende Wirkung auf die Gallenwege** und den **oberen Verdauungstrakt**
- Fenchel → als Tee gegen **Magen- und Darmkoliken**
- Galgant → als Pulver, Tablette, Wein, Honig hilft er bei **Gärungen im Oberbauch**
- Hirtentäschel → hilfreich bei **Darmblutungen**
- Krauseminze → als Tee wirkt sie **krampflösend bei Magen- / Darmstörungen**
- Lavendel → als Tee bei **nervösen Darmbeschwerden**
- Leinsamen → helfen durch den Schleim bei **Rissen in der Darmschleimhaut**
- Lorbeer → als Pfannkuchen bei **Magen-Darmgase, (Blähungen)**
- Leinsamen → helfen bei **Gärungen im Darmbereich**
- Muskatellersalbei → als Elixier zur **Magen-, Darmsanierung**
- Pfingstrose → Wurzel als Tee bei **Entzündungen im Enddarm** oft mit Brennen, Jucken und Schmerzen
- Poleiminze → frisch oder Saft / Tee hilfreich zur **Darmgesundheit**, **Reinigung**
- Schafsleber → essen purgiert (reinigt) das **Stinkende im Magen / Darm**
- Schlehen → in Honig eingelegt oder als Marmelade entfernen sie Unrat und **Schleim aus dem Magen**- und **Darmbereich**
- Schöllkraut → als Tee / Tinktur bei **krampfartigen Beschwerden** im **Magen-Darmbereich**
- Storchenschnabel → als Tee / Pulver / Tinktur gegen **Durchfall**, **Entzündungen der Darmschleimhaut** und **Geschwüren**

- Tormentill → als Tee / Tinktur bei **Durchfall** und **Magen- / Darmentzündung**
- Wasserminze → als Tee bei **Magen- / Darmstörungen mit Gärungen** und **Blähungen**
- Weihrauch → als Extrakt bei **entzündlichen Darmerkrankungen**

Warnung von Hildegard: Keine rohen Birnen und kein Porree essen.

Zusätzlicher Tipp: Walnussblätter als Tee zum Aufbau der Darmflora.

Querverweis: siehe auch unter Darmflora, Verstopfung / Verdauungsschwäche

Demenz

- Dinkel → essen für **frohen Sinn** und ein **freudig menschliches Denken**
- Esskastanie → gekocht oder als Honig füllt sie ein **leeres Gehirn** wieder auf
- Immergrün → als Tee / Tinktur / Wein als Mittel zur **Vorbeugung von Demenz**, **Alzheimer** und **Schlaganfall**
- Kopfsalat → als Salat mit Essig bei **Gedächtnisstörungen**
- Krauseminze → als Tee / Elixier fördert sie die **geistig mentale Wachheit**
- Mandel → essen bei Durchblutungsstörungen im Kopfbereich, **Ernährungsstörungen des Gehirns**, **Konzentrationsmangel**, Lernschwierigkeiten, Kopfschmerz, **Müdigkeit**
- Pfingstrose → bei **Verwirrung** die Samen in Honig einlegen und auf die Zunge legen

Anmerkung: Funktioniert auch mit den getrockneten Blüten als Tee.

- Quendel → als Keks bei **Zerebralsklerose** und **Gedächtnisschwäche**
- Quitte → als Tabletten bei **Arteriosklerose**
- Tannensalbe / -öl → zum Einreiben im Kopfbereich bei **geistiger Verwirrtheit**

Zusätzlicher Tipp: Regelmäßig Kokosfett essen. Dies enthält Stoffe, die für die Ernährung des Gehirnes wichtig sind.

Denken

- Dinkel → essen für **frohen Sinn** und ein **freudig menschliches Denken**

Zusätzlicher Tipp: Regelmäßig Kokosfett essen. Dies enthält Stoffe, die für die Ernährung des Gehirnes wichtig sind.

Querverweis: siehe auch unter *Konzentration (S. 417)*

Depression

- Alant → als Tee / Elixier / Tinktur bei **Kreislaufschwäche** und Lustlosigkeit
- Aronstab → als Elixier bei **Melancholie**, **Depression**, **Schwermut**, **Reizbarkeit**
- Dinkel → essen für **frohen Sinn** und ein **freudig menschliches Denken**
- Fenchel → als Tee bei **Melancholie**
- Immergrün → als Tee / Tinktur / Wein gegen **Angst** und **Depressionen**
- Königskerze → als Tee / Wein zu verwenden gegen ein **trauriges Herz** (Herzschmerz)
- Kubebenfrüchte → kauen zur **Stimmungsaufhellung**
- Lilie → riechen an der Blüte hilft bei **Trübsinnigkeit**
- Melisse → als Tee bei **Traurigkeit**, meist **morgens schlimmer**
- Muskat → als Gewürz / Keks bei **Stumpfsinnigkeit**, **Melancholie**, **müdem Geist**
- Petersilienhonigherzwein → **Melancholie**, **Depression**
- Schlüsselblume → **Melancholie / Depression**, **seelische Verkrampfung**,
- **Zwangsgedanken**, **Manie** und **Schwangerschaftsdepressionen**
- Süßholz → als Tee / Tinktur bei **Depression**, besonders bei **manisch-depressiver**
- Veilchen → als Elixier bei **Melancholie**, **Depression**, **Freudlosigkeit**
- Zimt → auf Brot essen hilft er gegen **Verdrossenheit**

Querverweis: siehe eventuell auch unter *Manie (S. 431)*

Diabetes

- Bohne → Schale als Tee ist **blutzuckersenkend** bei Diabetes Typ 2
- Dachsfell → bei **diabetischem Gangrän** und **Polyneuropathie**, hier als Schuhe / Einlegesohle oder auch als Socken
- Lorbeer → als Pfannkuchen bei **Diabetes**
- Zimt → als Tee / Gewürz wirkt **Diabetes Typ 2** entgegen

Anmerkung: Hildegard erwähnt Diabetes nicht. Lorbeer dürfte nach Dr. Hertzka / Strehlow am ehesten dem entsprechen.

Diabetische Polyneuropathie

- Bohnenkraut → als Tee kann es die Beschwerden bei **diabetischer Polyneuropathie lindern.**
- Brennnessel → als Tee kann es die Beschwerden bei **diabetischer Polyneuropathie lindern.**
- Dachs → als Dachswollsocken

Zusätzlicher Tipp: Einreiben mit Essig nach dem Bad der Füße in kaltem Wasser.

Zusätzlich ist zur Hautpflege zwischendurch das Einreiben mit Erdnussöl oder Ringelblumensalbe nötig, um das Austrocknen der Haut durch den Essig zu verhindern.

Divertikel / Divertikulitis

- Aronstab → als Elixier bei **Divertikel / Divertikulitis?**
- Wegwarte → als Tee bei **Divertikel / Divertikulitis**

Drüsengeschwulst

- Akelei → als Akeleihonig und Elixier bei **Lymphknotenschwellungen**
- Berberitze → bei **geschwollenen Lymphdrüsen**, Hauterhebungen, aufgebrochenen Geschwüre
- Breitwegerich → gestampft mit Salz aufgelegt vertreibt es böse **Halsdrüsen**
- Katzenminze → als Pulver / Salbe / Auflage bei **geschwollenen Lymphdrüsen**
- Melde → essen bei **Drüsenschwellungen**
- Schwertlilie → äußerlich als Salbe, innerlich als Tee / Tinktur bei **Drüsenschwellungen**
- Steinklee → als erwärmte Auflage in einem Säckchen bei **Drüsengeschwülsten**, **Milchknoten**
- Veilchen → als Elixier / Salbe bei **Erkrankungen der Brustdrüse**

Durchblutung

- Bärlauch → bei **Arterienverkalkung**
- Dachsfell → zur **Durchblutung der Beine, kalte Füße, Krampfadern**
- Diptam → als Pulver verbessert er die **Durchblutung**, besonders im Herzbereich
- Petersilienhonigherzwein → für Herz, **Kreislauf**, erweitert die Herzkranzgefäße, verbessert die **Durchblutung**

Anmerkung: Auch bei Gangrän wirksam. Hier wird es auf Schwarzbrot gegessen.

- Quendel → als Keks gegen **Durchblutungsstörungen**, besonders im Kopf
- Quitte → als Tablette bei **Arterienverkalkung**
- Rainfarn → als Rainfarnwein / Tee / Tinktur / Saft fördert er die **Durchblutung**
- Rosmarin → als Tee / Wein ist er ein gutes **durchblutungsförderndes** und **Kreislauf** stärkendes Mittel und wirkt gegen Schwindel
- Steinklee → als Tee / Tinktur bei **venöser Durchblutungsstörung** mit Schweregefühl in den Beinen
- Weinraute → als Tee / Tinktur bei **Durchblutungsstörungen** des Augenhintergrundes

Zusätzlicher Tipp: Ginkgo Biloba verbessert die Durchblutung.

Durchfall

- Andorn → als Tee / Tinktur als Mittel gegen **Durchfall**
- Beifuß → als Tee bei **Durchfall** mit **Verschleimung**
- Betonie → als Tee / Wein ist sie hilfreich bei **Durchfall**, besonders mit **Verkrampfung**
- Blutweiderich → als Tee hilfreich bei **Durchfall bei Kindern** und **Säuglingen**
- Bohnenkraut → als Tee / Gewürz **gegen Durchfall**
- Breitwegerich → wie Gemüse gekocht und gegessen zähmt er **übergroßen Durchfall**
- Breitwegerich → mit Linsen gekocht zähmt er **übergroßen Durchfall** und **hilft bei Blutstuhl** und **Bauchgrimmen**
- Brombeere → Blätter als Tee gegen **unspezifische Durchfälle**
- Flohsamen → reizmildernd bei **Durchfall, akut und chronisch**
- Frauenmantel → als Tee / Tinktur Tee gegen **Durchfall**
- Gamander →als homöopathisches Mittel
- Gänsefingerkraut → als Tee bei **Durchfällen mit krampfartigen Schmerzen**
- Katzenminze → als Tee / Pulver / Tinktur wirkt sie gegen **Durchfall**
- Kopfsalat → mit Essig gegessen ist er hilfreich bei **Fieber und Durchfall**
- Meisterwurz → als Tee hilft bei D**urchfall**
- Odermennig → als Tee / Tinktur bei **Durchfall** und **Gallestörungen**
- Pfingstrose → Wurzel als Tee bei **Durchfall**
- Pfingstrose → Tee mit Met und gemahlenen Mandeln gegen **Durchfall**
- Schlehen → als Tinktur auch gegen **Durchfall**
- Schlehenblüten → als Tee zur **Stärkung** des **Afterschließmuskels**
- Spitzwegerich → mit Essig und Salz gekocht und gegessen **zähmt er den übergroßen Durchfall**
- Storchenschnabel → als Tee / Pulver / Tinktur gegen **Durchfall** und bei **Entzündungen der Darmschleimhaut**
- Tormentill → als Tee / Tinktur bei **Durchfall** und **Magen- / Darmentzündung**
- Wacholder → Beeren / Tee als Sitzbad **gegen Durchfall**

Zusätzlicher Tipp: Rhabarberwurzeltinktur 3x täglich 10 Tropfen in Wasser einnehmen.

Diätvorschläge von Hildegard: Hühnchen, Fisch (kein Hering oder Lachs), Rindfleisch, Porree, Roggenbrot, Geröstetes und Gebratenes, rohe Birnen

Durchgeknallt

- Balsamkraut → als Tee / Trank hilft es bei Nervenüberreizung, Unruhe, **Erregungszustände, Hysterie**
- Kubebenfrüchte → kauen bei **Hysterie, Nervenschwäche**
- Muskat → als Muskatnusszucker bei **unangebrachtem Lachen**
- Muskat → als Muskatnusszucker bei Personen, die einem **durchgeknallt** erscheinen
- Mutterkümmel → sorgt für innere **Ausgeglichenheit**
- Pfingstrose → bei **Verwirrung** die Samen in Honig einlegen und auf die Zunge legen

Anmerkung: Funktioniert auch als Tee / Pulver aus den Blüten.

Durchwärmend

- Ingwer → als Tee wirkt er **durchwärmend**

Querverweis: siehe auch unter *Kälte (S. 413)*

Durst

- Anis → als Tee wirkt er gut bei **Wassersucht** und nimmt den **Durst**
- Wermut → als Tee bei **brennendem Durst, Fieber**

Dyspepsie

- Aronstab → als Elixier bei **Magenverschleimung / Entzündung, Dyspepsie**
- Lorbeer → Saft aus Blätter / Rinde mit Mehl als Plätzchen bei **Verdauungsschwäche, Blähungen, Dyspepsie**

Querverweis: siehe auch unter *Verdauungsschwäche (S. 474)*

Eingeweide (Bauchraum, Magen / Darm)

- Andorn → als Elixier bei **Brüchen der Eingeweide**
- Blutweiderich → in Wein mit Honig gekocht bei **schmerzenden Eingeweiden**
- Bohne → als Kochwasser trinken bei **Schmerzen in den Eingeweiden**
- Engelsüß → als Mischpulver mit Salbei im Verhältnis 3:1 bei **Schmerzen in den Eingeweiden**
- Ingwer → als Tee bei einer **Erschlaffung der Verdauungsorgane**
- Kardamom → als Tee / Gewürz bei **Grimmen, Rumoren im Bauch**
- Kerbel → als Umschlag bei **lästigen Leibschmerzen**

- Liebstöckel → Blätter als Tee / Gewürz **erleichtern das Aufstoßen**
- Mutterkraut → als Suppe mit Dinkelmehl bei **Schmerzen in den Eingeweiden**
- Odermennig → als Wein bei **Kältegefühl im Magen**, mit **Ausspucken von viel Flüssigkeit und Schleim** aus den kranken Eingeweiden
- Seifenkraut →als warme Auflage mit Weizenkleie bei **Geschwüren der Eingeweide mit Schmerzen**
- Süßholz → als Tee / Tinktur bei **Schmerzen im Leibesinneren**

Einschlafstörungen

- Baldrian → als Tee / Tinktur bei **Einschlafstörungen**
- Lavendel → als Tee bei **Einschlafstörungen**
- Linde → Tee aus Blüten hat eine entspannende Wirkung bei **Ruhelosigkeit**, **Hyperaktivität** und **Schlaflosigkeit**
- Melisse → als Tee bei Einschlafstörungen in den **frühen Morgenstunden**
- Mohnsamen → essen bei **Schlaflosigkeit**, als **Einschlafhilfe**
- Petersilienhonigherzwein → bei **Einschlafschwierigkeiten**

Eisenmangel

- Brennnessel → als Tee bei **Eisenmangel**
- Mandel → essen bei **durch Eisenmangel bedingter Blutarmut**

Eisprung

- Liebstöckel → als Saft in Wein oder Wasser bei **Beschwerden vor der Monatsregel**

Anmerkung: Geht zur Not auch als Gewürz oder als Tee aus den Blättern.

Eiter

- Alant → als Tee / Elixier bei Lungenschmerzen, Eiter in der Lunge
- Aloe → als Pulver aufgestreut **befreit es frische Wunden vom Eiter**
- Betonie → als Tinktur verdünnt aufgetupft **bei eiterigen, entzündeten Wunden**
- Breitwegerich → trocknet mit Honig darübergelegt **nässende Wunden und reinigt eiternde**
- Eberwurz → in Wasser und Wein gesotten zum Auswaschen von **eitrigen Geschwüren**
- Efeu → in Cremes **bei Insektenstichen, eiternden Wunden**
- Pfirsichblätter → als Elixier bei **Eiterungen, eitriger Bronchitis, Bronchiektasien**

- Pfirsichblätter → als Elixier bei **Nebenhöhleneiterungen** und **Entzündungen**
- Rosenblüten → als Abkochung bei **Lungenkatarrh mit Eiterbildung**
- Spitzwegerich → mit Honig vermischt trocknet er **nässende** und **reinigt eiternde Wunden**

Eiweißverlustniere

- Esche → Blätter als Tee haben durch Rutin eine günstige Wirkung bei der **Eiweißverlustniere**

Zusätzlicher Tipp: Buchweizen enthält ebenfalls Rutin und sollte gegessen werden.

Ekel

- Aloe → hilft, wenn **Beschwerden durch den Genuss oder Geruch von frischem Fleisch** auftreten
- Pfeffer → als Gewürz bei **Ekel vor Speisen**

Ekzem

- Bärlauch → hilfreich bei **chronischen Hautausschlägen**
- Beinwell → als Salbe **lindert er Schuppenflechte** und **trockene Ekzeme** (ist manchmal homöopathisch nötig)
- Dost → als Salbe eventuell homöopathisch bei **Schuppenflechte und Hautreizungen**
- Eberraute → als Saft zum Einreiben bei Beulen, Grind (**Ausschlag, Ekzem, Geschwüre**) am Kopf
- Eberwurz → als Tee zur innerlichen Behandlung von **Ekzemen** und **Akne**
- Eberwurz → als Tee (lauwarm) zum Waschen bei **schuppenden Ekzemen**
- Maulbeere → als Trank / Salbe bei **Akne**, **Pusteln**, **juckenden Ausschläge**, für **empfindliche** und **irritierte Haut**
- Quendel → als Tee / Gewürz / Salbe bei **Ausschlag / Ekzem / Allergie**
- Oregano → Waschen mit kaltem Tee behebt **Juckreiz, Kopfgrind**
- Oregano → als Salbe und eventuell homöopathisch als D12 bei **Schuppenflechte und Hautreizungen**
- Ringelblume → als Salbe bei **Ekzemen**
- Mohnsamen → essen bei **Juckreiz**
- Schwertlilie → als Salbe bei frischen **Hautleiden**
- Schwertlilie → als Salbe bei **harter Haut wie Rinde,** oft mit Beulen im Gesicht.
- Schwertlilie → als Salbe besonders bei **Schuppenflecht**e
- Vogelmiere → als Saft / Tee äußerlich bei **Ekzemen** und **Hautirritationen**

Querverweis: siehe eventuell auch unter *Allergie (S. 350)*

Energiestau

- Bilsenkraut → als Öl / Salbe bei **Schmerz durch Energiestau** in den Gliedern
- Engelsüß → als Tee / Mischpulver mit Salbei im Verhältnis 3:1 reinigt es von **negativen Energien**

Entbindung

- Bockshornkleesamen → regt bei Gebärenden die **Wehentätigkeit** an
- Butter → essen nach der **Entbindung als Kräftigungsmittel**
- Frauenmantel → als Tee / Tinktur, um die **Gebärmutter** nach einer Geburt wieder zurückzubilden
- Gamander → als Tee/oder homöopatisch Teucrium chamaedrys C6/C12 3x täglich 5 Kügelchen zur **Verstärkung der Wehentätigkeit** bei der Geburtsvorbereitung
- Himbeerblätter → als Tee **öffnen sie den Gebärmuttermund** und erleichtern die Geburt
- Nelkenwurz → als Tee / Tinktur bei **Körperschwäche**, **Kreislaufschwäche**, **Rekonvaleszenz**
- Wegwarte → als Tee bei **Ausdehnungen des Gewebes** nach einer Schwangerschaft
- Wegwarte → als Tee bei **starken Regelblutungen** nach einer Schwangerschaft
- Rübensirup vermengt mit ¼ Liter Schnaps zur Behandlung nach der Geburt im Wochenbett, zur **Blutbildung, inneren Blutreinigung** und Förderung des **Abgangs der Nachgeburt**

Entgiftung

- Andorn → von Odo genannt als **Gegenmittel bei Vergiftungen**
- Aronstab → Pulver mit Honig zieht die **bösen Säfte aus der Brust**

Anmerkung: Funktioniert auch mit dem Aronstabelixier.

- Balsamkraut → als Trank / Tee hilft es bei **Vergiftungen**
- Bertram → als Elixier um Zustände durch **Fehlsäfte** zu verbessern
- Brennnessel → gedörrte Wurzel eingelegt, um **Milch im Winter verträglicher** zu machen
- Krauseminze → als Tee um Zustände durch **Fehlsäfte** zu verbessern
- Kardendistel → als Pulver zur **Neutralisierung von Giften**
- Lorbeer → Saft aus Blätter / Rinde mit Mehl als Plätzchen, um den **Magen von Unrat** zu reinigen
- Meisterwurz → als Tee/Tinktur wirkt entgiftend
- Muskatnuss → als Nervenkeks **reinigt sie deine Sinne** und **mindert alle schädlichen Säfte**

- Schafsleber → essen purgiert (reinigt) das **stinkende im Magen / Darm**
- Schlehen → in Honig eingelegt oder als Marmelade entfernen sie Unrat und **Schleim aus dem Magen- und Darmbereich**
- Tausendgüldenkraut → Saft mit Wein führt **bösartige Arzneimittel** ab
- Wegwarte → Kraut / Saft gegen den **Biss giftiger Tiere**
- Weinraute → frisch / getrocknet, gekaut als Tee / Tinktur kämpft sie **gegen verborgene Gifte** und er **reinigt den Körper von Säften**, die ihn verderblich befallen
- Zimt → mit Brot gegessen **löst es die schädlichen Säfte**, durch die sein **Kopf stumpf** ist, auf

Querverweis: siehe auch unter *Blutreinigung (S. 366)*, *Fehlsäfte (S. 386)*, *Säfteentmischung (S. 454)*

Entschlackung

- Sellerie → hat eine **entschlackende Wirkung,** auch sehr gut bei **Zellulitis** (Orangenhaut), **Übergewicht** und **Akne**

Querverweis: siehe auch unter *Blutreinigung (S. 366)*

Entwässerung

- Alant → als Tee / Elixier / Tinktur wirkt er **harntreibend und entwässernd**
- Berberitze → als Tee / Tinktur hat eine **harntreibende Wirkung**
- Besenginster → als Tee / Tinktur wirkt er leicht **harntreibend**
- Eberwurz → als Tee / Weinauszug wirkt er **harn- und schweißtreibend**
- Esche → Blätter als Tee wirken **harntreibend**
- Liebstöckel → Wurzel als Tee wirkt **harntreibend**
- Löwenzahn → als Tee / Saft wirkt **harntreibend** und **harnsäurelösend** bei **Gicht** und **Ödemen**
- Meisterwurz → als Wein / Tinktur wirkt **harntreibend**
- Quendel → als Tee wirkt leicht **harntreibend**
- Rainfarn → als Rainfarnwein / Tinktur / Tee bei **Prostataleiden, Harnverhaltung**
- Schachtelhalm → frisch oder als Tee / Tinktur als harntreibendes Mittel bei **Nieren- und Blasenleiden**
- Schwarze Nieswurz → als Elixier wirkt er **harntreibend**
- Wacholder → Beeren sind stark **harn- und harnsäuretreibend**
- Zwergholunder → Wurzel als Tee mit Wacholderbeeren wirkt er **harntreibend**

Entzündung

- Aloe → als Pulver darauf gestreut **befreit er frische Wunden von Eiter**
- Betonie → als Tinktur verdünnt aufgetupft **bei eitrigen, entzündeten Wunden**
- Brennnesselsaft → bei **Venenentzündung**
- Eisenkraut → als Umschlag / Einreibung bei **Entzündungen**
- Gelber Enzian → als Pulver bei **fiebrigen Gallenentzündungen**
- Gewürznelke → gekaut oder als Tee zum Mundspülen bei **Zahnschmerzen** und **bei Entzündungen der Mundschleimhaut**
- Hirschzungenfarn → als Elixier bei **Bauchschmerzen, Entzündungsherden**
- Liebstöckel → Blätter als Tee / Gewürz bei einer **Entzündung der Speiseröhre**
- Mariendistel → als Saft / Tee bei **Venenentzündung**
- Meisterwurz → als Salbe hilft er bei **infizierten Wunden und Furunkeln**
- Odermennig → als Tee / Tinktur als Gurgelmittel bei **Halsentzündungen** und **Heiserkeit**
- Pfirsichblätter → als Elixier bei **Nebenhöhleneiterungen** und **Entzündungen**
- Ringelblume → als Tee / Salbe bei **Wunden, Entzündungen**
- Sanikel → als Tee bei **Magen- und Mundschleimhautentzündung**
- Schafslunge / Schafskot / Urin → hilfreich bei **Lungenentzündung**
- Tannensalbe / -öl → zum Einreiben bei einer **schmerzhaften Muskelentzündung** wie einem steifen Nacken durch **Kälte, Nässe** und / oder **Zugluft**
- Tormentill → als Tee / Tinktur zum Gurgeln bei **eitriger Mandelentzündung**

Querverweis: siehe eventuell auch unter *Abwehrsteigerung (S. 348)*

Epilepsie

- Beifuß → hat eine **anti-epileptische Eigenschaft**
- Pfingstrose → Wurzel als Weinauszug bei **Epilepsie** und **Verkrampfung**

Erbrechen

- Artischocke → als Tee / Tinktur **bei Blähungen, Völlegefühl** und **Übelkeit**
- Eibisch → als Tee / Kaltansatz bei **Gastritis mit Übelkeit,** eventuell **Erbrechen**
- Krauseminze → als Tee lindert sie **Übelkeit**
- Ingwer → als Tee / Pulver wirkt er gegen **Übelkeit und Erbrechen**, auch bei **Seekrankheit**
- Mutterkümmel → als Mischpulver bei **Übelkeit, Erbrechen,**
- **Schwangerschaftserbrechen, verdorbenem Magen**
- Poleiminze → in Wein oder Essig bei **Brechreiz** oder **beißendem Magenschmerz**
- Sellerie → bei **Brechreiz** trinke man Selleriesaft gleich mit herbem Essig und Wasser

Querverweis: siehe auch unter *Übelkeit (S. 470)*

Erholung

- Angelika → Wurzel wirkt als Tee / Wein / Tinktur / Badezusatz **vitalisierend**
- Alant → als Tee / Elixier / Tinktur bei **Kreislaufschwäche** und **Lustlosigkeit**
- Eberwurz → als Mischpulver bei **erhöhter Krankheitsanfälligkeit**, erhöht die **Widerstandskraft des Körpers**, stärkt das **Immunsystem**, bewirkt eine **schnellere Erholung** des Patienten
- Muskatnuss → als Nervenkeks verleiht es dem Blut einen guten Saft und **macht stark**
- Nelkenwurz → als Tee / Tinktur bei **Körperschwäche**, **Kreislaufschwäche**, **Rekonvaleszenz**
- Petersilienhonigherzwein → **Vitaltrank, hilft bei Müdigkeit**
- Wasserpfeffer → in Wein, zur Wiederherstellung der **Gesundheit bei Fieber**
- Schwertlilie → als Tee / Tinktur hat sie eine **regenerierende Wirkung auf das Lymphsystem**

Erkältung

- Eberwurz → als Mischpulver bei **erhöhter Krankheitsanfälligkeit**, erhöht die **Widerstandskraft des Körpers**, stärkt das **Immunsystem**, bewirkt eine **schnellere Erholung** des Patienten
- Eibenholz / Nadeln → räuchern, inhalieren mit dem Rauch bei **akutem Schnupfen**, hilft bei **infiziertem Nasen-Nasennebenhöhlensystem**
- Ingwer → als Tee / Pulver wirkt er **durchwärmend**, auch bei **Erkältungen**
- Kardamom → als Pulver in die Nasenlöcher **gegen Erkältung**
- Katzenminze → als Tee für **Kinder bei Erkältungen, Grippe**
- Linde → Tee aus Blüten bei **Erkältungskrankheiten**, **grippalen Infekten**
- Meerrettich → als Honig / Tinktur ist wirksam bei **Erkältungen**, **Fieber**
- Senf → als Packung bei chronischer **Erkältung**, **Bronchialkatarrh**
- Spitzwegerich → als Tee / Tinktur / Sirup bei **Erkältungskrankheiten**, **trockenem Husten**
- Thymian → als Tee / Tinktur Entzündung der **Nasennebenhöhlen** und **Erkältung**
- Thymian → als Tee / Tinktur → **Husten, der beim Hinlegen schlimmer wird**
- Veilchen → als Elixier / Tee / Tinktur bei **Husten**, **Heiserkeit** und als **schweißtreibendes Mittel**
- Wacholder → als ätherisches Öl oder als Beeren in Wein trinken gegen **kalten, asthmatischen Husten, Erkältung**
- Wermutöl → zur Einreibung der Brust bei **Erkältung**, **Bronchitis**, **Husten**, **Verschleimung** (besonders bei Kindern)

Querverweis: siehe eventuell unter *Bronchitis (S. 369)* und *Husten (S. 409)*

Ernährung

- Dinkel → essen sorgt für **gesundes Fleisch** und **Blut**
- Mandel → kauen hilft bei **Eisen-Magnesiummangel**, **Phosphatmangel**

Erregungszustände

- Balsamkraut → als Tee hilft es bei Nervenüberreizung, **Unruhe**, **Erregungszuständen**, **Hysterie**

Erschlaffung

- Ingwer → als Tee bei **Erschlaffung der Verdauungsorgane**
- Wegwarte → als Tee bei **Ausdehnungen des Gewebes** nach einer Schwangerschaft

Erschöpfung

- Bertram → als Elixier / Tee bei **Erschöpfungszuständen**
- Benediktinerdistel → als Tee / Tinktur **stärkt sie die Nerven**
- Brennnessel → als Tee wirkt sie gegen **Ermüdungserscheinungen**
- Eisenkraut → als Tee / Tinktur bei **Erschöpfungszuständen**
- Galganthonig → hilft besonders bei sehr **großer Müdigkeit**
- Gundermann → essen oder frisch als Tee bei **Erschöpfung**, **Müdigkeit**
- Petersilienhonigherzwein → **Vitaltrank, hilft bei Müdigkeit**
- Rosmarin → als Tee / Wein gegen **Erschöpfung und Schmerzen**
- Tausendgüldenkraut → als Tee / Tinktur bei **Blutarmut**, **Erschöpfung**

Zusätzlich: Energieplätzchen nach Hildegard.

Querverweis: siehe auch unter *Müdigkeit (S. 435)*, *Stärkung (S. 465)* und *Überforderung (S. 470)*

Essen

- Salbei → als Tee / Pulver / Frisch bei **Widerwillen gegen das Essen**

Querverweis: siehe auch unter *Appetit (S. 353)*

Essschmerzen

- Beifuß → als Elixier bei **Völlegefühl**, **Ess- und Trinkschmerzen**

Eustachische Röhre

- Ingwer → als Tee / frisch gekaut bei **Katarrhen der eustachischen Röhre** und hierdurch bedingte **Schwerhörigkeit** und **Ohrgeräuschen**

Falten im Gesicht

- Lilie → Knolle gekocht mit Bienenwachs **glättet die Runzeln im Gesicht**

Anmerkung: Als Liliencreme erhältlich und einfacher anwendbar.

Zusätzlicher Tipp: Einreiben mit Johanniskrautöl.

Fehlgeburt

- Hainbuche → Zweige in Milch gekocht bei **drohender / habitueller Abortus, Fehlgeburt**
- Schafgarbe → als Tee verhindert sie **Zwischenblutungen** während der Schwangerschaft

Fehlsäfte

- Aronstab → als Elixier bei Magenverschleimung / Entzündung, **Dyspepsie**
- Aronstab → Pulver mit Honig zieht die **bösen Säfte aus der Brust**
- Bertram → als Elixier / Tee, um **Zustände durch Fehlsäfte** zu verbessern
- Krauseminze → als Tee, um **Zustände durch Fehlsäfte** zu verbessern, auch bei **Übersäuerung** des Körpers
- Meisterwurz → als Weinauszug / Tinktur bei **Übersäuerung des Magens**
- Mutterkraut → als Suppe mit Dinkelmehl, reinigt die Frau beim **Monatsfluss von Schleim und innerem Unrat**
- Mutterkümmel → als Mischpulver bei **verdorbenem Magen** mit Übelkeit
- Salbei → als Tee / Pulver / Frisch bei **Appetitlosigkeit**, **üble Säfte**, **Ausleitung von Schadsäften**
- Schwarze Nieswurz → als Elixier zur **Reinigung des Magens und des Blutes**
- Seifenkraut → zerdrückt in etwas Wein, vertreibt die **schlimmen Säfte**, die der **Lunge schaden**
- Weihrauch → daran riechen und als Kapseln anwendbar, **reinigt das Gehirn**

- Weinraute → frisch / getrocknet oder gekaut als Tee / Tinktur kämpft sie **gegen verborgene Gifte** und er **reinigt den Körper von Säften**, die ihn verderblich befallen.
- Ysop → als Reinigungsgewürz mitkochen, reinigt den **kranken Schaum der Säfte**

Querverweis: siehe auch unter *Blutreinigung (S. 366)*, *Säfteentmischung (S. 454)*

Fettverdauung

- Artischocke → als Tee / Tinktur / Wein fördert die **Gallebildung** und **Fettverdauung**
- Beifuß → als Tee / Elixier / Gewürz zur **Anregung der Fettverdauung**

Fibromyalgie

- Dinkel → essen bei **Knochen** und **Muskelleiden**
- Krauseminze → als Tee / Elixier / Öl bei **Muskelrheuma**,
- **Weichteilrheuma**, **Nervenschmerzen**

Querverweis: siehe auch unter *Rheuma (S. 452)*

Fieber

- Akelei → als Akeleihonig und Elixier bei **Fieber**
- Bärlauch → gekocht bei **Schüttelfrost und Fieber**
- Bärwurz → als Pulver bei starkem, **hitzigem Fieber**
- Basilikum → als Weintrank bei **fieberhaften Zuständen, Schüttelfrost**
- Basilikum → bei **Drei- und Viertagefieber** (Malaria)
- Brunnenkresse → frisch gedünstet bei **Gelbsucht**, **Fieber** und **Verdauungsstörungen**
- Buchsbaum → als Wein aus dem Becher bei Fieber (Hitze) **im Magen**
- Eibisch → in Essig zerstoßen bei **Fieber**, **Reizhusten**
- Gelber Enzian → als Pulver bei **fiebrigen Gallenentzündungen**
- Himbeerblätter → als Tee trinken und als Auflage auf dem Bauch, bei **Fieber mit Appetitlosigkeit**
- Kopfsalat → als Salat mit Essig hilfreich bei **Fieber** und **Durchfall**
- Krauseminze → als Tee wirkt sie **schweißtreibend bei Fieber und Grippe**
- Kupferwein → bei **(Magen-) Fieber mit viel Gähnen**
- Lorbeerfrucht → als Mischpulver mit Bockshornklee in Wein bei **Fieber**
- Meisterwurz → als Weinauszug / Tinktur bei **Fieber, Grippe**
- Meerrettich → als Honig / Tinktur ist wirksam bei **Erkältungen, Fieber**
- Pfingstrose → Wurzel als Weinauszug bei **Dreitage-** und **Viertagefieber**
- Poleiminze → frisch oder als Saft / Tee bei **Fieber**
- Salbeigamander → als Tee / Tinktur bei **fiebrigen, infektiösen Zuständen**

- Scharbockskraut → als Wein mit Basilikum bei **brennendem Fieber**
- Pelargonienmischpulver → in erwärmtem Wein bei **Grippe**, **Fieber**, **Brustschmerz**, hilft, Giftstoffe auszuschwitzen
- Tormentill → als Weinelixier wirkt **gegen Fieber durch schädliche Speisen**
- Wacholder → Zweige in Wasser gekocht als **Dampfbad bei Fieber**
- Wasserpfeffer → in Wein zur Wiederherstellung der **Gesundheit bei Fieber**
- Weihrauch → daran riechen und als Kapseln, wer **täglich Fieber** hat
- Wermut → als Tee bei **brennendem Durst**, **Fieber**

Finger

- Eberraute → als Saft zum Einreiben bei **Fingersehnenverkürzung**, Sehnenverkürzung
- Rosmarin → als Tee / Wein **verbessert es die Durchblutung in der Peripherie**, dadurch auch bei **Kältegefühl** in den Händen, Fingern, Füßen und Zehen einsetzbar

Fistel

- Breitwegerich → als Saft in eine **Fistel** träufeln, so heilt sie ab
- Schwertlilie → Wurzelpulver mit Honig als Salbe heilt **Fisteln**, wenn man es in die Röhrenwunde streicht

Flecken

- Birke → als Saft zum Einreiben bei **Flecken auf der Haut**
- Breitwegerich → gestampft und aufgelegt bei **schwarzen Malen auf der Haut**
- Butter → gegen **rote Flecken** am Kinn, Hals und im Gesicht
- Melisse → als Tee / Auflage bei **weißen Hornhautflecken im Auge**
- Wasserminze → als Auflage bei **weißen Hornhautflecken im Auge**

Fleisch

- Aloe → hilft, wenn **Beschwerden durch den Genuss oder Geruch von frischem Fleisch** auftreten
- Dinkel → essen sorgt für **gesundes Fleisch und Blut**

Flimmerhärchen in den Atemwegen

- Lungenkraut → als Tee / Wein wirkt es regenerierend auf die Flimmerhärchen

Freude

- Dinkel → essen für frohen Sinn und ein **freudig menschliches Denken**
- Muskatnuss → als Nervenkeks dämpft sie die **Bitterkeit des Herzens** und macht deinen Geist fröhlich
- Veilchen → als Elixier bei **Melancholie**, **Depression**, **Freudlosigkeit**

Fröhlichkeit

- Dinkel → essen für **frohen Sinn** und ein **freudig menschliches Denken**
- Muskatnuss → als Nervenkeks dämpft sie die **Bitterkeit des Herzens** und macht deinen **Geist fröhlich**

Frühjahrsmüdigkeit

- Wermutelixier, Maitrank → hilft bei **Frühjahrsmüdigkeit**

Zusätzlich: Energieplätzchen nach Hildegard.

Füße, Kalte

- Ingwer → als Tee / Pulver hilft bei er **kalten Händen und Füßen**
- Rosmarin → als Tee / Wein **verbessert es die Durchblutung in der Peripherie,** dadurch auch bei **Kältegefühl** in den Händen, Fingern, Füßen und Zehen

Zusätzlicher Tipp: Täglich ein Glas Holunderbeersaft trinken.

Furunkel

- Beinwell → als Salbe wirkt **entzündungshemmend** und erweichend bei **Furunkeln**
- Leinsamen → Sud als Auflage mit Leinentuch bei **Furunkeln**
- Linde → Wurzel / Splint Tee bei **Furunkeln** und **Pickeln**
- Roggenbrot → erwärmt auf **Furunkel** gelegt

Fußnägel

- Hirse → als Pulver ist sie gut für **Haare**, **Nägel** und heilsam bei **Hauterkrankungen**
- Lilie → Wurzel gekocht in Wein und gestampft als Auflage, wenn **Fußnägel sich abheben**

- Melde → Blätter roh oder gekocht als Pflaster auflegt heilt **Fußnägel** und zieht aufgelegt **verdorbene Finger** und **Fußnägel** rasch ab
- Schachtelhalm → als Tee / Tinktur bei **brüchigen Fuß- und Fingernägeln**

Fußpilz

- Ringelblume → als Salbe bei **Fußpilz** und anderen Pilzerkrankungen
- Thymian → als Tinktur äußerlich bei **Haut- und Fußpilz**
- Zwergholunder → äußerlich als Salbe zum Auftragen bei **Fußpilz**, eventuell Nagelpilz

Fußrückenekzem

- Maulbeere → als Trank / Salbe bei Krätze, Akne, Pusteln, **juckenden Ausschläge**,
- Herpes, für **empfindliche** und **irritierte Haut**

Zusätzlicher Tipp: Einreiben mit Schwefelsalbe.

Gähnen

- Kupferwein → bei starker Neigung zum **Gähnen**

Gallebeschwerden

- Ackerminze → wirkt **beruhigend** auf die Galle
- Aloe → als Pulver in kaltes Wasser und trinke dieses oft bei **Gelbsucht**
- Artischocke → als Tee / Tinktur / Wein fördert sie die **Gallebildung** und **Fettverdauung**
- Artischocke → als Tee / Tinktur / Wein **normalisiert sie die Gallebildung nach Entfernung der Gallenblase**
- Beifuß → als Tee / Elixier zur **Anregung des Magensafts** und **der Gallesekretion**
- Benediktinerdistel → als Tee / Tinktur vermehrt sie die **Galleerzeugung** und **erleichtert den Gallefluss**
- Benediktinerdistel → als Tee / Tinktur bei **feinen Nadelstichen in der Gallegegend**
- Betonie → als Tee / Wein hat eine gute **krampflösende Wirkung** bei **Gallensteinen**
- Berberitze → als Tee / Tinktur hat sie eine **anregende Wirkung auf die Galleproduktion**
- Diptam → als Pulver bei **Gallensteinleiden**
- Eberraute → als Tee **galletreibend, verdauungsfördernd** und als **Leberbeschützer**
- Engelsüß → als Tee / Mischpulver mit Salbei im Verhältnis 3:1 **regt es die Galle an**
- Erdrauch → als Tee / Tinktur **krampflösende Wirkung auf die Gallenwege** und den **oberen Verdauungstrakt**
- Galganthonig → hilft besonders bei **verdorbenem Magen** und **Gallenkoliken**

- Gelber Enzian → als Tee / Tinktur zur **Anregung der Galleproduktion**
- Gelber Enzian → als Pulver bei **fiebrigen Gallenentzündungen**
- Kalmus → als Tee / Tinktur bei **Gallebeschwerden** sowie **Funktionsstörungen der Bauchspeicheldrüse**
- Klette → als Blätterwein bei **Steinleiden**
- Kupferwein → bei **Gallenblasenentzündung** mit **viel Gähnen**
- Linde → Wurzel / Splint, Tee / Pulver fördert sie die **Gallebildung / Gallefluss**
- Löwenzahn → als Tee / Saft wirkt **gallebildend** und **galletreibend**
- Löwenzahn → als Tee / Saft zum **Vorbeugen von Gallesteinen**
- Odermennig → als Tee / Tinktur gegen Gallenstauungen, auch bei akuten **Gallensteinkoliken**
- Schöllkraut → als Tee / Tinktur bei funktionellen Störungen und Koliken der **Gallenwege**,
- **Gallengrieß** und Exokrine-Störungen der **Bauchspeicheldrüse**
- Seifenkraut → als Tee bei **Beschwerden im Leber-** und **Gallebereich**

Anmerkung: Nur verdünnt in einer Teemischung im Verhältnis 1:5 einnehmen.

- Wegwarte + Klette gemischt → bei **Appetitlosigkeit**, **Magenschwäche**, **Galleabflussstörungen** und **Leberstörungen**
- Ysop → als Gewürz mitkochen, Reinigungsgewürz reinigt den **kranken Schaum der Säfte**, auch bei **Nieren**- und **Gallenstein-Leiden**

Ganglion

- Bienen → tot in Öl gekocht oder als Bienengiftsalbe und aufgetragen lindern ein **Überbein**, **Verrenkungen** und **Brüche**
- Störfisch → als homöopathisches Mittel (Acipenser sturio) in D12 bei **Ganglion**

Gangrän

- Dachsfell → bei **diabetisches Gangrän**, hier als Schuhe / Einlegesohle
- Kardamon → als Pulver bei Rumoren im Bauch
- Petersilie → frisch auf Schwarzbrot gegessen verbessert sie die **Durchblutung bei Gangrän**
- Rosmarin → als Tee / Tinktur zur Verbesserung der peripheren Durchblutung

Gärungen

- Galgant → als Pulver / Tablette / Wein / Honig hilft er bei **Gärungen im Oberbauch**
- Kardamon → als Pulver bei **Rumoren im Bauch**

- Leinsamen → helfen bei **Gärungen im Darmbereich**
- Wasserminze → als Tee bei **Magen- / Darmstörungen mit Gärungen** und **Blähungen**

Gasaustausch in der Lunge

- Lungenkraut → als Tee / Wein verbessert es den **Gasaustausch in der Lunge**

Gastritis

siehe unter *Magenschleimhautentzündung (S. 428)*

Gebärmutter

- Frauenmantel → als Tee / Tinktur, um die **Gebärmutter** nach einer Geburt wieder zurückzubilden
- Himbeerblätter → als Tee, um nach der Geburt die **Gebärmutter zurückzubilden**
- Kerbel → als Saft / Tinktur mit Wein bei **Gebärmuttervorfall**
- Schwertlilie → Abkochung der Wurzel erweicht **Verhärtungen in der Gebärmutter**, wenn sie wiederholt mit einem Tampon von unten eingeführt wird
- Wegwarte → als Tee, um nach der Geburt die **Gebärmutter zurückzubilden**

Geburt

- Bockshornkleesamen → regt bei Gebärenden die **Wehentätigkeit** an
- Butter → essen nach der **Entbindung als Kräftigungsmittel**
- Frauenmantel → als Tee / Tinktur, um die **Gebärmutter** nach einer Geburt wieder zurückzubilden
- Himbeerblätter → als Tee **erleichtern die Geburt**
- Himbeerblätter → als Tee, um nach der Geburt die **Gebärmutter zurückzubilden**
- Gamander → als homöophatisches Mittel **Verstärkung der Wehentätigkeit** bei der Geburtsvorbereitung als Teucrium chamaedrys C6/C12
- Wegwarte → als Tee bei **Ausdehnungen des Gewebes** nach einer Schwangerschaft
- Wegwarte → als Tee bei **starken Regelblutungen** nach einer Schwangerschaft
- Rübensirup → vermengt mit ¼ Liter Schnaps zur Behandlung nach der Geburt im **Wochenbett, zur Blutbildung**, **inneren Blutreinigung** und Förderung des **Abgangs der Nachgeburt**

Gedächtnisschwäche

- Esskastanie → gekocht oder als Maronihonig bei **Kopfleiden**
- Esskastanie → gekocht oder als Maronihonig füllt sie ein **leeres Gehirn** wieder auf

- Esskastanie → gekocht oder als Nervenkekse bei **Gedächtnisschwäche**, **Hirn- und Nervenleiden**
- Immergrün → als Tee / Tinktur / Wein bei **Konzentrationsschwäche**, Gedächtnisstörungen, fehlender Aufmerksamkeit
- Kopfsalat → als Salat mit Essig bei **Gedächtnisstörungen**
- Krauseminze → als Tee / Elixier fördert sie die **geistig mentale Wachheit**
- Quendel → als Keks bei Zerebralsklerose und **Gedächtnisschwäche**

Querverweis: siehe auch unter *Konzentrationsschwäche (S. 417)*

Gedankenflut

- Balsamkraut → als Tee hilft es bei **Nervenüberreizung**, **Unruhe**,
- **Erregungszustände**, **Hysterie**

Gefangenfühlen

- Aronstab → als Elixier für Menschen, die nicht aus ihrer Haut können und sich in **ihrem eigenen Körper gefangen fühlen**

Gehirn

- Bärlauch → bei **Arteriosklerose**
- Esskastanie → gekocht oder als Honig füllt sie ein **leeres Gehirn** wieder auf
- Malve → als Auflage auf dem Kopf bei durch Fieber erzeugte **Melancholie** im **Gehirn mit Schmerzen**
- Mandel → essen bei **Durchblutungsstörungen** im Kopfbereich, Ernährungsstörungen des Gehirns, Konzentrationsmangel, Lernschwierigkeiten, Kopfschmerz, Müdigkeit
- Quendel → als Keks bei Zerebralsklerose und **Gedächtnisschwäche**
- Quitte → als Tablette bei **Arterienverkalkung**
- Rosmarin → als Tee / Wein fördert er die **Durchblutung des Gehirns** und hilft dadurch gegen **Konzentrationsschwäche**
- Weihrauch → daran riechen und als Kapseln **reinigt er das Gehirn**
- Weihrauch → Kapseln als **tumorhemmendes Mittel** bei **Brustkrebs** und **Hirntumoren unterstützend**

Gehirnerschütterung

- Hirschzungenfarn → als Elixier bei **Gehirnerschütterung**

Gehör

- Andorn → als Auflage mit gekochtem Frischkraut bei **dumpfem Gehör**
- Dost → als Dostmischpulver bei **Schwerhörigkeit**
- Ingwer → als Tee / frisch gekaut bei **Katarrhen der Eustachischen Röhre** und hierdurch bedingte **Schwerhörigkeit** und **Ohrgeräuschen**

Geisteskrankheit

(nur zur unterstützenden Behandlung)

- Hainbuche → als Bad in Wasser gekochte Zweige bei **Verrücktheit im Kopf** (Psychose)
- Pfingstrose → bei **Verwirrung** die Samen in Honig einlegen und auf die Zunge legen
- Süßholz → als Tee bei **Geisteskrankheit**
- Tannensalbe / -öl → zum Einreiben im Kopfbereich bei **geistiger Verwirrtheit**

Gelbsucht

- Ackerminze → wirkt **beruhigend** auf die Galle
- Aloe → als Pulver in kaltes Wasser und trinke dieses oft bei **Gelbsucht**
- Bärwurz → als Pulver oder in Essig zerstoßen oder als Suppe bei **Gelbsucht**
- Berberitze → als Tee / Tinktur wirkt sie gut bei **Gelbsucht**
- Brunnenkresse → frisch gedünstet bei **Gelbsucht**, **Fieber** und **Verdauungsstörungen**
- Mariendistel → als Tee / Saft / Samen auch bei **Gelbsucht**, **Fettleber**
- Pfingstrose → Wurzel Abkochung in Wein lindert **Gelbsucht**
- Schwarze Nieswurz → als Elixier bei **Gelbsucht**
- Steinbrech → Samen zerstoßen in Wasser nach dem Essen bei **Gelbsucht**
- Tausendgüldenkraut → als Tee / Tinktur bei **Blutarmut**, **Erschöpfung** und **Gelbsucht**

Querverweis: siehe eventuell auch unter *Gallebeschwerden (S. 390)*

Gelenkleiden

- Beinwell → als Salbe / homöopathisch bei **Gelenkbeschwerden**, **Arthritis** und **Arthrose**

Anmerkung: Leitsymptom: **morgens schlimmer**

- Brennnessel → hilfreich bei **Gelenkleiden** und bei Gicht
- Dinkel → essen bei **Knochenleiden**, **Gelenkleiden**
- Eberwurz → als Tee / Weinauszug / Öl bei **ausstrahlenden Muskel**- und **Gelenkschmerzen**
- Esche → frische Blätter gekocht, warm als Auflage bei **Gelenkschmerzen**
- Hirse → als Pulver bei **Ischias-** und **Gelenkbeschwerden**

- Wermutsalbe → bei **Arthrose**, **Arthritis**, **Gelenkleiden**, **Gicht**
- Tausendgüldenkraut → als Tinktur bei **Gicht** und nach **Knochenbruch**

Querverweis: siehe eventuell auch unter *Rheuma (S. 452)*

Gemütslage

- Gelöschter Wein → besänftigt das Gemüt, hilft bei **Zorn und Verstimmungen**

Genitalien (weibliche)

- Salbei → als Tee innerlich / äußerlich bei **Juckreiz der Genitalien** zum Auswaschen
- Ringelblume → als Tee / Salbe äußerlich bei **Pilzbefall der Genitalien**
- Salbei → als Tee innerlich / äußerlich bei **Juckreiz der Genitalien** zum Auswaschen

Zusätzlicher Tipp: Ehrenpreis, herba Veronicae, als Tee bei Juckreiz der weiblichen Genitalien.

Gereiztheit

- Balsamkraut → als Tee / Trank hilft es bei **Nervenüberreizung**, Unruhe, Erregungszustände, **Hysterie**
- Baldrian → als Tee / Tinktur / Pulver als **Beruhigungsmittel**
- Kubebenfrüchte → kauen bei **Hysterie**, sexueller Überreizung, **Nervenschwäche**

Gerstenkorn

- Aloe → als Pulver aufgestreut hilft dies gegen **Eitergeschwüre an den Augen**,
- Veilchen → als Salbe bei **Geschwüren an den Augen**

Geruch

- Brennnessel → als Tee, wenn beim Schröpfen ein **etwas säuerlicher** und der **Brennnessel ähnlicher Geruch des Blutes** auffällt
- Ingwer → gekaut bei **üblem Mundgeruch**
- Kalmus → als Öl regt es bei **schlechtem Geruchssinn den Geruchsnerv** in der Nase an
- Petersilie, frisch → gekaut lindert sie den **Knoblauchgeruch**
- Salbei → als aufgerolltes Blatt in die Nase stecken bei **Geruchsbelästigung**
- Salbei → Tee / Tinktur wirkt er **schweißhemmend**, wenn der Schweiß **geruchlos** ist
- Zitwerwurzel → gekaut lindert sie den **Knoblauchgeruch**

Geschlechtstrieb

- Anis → als Tee fördert er die Muttermilch und **weckt die Lust**
- Hirtentäschel → als Tee, um *bei heranwachsenden Mädchen* den **Geschlechtstrieb zu dämpfen**
- Mönchspfeffer → als Tee / Tinktur, um **bei Männern** den **Geschlechtstrieb zu dämpfen**
- Salbei → als Tee / Pulver / Frisch fördert er bei der Frau die **Libido**

Querverweis: siehe unter *Impotenz (S. 411)* und *Sexuelle Überreizung (S. 463)*

Geschmack

- Lorbeer → in Pfannkuchen gegen schlechten **Mund- / Speichelgeschmack**

Geschwulst

- Melde → gegessen löst sie verschiedenartige, **verhärtete Geschwülste**
- Oregano → gegessen und oftmals als Tee getrunken **vertrocknet er Geschwülste**

Geschwüre

- Aloe → als Pulver aufgestreut hilft dies gegen **Eitergeschwüre an den Augen, Lippen und Nase**
- Andorn → als frische Auflage bei **eiternden Wunden** und **Geschwüren**
- Berberitze → bei aufgebrochenen **Geschwüren** als Pulver zum drauf Streuen
- Eberraute → als Saft zum Einreiben bei **Beulen**, **Grind** (Ausschlag, Ekzem, Geschwüre) am Kopf
- Eberwurz → in Wasser und Wein gesotten zum Auswaschen von **eitrigen Geschwüren**
- Hanf → ein daraus gefertigtes Tuch ist gut zum **Verbinden von Geschwüren und Wunden**
- Kerbel → als Saft / Tinktur mit Wein bei **Geschwüren** und Krätze
- Klette → Klettenblütenpulver / Wurzelöl bei **Geschwüren der behaarten Kopfhaut**
- Leinsamen → Sud als Auflage bei **Furunkel**
- Malve → Blätter dienen als Auflage bei **Geschwüren**
- Melisse → als Blätter aufgelegt bei **Geschwüren**
- Sanikel → als Tee / Wein bei **Magen**- und **Zwölffingerdarm-Geschwüren**
- Sanikel → als kalten Tee zum Mundspülen bei **Geschwüren in der Mundschleimhaut**
- Schöllkraut → als Salbe / Saft / Pflanzenbrei bei **Warzen, Geschwüren**
- Schwarzkümmel → als Salbe / Öl bei **Geschwüren am Kopf**
- Schwarzkümmel → gemahlene Samen oder Öl mit etwas Fett

- Seifenkraut → als warme Auflage mit Weizenkleie bei **Geschwüren der Eingeweide mit Schmerzen**
- Veilchen → als Salbe bei **Geschwüren an Brust und Kopf, als Hautpflege, auch bei Narben**

Gesicht

- Baldrian → als Tee / Tinktur / Pulver bei nervös bedingten **Gesichtsschmerzen**
- Berberitze → die Wurzelrinde als Tee hilft bei **Schwellungen im Gesicht**
- Butter → essen gegen **rote Flecken** am Kinn, Hals und im Gesicht
- Lilie → gekochte Knolle mit Bienenwachs (auch fertig als Liliencreme) **glättet die Runzeln im Gesicht**, tilgt Muttermale und **säubert das Antlitz von Schuppen und Kleie**
- Schwertlilie → als Salbe bei **harter Haut wie Rinde,** oft mit Beulen im Gesicht
- Ziegenmilch → trinken bei **Hautausschlägen**
- Zuckerrübe → als Salbe Zuckerrüben / Öl-Gemisch, zum Einreiben in die Gesichtshaut bei **kranker** und **rissiger Haut im Gesicht**

Gesichtsfeldausfall

- Pfingstrose → Wurzel Abkochung in Wein bei **Gesichtsfeldausfall**
- Weinraute → als Tee / Tinktur / Granulat bei **Durchblutungsstörungen des Augenhintergrundes**

Gesichtsrose, Rosacea

- Kardendistel → als Pulver / Tee / Salbe bei **Hautausschlägen, Akne**
- Lilie → gekochte Knolle mit Bienenwachs (auch fertig als Liliencreme) **glättet die Runzeln im Gesicht**, tilgt Muttermale und **säubert das Antlitz von Schuppen und Kleie**
- Maulbeere → als Trank / Salbe bei **Akne, Pusteln, juckenden Ausschlägen**,
- Herpes, für **empfindliche** und **irritierte Haut**
- Quendel → als Tee / Gewürz / Salbe bei **Gesichtsrose**
- Ziegenmilch → trinken bei **Hautausschlägen**

Querverweis: siehe eventuell auch unter *Allergie (S. 350)* und *Autoimmune Erkrankungen (S. 360)*

Gesundheitsstärkung

- Dachsfell → zur **Gesundheitsstärkung**
- Dinkel → essen für **gesundes Fleisch und Blut**

- Gundermann → essen oder frisch als Tee als Hilfe für **chronisch Kranke**
- Sivesan-Pulver → zur Stärkung der **Abwehrkraft**

Querverweis: siehe eventuell auch unter *Abwehrkraft (S. 348)* und *Immunsystem (S. 411)*

Gewichtsverlust

siehe unter *Abmagerung*

Gicht

- Aronstab → als Elixier bei **Gicht**
- Bachbunge → als Saft ½ Teelöffel im Essen mitkochen gegen **Gicht**
- Bärlauch → gekocht bei **Gicht**
- Baldrian → als Pulver / Kekse bei **Gicht**
- Bärwurz → als Wurzel in Essig zerstoßen oder als Suppe bei **Gicht**
- Bohnenkraut → als Tee / Mischpulver bei **Gicht**
- Brennnessel → hilfreich bei **Gelenkleiden und bei Gicht**
- Dill → bei Gicht, **löst die Harnsäure**
- Eberraute → als Tee / Saft ist hilfreich bei **Gicht**
- Esche → Blätter als Tee **lösen die Harnsäure**
- Esskastanie → Blätter / Hülsen als Saunaaufguss bei **Gicht, Rheuma** und **Jähzorn**
- Gewürznelke → essen / kauen bei **Gicht**
- Kiefer → Nadeln, Sprossen als Tee bei **Rheuma** und **Gicht**
- Klettenwurzel → als Tee bei **Gicht** und **Rheuma**
- Krauseminze → als Tee / Elixier bei **Gicht**, regt die **Verdauung** an
- Lorbeerfrucht → als Mischpulver mit Bockshornklee in Wein bei **Rheuma** und **Gicht**
- Löwenzahn → als Tee / Saft wirkt er **harntreibend** und **harnsäurelösend** bei **Gicht** und bei **Ödemen**
- Meisterwurz → Salbe als Auflage **löst schmerzhafte Gichtknoten** auf
- Melde → mit Steinsalz, Honig und Essig aufgelegt bei **Fußgicht**
- Petersilie → frisch essen bei **Gicht**
- Quitte → als Tablette bei **Gicht, Rheuma**
- Schlehen → in Honig eingelegt wirken sie gegen **Gicht**
- Schwarze Nieswurz → als Elixier bei **Gicht**
- Sellerie → als Selleriemischpulver bei **Gicht, Rheuma**
- Tannensalbe / Öl → zum Einreiben bei **Gicht**
- Wacholder → Beeren gekaut / Tee bei **rheumatischen Erkrankungen** und bei **Entzündungen der Muskeln** und **Gicht**
- Wermutsalbe → **Arthrose, Arthritis, Gelenkleiden, Gicht**

Querverweis: siehe eventuell auch unter *Gelenkleiden (S. 394) und Rheuma (S. 412)*

Gift

siehe unter *Entgiftung (S. 381)*

Gleichgewicht

- Galgant → als Tablette oder mit Honig bei Neigung zu
- Pfingstrose → Wurzel als Tee bei **Schwindel**
- Rainfarn → als Rainfarnwein / Tee / Tinktur / Tee fördert er die **Durchblutung** und wirkt gegen **Schwindel**
- Wermut → Saft / Sud als Waschung bei **quälendem Schwindel**
- Ysop → als Tee wirkt bei **Ungleichgewicht**, also bei **Schwindel** und **Seekrankheit**

Gliederschmerz

- Beinwell → als Salbe bei **Muskelentzündungen** und **Schmerzen**
- Bilsenkraut → als Öl / Salbe bei **Schmerz durch Energiestau in den Gliedern**
- Dinkel → essen bei **Knochenleiden**
- Mariendistel → mit Salbei und Wasser als Saft bei **Gliederschmerzen**
- Poleiminze → frisch gestampft mit Salz / Honig bei **verkrüppelten / verkrampften Gliedern**
- Schwertlilie → Pulver mit Wein, kann verkrüppelten oder durch Kälte **verkrampften Gliedern** helfen

Querverweis: siehe eventuell auch unter *Gelenkleiden (S. 394)*, *Gicht (S. 398)*, *Rheuma (S. 452)*

Gliederzittern

- Bohnenkraut → als Tee / Mischpulver bei **Gliederzittern, Parkinson**
- Steinklee → als Tee / Tinktur bei **Alterszittern**
- Zitwer → als Elixier bei **Gliederzittern** (Parkinson)

Anmerkung: Alle 3 Mittel wirken auch bei Restless-Legs.

Grauer Star

- Katzenminze → als Tee / Tinktur bei **grauem Star**
- Schachtelhalm → frisch, oder als Tee / Tinktur **hilft er bei grauem Star**
- Veilchenöl → zum Einreiben beim Nachlassen der **Sehfähigkeit**, **Augenleiden**, **-trübung**

Grimmen

siehe unter *Bauchgrimmen (S. 361)*

Grind

- Eberraute → als Saft zum Einreiben bei **Beulen**, **Grind** (Ausschlag, Ekzem, Geschwüren) am Kopf

Grippe

- Eberwurz → als Mischpulver bei **erhöhter Krankheitsanfälligkeit**, erhöht die **Widerstandskraft des Körpers**, **stärkt das Immunsystem**, bewirkt eine **schnellere Erholung** des Patienten
- Katzenminze → als Tee für **Kinder bei Erkältungen, Grippe** mit Holunderblüten und Honig gemischt
- Krauseminze → als Tee wirkt **schweißtreibend bei Fieber und bei Grippe**
- Linde → Tee aus Blüten bei **Erkältungskrankheiten, grippalen Infekten**
- Meisterwurz → als Weinauszug / Tinktur bei **Fieber, Grippe**
- Rainfarn → als Rainfarnwein / Tinktur / Tee bei **Schnupfen, trockener Husten, Grippe**
- Pelargonienmischpulver → in erwärmten Wein bei **Grippe, Fieber**, **Brustschmerz**, hilft Giftstoffe auszuschwitzen
- Sivesan-Pulver → zur **Stärkung der Abwehrkraft**
- Wermut → als Tee / Tinktur / Wein verbessert die **Abwehrkraft gegen Grippe** enorm

Querverweis: siehe auch unter *Abwehrkraft (S. 348)*

Gurgelmittel

- Betonie → als Tee / Tinktur als **Gurgelmittel** bei Entzündung im **Hals** und **Rachen**
- Eberwurz → in Wasser und Wein gesotten als Gurgelmittel bei **Hals**, **Rachen** und **Mandelentzündung**
- Salbei → als Tee / Tinktur als **Gurgelmittel** bei Entzündung im **Hals** und **Rachen**

Gürtelrose

- Kardendistel → als Pulver / Tee / Salbe bei **Hautausschlägen, Gürtelrose**
- Leinsamen → Sud als Auflage mit Leinentuch bei **Gürtelrose**

Zusätzlicher Tipp: Einreiben mit Johanniskrautöl oder Propolissalbe (Firma Hanosan).

Haarausfall

- Alant → als Tee / Elixier / Tinktur bei **Haarausfall**
- Benediktinerdistel → homöopathisch bei **Haarausfall**
- Brennnessel → die Wurzel als Tee / Waschung bei **Haarausfall**
- Hirse → als Pulver ist gut für **Haare, Nägel** und heilsam bei **Hauterkrankungen**
- Katzenminze → als Salbe für neuen **Haarwuchs nach Verletzungen** der Kopfhaut
- Klette → als Klettenwurzelöl bei **Haarausfall** mit dünnem Haar
- Pflaumenaschehaarwasser → bei **hormonell bedingtem Haarausfall**, zu wenig Haarfülle, Verbesserung der Haarstruktur, Pflege
- Schachtelhalm → als Tee / Tinktur bei **Haarausfall mit dünnem Haar**
- Scharbockskraut → als Wein / Tinktur gegen **Haarausfall**

Haare

- Birke → als Saft zum Waschen und Spülen der Haare sorgt für einen **guten Haarwuchs und kräftigt die Haare**, wirkt **vorbeugend gegen graue Haare**
- Brennnessel → als Waschung bei **brüchigen Haaren / Haarausfall / fettigen Haaren**
- Linde → Tee aus Blüten, kalt als Massage und **Spülmittel für die Haare,** dies gibt **weiche und glänzende Haare**
- Pfingstrose → mache aus Wurzel und Samen eine Lauge gegen **Milben im Haar**

Halsdrüsen, geschwollene

- Breitwegerich → mit Salz gestampft und aufgelegt vertreibt es **böse Halsdrüsen**
- Gagelstrauch → als Salbe bei **Lymphdrüsenschwellungen**, auch bei **Entzündungen** und **Lymphstauungen nach einer Operation**
- Melde → essen bei **Drüsenschwellungen**

Zusätzlicher Tipp: Quinoa (Samen einer Meldeart) essen.

Halsschlagadern

- Liebstöckel → als Tee / Saft / Umschlag eventuell bei **Schwellung der Halsadern**

Halsschmerzen / Entzündungen

- Akelei → als Akeleihonig bei **Halsschmerzen** (Angina)
- Betonie → als Tee / Tinktur als **Gurgelmittel** bei Entzündung im **Hals** und **Rachen**

- Eberwurz → in Wasser und Wein gesotten als Gurgelmittel bei **Hals-**, **Rachen-** und **Mandelentzündung**
- Eibisch → Blüten in Met gekocht sollen **schlimme Halsschmerzen** vertreiben
- Königskerze → als Elixier / Tee bei **Hals-, Brustschmerzen, Heiserkeit**
- Meerrettich → als Tablette / Tinktur / Honig bei **Hals- und Mandelentzündungen**
- Odermennig → als Tee / Tinktur als Gurgelmittel bei **Halsentzündungen** und **Heiserkeit**
- Salbei → Tee als Gurgelmittel **Hals-, Rachen- und Mandelentzündungen**

Querverweis: siehe auch unter *Abwehrkraft (S. 348)*

Hämorrhoiden

- Bachbunge → als Saft ½ Teelöffel im Essen mitkochen bei **Hämorrhoiden**
- Beinwell → als Salbe kann er **Hämorrhoiden lindern**
- Benediktinerdistel → als Tee / Tinktur zur Unterstützung bei **Hämorrhoiden**
- Esche → Blätter als Tee mit Pfingstrosenblüten sind hilfreich bei **Hämorrhoiden**
- Linde → kalter Wurzel / Splint-Tee, bei **entzündeten Hämorrhoiden**
- Mäusedorn → als Tee / Tinktur **verstärkt die Aderwände** und hilft deshalb bei **Krampfadern** und **Hämorrhoiden**
- Pfingstrose → als Tee (Blüten) hilft sie hervorragend bei **Hämorrhoiden**
- Scharbockskraut → als Wein / Tinktur bei **Hämorrhoiden**

Querverweis: siehe eventuell auch unter *Verstopfung (S. 478)*

Hände

- Ingwer → als Tee / Pulver hilft bei **kalten Händen und Füßen**
- Rosmarin → als Tee / Tinktur hilft bei **kalten Händen und Füßen**

Querverweis: siehe eventuell auch unter *Hautpflegemittel (S. 405)*

Harmonie

- Nervenkekse → zur **Beruhigung** für innere **Ausgeglichenheit**

Harninkontinenz

- Salbei → als Tee / Pulver / Frisch bei **unkontrolliertem Harnabgang** durch Kälte des Magens
- Schlehenblüten → als Tee zur **Stärkung des Blasenschließmuskels**

Zusätzlicher Tipp: Aletris farinosa D12 als 10 g Globuli, 3x täglich 5 Kügelchen aus der Apotheke.

Harnsäure

- Birke → als Saft / Blättertee ist sie in der Lage, den **Harnsäurespiegel** zu senken
- Esche → Blätter als Tee **lösen die Harnsäure**
- Wacholder → Beeren sind stark **harn**- und auch **harnsäuretreibend**
- Quitte → als Tablette bei **Übersäuerung**
- Sellerie → als Sellerie Mischpulver bei **Gicht** und **Rheuma**
- Brennessel → als Kraut/Samen **Harnsäurelösend**

Querverweis: siehe auch unter *Gicht (S. 398)*

Harntreibende Mittel

- Alant → als Tee / Elixier / Tinktur wirkt **harntreibend und entwässernd**
- Berberitze → als Tee / Tinktur hat eine **harntreibende Wirkung**
- Besenginster → als Tee / Tinktur wirkt leicht **harntreibend**
- Eberwurz → als Tee / Weinauszug wirkt **harn- und schweißtreibend**
- Esche → Blätter als Tee wirken **harntreibend**
- Liebstöckel → Wurzel als Tee wirkt **harntreibend**
- Löwenzahn → als Tee / Saft wirkt **harntreibend** und **harnsäurelösend** bei **Gicht** und **Ödemen**
- Meisterwurz → als Wein / Tinktur wirkt er **harntreibend**
- Quendel → als Tee wirkt sie leicht **harntreibend**
- Rainfarn → als Rainfarnwein / Tinktur / Tee bei **Prostataleiden, Harnverhaltung**
- Schachtelhalm → frisch, oder als Tee / Tinktur als harntreibendes Mittel bei **Nieren-** und **Blasenleiden**
- Schwarze Nieswurz → als Elixier wirkt **harntreibend**
- Wacholder → Beeren sind stark **harn**- und auch **harnsäuretreibend**
- Zwergholunder → als Tee mit Wacholderbeeren wirkt er **harntreibend**

Hautleiden

- Aloe → Saft / Gel bei **Entzündung** oder **Reizung der Haut**

Anmerkung: Aloe hilft auch, wenn Beschwerden durch den Genuss oder den Kontakt mit frischem Fleisch auftreten.

- Aronstab → Blätter als Auflage bei **unreiner Haut** und **bei fressenden Wunden**, die nie heilen wollen
- Bärlauch → hilfreich bei **chronischen Hautausschlägen**
- Besenginster → als Salbe mildert den **Aussatz** (**Ekzem**)

- Birke → Knospen erwärmt als Auflage bei **Rötung der Haut mit Beulen**
- Brennnessel, (junge) → hilfreich bei **Hautkrebs,** vermutlich Basaliom
- Butter → aufgetragen hilft **bei rissigen Lippen**
- Butter → gegen **rote Flecken** am Kinn, Hals und im Gesicht
- Dost → als Salbe bei **Schuppenflechte und Hautreizungen**
- Eberraute → als Saft zum Einreiben bei Beulen,
- Grind (**Ausschlag, Ekzem, Geschwüre**) am Kopf
- Frauenmantel → als Tee / Tinktur bei **hormonellen Umstellungen** wie juvenile Akne und Hautunreinheiten
- Hirse → als Pulver ist sie gut für **Haare, Nägel** und heilsam bei **Hauterkrankungen**
- Kardendistel → als Pulver / Tee / Salbe bei **Hautausschlägen, Gürtelrose**
- Kerbel → frisch essen bei **chronischen Hautausschlägen**
- Klette → Klettenblütenpulver / Wurzelöl bei **Geschwüren der behaarten Kopfhaut**
- Klettenwurzel → als Tee / Öl bei **Schuppenflechte** besonders der Kopfhaut
- Lavendel → als Tee zum Waschen / Einreiben bei **empfindlicher Haut**
- Liliensalbe → bei **Hautausschlägen** und **Beulen** allgemein
- Löwenzahn → als Tee / Saft bei bräunlichen, **leberfarbenen Hautverfärbungen**
- Löwenzahn → als Tee / Saft bei **Löchern in der Haut**
- Maulbeere → als Trank / Salbe bei **Krätze, Akne, Pusteln, juckende Ausschläge, Herpes für empfindliche und irritierte Haut.**
- Mohnsamen → essen bei **Juckreiz**
- Pflaumenaschehaarwasser → wenn die **Kopfhaut schuppig** ist oder **welkt**
- Quendel → als Tee / Gewürz / Salbe bei **Ausschlag / Ekzem / Allergie**
- Ringelblume → als Salbe bei **rissiger und wunder Haut**
- Scharbockskraut → als Tee mit Kamille gegen **Hautleiden**
- Schwertlilie → als Salbe bei frischen Hautleiden und bei **Schuppenflechte**, bei harter Haut, wie Rinde oft mit Beulen im Gesicht
- Seifenkraut → als Tee, kalt für Umschläge bei **Hautkrankheiten** auch bei **Hautpilzerkrankungen**
- Thymian → als Tinktur äußerlich bei **Haut** und **Fußpilz**
- Veilchen → als Salbe bei **Geschwüre, Hautpflege, Narben, Brust, Kopf**
- Vogelmiere → als Saft / Tee äußerlich bei **Ekzemen** und **Hautirritationen**
- Ziegenmilch → trinken bei **Hautausschlägen, Ekzemen**
- Zuckerrübe → als Salbe Zuckerrüben / Öl-Gemisch zum Einreiben in die Gesichtshaut- bei **kranker und rissiger Haut im Gesicht**

Querverweis: siehe eventuell auch unter *Allergien (S. 350), Akne (S. 349), Herpes (S. 406), Gesichtsrose (S. 397), Neurodermitis (S. 442), Schuppenflechte (S. 459)*

Hautpflegemittel

- Aloe → als Saft / Gel bei Entzündung oder **Reizung der Haut**
- Maulbeere → als „Morusan-Salbe" (Posch) für **empfindliche** und **irritierte Haut**
- Pflaumenaschehaarwasser → wenn die **Kopfhaut schuppig** ist oder **welkt**
- Schwertlilie → als Salbe bei frischen **Hautleiden**, bei **harter Haut** wie Rinde.
- Veilchen → als Salbe zur allgemeinen **Hautpflege** besonders bei Narben
- Zuckerrübe → als Salbe Zuckerrüben / Öl-Gemisch zum Einreiben in die Gesichtshaut bei **kranker und rissiger Haut im Gesicht**

Heiserkeit

- Ackerminze → um der **rauen Stimme** wieder Klang zu verleihen.
- Aronstab → als Elixier bei **Kehlkopf / Stimmbandentzündung, Heiserkeit, Räuspern**
- Bibernell → als Tee / Tinktur **bei entzündlichen Erkrankungen der Mund- und Rachenhöhle** und bei **Heiserkeit**
- Brombeersaft → hilft gegen **Heiserkeit**
- Fenchel → als Tee mit Honig bei **Heiserkeit**
- Königskerze → als Elixier / Tee bei **Hals-, Brustschmerzen, Heiserkeit**
- Meerrettich → als Tablette / Honig / Tinktur hat er eine **schleimlösende Wirkung** auf die Atemwege bei **Husten, Sinusitis und Heiserkeit**
- Odermennig → als Tee / Tinktur als Gurgelmittel bei **Halsentzündungen** und **Heiserkeit**
- Süßholz → gekaut oder als Tee / Tinktur bei **Heiserkeit**
- Thymian → als Tee / Tinktur (Verdünnt) als Gurgelmittel, bei **Kehlkopfentzündung, Heiserkeit**
- Veilchen → als Elixier / Tee / Tinktur bei **Husten, Heiserkeit**, und als **schweißtreibendes Mittel**
- Wegrauke → als Tee und Gurgelmittel (kalt) bei **Kehlkopfkatarrh, Heiserkeit**
- Wegwarte → als Tee / Pulvermischung mit Klette und Honig bei **Heiserkeit**
- Ysop → als Gewürz / Tee bei **Husten** und bei **rauer Stimme**

Querverweis: siehe auch unter *Stimme (S. 466)*

Hepatitis

(nur zur Unterstützung)

- Mariendistel → als Samen / Kapseln **wirkt regenerierend auf die Leber**
- Rainfarn → als Tee / Wein wirkt günstig auf den **Leberstoffwechsel** bei einer Hepatitis-Infektion

Querverweis: siehe eventuell auch unter *Leber (S. 422)*

Herpes

- Maulbeere → als „Morusan-Salbe" (Posch) bei **Herpes**
- Melisse → als Salbe äußerlich bei **Herpes an den Lippen**
- Salbei → Tee / Tinktur bei **Herpes** innerlich und äußerlich zum Auftupfen

Herzinfarkt zur Nachsorge und Vorbeugung

- Galgant → als Tablette zur Nachsorge bei **Infarktpatienten** erweitert er die **Herzkranzgefäße**
- Petersilienhonigherzwein → für **Herz, Kreislauf**, erweitert die **Herzkranzgefäße**, verbessert die **Durchblutung**
- Sivesan-Pulver → zur Nachsorge bei **Infarktpatienten** erweitert die **Herzkranzgefäße**

Anmerkung: Sivesan-Pulver enthält Galgant.

Querverweis: siehe eventuell auch unter *Herzprobleme (S. 406)*

Herzprobleme

- Alant → Pulver der Wurzeln mit Honig **heilt Atemnot,** wo der Patient **nur in aufrechter Stellung Atmen** kann
- Bohnenkraut → als Tee / Mischpulver bei **Herzschwäche**
- Diptam → als Pulver bei **Herzschmerzen** erweitert die **Herzkranzgefäße** und verbessert die **Durchblutung**
- Efeu → verbessert die **venösen und arteriellen Gefäße des Herzmuskels**
- Galgant → als Tablette erweitert die **Herzkranzgefäße** und hilft bei **Herzschmerzen**
- Gelber Enzian → als Pulver bei **Herzschmerzen**, **Herzschwäche**
- Habichtskraut → als Pulver / Tee bei **Herzrhythmusstörungen**
- Habichtskraut → als Pulver / Tee bei **Herzschwäche, Herzvergrößerung**
- Ingwer → als Tee / Pulver bei **Herzschwäche** mit niedrigem Blutdruck und Herzklopfen
- Königskerze → als Tee / Wein zu verwenden bei **traurigem Herz** (Herzschmerz)
- Liebstöckel → Blätter als Tee / Gewürz haben eine **herzstärkende Wirkung**
- Linde → Wurzel als Pulver essen mit Brot bei **Herzschmerzen**
- Linde → Tee aus Blüten wirkt **stärkend auf das Herz** und **Kreislauf**
- Mariendistel → Früchte zum Kauen oder als Saft bei **Herzstechen**
- Melisse → als Tee bei **Herzunruhe mit Verschlimmerung am Morgen**
- Muskatnuss → essen, **öffnet das Herz, reinigt deinen Sinn** und bringt einen **guten Verstand**
- Petersilienhonigherzwein → für **Herz, Kreislauf**, erweitert die **Herzkranzgefäße**, verbessert die **Durchblutung**

- Rosmarin → als Tee / Wein zur Verbesserung der **Durchblutung der Herzkranzgefäße**
- Schwarze Nieswurz → als Elixier bei **Beklemmung in der Brust** = **Herzschwäche**
- Sivesan-Pulver → zur Nachsorge bei **Infarktpatienten**
- Sivesan-Pulver → bei Angina Pectoris, erweitert die **Herzkranzgefäße**
- Sivesan-Pulver → bei Blähungs-Herzdruck, (**Roemheldsyndrom**)
- Sellerie → gegen **Herzklopfen** soll man Kümmel und Sellerie (Samen?) kauen und den Saft herunterschlucken.
- Pelargonienmischpulver → bei **Herzweh** auf Brot essen
- Tannensalbe / Öl → zum Einreiben bei **Herzschwäche**, **geistige Verwirrtheit**
- Tormentill → als Tee / Tinktur **Herzklopfen mit Panikgefühlen**

Anmerkung: Sivesan-Pulver enthält Galgant und Habichtskraut.

Herzrhythmusstörung

- Andorn → als Tee / Tinktur bei **Herzrhythmusstörungen**
- Habichtskraut → bei **Herzrhythmusstörungen**
- Hirtentäschel → hilfreich bei leichten **Herzrhythmusstörungen**
- Ingwer → als Tee / Pulver bei **Herzschwäche mit niedrigem Blutdruck** und Herzklopfen
- Melisse → als Tee bei **Herzunruhe mit Verschlimmerung am Morgen**
- Sivesan-Pulver → bei **Herzrhythmusstörungen**
- Sellerie → gegen Herzklopfen soll man Kümmel und Sellerie (Samen?) kauen und den Saft herunterschlucken
- Tormentill → als Tee / Tinktur **Herzklopfen mit Panikgefühlen**

Anmerkung: Sivesan-Pulver enthält Galgant und Habichtskraut.

Querverweis: siehe eventuell auch unter *Herzprobleme (S. 406)*

Heuschnupfen

- Brennnessel → als Tee ist hilfreich bei **Heuschnupfen** und **Allergien**
- Gundermann → frisch zerriebene Blätter werden in die Nasenlöcher gesteckt bei **Entzündungen der Nasenschleimhäute** und **Heuschnupfen**
- Süßholz → als Tee / Tinktur hilfreich bei **Asthma** und **Allergien / Heuschnupfen**

Querverweis: siehe eventuell auch unter *Allergie (S. 350)*

Hexenschuss

- Bilsenkraut → als Öl / Salbe lindert Schmerz bei **Bandscheibenvorfall** und **Hexenschuss**
- Eberwurz → als Tee / Weinauszug / Öl bei **Ischias, Hexenschuss** und bei **Bandscheibenvorfall**
- Senf → als Packung bei **Rheuma** und bei **Hexenschuss**

Querverweis: siehe eventuell auch unter *Rheuma (S. 452)*

Hitzepickel

- Salbei → als Tee wirkt schweißhemmend und reinigt die Haut

Hitzestau

- Bilsenkraut → als Öl / Salbe bei **Schmerz durch Hitzestau** in den Gliedern
- Buchsbaum → als Wein aus dem Becher bei **Fieber** (Hitze) **im Magen**
- Muskatellersalbei → als Tee bei **übelriechendem Schweiß**, **Wechseljahre**

Hitzewallungen

- Frauenmantel → als Tee / Tinktur bei **Wechseljahrbeschwerden** wie Hitzewallungen durch hormonelle Umstellung
- Muskatellersalbei → als Tee bei **übelriechendem Schweiß, Wechseljahre** Salbei → als Tee / Pulver / Frisch bei **Wechseljahresbeschwerden**, wenn die Frau zu viel **Hitze** hat und schwitzt ohne Geruch
- Weinraute → als Raute-Fenchelgranulat bei Beschwerden in den **Wechseljahren**, **Hitzewallungen**
- Ysop → als Gewürz / Tee wirkt **schweißhemmend** und ist hilfreich bei **Wechseljahresbeschwerden**

Querverweis: siehe auch unter *Wechseljahresbeschwerden (S. 481)*

Hormonhaushalt

- Hirschzungenfarn → als Elixier bei Störungen im **Hormonhaushalt**, unterstützend bei **Menstruationsstörungen**

Querverweis: siehe eventuell auch unter *Wechseljahresbeschwerden (S. 481)*

Hornhautflecken im Auge

- Melisse → als Tee / Auflage bei **weißen Hornhautflecken** im Auge
- Wasserminze → als Auflage bei **weißen Hornhautflecken** im Auge

Zusätzlicher Tipp: Biochemie Nr. 1 (Calcium flouratum) als D12 3x täglich 1 Tablette im Munde zergehen lassen.

Hüftbeschwerden

- Efeu → als Tee / Tinktur bei **Hüftschmerzen** und **Ischiasbeschwerden**
- Tausendgüldenkraut → als Tee (kalt) in den After eingeführt bei **Hüftgicht**

Querverweis: siehe eventuell auch unter *Gelenkleiden (S. 394)*, *Rheuma (S. 452)*

Hundebiss

- Melisse → als Blatt oder Brei aufgelegt lindert **Hundebisse**
- Quendel → als Salbe / Tee bei **Tierbissen**
- Salbei → als Tee kalt bei **Bisswunden** zum Auswaschen

Tipp: Noch wirksamer sind Mädesüßblüten, äußerlich als kalter Tee, Tinktur oder Salbe angewendet.

Husten

- Akelei → als Akeleihonig bei Husten mit **schleimigem Auswurf**
- Alant → als Tee / Elixier / Tinktur bei **Husten, besonders mit Kreislaufschwäche**
- Alant → als Tee / Elixier / Tinktur bei **Leberhüsteln**
- Andorn → als Elixier / Saft wirkt er **schleimlösend** bei **chronischem** und einfachem **Husten**
- Anis → als Tee gegen **krampfartigen Husten**
- Bibernelle → als Tee in Wasser oder Wein gekocht gut gegen den **bösen Husten** und **befreit die Brust von Schleim**
- Brombeere → als Elixier bei Husten, Verschleimung, Mukoviszidose, **Bronchitis**,
- **Reizhusten, Rippenfellentzündung, Katarrh**
- Butter → essen lindert den **Hustenreiz**
- Eberwurz → als Tee / Weinauszug bei **Verschleimung der Atemwege**
- Eibisch → in Essig zerstoßen bei **Fieber, Reizhusten**

- Eisenkraut → als Tee / Tinktur bei **Husten, Asthma**

Anmerkung: Patient wirkt oft stark angespannt.

- Efeu → bei **Husten, Bronchitis, Keuchhusten**–stark **schleimlösend**
- Esskastanie → als Blättertee gegen **Husten** und **Bronchitis** mit **gelb bis gelb-grünem Schleim**
- Fenchel → als Wurzelweintrank bei **Keuchhusten**
- Gamander → als Tee heilt er den **Husten**
- Hirschzungenelixier → als Elixier bei **Asthma, Husten Lungenentzündung, Verschleimung**
- Königskerze → als Elixier / Tee bei **Bronchitis**, wenn der **Husten morgens schlimmer ist**
- Linde → Tee aus Blüten wirkt auch bei **Husten**
- Malve → als Tee wirkt sie **gegen Husten**
- Meerrettich → als Tablette Honig / Tinktur hat er eine **schleimlösende Wirkung** auf die Atemwege bei **Husten, Sinusitis und Heiserkeit**
- Rainfarn → als Rainfarnwein / Tinktur / Tee bei **Schnupfen, trockenem Husten, Grippe**
- Salbeigamander → als Tee bei **chronischer Bronchitis,** erleichtert das **Abhusten**
- Schlüsselblumenblüten → als Tee bei einer **chronischen Bronchitis** mit **produktivem Husten**
- Seifenkraut → als Tee bei **Husten** und **Bronchitis** mit **zähem Schleim**

Achtung: Seifenkraut nur verdünnt in einer Teemischung im Verhältnis 1:5.

- Spitzwegerich → als Tee / Tinktur / Sirup bei **Erkältungskrankheiten, trockenem Husten**
- Süßholz → als Tee / Tinktur bei **quälendem Husten** und **Bronchitis** mit **zähem Schleim**
- Tannenelixier → **eitrige Lungenentzündung / Tbc / eitrige Bronchitis** mit **Auswurf, Kurzatmigkeit, Lungenschmerzen** (Rippenfellentzündung?)
- Thymian → Saft / Tee bei **Husten, Bronchitis** und **Lungenentzündung**
- Vogelmiere → als Tee / Tinktur hilft sie bei **Husten abends oder / und nachts**
- Wasserminze → als Tee / Gewürz bei **schwerem Atmen, Husten, aber ohne Schleim**
- Wermutöl → zur Einreibung der Brust bei **Erkältung, Bronchitis, Husten, Verschleimung** (besonders bei Kindern)
- Ysop → als Gewürz / Tee bei **Husten**, bei **rauer Stimme** und bei **Beschwerden der Lunge**

Hyperaktivität

- Balsamkraut → als Tee / Trank hilft bei **Nervenüberreizung**, Unruhe, **Erregungszustände, Hysterie**
- Baldrian → als Tee / Tinktur / Pulver als **Beruhigungsmittel**
- Kubebenfrüchte → kauen bei **Hysterie, sexueller Überreizung, Nervenschwäche**

- Linde → Tee / Bad aus Blüten hat eine entspannende Wirkung bei **Ruhelosigkeit, Hyperaktivität** und **Schlaflosigkeit**
- Mutterkümmel → sorgt für innere **Ausgeglichenheit**
- Nervenkekse → zur Beruhigung, für innere **Ausgeglichenheit**
- Petersilienhonigherzwein → **Beruhigung bei Stress**
- Rosenmischpulver (mit Salbei) → zum daran Riechen **gegen Ärger**

Hysterie

- Balsamkraut → als Tee / Trank hilft bei **Nervenüberreizung**, Unruhe, **Erregungszuständen, Hysterie**
- Baldrian → als Tee / Tinktur / Pulver als **Beruhigungsmittel**
- Kubebenfrüchte → kauen bei **Hysterie, sexueller Überreizung, Nervenschwäche**
- Linde → Tee / Bad aus Blüten hat eine entspannende Wirkung bei **Ruhelosigkeit, Hyperaktivität** und **Schlaflosigkeit**
- Rosenmischpulver (mit Salbei) → zum daran Riechen **gegen Ärger**

Immunsystem

- Buchsbaum → als Wein aus dem Becher bei **Störungen des Immunsystems aufgrund von Allergien**
- Eberwurz → als Mischpulver bei **erhöhter Krankheitsanfälligkeit**, erhöht die **Widerstandskraft des Körpers, stärkt das Immunsystem**, bewirkt eine **schnellere Erholung** des Patienten
- Gamander → als Tee / Tinktur als Tonikum bei **fiebrigen** und **infektiösen Krankheitszuständen**

Querverweis: siehe auch unter *Abwehrsteigerung (S. 348)*

Impotenz

- Akeleiwein / Elixier → in der Volksmedizin ein Mittel gegen **Impotenz**
- Rosmarin → als Wein verbessert es die **Durchblutung** im Schwellkörper des Penis und hilft so spürbar gegen **Impotenz**

Infektionen

- Eberwurz → als Mischpulver bei **erhöhter Krankheitsanfälligkeit**, erhöht die **Widerstandskraft des Körpers, stärkt das Immunsystem,** bewirkt eine **schnellere Erholung** des Patienten

- Meisterwurz → als Salbe hilft er bei **infizierten Wunden und Furunkeln**
- Salbei-Gamander → als Tee / Tinktur bei **fiebrigen, infektiösen Zuständen** und als **Kräftigungsmittel**

Querverweis: siehe auch unter *Abwehrsteigerung (S. 348)*

Insektenstiche

- Beinwell → als Tinktur / Salbe wirkt er kühlend bei **Insektenstichen**
- Eberraute → hat **insektenabwehrende Eigenschaften**
- Efeu → in Cremes **bei Insektenstichen**
- Hauswurz → als Saft zum Einreiben bei **Insektenstichen**
- Lavendel → als Öl zum Einreiben bei **Insektenstichen**
- Schwarzkümmelöl → mit Honig als **Insektengift** an die Wand / Brett streichen
- Wegerich (Spitz) → in Honig als Saft für **Insektenstiche**, **Juckreiz**

Ischias

- Bilsenkraut → als Öl / Salbe* lindert Schmerz bei **Bandscheibenvorfall** und **Hexenschuss**
- Bilsenkraut → als Öl / Salbe* bei **Schmerz durch Energiestau** in den Gliedern
- Eberwurz → als Tee / Weinauszug / Öl bei **Ischias**, **Hexenschuss** und **Bandscheibenvorfall**
- Efeu → als Tee / Tinktur bei **Hüftschmerzen** und **Ischiasbeschwerden**
- Hirse → als Pulver bei **Ischias** und **Gelenkbeschwerden**
- Schlüsselblume → Blüten als Tee bei **Ischiasbeschwerden**
- Senf → als Packung bei **Ischiasbeschwerden**
- Zwergholunder → Wurzel als Tee mit Wacholderbeeren gegen **Ischias**,
- **Rheumatismus** und **beginnender Wassersucht**

Querverweis: siehe eventuell auch unter *Hexenschuss (S. 408)*, *Rheuma (S. 452)*

** Nikolaisalbe, Zähringer Apotheke*

Jähzorn

- Balsamkraut → als Tee / Tropfen bei **Erregungszuständen**
- Esskastanie → Blätter / Hülsen als Saunaaufguss bei **Gicht**, **Rheuma** und **Jähzorn**
- Rosenmischpulver (mit Salbei) → zum daran Riechen **gegen Ärger**

Juckreiz

- Maulbeere → als Trank / Salbe bei Krätze, Akne, Pusteln, juckenden Ausschlägen, **Herpes** für **empfindliche und irritierte Haut**
- Mohnsamen → essen bei **Juckreiz**
- Oregano → Waschen mit kaltem Tee lindert **Juckreiz, Kopfgrind**
- Quendel → als Tee / Gewürz / Salbe bei **Ausschlag, Ekzem, Allergie**
- Salbei → als Tee innerlich / äußerlich bei **Juckreiz der Genitalien** zum Auswaschen
- Wegerich (Spitz) → in Honig, als Saft bei **Insektenstichen, Juckreiz, Kälte**

Kälte

- Ackerminze → **wärmt den Magen** und wirkt gegen **Übelkeit**
- Dachsfell → zur **Erwärmung der Nierengegend**
- Dachsfell → zur **Durchblutung, Beine, kalte Füße, Krampfadern**
- Hanfsamen → in Wasser gekocht und im Tuch aufgelegt **bei Kältegefühl im Magen**
- Ingwer → als Tee / Pulver wirkt er **durchwärmend,** auch bei **Erkältungen**
- Odermennig → als Wein bei **Kältegefühl im Magen**, mit **Ausspucken von viel Flüssigkeit und Schleim** aus den kranken Eingeweiden
- Poleiminze → frisch oder als Saft / Tee wärmt sie bei **Kälte im Magen**
- Rosmarin → als Tee / Wein **verbessert es die Durchblutung in der Peripherie,** dadurch auch bei **Kältegefühl in den Händen, Fingern, Füßen** und **Zehen**
- Tannensalbe / Öl → zum Einreiben bei einer **schmerzhaften Muskelentzündung,** wie einem steifen Nacken durch **Kälte, Nässe** und / oder **Zugluft**
- Wacholder → als ätherisches Ö in die Speise und als Beeren in Wein gekocht zum Trinken gegen **kalten, asthmatischen Husten**, **Erkältung**

Karies

- Schachtelhalm → als Tee / Tinktur bei **Karies**

Käseallergie

- Mutterkümmel → als Käsegewürz und bei **Käseallergie**

Katarrh der Luftwege

- Ackerminze → bei **Katarrh** der Luftwege.
- Ackerminze → um der **rauen Stimme** wieder Klang zu verleihen
- Brennnessel → Samen bei **Katarrh der Atemwege** und **Lungen-** und **Brustleiden**
- Brombeere → als Elixier bei **Husten, Verschleimung, Katarrh**
- Schafsleber → essen mindert **die Verschleimung der Lunge** und allgemeine **katarrhalische Schleimbildung**
- Schlüsselblume → Blüten als Tee mit Honig bei **Bronchialkatarrh**

Querverweis: siehe eventuell auch unter *Bronchitis (S. 452)*

Kehlkopfentzündung

- Aronstab → als Elixier bei **Kehlkopf / Stimmbandentzündung, Heiserkeit, Räuspern**
- Lavendel → als kalten Tee als Gurgelmittel bei **Kehlkopfentzündung**
- Maulbeere → als Gurgel / Mundspülmittel bei **Schmerzen im Kehlkopf**
- Spitzwegerich → als Tee (kalt) zum Gurgeln bei **Kehlkopfentzündung** und **Mandelentzündung**
- Thymian → als Tee / Tinktur (verdünnt) als Gurgelmittel bei **Kehlkopfentzündung, Heiserkeit**
- Tormentill → als Tee / Tinktur (verdünnt) als Gurgelmittel bei **Kehlkopfentzündung** und bei **Mandelentzündung**
- Wegrauke → als Tee und Gurgelmittel (kalt) bei **Kehlkopfkatarrh, Heiserkeit**

Keuchhusten

- Alant → bei **Keuchhusten mit pfeifenden Atemgeräuschen**
- Brombeere → als Abkochung aus der Wurzel mit Sirup / Honig bei **Keuchhusten und Bronchitis**
- Efeu → bei **Husten, Bronchitis, Keuchhusten** – stark **schleimlösend**
- Fenchel → als Wurzelweintrank bei **Keuchhusten**
- Ysop → als Tee bei **Lungenentzündung** und **Asthma** sowie bei **Keuchhusten**

Querverweis: siehe eventuell auch unter *Bronchitis (S. 369)*

Kieferentzündung

- Gewürznelke → gekaut oder als Tee zum Spülen **lindert Entzündungen**
- Rebaschenlauge → als Mundspülung für **Kiefer, Zähne, Zahnfleisch**

Klarheit

- Süßholz → gekaut oder als Tee / Tinktur gibt es eine **klare Stimme,** macht die Stimmung gütig und **klärt die Augen**

Klimakterium

- Aronstab → als Elixier bei **Melancholie, Depression, Schwermut, Reizbarkeit**
- Balsamkraut → als Tee / Trank hilft er bei Nervenüberreizung, **Unruhe**, **Erregungszustände** und **Hysterie**
- Kubebenfrüchte → kauen zur **Stimmungsaufhellung**
- Hirtentäschel → hilfreich bei **starken Blutungen im Klimakterium**
- Kubebenfrüchte → kauen bei Nervenschwäche, Hysterie, Gereiztheit im **Klimakterium**
- Muskatellersalbei → als Tee bei **übel riechendem Schweiß**, **Wechseljahre**
- Weinraute → als Raute-Fenchelgranulat bei **Beschwerden in den Wechseljahren**, auch bei **Hitzewallungen**

Kloßgefühl

- Aronstab → als Elixier bei **Kehlkopf/ Kloßgefühl, Heiserkeit** und bei **Melancholie, Verzweiflung**

Querverweis: siehe eventuell unter *Kehlkopfentzündung (S. 414)*

Kneifen, Gefühl von

- Ringelblume → als Tee bei **Magenschmerzen** mit Gefühl von Kneifen

Kniegelenk

- Beinwell → als Salbe wirkt er **regenerierend** auf das **Bindegewebe** und auf das **Knorpelgewebe**
- Brennnessel → hilfreich bei **Gelenkleiden** und **Gicht**
- Dinkel → essen bei **Knochenleiden**, **Gelenkleiden**
- Eberwurz → als Tee / Weinauszug / Öl bei **ausstrahlenden Muskel-** und **Gelenkschmerzen**
- Esche → frische Blätter gekocht, warm als Auflage bei **Gelenkschmerzen**
- Hirse → als Pulver bei **Ischias** und **Gelenkbeschwerden**
- Wermutsalbe → **Arthrose, Arthritis, Gelenkleiden, Gicht**

Querverweis: siehe eventuell auch unter *Gelenkleiden (S. 394)*

Knochenbruch

- Beinwell → als Salbe / homöopathisch zur besseren Heilung bei **Knochenbrüchen**
- Bienen → tot in Öl gekocht und aufgelegt lindern sie **Überbein**, **Verrenkungen** und **Brüche**.

Anmerkung: Auch als Bienengiftsalbe möglich.

- Schachtelhalm → als Tee / Tinktur bei **Knochenentkalkung** und **Knochenbrüchen**
- Störfisch → bei **Knochenbruch, Knochenerweichung, Überbein**, Probleme an der **Wirbelsäule**
- Tausendgüldenkraut → innerlich als Tee und aufgelegt bei **Knochenbrüchen**

Zusätzlicher Tipp: Symphytum D 12 als 10 g Globuli 3x täglich 5 Kügelchen

Knochenleiden

- Beinwell → als Salbe / homöopathisch zur besseren Heilung bei Knochenbrüchen
- Dinkel → essen bei **Knochenleiden**
- Nelkenwurz → als Tee / Tinktur bei Körperschwäche und bei **Osteoporose**
- Schachtelhalm → als Tee / Tinktur bei **Knochenentkalkung** und **Knochenbrüchen**
- Störfisch → bei **Knochenbruch, Knochenerweichung, Überbein,** Probleme an der **Wirbelsäule**
- Wegerich (Spitz / Breit) → in Honig hilft er mit, **Knochenbrüche** und **Bänderzerrungen auszuheilen**, fördert die **Knochenheilung**
- Wermutsalbe → **Arthrose, Arthritis, Gelenkleiden, Gicht**

Knorpelgewebe

- Beinwell → als Salbe wirkt er **regenerierend** auf das **Bindegewebe** und auf das **Knorpelgewebe**

Koliken

- Fenchel → als Tee gegen **Magen- und Darmkoliken**
- Lorbeerfrucht → zerstoßen als Tee bei **feststeckenden Blähungen** (Koliken)
- Odermennig → als Tee / Tinktur bei akuten **Gallensteinkoliken** und **Stau**

Querverweis: siehe auch unter *Verkrampfungen (S. 476)*

Konzentrationsschwäche

- Brennnesselöl → zum Einreiben der Schläfen, fördert die **Konzentration**
- Esskastanie → gekocht oder als Honig füllt sie ein **leeres Gehirn** wieder auf
- Immergrün → als Tee / Tinktur / Wein bei **Konzentrationsschwäche**,
- Gedächtnisstörungen, fehlender Aufmerksamkeit
- Krauseminze → als Tee fördert die **Konzentrationsfähigkeit**
- Kubebenfrüchte → kauen zur Verbesserung der **Konzentrationsfähigkeit** und als Hilfe bei **Lernschwierigkeiten**
- Kopfsalat → als Salat mit Essig bei **Gedächtnisstörungen**
- Krauseminze → als Tee / Elixier fördert sie die **geistig mentale Wachheit**
- Mandel → essen bei Durchblutungsstörungen im Kopfbereich, Ernährungsstörungen des Gehirns, **Konzentrationsmangel**, **Lernschwierigkeiten**, **Kopfschmerz**, **Müdigkeit**
- Rosmarin → als Tee / Wein fördert die **Durchblutung des Gehirns** und hilft dadurch gegen **Konzentrationsschwäche**
- Wilder Lavendel (Speik) → in Wein / Wasser / Honig gekocht, bei **Konzentrationsschwäche**

Zusätzlicher Tipp: Regelmäßig Kokosfett / Öl essen. Dies enthält Stoffe, die für die Ernährung des Gehirnes wichtig sind.

Kopf, Durchblutung

- Quendel → als Keks gegen **Durchblutungsstörungen** besonders im Kopf

Kopf, Stumpfes, schweres Gefühl

- Zimt → mit Brot essen löst es die **schädlichen Säfte**, durch die sein Kopf stumpf ist, auf

Kopfbrummen

- Gelöschter Wein → besänftigt das Gemüt, hilft bei **Kopfbrummen**
- Gewürznelke → gekaut oder als Tee hilft sie bei **Kopfbrummen**
- Gundermann → gedünstet essen oder frisch als Tee bei **Kopfbrummen mit Ohrensausen**

Kopfhaut

- Klette → Klettenblütenpulver / Wurzelöl bei **Geschwüren der behaarten Kopfhaut**
- Klette → als Klettenwurzelöl bei **Haarausfall** mit dünnem Haar
- Oregano → Waschen mit kaltem Tee behebt **Juckreiz, Kopfgrind**
- Pflaumenaschehaarwasser → wenn die **Kopfhaut schuppig** ist oder welkt
- Schwarzkümmel → als Salbe / Öl bei **Geschwüren am Kopf**

Kopfschmerzen / Migräne

- Akelei → als Tee / Elixier bei Kopfschmerzen durch **innere Zerrissenheit**
- Apfel → mit Apfelknospenöl vor dem Schlafengehen den Kopf einreiben bei **Kopfschmerzen**
- Baldrian → als Tee / Tinktur / Pulver bei **nervös bedingten Kopfschmerzen**
- Buchsbaum → als Handstock für die Gesundheit von **Kopf** und **Augen**
- Eibisch → mit Salbei und Olivenöl zerstoßen erwärmt als Auflage bei **Kopfschmerzen**
- Feige → als Salbe zum Einreiben bei **Kopfweh** und **Augen / Tränen / schwären**
- Gelöschter Wein → besänftigt das Gemüt, hilft bei **Kopfbrummen**
- Gewürznelke → gekaut oder als Tee bei **Kopfbrummen**
- Liebstöckel → als Saft in Wein oder Wasser bei **Beschwerden vor der Monatsregel**

Anmerkung: Geht zur Not auch als Gewürz oder als Tee aus den Blättern.

- Mutterkraut → als Tee / Tinktur bei **Kopfschmerz** und bei **Migräne**
- Pflaumenaschehaarwasser → unterstützend bei Kopfschmerzen
- Poleiminze → frisch oder Saft / Tee bei **starken Kopfschmerzen**
- Rebtropfen, ölige → zum Einreiben auf die Stirn bei **Kopfschmerzen**
- Salbei → als Tee / Pulver / Frisch bei **Kopfschmerzen**, durch **Nahrungsmittel** und **Überfluss an Schleim**
- Schafgarbe → als Tee / Tinktur bei **krampfartigem Kopfschmerz**
- Schlüsselblume → Wurzel als Tee bei **Kopfschmerzen** und **Migräne**
- Steinklee → als Saft / Tinktur mit Essig und Rosenöl vermengt ins Ohr geträufelt, bei **Ohrenschmerzen** und **Kopfweh** mit einem Tuch abdecken
- Tannensalbe / Öl → zum Einreiben bei **Kopfschmerzen, geistige Verwirrtheit**
- Weihrauch → bei Kopfweh mit dem **Gefühl, der Kopf werde gespalten**
- Wermut → Saft / Sud als Waschung bei **Kopfschmerz** mit **hämmerndem, stechendem Schmerz** oder quälendem Schwindel
- Zitwer → als Elixier bei **schweren Kopfschmerzen**

Kopfschütteln

- Pfingstrose → bei **Verwirrung** die Samen in Honig einlegen und auf die Zunge legen

Anmerkung: Funktioniert auch mit Tee / Pulver aus den Blüten, besonders bei **Kopfschütteln**.

Kopf, Verrücktheit im Kopf

- Hainbuche → als Bad in Wasser gekochte Zweige bei **Verrücktheit im Kopf** (Psychose)
- Pfingstrose → bei **Verwirrung** die Samen in Honig einlegen und auf die Zunge legen

Anmerkung: Funktioniert auch mit Tee / Pulver aus den Blüten, besonders bei **Kopfschütteln**.

Kräftigungsmittel

- Butter → essen bei Abmagerung als **Kräftigungsmittel**
- Butter → als Kräftigungsmittel bei **auszehrenden Krankheiten**
- Dachsfell → zur **Gesundheitsstärkung**
- Dinkel → essen sorgt für **gesundes Fleisch** und **Blut**
- Nelkenwurz → als Tee / Tinktur bei **Körperschwäche, Kreislaufschwäche**, Rekonvaleszenz
- Petersilienhonigherzwein → **Vitaltrank, hilft bei Müdigkeit**
- Salbei-Gamander → als Tee / Tinktur bei **fiebrigen, infektiösen Zuständen** und als **Kräftigungsmittel**

Querverweis: siehe auch unter *Aufbaumittel (S. 356)*

Krampfadern

- Brennnesselsaft → bei **Venenentzündung, Venenleiden, Krampfadern**
- Dachsfell → zur **Durchblutung, Beine, kalte Füße, Krampfadern**
- Esche → Blätter als Tee haben durch Rutin eine günstige Wirkung bei **Krampfadern**
- Edelkastaniensaft → dieses ist hilfreich zur **Venenstärkung**
- Mäusedorn → als Tee / Tinktur bei Krampfadern mit **stechenden Schmerzen**

Krämpfe

- Betonie → als Tee / Wein hat eine gute **krampflösende Wirkung**
- Hauswurz → als Saft bei uns gegen **Krämpfe** bei Kindern verwendet
- Kalmus → als Tee / Tinktur gegen **Magen / Darmkrämpfe, Blähungen / Völlegefühl**

Anmerkung: Nach dem Essen einnehmen.

Krätze

- Gamander → als Salbe gegen **Krätze**
- Kerbel → als Saft / Tinktur mit Wein bei **Geschwüren** und **Krätze**
- Roggenbrot → Kruste zermahlen auf **Kopfkrätze** gestreut

Zusätzlicher Tipp: Einreiben der befallenen Stellen mit Essig, Wäsche ist ebenfalls mit Essig zu behandeln.

Krebsbehandlung nach Hildegard von Bingen

- Aronstab → Pulver mit Honig zieht die **bösen Säfte aus der Brust**
- Birkenrinde → als Tee gekocht ist sehr gut **wirksam bei Krebs** (Basismittel)
- Klettenwurzeln → als Tee gegen **Rheuma** und **Krebs**
- Leinöl → gilt als **krebshemmendes Mittel** (Omega 3)
- Liebstöckel → Blätter als Tee / Saft unterstützend bei **Magen-** und **Speiseröhrenkrebs**
- Odermennig → als Tee / Tinktur hat **metastasehemmende Wirkung bei Krebs**
- Rehleber → essen gegen die **Vicht (Vorkrebsstadium) und Krebs**
- Wasserlinse → als Elixier bei **Präkanzerose** und bei **Krebs**
- Wasserlinse → als Elixier zur **Stärkung der Abwehrkraft, Entgiftung, innere Schmerzen**
- Wasserlinse → als Elixier wirkt offenbar **hemmend auf die Metastasenbildung**
- Weihrauch → Kapseln als **tumorhemmendes Mittel**, bei **Brustkrebs** und **Hirntumoren**

Querverweis: siehe auch unter *Fehlsäfte (S. 386) Säfteentmischung (S. 454)*

Hinweis: Ein Facharzt für Onkologie ist bei Krebserkrankungen unbedingt erforderlich! Wichtig ist hier auch zu erwähnen, dass der Verzehr von Zucker drastisch reduziert werden muss, weil Krebszellen sich von Zucker ernähren.

Achtung: Dies ist als Basistherapie geeignet, es sind hier aber zusätzlich an den Einzelfall angepasste Therapien nötig.

Kreislaufschwäche

- Alant → als Tee / Elixier / Tinktur bei **Kreislaufschwäche** und **Lustlosigkeit**
- Linde → Tee aus Blüten wirkt **stärkend auf das Herz** und den **Kreislauf**
- Nelkenwurz → als Tee / Tinktur bei Körperschwäche, **Kreislaufschwäche**, Rekonvaleszenz
- Petersilienhonigherzwein → für Herz, **Kreislauf,** erweitert die **Herzkranzgefäße**, verbessert die **Durchblutung**
- Rosmarin → als Tee / Wein ein gutes **durchblutungsförderndes** und **kreislaufstärkendes Mittel**
- Sivesan-Pulver → zur Stoffwechsel- und **Kreislaufverbesserung**
- Sivesan-Pulver → bei Kreislaufschwäche **mit Schweißausbrüchen**
- Senf → als Packung bei **Kreislaufschwäche**

Kreuzbein, Schmerzen

- Schwertlilie → als Salbe bei **Schmerzen im Kreuzbein**

Kropfbildung

- Liebstöckel → als Tee / Saft / Umschlag bei **Kropfbildung**
- Liebstöckel → als Tee / Saft / Umschlag bei **Schilddrüsenvergrößerung, Überfunktion** (Kann auch innerlich als Tee eingenommen werden.)

Kummer

- Königskerze → als Elixier / Tee / Wein zu verwenden für ein **trauriges Herz (Herzschmerz)**
- Lavendel → als Elixier / Tee / Öl hilft bei Kummer um eine **geliebte Person**

Lachen

- Muskat → als Muskatnusszucker bei **unangebrachtem Lachen**

Lähmungen

- Ingwer → gekaut bei **Zungen- und Stimmbandlähmung** und zur **Kräftigung der Stimme**
- Lavendel → als Elixier / Tee / Öl / Bad wirkt **nervenstärkend,** auch bei **Lähmungen**
- Meisterwurz → Pulver in Rotwein bei **Lähmung nach Schlaganfall**
- Salbei → als Tee / Pulver / Frisch bei einer **leichten Lähmung**

Leber

- Alant → als Tee / Elixier / Tinktur bei **Funktionsstörungen der Leber**
- Artischocke → als Tee / Tinktur / Wein bei **Völlegefühl** und **Funktionsstörung der Leber, auch Fettleber**
- Beifuß → als Tee / Elixier **stimuliert Leber und Galle**
- Betonie → als Tee / Wein **wirkt anregend auf Leber und Galle**
- Birke → als Saft zur Unterstützung bei **Leberbeschwerden**
- Eberraute → als Tee / Saft / Tinktur wirkt galletreibend, verdauungsfördernd und gilt als **Leberbeschützer**
- Esskastanie → als Maronihonig bei **Leber-, Magen-, Milzleiden**
- Hirschzungenfarn → als Elixier unterstützend bei **Lebererkrankungen**
- Lavendel → als Elixier bei **Leber-** und **Lungenbeschwerden**
- Linde → Wurzel / Splint, Tee / Pulver als **Tonikum für die Leber**
- Mandel → essen bei **Lebererkrankungen, Fettleber, Leberzirrhose**
- Löwenzahn → als Tee / Saft **stimuliert die Leber**
- Mariendistel → Früchte zum Kauen oder als Saft / Tee bei **ausstrahlenden Schmerzen**
- Mariendistel → als Tee / Saft / Samen kann kleine **Leberschädigungen reparieren,** als unterstützendes Mittel auch bei **Leberzirrhose**
- Mariendistel → als Tee / Saft / Samen auch bei **Gelbsucht, Fettleber**
- Pfeffer → unterstützt die **Verdauungskraft des Magens** und der **Leber**
- Rainfarn → als Tee / Wein wirkt er günstig auf den **Leberstoffwechsel** bei einer **Hepatitis-Infektion**
- Ringelblume → als Saft bei **Milz- und Leberbeschwerden**
- Salbeigamander → als Tee / Tinktur als **Lebertonikum**
- Schöllkraut → als Tee / Tinktur bei **Leberentzündung**, **Gelbsuch**t
- Seifenkraut → als Tee bei **Beschwerden im Leber** und **Gallebereich**

Achtung: Seifenkraut nur verdünnt in einer Teemischung im Verhältnis 1:5

- Süßholz → als Tee / Tinktur bei **Leber-** und **Magenkrankheiten**
- Wegwarte und Klette gemischt → bei **Appetitlosigkeit**, **Magenschwäche**, **Galleabflussstörungen** und **Leberstörungen**
- Wegwarte → Kraut gekocht gegessen bei **Verstopfung der Milz,** und der **Leber aus heißen Ursachen**
- Wilder Lavendel (Speik) → in Wein / Wasser / Honig gekocht, mildert den **Schmerz in der Leber**
- Ysop → als / Tee Gewürz mitkochen, **reinigt den kranken Schaum der Leber**
- Ysop → als Tee / Gewürz mitkochen hilft, wenn die Leber infolge von **Traurigkeit** krank ist

Leibschmerzen

- Blutweiderich → in Wein mit Honig gekocht bei **schmerzenden Eingeweiden**
- Engelsüß → als Mischpulver mit Salbei im Verhältnis 3:1 bei **Schmerzen in den Eingeweiden**
- Kerbel → als Umschlag bei **lästigen Leibschmerzen**
- Liebstöckel → Blätter als Tee / Gewürz **erleichtern das Aufstoßen**
- Süßholz → als Tee / Tinktur bei **Schmerzen im Leibesinneren**
- Wilder Lavendel (Speik) → in Wein / Wasser / Honig gekocht mildert den **Schmerz in der Leber**

Lendenschmerz

- Weinraute → als Salbe bei **Lenden** und **Nierenschmerzen**

Lernschwäche

- Brennnesselöl → zum Einreiben der Schläfen fördert die **Konzentration**
- Esskastanie → gekocht oder als Honig füllt ein **leeres Gehirn** wieder auf
- Krauseminze → als Tee fördert die **Konzentrationsfähigkeit**
- Kubebenfrüchte → kauen zur **Verbesserung der Konzentrationsfähigkeit** und als Hilfe bei **Lernschwierigkeiten**
- Mandel → essen bei Durchblutungsstörungen im Kopfbereich,
- Ernährungsstörungen des Gehirns, **Konzentrationsmangel**, **Lernschwierigkeiten**, Kopfschmerz, Müdigkeit

Querverweis: siehe auch unter *Konzentrationsschwäche (S. 417)*, eventuell auch unter *Gedächtnisschwäche (S. 392)*

Leukämie (nur zur Unterstützung)

- Dinkel → essen für **gesundes Fleisch und Blut**
- Eisenkraut → als Tee / Tinktur wirkt unterstützend bei **Leukämie**
- Hühnerleber → essen ist bei allen **Erkrankungen des Blutes** nützlich

Libido

- Anis → als Tee fördert er die Muttermilch und **weckt die Lust**
- Hirtentäschel → als Tee, um **bei heranwachsenden Mädchen** den **Geschlechtstrieb zu dämpfen**

- Mönchspfeffer → als Tee / Tinktur, um **bei Männern** den **Geschlechtstrieb zu dämpfen**
- Salbei → als Tee / Pulver / Frisch fördert bei der Frau die **Libido**

Querverweis: siehe unter *Impotenz (S. 411), Sexuelle Überreizung (S. 463)*

Liebeskummer

- Königskerze → als Elixier / Tee für ein **trauriges Herz (Herzschmerz)**
- Lavendel → als Elixier / Tee / Öl hilft bei **Kummer um eine geliebte Person**

Lippen

- Aloe → als Pulver darauf gestreut gegen **Eitergeschwüre an den Lippen**
- Aloe → als Gel frisch aufgetragen hilft **bei rissigen Lippen**
- Butter → aufgetragen hilft sie **bei rissigen Lippen**

Querverweis: siehe eventuell auch unter *Herpes (S. 406)*

Luftwege

- Ackerminze → bei **Katarrh** der Luftwege.
- Ackerminze → um der **rauen Stimme** wieder Klang zu verleihen
- Alant → als Tee / Elixier bei **Asthma, Lungenschmerzen, Eiter in der Lunge**
- Andorn → als Elixier / Saft wirkt **schleimlösend** bei **chronischem** und **einfachem Husten**
- Brennnessel → Samen bei **Katarrh der Atemwege** und **Lungen-** und **Brustleiden**
- Lungenkraut → als Tee / Wein bei **Lungenschmerzen, Lungenentzündung, Atembeschwerden**
- Lungenkraut → als Tee / Wein verbessert den **Gasaustausch in der Lunge**
- Lungenkraut → als Tee / Wein wirkt regenerierend auf die **Flimmerhärchen**
- Salbeigamander → als Tee bei **chronischer Bronchitis**, um das **Abhusten zu erleichtern**
- Tannenelixier → **eitrige Lungenentzündung / Tbc / eitrige Bronchitis** mit **Auswurf, Kurzatmigkeit, Lungenschmerzen** (Rippenfellentzündung?)

Querverweis: siehe eventuell auch unter *Bronchitis (S. 369)*

Lunge

- Alant → als Tee / Elixier bei **Lungenschmerzen, Eiter in der Lunge**
- Brennnessel → Samen bei **Katarrh der Atemwege** und **Lungen-** und **Brustleiden**
- Galgant → als Pulver, Tablette in Wein / Honig hilft er bei **Lungenschmerzen**
- Hirschzungenfarn → als Mischpulver bei **Schmerzen in der Lunge**

- Kümmel → als Gewürz / Tee bei **Lungenschmerz**
- Lavendel → als Elixier bei **Leber-** und **Lungenbeschwerden**
- Lungenkraut → als Tee / Wein bei **Lungenschmerzen, Lungenentzündung, Atembeschwerden**
- Lungenkraut → als Tee / Wein verbessert den **Gasaustausch in der Lunge**
- Mandel → essen bei **Lungenerkrankungen, Lungenemphysem, Lungenentzündung**
- Meerrettich → als Pulver mit Galgant in Wasser / Wein, bei **Lungenemphysem, Lungenembolie**
- Pfirsichblätter → als Elixier bei **Lungenabzess**
- Rosenblüten → als Abkochung bei **Lungenkatarrh mit Eiterbildung**
- Salbeigamander → als Tee bei **chronischer Bronchitis** erleichtert er das **Abhusten**
- Schafslunge / Schafskot / Urin → hilfreich bei **Lungenentzündung**
- Schafsleber → essen mindert **die Verschleimung in der Lunge** und allgemeine **katarrhalische Schleimbildung**
- Seifenkraut → zerdrückt in etwas Wein, vertreibt es die **schlimmen Säfte**, die der **Lunge schaden**
- Tannenelixier → **eitrige Lungenentzündung / Tbc / eitrige Bronchitis** mit **Auswurf, Kurzatmigkeit, Lungenschmerzen** (Rippenfellentzündung?)
- Thymian → Saft / Tee bei **Husten, Bronchitis** und bei **Lungenentzündung**
- Veilchen → als Elixier bei **Lungenaffektionen durch Freudlosigkeit**
- Wacholder → Beeren als Tee mit Honig bei **Schmerz in der Brust / Lunge**
- Wilder Lavendel (Speik) → in Wein / Wasser / Honig gekocht mildert er den **Schmerz in der Lunge** und die **Dämpfigkeit in der Brust**
- Ysop → als Gewürz mitkochen, **reinigt die Lunge**
- Ysop → als Tee bei **Lungenentzündung** und **Asthma** sowie bei **Keuchhusten**

Lustlosigkeit

- Alant → **Kreislaufschwäche** und **Lustlosigkeit**
- Veilchen → als Elixier bei **Freudlosigkeit**

Querverweis: siehe auch unter *Depression (S. 375)*

Lymphe

- Akelei → als Akeleihonig und Elixier bei **Lymphknotenschwellungen**
- Berberitze → bei **geschwollenen Lymphdrüsen**, Hauterhebungen, aufgebrochenen Geschwüren
- Breitwegerich → gestampft mit Salz aufgelegt vertreibt es **böse Halsdrüsen**

- Gagelstrauch → als Salbe bei **Lymphdrüsenschwellungen**, auch bei **Entzündungen** und **Lymphstauungen nach einer Operation**
- Katzenminze → als Pulver / Salbe / Auflage bei **geschwollenen Lymphdrüsen**
- Melde → essen bei **Drüsenschwellungen**
- Schwertlilie → äußerlich als Salbe, innerlich als Tee / Tinktur gegen **Drüsenschwellungen**
- Steinklee → als erwärmte Auflage in einem Säckchen bei **Drüsengeschwülsten, Milchknoten**

Magen mit Kältegefühl

- Ackerminze → **wärmt den Magen** und wirkt gegen **Übelkeit**
- Hanfsamen → in Wasser gekocht und im Tuch aufgelegt **bei Kältegefühl im Magen**
- Odermennig → als Wein bei **Kältegefühl im Magen**, mit **Ausspucken von viel Flüssigkeit und Schleim** aus den kranken Eingeweiden
- Poleiminze → frisch oder Saft / Tee wärmt bei **Kälte im Magen**

Querverweis: siehe auch unter *Kälte (S. 413)*

Magen, nervöser

- Melisse → als Tee bei nervösem Magen (Verschlimmerung am Morgen)
- Poleiminze → frisch oder Saft / Tee bei wirkt positiv auf die **Nerven im Magenbereich**

Magen, verdorbener

- Bernstein → als Wasser oder Wein / Bierauszug zur **Magenreinigung**

Anmerkung: Ist jeweils nach dem Essen einzunehmen.

- Galganthonig → hilft besonders bei **verdorbenem Magen** und **Gallenkoliken**
- Lorbeer → Saft aus Blätter / Rinde mit Mehl als Plätzchen, um den **Magen von Unrat zu reinigen**
- Mutterkümmel → als Mischpulver bei **Übelkeit, Erbrechen**,
- Schwangerschaftserbrechen, **verdorbener Magen**
- Poleiminze → frisch oder als Saft / Tee **reinigt sie den Magen**
- Schachtelhalm → frisch, oder als Tee / Tinktur **reinigt er den Magen**
- Schafsleber → essen purgiert (reinigt) das **Stinkende im Magen / Darm**
- Schlehen → in Honig eingelegt oder als Marmelade entfernen sie **Unrat** und **Schleim** aus dem **Magen**- und **Darmbereich**
- Schwarze Nieswurz → als Elixier zur **Reinigung des Magens und des Blutes**

- Sellerie → mit Trieb gegessen **verdaut er Reste von Speisen**, die noch **im Inneren des Magens rumoren**
- Tormentill → als Elixier, wirkt **gegen Fieber,** das **durch schädliche Speisen ausgelöst** wird

Magen- / Darmstörung

- Bernstein → als Wasser oder Wein / Bierauszug bei **Magen-Darmschmerzen**, **Magenfieber**, **Mageninfektion** (Helicobacter pylori) und zur **Magenreinigung**
- Bohnenkraut → als Tee / Gewürz bei **Magen- und Darminfektionen** (Bauchgrippe)
- Fenchel → als Tee gegen **Magen- und Darmkoliken**
- Krauseminze → als Tee wirkt k**rampflösend bei Magen- / Darmstörungen**
- Muskatellersalbei → als Elixier zur **Magen-, Darmsanierung**
- Schafsleber → essen purgiert (reinigt) das **Stinkende im Magen und Darm**
- Schlehen → in Honig eingelegt oder als Marmelade entfernen Unrat und **Schleim aus dem Magen- und Darmbereich**
- Wasserminze → als Tee bei **Magen- / Darmstörungen mit Gärungen** und **Blähungen**

Magengeschwür

- Benediktinerdistel → als Tee / Tinktur bei **Magen-** und **Darmgeschwüren**
- Eibischwurzel → als kalter Tee bei **Magen-Darmgeschwüren** und **Sodbrennen**
- Roggenbrei → bei **Magengeschwüren**
- Sanikel → als Tee / Wein bei **Magen-** und **Zwölffingerdarm-Geschwüren**
- Storchenschnabel → als Tee / Pulver / Tinktur **Magen-** und **Darmgeschwüren**
- Süßholz → gekaut oder als Tee / Tinktur bei **Magenbeschwerden**, auch bei einem **Magengeschwür**

Magenkrebs

- Liebstöckel → Blätter als Tee / Saft kann unterstützen bei **Magen- und Speiseröhrenkrebs**

Querverweis: siehe auch unter *Krebs (S. 420)*

Magensäure

- Bohnenkraut → als Tee / Mischpulver bei Magenerkrankung mit **saurem Aufstoßen**
- Mandel → kauen hilft bei **Sodbrennen**
- Meisterwurz → als Weinauszug / Tinktur bei **Übersäuerung des Magens**

Magenschleimhautentzündung

- Aronstab → als Elixier bei **Magenverschleimung, -entzündung, Dyspepsie**
- Ackerminze → **wärmt den Magen** und wirkt gegen **Übelkeit**
- Andorn → von Odo genannt als **Gegenmittel bei Vergiftungen**
- Benediktinerdistel → als Tee / Tinktur hilft sie bei **Schleimbildung im Magen**
- Bernstein → als Wasser oder Wein / Bierauszug bei **Magen-Darmschmerzen**, **Magenfieber**, bei **Mageninfektion** (Helicobacter pylori) und zur **Magenreinigung**
- Bernstein → als Wasser oder Wein / Bierauszug ist jeweils nach dem Essen einzunehmen
- Bohnenkraut → als Tee / Mischpulver bei Magenerkrankung mit **saurem Aufstoßen**
- Bockshornklee → wirkt **heilsam** auf die **Schleimhäute** im **Magen-Darmbereich**
- Eibisch → als Tee / Kaltansatz bei **Gastritis mit Übelkeit**, eventuell **Erbrechen**
- Galganthonig → hilft besonders bei **verdorbenem Magen** und **Gallenkoliken**
- Malve → als Speise hilft einem kranken Magen beruhigt die Schleimhaut
- Meerrettich → als Pulver mit Galgant in Wasser / Wein bei **Stauungsgastritis**
- Muskatellersalbei → als Elixier bei **Neigung zur Übelkeit, chronischer Gastritis,** bei Völlegefühl und eventuell auch bei Helicobacter
- Mutterkümmel → als Mischpulver bei **Übelkeit, Erbrechen**,
- Schwangerschaftserbrechen, **verdorbenem Magen**
- Poleiminze → frisch oder als Saft / Tee reinigt sie den Magen
- Quittensaft → wirkt **adstringierend auf die Magenschleimhaut**
- Roggenbrei → bei **Magenschleimhautentzündung**
- Sanikel → als Tee / Wein bei **Entzündungen / Schmerzen im Magen-Darmbereich**
- Storchenschnabel → als Tee / Pulver / Tinktur bei **Magenschleimhautentzündung**
- Süßholz → als Tee / Tinktur bei **Leber-** und **Magenkrankheiten**
- Schachtelhalm → frisch oder als Tee / Tinktur **reinigt er den Magen**
- Tausendgüldenkraut → als Tee / Tinktur bei **Magenkatarrh**, **Blähungen**
- Tormentill → als Tee / Tinktur bei Durchfall und **Magen / Darmentzündung**

Magenschmerzen

- Benediktinerdistel → als Tee / Tinktur bei **dem Gefühl feiner Nadelstiche im Magen**
- Bernstein → als Wasser oder Wein / Bierauszug bei **Magen-Darmschmerzen**, **Magenfieber, Mageninfektion** (Helicobacter pylori) und zur **Magenreinigung**
- Bernstein → als Wasser oder Wein / Bierauszug ist er jeweils nach dem Essen einzunehmen bei **Magenschmerzen**
- Blutweiderich → in Wein mit Honig gekocht bei **schmerzenden Eingeweiden**
- Bohnenkraut → als Tee / Gewürz bei **Magenschmerzen / Magenkrämpfen**

- Brennnessel → samentragende Teile als Brühe sind hilfreich bei **Magenschmerzen**
- Fenchel → als Tee gegen **Magen- und Darmkoliken**
- Gänsefingerkraut → als Tee bei **krampfartigen Magenschmerzen** und bei **Magenverstimmungen**
- Kalmus → als Tee / Tinktur gegen **Magen / Darmkrämpfe, Blähungen / Völlegefühl**

Anmerkung: Nach dem Essen einnehmen.

- Melisse → als Tee bei **nervösem Magen mit Verschlimmerung am Morgen**
- Muskatellersalbeiwein → als **Hauptmittel**
- Odermennig → zerrieben mit Wasser / Wein getrunken gegen **scheußliche Schmerzen des Magens**
- Pfingstrose → Wurzel als Weinauszug bei **Magenschmerzen** durch **unverdaute Speisen**
- Poleiminze → frisch oder als Saft / Tee bei **starken Magenschmerzen**
- Ringelblume → als Tee bei **Vergiftungen, Magenschmerzen** mit **Gefühl von Kneifen**
- Sanikel → als Tee / Wein bei **Entzündungen / Schmerzen im Magen-Darm**bereich
- Schöllkraut → als Tee / Tinktur bei **krampfartigen Beschwerden**, im **Magen-Darmbereich**
- Tannensalbe / Öl → zum Einreiben bei **Milzschmerzen, Magenschmerzen**
- Weinraute → als Tee / Tinktur / frisch bei **Magenschmerzen und Völlegefühl nach dem Essen**

Magenschwäche

- Ackerminze → als Tee / Speisewürze **wärmt den Magen**
- Beifuß → als Tee / Elixier / Gewürz zur **Stärkung des Magens**
- Beifuß → als Tee / Elixier / Gewürz zur **Anregung des Magensafts** und der **Gallesekretion**
- Benediktinerdistel → als Tee / Tinktur regt sie die **Magensaftsekretion** an und **verbessert den Appetit**
- Bohnenkraut → als Tee / Mischpulver bei Magenerkrankung mit **saurem Aufstoßen**
- Buchsbaum → als Wein aus dem Becher bei **Fieber** (Hitze) **im Magen**
- Eberwurz → als Weinauszug bei **Magenschwäche** und **Bandwürmern**
- Esskastanie → als Maronihonig / Kastanienhonig bei **Leber-Magen-Milzleiden**
- Galgant → als Pulver / Tablette, in Wein / Honig hilft er bei **Gärungen im Oberbauch**
- Gelber Enzian → als Tee bei **Magenschwäche** und **Blähungen**
- Kalmus → als Tee / Tinktur bei **Appetitlosigkeit** und **mangelnder Magensaftproduktion**
- Karde → Wurzel als Tee / Tinktur wirkt **magenstärkend** und **appetitanregend**
- Kornelkirsche → zur **Reinigung** und **Stärkung des Magens**
- Liebstöckel → Blätter als Tee / Gewürz **erleichtern das Aufstoßen**
- Muskatellersalbei → als Elixier zur **Magen- und Darmsanierung**
- Pfeffer → als Gewürz bei **Ekel vor Speisen und Appetitlosigkeit**

- Pfeffer → unterstützt die **Verdauungskraft des Magens** und der **Leber**
- Salbei-Gamander → als Tee / Tinktur regt er die **Magensaftproduktion** an
- Schachtelhalm → frisch, oder Tee / Tinktur **reinigt er den Magen**
- Schafgarbe → Tee / Tinktur zur Anregung der **Magensäfte**
- Tausendgüldenkraut → als Tee / Tinktur bei **Magenkatarrh**, **Blähungen**
- Wegwarte und Klette gemischt → bei **Appetitlosigkeit, Magenschwäche**, **Galleabflussstörungen** und **Leberstörungen**
- Zimt → als Tee / Gewürz fördert die **Magensaftsekretion**
- Zitwerwurzel → als Gewürzmischung / Elixier **stärkt den Magen** und begünstigt heilsames Aufstoßen

Magen, Verschleimung

- Benediktinerdistel → als Tee / Tinktur hilft bei **Schleimbildung im Magen**
- Hanfsamen → essen **vermindert den Schleim im Magen**

Magenverstimmung

- Fenchel → als Tee gegen **Magen- und Darmkoliken**
- Krauseminze → als Tee wirkt sie **krampflösend bei Magen-, Darmstörungen**
- Muskatellersalbei → als Elixier zur **Magen-, Darmsanierung**
- Weinraute → als Raute-Fenchelgranulat bei **Sodbrennen** sowie bei **Magenverstimmung** und **Blähungen**

Magersucht

- Butter → essen bei Abmagerung als **Kräftigungsmittel**
- Dinkel → essen sorgt für **gesundes Fleisch** und **Blut**
- Engelsüß → als Mischpulver mit Salbei im Verhältnis 3:1 bei **Magersucht**
- Ingwerpulver → bei **Magerkeit, Abmagerung, Appetitlosigkeit**
- Kupferwein → bei **Appetitlosigkeit** mit viel Gähnen
- Odermennig → als Tee / Tinktur gegen **Appetitlosigkeit** (Asthenikertyp)
- Pfeffer → als Gewürz bei **Appetitlosigkeit, psychisch bedingter Magersucht, Milzsüchtigkeit**
- Pfeffer → als Gewürz bei **Ekel vor Speisen**
- Salbei → als Pulvermischung bei **Untergewicht** und **Magersucht**

Malaria

(gab es früher auch in Deutschland, heute gelegentlich durch Tropenreisende)

- Basilikum → bei **Drei- und Viertagefieber** (Malaria)
- Pfeffer → vor dem Schüttelfrost hilft er **gegen Malaria**
- Pfingstrose → Wurzel als Weinauszug bei **Dreitage-** und **Viertagefieber**

Managerleiden

- Alant → als Tee / Elixier / Tinktur bei **Kreislaufschwäche** und **Lustlosigkeit**
- Angelika → Wurzel wirkt als Tee / Wein / Tinktur / Badezusatz **vitalisierend**
- Petersilienhonigherzwein → **Vitaltrank, hilft bei Müdigkeit**
- Sivesan-Pulver → bei **Managerleiden** (Herz / Kreislauf)

Mandelentzündung

- Akelei → als Akeleihonig bei **Halsschmerzen** (Angina).
- Betonie → als Tee / Tinktur als **Gurgelmittel** bei Entzündungen im **Hals-** und **Rachen**
- Meerrettich → als Tablette / Tinktur / Honig bei **Hals- und Mandelentzündungen**
- Salbei → Tee als Gurgelmittel bei **Hals-, Rachen**- und **Mandelentzündungen**
- Salbei-Gamander → als Tee / Tinktur als Mundspül- und Gurgelmittel bei **Entzündungen im Mund-** und **Rachenraum**
- Tormentill → als Tee / Tinktur (verdünnt) als Gurgelmittel bei **Kehlkopfentzündung** und **Mandelentzündung**
- Spitzwegerich → als Tee (kalt) zum Gurgeln bei **Kehlkopfentzündung** und **Mandelentzündung**
- Tormentill → als Tee / Tinktur zum Gurgeln bei **eitriger Mandelentzündung**

Querverweis: siehe eventuell auch unter *Abwehrsteigerung (S. 348)*

Manie

- Schlüsselblume → **Melancholie / Depression, seelische Verkrampfung, Zwangsgedanken, Manie und bei Schwangerschaft-Depression**
- Süßholz → als Tee / Tinktur bei **Depression**, besonders bei **manisch-depressiver**

Querverweis: siehe auch unter *Depression (S. 375)*

Mastdarmvorfall

- Kerbel → als Saft / Tinktur mit Wein bei **Mastdarmvorfall**?
- Pfingstrose → als Tee (Blüten / Wurzel) **stabilisiert sie den Enddarm**

Mattigkeit

- Augentrost → in Suppe mit gekocht bei **Mattigkeit, Unvernünftigkeit**

Melancholie

- Alant → als Tee / Elixier / Tinktur bei **Kreislaufschwäche** und **Lustlosigkeit**
- Anis → als Tee gegen **Melancholie**
- Aronstab → als Elixier bei **Melancholie, Depression, Schwermut, Reizbarkeit**
- Dinkel → essen für **frohen** Sinn und ein **freudig menschliches Denken**
- Fenchel → als Tee bei **Melancholie**
- Königskerze → als Tee / Wein zu verwenden bei t**raurigem Herz** (Herzschmerz)
- Kubebenfrüchte → kauen zur **Stimmungsaufhellung**
- Lilie → riechen an der Blüte hilft bei **Trübsinnigkeit**
- Malve → als Auflage auf dem Kopf bei durch Fieber erzeugte **Melancholie** im **Gehirn mit Schmerzen**
- Muskat → als Gewürz / Keks bei **Stumpfsinnigkeit, Melancholie, müdem Geist**
- Petersilienhonigherzwein → **Melancholie, Depression**
- Schlüsselblume → **Melancholie / Depression, seelische Verkrampfung,**
- **Zwangsgedanken, Manie** und bei **Schwangerschafts-Depression**
- Veilchen → als Elixier bei **Melancholie, Depression, Freudlosigkeit**
- Ysop → als Gewürz mitkochen hilft, wenn die Leber infolge von **Traurigkeit** krank ist
- Zimt → auf Brot essen hilft gegen **Verdrossenheit**

Querverweis: siehe eventuell auch unter *Depression (S. 375)*

Menstruation

- Alant → als Tee / Elixier / Tinktur sorgt er für eine **geregelte Menstruation**
- Andorn → bei **schmerzhafter Menstruation**
- Beifuß → als Tee / Elixier zur **Anregung der Monatsblutung**
- Betonie → in Wein gelegt und abgeseiht bei **zu starker Monatsblutung**
- Blutweiderich → als Tee bei **zu starken** und lang andauernden **Regelblutungen**
- Efeu → warm als Wickel bei **unregelmäßiger, übermäßig starker Menstruation**
- Frauenmantel → als Tee / Tinktur **bei übermäßig starken Blutungen** und bei **weißem Ausfluss**, meist durch Hormonumstellung
- Gamander → mit Wein getrunken sorgt er für einen **geordneten Monatsfluss**
- Gänsefingerkraut → als Tee bei **krampfartigen Menstruationsbeschwerden**
- Hirschzungenfarn → als Elixier bei **Störungen im Hormonhaushalt**, unterstützend bei **Menstruationsstörungen**
- Hirtentäschel → als Tee / Tinktur bei zu **starken Regelblutungen**

- Liebstöckel → als Saft in Wein oder Wasser bei **Beschwerden vor der Monatsregel**
- Mönchspfeffer → als Pulver / Tinktur **bei schmerzhafter Regel, schmerzhaften Brüsten, Zyklusstörungen, Zwischenblutungen**
- Mönchspfeffer → als Pulver / Tinktur bei zu **häufigen** und / oder zu **langen Regelblutungen** und **Wechseljahresbeschwerden**
- Mutterkraut → als Suppe mit Dinkelmehl, reinigt die Frau beim **Monatsfluss** von **Schleim** und **innerem Unrat**
- Oregano → als Tee getrunken oder gestampft aufgelegt, mindert er **überstarken Monatsfluss**
- Quendel → als Tee bei **Menstruationsstörungen**
- Poleiminze → mit lauem Wein genossen sorgt sie für einen **geordneten Monatsfluss**
- Pfingstrose → Abkochung mit Met und gemahlenen Mandeln für **geordneten Monatsfluss**
- Rainfarn → als Rainfarnwein / Tinktur / Tee / Saft **gegen verstockten Monatsfluss**
- Salbei → als Tee ist **hilfreich bei Menstruationsstörungen**
- Tausendgüldenkraut → Einnahme des Saftes führt einen geordneten **Monatsfluss** herbei
- Thymian → Tee / Tinktur bei **Regelbeschwerden**, wenn die **Schmerzen zum Rücken** hinziehen
- Wegwarte → als Tee bei **starken Regelblutungen** nach einer Schwangerschaft
- Weinraute → als Tee / Tinktur bringt sie das **Blut wieder zum Fließen**, wenn die **Regelblutung stockt**
- Zimt → auf Brot essen gegen **starke Monatsblutungen, Verdrossenheit**

Querverweis: siehe auch unter *Regelblutung (S. 449)*

Migräne

- Mutterkraut → als Tee / Tinktur bei **Kopfschmerz** und **Migräne**
- Schlüsselblume → Wurzel als Tee bei **Kopfschmerzen** und **Migräne**
- Schlüsselblume → Blüten als Tee bei **seelischer Verkrampfung**

Querverweis: siehe auch unter *Kopfschmerzen (S. 418)*

Milchbildung

- Ackerminze → als Tee regt sie die **Milchbildung** wieder an
- Anis → als Tee regt er die **Milchbildung** an
- Eisenkraut → als Tee regt es die Milchbildung an
- Fenchel → als Tee regt er die **Milchbildung** an
- Petersilie → frisch zerhackt auf einen Lappen gestrichen und auf die Brust gebunden hilft sie **beim Abstillen**

- Salbei → als Tee zum **Abstillen**
- Steinklee → als erwärmte Auflage in einem Säckchen zum **Abstillen**

Milchknoten, in der Brust

- Steinklee → als erwärmte Auflage in einem Säckchen bei **Drüsengeschwülsten, Milchknoten**
- Steinklee → als erwärmte Auflage in einem Säckchen zum **Abstillen**

Querverweis: siehe auch unter *Abstillen (S. 348)*

Milchunverträglichkeit

- Brennnessel → gedörrte Wurzel eingelegt, **um Milch im Winter verträglicher zu machen**
- Mutterkümmel → als Käsegewürz und bei **Käseallergie**

Milzleiden

- Esskastanie → als Maronihonig bei **Leber-Magen-Milzleiden**
- Gamander → mit Essig getrunken **trocknet sie die Milz**
- Hirschzungenfarn → als Tee / Elixier / Pulver bei **funktionellen Störungen der Milz**
- Kerbel → als Saft / Tinktur mit Wein bei **Milzschmerzen durch Rohkost**
- Mariendistel → als Saft / Tee / Samen bei **Seitenstechen**
- Petersilienhonigherzwein → hilft bei **Milzleiden, Seitenstechen**
- Pfeffer → als Gewürz bei **Appetitlosigkeit, psychisch bedingter Magersucht, Milzsüchtigkeit**
- Pfingstrose → Wurzel mit Met genossen, unterstützt **Milz, Leber, Nieren**
- Ringelblume → als Saft gegen **Milz- und Leberbeschwerden**
- Schwertlilie → Pulver mit Wein heilt die **Milzsüchtigen**
- Tannensalbe / Öl → zum Einreiben bei **Milzschmerzen, Magenschmerzen**
- Wegwarte → Kraut gekocht gegessen bei **Verstopfung der Milz** und der **Leber aus heißen Ursachen**

Morbus

siehe unter dem zweiten Namen wie zum Beispiel *Addison (S. 349), Crohn (S. 372) usw.*

Morgens

- Melisse → als Tee bei **Schlaflosigkeit in den frühen Morgenstunden**
- Schlehen → als Marmelade bei Appetitlosigkeit am Morgen

Müdigkeit

- Angelika → Wurzel wirkt als Tee / Wein / Tinktur / Badezusatz **vitalisierend**
- Brennnessel → als Tee wirkt sie gegen **Ermüdungserscheinungen**
- Dachsfell → zur **Gesundheitsstärkung**
- Dinkel → essen **für gesundes Fleisch** und **Blut**
- Muskatnuss → als Nervenkeks verleiht sie dem Blut einen guten Saft und **macht stark**
- Petersilienhonigherzwein → **Vitaltrank, hilft bei Müdigkeit**
- Galganthonig → hilft besonders bei sehr **großer Müdigkeit**
- Gundermann → essen oder frisch als Tee bei **Erschöpfung, Müdigkeit**
- Melisse → als Tee bei **Müdigkeit** (meist **morgens schlimmer**)
- Muskat → als Gewürz / Keks bei **Stumpfsinnigkeit, Melancholie, müder Geist**
- Nelkenwurz → als Tee / Tinktur bei **Körperschwäche, Kreislaufschwäche**, Rekonvaleszenz
- Petersilienhonigherzwein → **Vitaltrank, hilft bei Müdigkeit**
- Rosmarin → als Tee / Gewürz / Tinktur **stärkt er Herz und Kreislauf**
- Wermutelixier, Maitrank → hilft bei Frühjahrsmüdigkeit

Zusätzlich: Energieplätzchen nach Hildegard

Querverweis: siehe eventuell auch unter *Aufbaumittel (S. 356)*

Mukoviszidose

(Nur zur unterstützenden Behandlung)

- Brombeere → als Elixier bei Husten, Verschleimung, **Mukoviszidose**, Bronchitis, Reizhusten
- Hirschzungenfarn → als Elixier / Mischpulver bei Verschleimung, **Mukoviszidose**

Multiple Sklerose

(Nur zur unterstützenden Behandlung)

- Bilsenkraut → als Öl / Salbe bei **Schmerz durch Energiestau** in den Gliedern
- Buchsbaum → als Wein aus dem Becher bei **autoimmunen Erkrankungen**
- Dinkel → essen sorgt für **gesundes Fleisch** und **Blut**
- Gundermann → grün als Gemüse in Pfannkuchen oder Suppe essen bei **Muskelerkrankungen**
- Hanfsamen / Öl → hilfreich durch Gamma Linolsäure bei **Autoimmunerkrankungen**. Hilft, wenn einer dahinsiecht und ihm das **Muskelfleisch schwindet.**
- Hühnerleber → essen ist bei allen **autoimmunen Erkrankungen** nützlich

Mundfäule

- Birke → als Saft zur *Mundspülung bei Mundfäule*
- Dill → Samen, Kauen bei **Mundfäule** und schlechtem Atem
- Lorbeer → als Pfannkuchen bei **schlechten Mund- / Speichelgeschmack**

Mundgeruch

- Dill → Samen kauen bei **Mundfäule** und **schlechtem Atem**
- Fenchel → als Tee gegen **Mundgeruch**
- Ingwer → kauen bei **üblem Mundgeruch**
- Kardamom → Samen bei **Mundgeruch** kauen oder man spült mit verdünnter Tinktur den Mund
- Lorbeer → als Pfannkuchen bei **schlechtem Mund- / Speichelgeschmack**
- Pfirsichblätter → als Elixier bei **Mundgeruch** und schlechtem Atem
- Pfingstrose → als Weinauszug gegen Mundgeruch
- Schafgarbe → Tee / Tinktur als Mundspülmittel bei **Zahnfleischentzündung** mit **schlechtem Atem**

Mundschleimhautentzündung

- Betonie → als Tee / Tinktur zur Mundspülung und als Gurgelmittel bei **Mundschleimhautentzündung**
- Bibernell → als Tee / Tinktur **bei entzündlichen Erkrankungen** der **Mund- und Rachenhöhle** und bei **Heiserkeit**
- Brombeerblätter → als Mundspülmittel bei leichten **Entzündungen** in **Mund und Rachen**
- Habichtskraut → in Wein gekocht oder als verdünnte Tinktur zur Mundspülung, bei **angegriffenem Zahnfleisch** und **Schleimhautverletzung**
- Lavendel → kalter Tee als Mundspülmittel bei **Mundschleimhautentzündung** und **Zahnfleischentzündung**
- Maulbeere → als Mundspülmittel **Mundschleimhautentzündungen** und **Aphten**
- Nelkenwurz → als Tee / Tinktur bei **Entzündungen der Mundschleimhaut**, **Zahnfleischentzündungen** und **Aphten**
- Rebaschenlauge → als Mundspülung für **Zähne, Zahnfleisch**
- Ringelblume → als kalter Tee als **Mundspülmittel** bei Entzündungen der **Mundschleimhaut** und bei **Aphten**
- Salbei → als Tee / Tinktur als Mundspül- und Gurgelmittel bei **Entzündungen in Mund-** und **Rachenraum**

- Salbei-Gamander → als Tee / Tinktur als Mundspül- und Gurgelmittel bei **Entzündung in Mund-** und **Rachenraum**
- Schlehenblätter → in Wein zum Gurgeln bei **Entzündung des Zahnfleisches** und der **Mundschleimhaut**

Mundtrockenheit

- Bertram → gekaut oder als Gurgel- / Spülmittel **regt den Speichelfluss** an
- Gelber Enzian → als Tee / Tinktur zur **Anregung der Speichelbildung**

Muskelschmerzen

- Beinwell → als Salbe bei **Muskelentzündungen**
- Bilsenkraut → als Öl / Salbe bei **schmerzhaften Muskelverspannungen**
- Dinkel → essen sorgt für **gesundes Fleisch** und **Blut**
- Eberwurz → als Tee / Weinauszug / Öl bei **ausstrahlenden Muskel-** und **Gelenkschmerzen**
- Efeu → als Tee / Tinktur bei **Nervenschmerzen**, **Muskelschmerzen**
- Gänsefingerkraut → als Tee bei schmerzhaften **Muskel- und bei Wadenkrämpfen**
- Krauseminze → als Tee / Elixier bei **Muskelrheuma**, **Weichteilrheuma**, **Nervenschmerzen**
- Meerrettich → äußerlich bei **rheumatischen Schmerzen** sowie bei **Muskel- und Nervenschmerzen** als Auflage (nur max. 10 Min.)
- Rosen-Massageöl / Tinktur → bei **Verspannungen** und **Muskelkrämpfen** (Muskelkater)
- Rosen-Massageöl / Tinktur → bei **ziehenden** und **reißenden Schmerzen in den Muskeln**
- Rosmarin → als Tee / Wein bei **Muskel-** und **Nervenschmerzen**
- Tannensalbe / Öl → zum Einreiben bei einer **schmerzhaften Muskelentzündung** wie einem steifen Nacken durch **Kälte, Nässe** und / oder **Zugluft**
- Wacholder → Beeren gekaut / Tee bei **rheumatischen Erkrankungen** und bei **Entzündungen der Muskeln** und **Gicht**

Zusätzlicher Tipp: Bitte auch an Magnesium denken.

Muskelschwäche

- Dinkel → essen sorgt für **gesundes Fleisch** und **Blut**
- Gundermann → grün als Gemüse in Pfannkuchen oder Suppe essen, hilft, wenn einer dahinsiecht und ihm das **Muskelfleisch schwindet**
- Muskatnuss → als Nervenkeks verleiht sie dem Blut einen guten Saft und **macht stark**

Querverweis: siehe eventuell auch unter *Lähmungen (S. 421)*, *Schwäche (S. 460)*, *Stärkung (S. 465)*

Muskelschwund

(Nur zur unterstützenden Behandlung)

- Dinkel → essen sorgt für **gesundes Fleisch** und **Blut**
- Gundermann → grün als Gemüse in Pfannkuchen oder Suppe essen, hilft, wenn einer dahinsiecht und ihm das **Muskelfleisch schwindet**

Querverweis: siehe eventuell auch unter *Muskelschwäche (S. 437)*

Muskelverspannungen

- Bilsenkraut → als Öl / Nicolaisalbe bei **schmerzhaften Muskelverspannungen**
- Dinkel → essen sorgt für **gesundes Fleisch** und **Blut**
- Gänsefingerkraut → als Tee bei schmerzhaften **Muskel- und bei Wadenkrämpfen**
- Rosen-Massageöl / Tinktur → bei **Verspannungen** und **Muskelkrämpfen** (Muskelkater)
- Rosen-Massageöl / Tinktur → bei ziehenden und reißenden Schmerzen in den Muskeln

Muttermale

- Breitwegerich → gestampft aufgelegt soll er **schwarze Male** vertreiben

Nachgeburt

- Poleiminze → mit lauem Wein genossen zieht eine **zögernde Nachgeburt** heraus
- Rübensirup → vermengt mit ¼ Liter Schnaps zur Behandlung **nach der Geburt** im Wochenbett, **Blutbildung, innere Blutreinigung** und Förderung des **Abgangs der Nachgeburt**
- Schwertlilie → Wurzelpulver mit Honig als Salbe in die Scham eingeführt zur **Austreibung der Nachgeburt**

Nacken

- Tannensalbe / Öl → zum Einreiben bei einer **schmerzhaften Muskelentzündung** wie einem steifen Nacken durch **Kälte, Nässe** und / oder **Zugluft**

Nägel

- Hirse → als Pulver ist sie gut für **Haare, Nägel** und heilsam bei **Hauterkrankungen**
- Lilie → Wurzel gekocht in Wein und gestampft 3 Tage lang als Auflage, wenn **Fußnägel sich abheben**

- Melde → Blätter roh oder gekocht als Pflaster auflegt heilt **Fußnägel** und zieht aufgelegt **verdorbene Finger** und **Fußnägel** rasch ab

Narben

- Basilikum → als Salbe zur Behandlung von **Narben**
- Beinwell → als Salbe bei **Wunden** und zur Anregung der **Narbenbildung**
- Katzenminze → als Salbe bei **entstellenden Narben**
- Ringelblume → als Salbe ist sehr gut zur **Behandlung von Narben**
- Tausendgüldenkraut → legt man sie alten Wunden auf, hilft es bei **Vernarbung**
- Veilchen → als Salbe zur **Narbenbehandlung**

Anmerkung: die genannten Mittel sind auch hilfreich bei Keloidbildung, also bei wulstigen Narben

Nasenbluten

- Blutweiderich → als Tee bei **Nasenbluten**
- Dill → mit Schafgarbe als Pulver bei **Nasenbluten**
- Hirtentäschel → als Tee / Tinktur bei **Nasenbluten**
- Schafgarbe → als Tee / Tinktur / Pulver innerlich bei **Nasenbluten**

Nasenleiden

- Aloe → als Pulver darauf gestreut hilft sie gegen **Eitergeschwüre an der Nase**
- Aronstab → als Spray bei **Entzündungen** und **Polypen**
- Brennnessel → Samen bei **Katarrh der Atemwege** und **Lungen-** und **Brustleiden**
- Eibenholz / Nadeln → räuchern, inhalieren bei **akutem Schnupfen**, hilft beim **infizierten Nasen-Nasennebenhöhlensystem**

Querverweis: siehe eventuell auch unter *Nasenbluten (S. 439)*, *Heuschnupfen (S. 407)*, *Schnupfen (S. 458)* und *Nasennebenhöhlen (S. 439)*

Nasennebenhöhlenentzündung

- Aronstab → als Spray bei **Entzündung**
- Esskastanie → als Blättertee bei **Nasennebenhöhlenentzündung** mit **gelb bis gelbgrünem Schleim**
- Gewürznelke → Tee zum Mundspülen bei **Nasenebenhöhlenentzündung**,wenn diese **von den Zähnen ausgeht**

- Gundermann → frisch zerriebene Blätter werden bei **Entzündungen der Nasenschleimhäute und Heuschnupfen** in die Nasenlöcher gesteckt
- Meerrettich → als Tablette / Tinktur / Honig bei **eitrigen Nasennebenhöhlenentzündungen**
- Pfirsichblätter → als Elixier bei **Nebenhöhleneiterungen** und **Entzündungen**
- Pfingstrose → Wurzel als Weinauszug bei **Verschleimung** im **Kopf- und Brustbereich**
- Rebtropfen, ölige → zum Einreiben / Einträufeln bei **Nebenhöhlenentzündung**
- Senf → als Packung bei **Nasennebenhöhlenentzündung**
- Spitzwegerich → als Tee / Tinktur / Sirup bei **Sinusitis** und **Heuschnupfen**

Nässe

- Tannensalbe / Öl → zum Einreiben bei einer **schmerzhaften Muskelentzündung** wie einem steifen Nacken durch **Kälte, Nässe** und / oder **Zugluft**

Nebelig (Augen)

- Schachtelhalm → frisch oder als Tee / Tinktur hilft er **bei grauem Star**
- Weinraute → frisch oder getrocknet als Tee, gekaut als Tinktur, wenn **Augen nebelig werden**

Nebenniere

- Süßholz → als Tee / Tinktur unterstützt es die **Nebenniere**

Zusätzlicher Tipp: Schwarze Johannisbeerblätter als Tee

Nephrotisches Syndrom

- Esche → Blätter als Tee haben eine günstige Wirkung durch Rutin bei der **Eiweißverlustniere**

Zusätzlicher Tipp: Buchweizen enthält ebenfalls Rutin und sollte gegessen werden

Nervenleiden

- Balsamkraut → als Tee / Trank hilft bei **Nervenüberreizung**, Unruhe, Erregungszuständen, Hysterie
- Baldrian → als Tee / Tinktur / Pulver als **Beruhigungsmittel**

- Benediktinerdistel → als Tee / Tinktur stärkt sie die **Nerven**
- Efeu → als Tee / Tinktur bei **Nervenschmerzen, Muskelschmerzen**
- Esskastanie → gekocht essen oder als Maronihonig bei **Kopfleiden**
- Esskastanie → gekocht essen oder als Maronihonig füllt sie ein **leeres Gehirn** wieder auf
- Esskastanie → gekocht essen oder als Maronihonig bei **Gedächtnisschwäche, Hirn- und Nervenleiden**
- Gundermann → essen oder frisch als Tee bei **Nervenschwäche**
- Kiefer → Nadeln gekocht als Fußbad **beruhigt und stärkt die Nerven**
- Krauseminze → als Tee / Elixier bei **Nervenschmerzen**
- Kubebenfrüchte → kauen bei **Hysterie, Nervenschwäche**
- Lavendel → als Elixier / Tee / Öl / Bad wirkt er **nervenstärkend,** auch bei **Lähmungen**
- Meerrettich → äußerlich bei **rheumatischen Schmerzen** sowie bei **Muskel- und Nervenschmerzen** als Auflage (Nur max. 10 Min.)
- Poleiminze → frisch oder als Saft wirkt sie **positiv auf die Nerven** im **Magenbereich**
- Rosmarin → als Tee / Wein bei **Muskel**- und **Nervenschmerzen**

Nervenüberreizung

- Balsamkraut → als Tee / Trank hilft bei **Nervenüberreizung**, Unruhe, Erregungszuständen, Hysterie
- Kubebenfrüchte → kauen bei **Hysterie, sexueller Überreizung, Nervenschwäche**
- Mutterkümmel → sorgt für innere Ausgeglichenheit
- Nervenkekse → zur **Beruhigung**, für innere **Ausgeglichenheit**
- Poleiminze → frisch oder als Saft wirkt sie **positiv auf die Nerven** im **Magenbereich**

Nervosität

- Aronstab → als Elixier bei **Reizbarkeit**
- Balsamkraut → als Tee / Trank hilft es bei **Nervenüberreizung**, Unruhe, Erregungszuständen, Hysterie
- Baldrian → als Tee / Tinktur / Pulver als **Beruhigungsmittel**
- Bohnenkraut → als Tee / Mischpulver bei **Unruhe in den Beinen, Zappelphilipp**
- Katzenminze → als Tee / Tinktur hat eine **beruhigende Wirkung**
- Kiefer → Nadeln gekocht als Fußbad **beruhigt und stärkt die Nerven**
- Linde → Tee aus Blüten hat eine entspannende Wirkung bei **Ruhelosigkeit**, **Hyperaktivität** und **Schlaflosigkeit**
- Melisse → als Tee bei **Nervosität** und **Unruhe mit Verschlimmerung am Morgen**
- Mutterkümmel → sorgt für innere **Ausgeglichenheit**

- Nervenkekse → zur **Beruhigung**, für innere **Ausgeglichenheit**
- Petersilienhonigherzwein → **Beruhigung bei Stress**
- Poleiminze → frisch oder Saft bei **wirkt positiv auf die Nerven im Magenbereich**
- Tormentill → als Tee / Tinktur bei Neigung zu **innerer Panik**

Neuralgien

siehe unter *Schmerzen (S. 457)*

Neurodermitis

- Buchsbaum → als Wein aus dem Becher bei **Störung des Immunsystems bei Allergien**
- Mohnsamen → essen bei **Juckreiz**
- Quendel → als Tee / Gewürz / Salbe bei **Ausschlag / Ekzem / Allergie**

Querverweis: siehe auch unter *Allergie (S. 350)*

- Ziegenmilch → trinken bei **Hauterkrankungen**

Nieren- und Blasenleiden

- Alant → als Tee / Elixier / Tinktur **harntreibend bei Nierenleiden**
- Berberitze → als Tee / Tinktur hat sie eine **harntreibende Wirkung**
- Birke → als Saft / Tee bei **Neigung zur Nierensteinbildung**
- Dachsfell → zur **Erwärmung der Nierengegend**
- Diptam → als Pulver ist günstig bei **Nieren-, Blasensteinleiden**
- Esche → Blätter als Tee wirken **harntreibend**
- Gewürznelke → essen bei **Nierensklerose, Nierenwassersucht**
- Habichtskraut → als Tee / Pulver / Tinktur bei **Beschädigung des Nierengewebes**
- Klette → als Blätterwein **bei Steinleiden**
- Liebstöckel → Wurzel als Tee wirkt **harntreibend**
- Petersilie → frisch essen bei **Steinleiden**
- Pfingstrose → Wurzel Abkochung in Wein lindert **Nierenleiden**
- Sivesan-Pulver → bei **Nierenleiden** mit grauer Gesichtsfarbe
- Schwertlilie → Wurzel in Wein zerstoßen, abgeseiht und innerlich eingenommen bei **Nierenleiden**
- Schachtelhalm → frisch oder als Tee / Tinktur als harntreibendes Mittel, bei **Nieren-** und **Blasenleiden**
- Steinklee → in Wein gekocht **öffnet die Verstopfung der Nieren und der Blase**
- Wacholder → Beeren gekaut / Tee haben eine **Infekt abwehrende** und **reinigende Wirkung** auf die **Harnwege,** passt bei feinen Stichen gut
- Wacholder → Beeren gekaut / Tee vorbeugend gegen **Nierensteine / Nierengrieß**

- Weinraute → als Salbe bei **Lenden-** und **Nierenschmerzen**
- Ysop → als Tee / Gewürz mitkochen, reinigt den **kranken Schaum der Säfte** auch bei **Nieren- und Gallensteinleiden**

Nierenbeckenentzündung

- Wacholder → Tee / Fertigmittel bei **Nierenbeckenentzündung** mit **klopfempfindlichen Nierenlagern**, oft mit **Gefühl von feinen Stichen**

Nierensteine

- Diptam → als Pulver ist günstig bei **Nieren-, Blasensteinleiden**
- Klette → als Blätterwein bei **Steinleiden**
- Petersilie → frisch essen bei **Steinleiden**
- Wacholder → Beeren gekaut / Tee vorbeugend gegen **Nierensteinen / Nierengrieß**
- Ysop → als Tee / Gewürz mitkochen, reinigt den **kranken Schaum der Säfte** auch bei **Nieren- und Gallensteinleiden**

Ödeme

- Anis → als Tee wirkt gut er bei **Wassersucht** und nimmt auch den **Durst**
- Gelber Enzian → Wurzel als Pulver bei **Herzschwäche bedingten Ödemen**
- Gewürznelke → essen bei **Nierensklerose, Nierenwassersucht**
- Habichtskraut → als Tee / Pulver / Tinktur bei **Ödemen in den unteren Gliedmaßen**
- Habichtskraut → als Tee / Tinktur bei **Beschädigung des Nierengewebes**
- Löwenzahn → als Tee / Saft wirkt **harntreibend** und **harnsäurelösend** bei **Gicht** und **Ödemen**
- Petersilie → frisch essen bei **Wasseransammlung im Bauch**
- Wacholder → Beeren gekaut / Tee bei **Ödemen** und bei einer **zu geringen Harnmenge**

Querverweis: siehe eventuell unter *harntreibende Mittel (S. 403)*

Ohnmacht

- Eberraute → riechen an dem frischen Kraut wirkt gegen **Ohnmacht**
- Rosmarin → als Tee / Wein gegen die **Ohnmacht** und die **Herzschwäche**

Tipp: Im Notfall kann schon das daran Riechen helfen.

Ohr

- Andorn → als Auflage mit gekochtem Frischkraut bei **dumpfem Gehör**
- Aronstab → Saft mit Öl vermengt und ins **Ohr** geträufelt, lindert Schmerzen
- Breitwegerich → träufelt man den Saft ins Ohr lindert es den **Ohrenschmerz**
- Dost → als Dostmischpulver bei **Schwerhörigkeit, Ohrgeräusche**
- Ingwer → als Tee / frisch gekaut bei **Katarrhen der eustachischen Röhre** und hierdurch bedingte **Schwerhörigkeit** und **Ohrgeräuschen**
- Pfirsichblätter → als Elixier bei **Ohrenentzündung**
- Rebtropfen, ölige → bei **Ohrenentzündung**
- Steinklee → als Saft / Tinktur mit Essig und Rosenöl vermengt ins Ohr geträufelt bei **Ohrenschmerzen** und **Kopfweh** mit einem Tuch abdecken

Ohrgeräusche

- Dost → als Dostmischpulver bei **Schwerhörigkeit, Ohrgeräusche**
- Gundermann → essen oder frisch als Tee bei **Kopfbrummen mit Ohrensausen**
- Immergrün → als Tee / Tinktur / Wein gegen **Schwindel, Ohrensausen**
- Ingwer → als Tee / frisch gekaut bei **Katarrhen der eustachischen Röhre** und hierdurch bedingte **Schwerhörigkeit** und **Ohrgeräuschen**
- Judenkirsche → als Auflage bei **Augenverdunkelung, Ohrensausen**
- Seifenkraut → frisch, als bestrichenes Filz-Tuch zur Auflage bei **Ohrenklingeln**

Operationsnarben

- Basilikum → als Salbe zur Behandlung von **Narben**
- Ringelblume → als Salbe zur Behandlung von **Narben**
- Sanikelkraut → innerlich als Tee, äußerlich als Auflage als in Tee getränktes Tuch
- Sanikel → als Tee / Wein bei **Schnitt, Stichwunden** sowie nach **Operationen**
- Schafgarbe → bei **innerlichen Verletzungen** nimmt man das Pulver in warmen Wein
- Veilchen → als Salbe zur **Narbenbehandlung**

Opium

- Beifuß → als Gegenmittel bei **Vergiftung durch Opium**

Osteoporose

- Dinkel → essen bei **Knochenleiden**
- Nelkenwurz → als Tee / Tinktur bei Körperschwäche und **Osteoporose**

- Schachtelhalm → als Tee / Tinktur bei **Knochenentkalkung** und **Knochenbrüchen**
- Störfisch → bei **Knochenbruch, Knochenerweichung, Überbein**,

Probleme an der **Wirbelsäule**
- Wegerich (Spitz) → in Honig, als Vorbeugemittel gegen **Osteoporose**

Querverweis: siehe eventuell auch bei *Knochenleiden (S. 416)*, *Knochenbruch (S. 416)*

Zusätzlicher Tipp: Lebertran als Öl oder Kapsel einnehmen!

Panik

- Balsamkraut → als Tee / Trank hilft es bei **Nervenüberreizung**, **Unruhe**,
- **Erregungszuständen**, **Hysterie**
- Baldrian → als Tee / Tinktur / Pulver allgemein als **Beruhigungsmittel**
- Linde → Tee / Bad aus Blüten hat eine entspannende Wirkung bei **Ruhelosigkeit**, **Hyperaktivität** und **Schlaflosigkeit**
- Nervenkekse → zur **Beruhigung**, für innere **Ausgeglichenheit**
- Mutterkümmel → sorgt für innere **Ausgeglichenheit**
- Tormentill → als Tee / Tinktur bei Neigung zu **innerer Panik** (Hauptmittel)

Querverweis: siehe eventuell auch unter *Unruhe (S. 472)*

Parasiten

- Eberwurz → als Weinauszug bei **Magenschwäche** und **Bandwürmern**
- Rainfarn → als Tee / Wein wirkt gegen **Darmparasiten**
- Wermut → als Tee / Tinktur bei **Madenwürmern**

Parkinson

(Nur zur unterstützenden Behandlung)

- Bohnenkraut → als Tee / Mischpulver bei **Gliederzittern, Parkinson**
- Pfingstrose → bei **Verwirrung** die Samen in Honig einlegen und auf die Zunge legen

Anmerkung: Funktioniert auch mit Tee / Pulver aus den Blüten, besonders bei **Kopfschütteln**.

- Steinklee → als Tee / Tinktur bei **Alterszittern, Parkinson**
- Zitwer → als Elixier bei **Gliederzittern** (Parkinson)

Parodontose

- Habichtskraut → in Wein gekocht oder als verdünnte Tinktur zur Mundspülung, so heilt man **Zahnweh** und **befestigt wackelnde Zähne**
- Kalmus → als Tee / Tinktur als Mundspülung bei **Parodontose** und **Zahnfleischentzündung**
- Nelkenwurz → als Tee / Tinktur als Mundspülmittel bei **Zahnfleischschwund** (Parodontose)
- Rebaschenlauge → als gute Mundspülung für **Zähne, Zahnfleisch**

Pfeifen

- Alant → als Tee / Elixier / Tinktur bei **Asthma mit Pfeifen** in den Bronchien

Pflegemittel

- Aloe → als Saft / Gel bei Entzündung oder **Reizung der Haut**
- Maulbeere → als „Morusan-Salbe" (Posch) für **empfindliche** und **irritierte Haut**
- Pflaumenaschehaarwasser → wenn die **Kopfhaut schuppig** ist oder welkt er wird gesund und schön und er wird viele schöne Haare hervorbringen
- Schwertlilie → als Salbe bei **frischen Hautleiden**, bei harter Haut wie Rinde.
- Veilchen → als Salbe zur allgemeinen **Hautpflege,** besonders bei Narben
- Zuckerrübe → als Salbe Zuckerrüben / Öl-Gemisch, zum Einreiben in die Gesichtshaut bei **kranker und rissiger Haut im Gesicht**

Pickel

- Eberwurz → als Tee zur innerlichen Behandlung von **Ekzemen** und **Akne**
- Kardendistel → als Pulver / Tee / Salbe bei **Hautausschlägen, Akne**
- Maulbeere → als Trank / Salbe bei **Akne, Pusteln, juckenden Ausschläge**, Herpes, für **empfindliche** und **irritierte Haut**
- Frauenmantel → als Tee / Tinktur bei **hormonellen Umstellungen** wie juvenile Akne und Hautunreinheiten
- Linde → Wurzel / Splint Tee bei **Furunkeln und Pickeln**
- Quendel → als Tee / Gewürz / Salbe bei **Gesichtsrose**
- Sellerie → ist durch ihre **entschlackende Wirkung**, auch sehr gut bei **Zellulitis** (Orangenhaut), **Übergewicht** und **Akne**
- Ziegenmilch → trinken bei **Hautausschlägen**

Pilzerkrankungen

- Ringelblume → als Salbe bei **Fußpilz** und anderen Pilzerkrankungen
- Thymian → als Tinktur äußerlich bei **Haut**- und **Fußpilz**
- Zwergholunder → äußerlich als Salbe zum Auftragen bei **Fußpilz**, eventuell **Nagelpilz**

Polyneuropathie

- Bohnenkraut → als Tee lindert es die Beschwerden bei **Polyneuropathie**
- Brennnessel → als Tee lindert es deutlich die Beschwerden bei **Polyneuropathie**
- Dachs → als Dachswollsocken lindern bei Beschwerden bei **Polyneuropathie**

Zusätzlicher Tipp: Einreiben mit Essig nach dem Bad der Füße in kaltem Wasser.

Zusätzlich ist zur Hautpflege zwischendurch das Einreiben mit Erdnussöl oder Ringelblumensalbe nötig, um das Austrocknen der Haut durch den Essig zu verhindern.

Polypen

- Akelei → als Akeleihonig und Elixier bei **Polypen**
- Aronstab → früher als Beerensaft mit Tampon, heute als Nasenspray bei **Polypen** in der **Nase** (Hauptmittel)

Präkanzerose

- Rehleber → essen gegen die **Vicht (Vorkrebsstadium)**
- Wasserlinse → als Elixier bei **Präkanzerose** und **Krebs**
- Wasserlinse → als Elixier zur **Stärkung der Abwehrkraft, Entgiftung, Innere Schmerzen**
- Wasserlinse → als Elixier wirkt offenbar **hemmend auf die Metastasenbildung**

Querverweis: siehe auch unter *Krebs (S. 420)*

Prämenstruelles Syndrom

- Frauenmantel → als Tee bei **hormonellen Umstellungen**
- Liebstöckel → als Saft in Wein oder Wasser bei **Beschwerden vor der Monatsregel**

Anmerkung: Geht zur Not auch als Gewürz oder als Tee aus den Blättern.

- Mönchspfeffer → als Pulver / Tinktur bei **prämenstruellen Syndrom**

Prellungen

- Butter → essen und darauf schmieren gegen **Prellungen** und **Blutergüsse**
- Beinwell → als Salbe bei **Prellungen, Quetschungen** und **Verrenkungen**
- Gamander → als Tee / Umschlag hilft bei **Prellungen**
- Oregano → gegessen und als Tee getrunken heilt er **Prellungen**
- Ringelblume → als Salbe bei **Prellungen, Blutergüssen**

Primär chronische Polyarthritis

(Nur zur unterstützenden Behandlung)

- Buchsbaum → als Wein aus dem Becher bei **autoimmunen Erkrankungen**

Prostata

- Brennnessel →die Wurzel als Tee / Tinktur bei **Vergrößerung der Prostata**
- Eberwurz → als Tee / Weinauszug bei **Prostataleiden mit ausstrahlenden Schmerzen**
- Rainfarn → als Rainfarnwein / Saft bei **Prostatavergrößerung** mit **Harnverhalten**

Psychose

(Nur zur unterstützenden Behandlung)

- Hainbuche → als Bad in Wasser gekochte Zweige bei **Verrücktheit im Kopf** (Psychose)

Pfingstrose bei **Verwirrung** die Samen in Honig einlegen und auf die Zunge legen, **Anmerkung:** Funktioniert auch mit Tee / Pulver aus den Blüten.

- Süßholz → als Tee bei **Geisteskrankheit zur Linderung**
- Tannensalbe / Öl → zum Einreiben im Kopfbereich bei **geistiger Verwirrtheit**

Quetschung

- Beinwell → als Salbe bei **Prellungen, Quetschungen** und **Verrenkungen**
- Breitwegerich → Blätter / Salbe wirken gut bei **Quetschungen** oder **Sehnenzerrungen**
- Liliensalbe → bei **Quetschungen** und **Blutergüssen**
- Ringelblume → als Salbe bei **Prellungen, Blutergüssen**
- Sanikel → als Tee bei **Quetschungen** und anderen **Verletzungen**
- Sanikel → als Tee / Umschlag bei **Quetschungen** und anderen **Verletzungen**

Rachen

- Akelei → als Akeleihonig bei **Halsschmerzen** (Angina)
- Betonie → als Tee / Tinktur als **Gurgelmittel** bei Entzündung im **Hals**- und **Rachen**
- Bibernell → als Tee / Tinktur **bei entzündlichen Erkrankungen der Mund- und Rachenhöhle** und bei **Heiserkeit**
- Meerrettich → als Tablette / Tinktur / Honig bei **Hals- und Mandelentzündungen**
- Brombeerblätter → als Mundspülmittel bei leichten **Entzündungen** im **Mund und Rachen**
- Eberwurz → in Wasser und Wein gesotten als Gurgelmittel bei **Hals-, Rachen**- und **Mandelentzündung**
- Oregano → Saft / Tee heilt die **Schwellungen des Rachenzäpfchens** und des Schlundes
- Salbei → Tee als Gurgelmittel **bei Hals-, Rachen**- und **Mandelentzündungen**
- Salbei-Gamander → als Tee / Tinktur als Mundspül- und Gurgelmittel bei **Entzündung im Mund**- und **Rachenraum**
- Tormentill → als Tee / Tinktur (verdünnt) als Gurgelmittel bei **Kehlkopfentzündung** und **Mandelentzündung**

Querverweis: siehe eventuell auch unter *Abwehrsteigerung (S. 348)*, *Mandelentzündung (S. 431)*

Rauchentwöhnung

(Nur zur unterstützenden Behandlung)

- Kubebenfrüchte → kauen als Hilfe zur **Rauchentwöhnung**

Räuspern

- Aronstab → als Elixier bei **Kehlkopf- / Stimmbandentzündung**, **Heiserkeit**, **Räuspern**

Reden

- Muskat → als Muskatnusszucker bei Menschen, die **unentwegt reden** und im Mittelpunkt stehen wollen

Regelblutung

- Alant → als Tee / Elixier / Tinktur sorgt für eine **geregelte Menstruation**
- Beifuß → als Tee / Elixier zur **Anregung der Monatsblutung**
- Betonie → in Wein gelegt und abgeseiht bei **zu starker Monatsblutung**
- Blutweiderich → als Tee bei **zu starken** und lang andauernden **Regelblutungen**

- Efeu → warm als Wickel bei **unregelmäßiger, übermäßig starker Menstruation**
- Frauenmantel → als Tee / Tinktur **bei übermäßig starken Blutungen** und bei weißem Ausfluss meist durch Hormonumstellung
- Gänsefingerkraut → als Tee bei **krampfartigen Menstruationsbeschwerden**
- Hirtentäschel → als Tee / Tinktur bei zu **starken Regelblutungen**
- Liebstöckel → als Saft in Wein oder Wasser bei **Beschwerden vor der Monatsregel**
- Mönchspfeffer → als Pulver / Tinktur bei **schmerzhafter Regel, schmerzhaften Brüsten, Zyklusstörungen, Zwischenblutungen**
- Mönchspfeffer → als Pulver / Tinktur bei zu **häufigen**, zu **langen Regelblutungen** und **Wechseljahresbeschwerden**
- Mutterkraut → als Suppe mit Dinkelmehl reinigt die Frau beim **Monatsfluss** von **Schleim** und **innerem Unrat**
- Quendel → als Tee bei **Menstruationsstörungen**
- Rainfarn → als Rainfarnwein / Tinktur / Tee **gegen verstockten Monatsfluss**
- Tausendgüldenkraut → Einnahme des Saftes führt geordneten **Monatsfluss** herbei
- Thymian → Tee / Tinktur bei **Regelbeschwerden**, wenn die **Schmerzen zum Rücken** hinziehen
- Wegwarte → als Tee bei **starken Regelblutungen** nach einer Schwangerschaft
- Weinraute → als Tee / Tinktur bringt sie das **Blut wieder zum Fließen,** wenn die **Regelblutung stockt**
- Zimt → auf Brot essen bei **starken Monatsblutungen, Verdrossenheit**

Querverweis: siehe auch unter *Menstruation (S. 432)*

Regeneration

- Angelika → Wurzel wirkt als Tee / Wein / Tinktur / Badezusatz **vitalisierend**
- Alant → als Tee / Elixier / Tinktur bei **Kreislaufschwäche** und **Lustlosigkeit**
- Eberwurz → als Mischpulver bei **erhöhter Krankheitsanfälligkeit**, erhöht die **Widerstandskraft des Körpers, stärkt das Immunsystem,** bewirkt eine **schnellere Erholung** des Patienten
- Nelkenwurz → als Tee / Tinktur bei **Körperschwäche, Kreislaufschwäche, Rekonvaleszenz**
- Petersilienhonigherzwein → **Vitaltrank, hilft bei Müdigkeit**
- Wasserpfeffer → in Wein zur Wiederherstellung der **Gesundheit bei Fieber**
- Schwertlilie → als Tee / Tinktur hat eine **regenerierende Wirkung** auf das **Lymphsystem**

Querverweis: siehe eventuell unter *Blutbildung (S. 365)*, Müdigkeit (S. 435), *Schwäche (S. 460)* und *Stärkung (S. 465)*

Reizbarkeit

- Aronstab → als Elixier bei **Reizbarkeit**
- Baldrian → als Tee / Tinktur / Kekse als **Beruhigungsmittel**
- Balsamkraut → als Tee / Trank hilft bei Nervenüberreizung, **Unruhe**, **Erregungszuständen, Hysterie**
- Mutterkümmel → sorgt für innere **Ausgeglichenheit**

Reizhusten

- Brombeere als Elixier bei **Husten**, Verschleimung, Mukoviszidose, Bronchitis, **Reizhusten**, Rippenfellentzündung, Katarrh
- Eibisch → in Essig zerstoßen bei **Fieber, Reizhusten**

Rekonvaleszenz

- Angelika → Wurzel wirkt als Tee / Wein / Tinktur / Badezusatz **vitalisierend**
- Alant → als Tee / Elixier / Tinktur bei **Kreislaufschwäche** und **Lustlosigkeit**
- Eberwurz → als Mischpulver bei **erhöhter Krankheitsanfälligkeit**, erhöht die **Widerstandskraft des Körpers**, **stärkt das Immunsystem**, bewirkt eine **schnellere Erholung** des Patienten
- Nelkenwurz → als Tee / Tinktur bei **Körperschwäche, Kreislaufschwäche, Rekonvaleszenz**
- Petersilienhonigherzwein → **Vitaltrank, hilft bei Müdigkeit**
- Wasserpfeffer → in Wein zur Wiederherstellung der **Gesundheit bei Fieber**
- Schwertlilie → als Tee / Tinktur hat sie eine **regenerierende Wirkung** auf das **Lymphsystem**

Querverweis: siehe eventuell unter *Aufbaumittel (S. 356)*, *Blutbildung (S. 365)*, *Müdigkeit (S. 435)*, *Schwäche (S. 460)* und *Stärkung (S. 465)*

Resorption

- Bertram → als Elixier verbessert er die Resorption von Nährstoffen

Restless legs

- Bohnenkraut → als Tee / Mischpulver **Unruhe in den Beinen**, **Zappelphilipp**
- Zitwer → als Elixier bei **Gliederzittern**

Rheuma

- Berberitze → bei **rheumatischen Beschwerden** mit **Schmerzen auf einem Punkt**
- Brennnessel → hilfreich bei **Gelenkleiden** und **Gicht**
- Brennnessel → als Samen bei **Stoffwechselstörungen**, insbesondere bei **Rheuma**
- Dinkel → essen sorgt für **gesundes Fleisch und Blut**
- Dinkel → essen bei **Knochen-** und **Muskelleiden**
- Efeu → als Tee / Tinktur wirkt **schmerzlindernd** bei **rheumatischen Beschwerden**
- Esskastanie → Blätter / Hülsen als Saunaaufguss bei **Gicht**, **Rheuma** und **Jähzorn**
- Galgant → als Pulver / Tablette / Wein / Honig lindert er **Rücken**- und **Seitenschmerzen**
- Gamander → als Gamanderessig zum **Einreiben bei Rheuma**
- Kiefer → Nadeln, Sprossen als Tee bei **Rheuma** und **Gicht**
- Klettenwurzeln → als Tee gegen **Rheuma** und unterstützend bei **Krebs**
- Krauseminze → als Tee / Elixier / Öl bei **Muskelrheuma**, **Weichteilrheuma**, **Nervenschmerzen**
- Löwenzahn → als Tee / Saft **reinigt er das Blut bei Rheuma**
- Meerrettich → äußerlich bei **rheumatischen Schmerzen** sowie bei **Muskel- und Nervenschmerzen** als Auflage (Nur max. 10 Min.)
- Lorbeerfrucht → als Mischpulver mit Bockshornklee in Wein bei **Rheuma** und **Gicht**
- Quitte → als Tablette bei **Gicht, Rheuma**, **Übersäuerung**
- Sellerie → als Selleriemischpulver bei **Gicht, Rheuma**
- Senf → als Packung bei **Rheuma** und **Hexenschuss**
- Thymian → Tee / Tinktur bei Stoffwechselerkrankungen wie **Rheuma**, wenn die **Schmerzen von vorne zum Rücken** hinziehen
- Thymian → Tee / Tinktur bei Stoffwechselerkrankungen wie **Rheuma**, wenn die **Schmerzen beim Hinlegen** schlimmer werden
- Wacholder → Beeren gekaut / Tee bei **rheumatischen Erkrankungen** und **Entzündungen der Muskeln** und **Gicht**
- Weihrauch → als Extrakt bei **Rheuma**
- Zwergholunder → Wurzel als Tee mit Wacholderbeeren gegen **Ischias**,
- **Rheumatismus** und **beginnender Wassersucht**

Querverweis: siehe auch unter *Blutreinigung (S. 366)*

Rippenfellentzündung

- Baldrian → als Pulver / Kekse bei **Brustfellentzündung**
- Bertram → als Elixier / Tee bei *Brustfellentzündung*
- Schachtelhalm → frisch oder als Tee / Tinktur bei **Rippenfellentzündung**
- Senf → als kurzzeitige Packung bei **Rippenfellentzündung**

- Tannenelixier → **eitrige Lungenentzündung / Tbc / eitrige Bronchitis** mit **Auswurf, Kurzatmigkeit, Lungenschmerzen**, Rippenfellentzündung

Roemheld-Syndrom

- Angelikawurzel → als Tee / Tinktur / Wein gegen **Blähungen / Herzdruck**
- Kümmel → als Tee gegen **Blähungs-Herzdruck**, (Roemheld-Syndrom)
- Sivesan-Pulver → bei **Blähungs-Herzdruck**, (Roemheld-Syndrom)
- Weinraute → als Raute- Fenchelgranulat wirkt sie gegen **Blähungen**

Rosacea

siehe unter *Gesichtsrose (S. 397)*

Rückenschmerzen

- Berberitze → bei **rheumatischen Beschwerden** mit **Schmerzen auf einem Punkt**
- Brennnessel → hilfreich bei **Gelenkleiden** und **Gicht**
- Brennnessel → als Samen bei Stoffwechselstörungen insbesondere bei **Rheuma**
- Dinkel → essen sorgt für gesundes Fleisch und Blut
- Dinkel → essen bei **Knochenleiden**
- Feige → als Salbe zum Einreiben bei **Schmerzen** in den **Lenden**
- Galgant → als Pulver / Tablette / Wein / Honig hilft er bei **Rücken-** und **Seitenschmerzen**
- Thymian → Tee / Tinktur bei Stoffwechselerkrankungen wie **Rheuma**, wenn die **Schmerzen von vorne zum Rücken** hinziehen
- Schwertlilie → als Salbe bei **Schmerzen im Kreuzbeinbereich**

Querverweis: siehe eventuell auch unter *Bandscheibenvorfall (S. 361)*, *Hexenschuss (S. 408)*, *Rheuma (S. 452)*

Rumoren im Bauch

- Kardamom → als Tee / Gewürz bei **Grimmen, Rumoren im Bauch**
- Pfeffer → mit Lorbeeren in Lauwein gegen **Bauchgrimmen**

Runzeln im Gesicht

- Lilie → Knolle gekocht mi Bienenwachs **glättet sie die Runzeln im Gesicht**

Anmerkung: Auch als Liliencreme erhältlich und anwendbar.

Säfteentmischung

- Aronstab → Pulver mit Honig zieht die **bösen Säfte aus der Brust**
- Bertram → als Elixier / Tee, um **Zustände durch Fehlsäfte** zu verbessern
- Hanfsamen → essen vermindert **die üblen Säfte** und **macht die guten Säfte stark**
- Krauseminze → als Tee, um **Zustände durch Fehlsäfte** zu verbessern, auch bei **Übersäuerung** des Körpers
- Mutterkraut → als Suppe mit Dinkelmehl, reinigt die Frau beim **Monatsfluss** von **Schleim** und **innerem Unrat**
- Muskatnuss → als Nervenkeks **reinigt sie deine Sinne** und **mindert alle schädlichen Säfte**
- Salbei → als Tee / Pulver / Frisch bei **Appetitlosigkeit, üblen Säfte Ausleitung von Schadsäften**
- Schwarze Nieswurz → als Elixier zur **Reinigung des Magens und des Blutes**
- Seifenkraut → zerdrückt in etwas Wein, wenn auch nur mäßig, weil dies die **schlimmen Säfte**, die der **Lunge schaden**, vertreiben kann
- Weihrauch → daran riechen und als Kapseln einnehmen, **erhellt die Augen** und **reinigt das Gehirn**
- Ysop → als Reinigungsgewürz mitkochen, reinigt den **kranken Schaum der Säfte**

Querverweis: siehe auch unter *Blutreinigung (S. 366)*, *Fehlsäfte (S. 386)*

Samen

- Löwenzahn → als Tee / Saft, wenn der **männliche Samen ausbleibt**

Sänger

- Odermennig → als Tee / Tinktur als Gurgelmittel zur regelmäßigen **Pflege der Stimme** zum Beispiel bei Sängern
- Wegrauke, Sängerkraut → als Tee / Tinktur als Gurgelmittel zur regelmäßigen **Pflege der Stimme** zum Beispiel bei Sängern

Querverweis: siehe auch unter *Stimme (S. 466)*

Sarkoidose Morbus Boek

(Nur zur unterstützenden Behandlung)

- Buchsbaum → als Wein aus dem Becher bei **autoimmunen Erkrankungen**
- Hanfsamen / Öl → hilfreich durch Gamma Linolensäure bei **Autoimmunerkrankungen**
- Hirse → als Mischpulver mit Hirschzungenfarn bei **Schmerzen in der Lunge**
- Hühnerleber → essen ist bei allen **autoimmunen Erkrankungen** nützlich

Querverweis: siehe auch unter *Autoimmunen Erkrankungen (S. 360)*

Schamlippen

- Frauenmantel → als Tee / Spülung bei Weißfluss, **vaginalen Entzündungen** und bei **Juckreiz an den Schamlippen**
- Ringelblume → als Tee / Salbe äußerlich bei **Pilzbefall der Genitalien**
- Salbei → als Tee innerlich / äußerlich bei **Juckreiz der Genitalien** zum Auswaschen
- Salbei → als Tee innerlich / äußerlich bei **Pilzbefall der Genitalien** zum Auswaschen

Zusätzlicher Tipp: Ehrenpreis, (Veronica officinalis), als Tee hilft bei Juckreiz der weiblichen Genitalien.

Schaum im Urin

- Ysop → als Tee / Reinigungsgewürz mitkochen, **reinigt den kranken Schaum der Leber**

Scheide

- Frauenmantel → als Tee / Spülung bei Weißfluss, **vaginalen Entzündungen**, und bei **Juckreiz an den Schamlippen**
- Ringelblume → als Tee / Salbe äußerlich bei **Pilzbefall der Genitalien**
- Salbei → als Tee innerlich / äußerlich bei **Juckreiz der Genitalien** zum Auswaschen
- Salbei → als Tee innerlich / äußerlich bei **Pilzbefall der Genitalien** zum Auswaschen

Zusätzlicher Tipp: Ehrenpreis, (Veronica officinalis), als Tee hilft bei Juckreiz der weiblichen Genitalien.

Schilddrüse

- Hanfsamen / Öl → hilfreich durch Gamma Linolensäure bei **Autoimmunerkrankungen** wie Hashimoto
- Liebstöckel → als Tee / Saft / Umschlag bei **Schilddrüsenvergrößerung, Überfunktion**
- Liebstöckel → als Tee / Saft / Umschlag bei **Kropfbildung**
- Salbei → Tee / Tinktur bei **Schilddrüsenüberfunktion** mit **Schwitzen**
- Ziegenmilch → regelmäßig trinken, **enthält viel Vitamin A**

Querverweis: siehe eventuell auch unter *Autoimmunen Erkrankungen (S. 360)*

Schizophrenie

(nur zur unterstützenden Behandlung)

- Hainbuche → als Bad aus in Wasser gekochten Zweigen bei **Verrücktheit im Kopf** (Psychose)

Pfingstrose bei **Verwirrung** die Samen in Honig einlegen und auf die Zunge legen
Anmerkung: Funktioniert auch mit Tee / Pulver aus den Blüten.

- Süßholz → als Tee bei **Geisteskrankheit / Verwirrtheit**
- Tannensalbe / Öl → zum Einreiben im Kopfbereich bei **geistiger Verwirrtheit**

Schlafstörungen

- Baldrian → als Tee / Tinktur bei **Einschlafstörungen**
- Betonie → als Kissen für **gesunden Schlaf, Traumregulierung**
- Dill → Samen als Tee bei **Schlafstörungen**
- Kopfsalat → als Salat mit Essig führt er den **Schlaf herbei**
- Petersilienhonigherzwein → bei **Einschlafschwierigkeiten**
- Linde → Tee / Bad aus Blüten hat eine entspannende Wirkung bei **Ruhelosigkeit**, **Hyperaktivität** und **Schlaflosigkeit** (auch bei Schwangeren)
- Melisse → als Tee bei **Schlaflosigkeit in den frühen Morgenstunden**

Schlaganfall

(Zur unterstützenden Behandlung)

- Immergrün → als Tee / Tinktur / Wein als Mittel zur **Vorbeugung von Schlaganfall**
- Meisterwurz → Pulver in Rotwein bei **Lähmung nach Schlaganfall**
- Pfingstrose → Wurzel als Tee zur **Nachsorge bei einem Schlaganfall**, bringt den Patienten wieder zu Kräften.

Querverweis: siehe eventuell auch unter *Lähmungen (S. 421)*

Schlangenbisse

(Nur zur unterstützenden Behandlung. Klinik/Arzt erforderlich!)

- Esche → Blätter als Tee oder frisch gekaut bei **Schlangenbissen**

Schleim

- Benediktinerdistel → als Tee / Tinktur bei **Schleimbildung im Magen**
- Bibernell → als Tee in Wasser oder Wein gekocht gegen **bösen Husten** und **befreit die Brust vom Schleim**
- Hanfsamen → essen **vermindert den Schleim im Magen**
- Meerrettich → als Tablette / Honig / Tinktur hat er eine **schleimlösende Wirkung** auf die Atemwege bei **Husten, Sinusitis und Heiserkeit**
- Mutterkraut → als Suppe mit Dinkelmehl, reinigt die Frau beim **Monatsfluss** von **Schleim** und **innerem Unrat**
- Odermennig → als Wein bei **Kältegefühl im Magen** mit **Ausspucken von viel Flüssigkeit und Schleim** aus den kranken Eingeweiden
- Salbei → als Tee / Pulver / Frisch bei **Kopfschmerzen** durch Nahrungsmittel und **Überfluss an Schleim**
- Sanikel → als Tee bei **Bronchialbeschwerden** und **Verschleimungen**
- Wermutöl → zum Einreiben der Brust bei **Erkältung, Bronchitis, Husten, Verschleimung** (besonders bei Kindern)

Querverweis: siehe eventuell auch unter *Bronchitis (S. 369), Husten (S. 409)*

Schleimhäute

- Bockshornklee → heilsam auf die **Schleimhäute im Magen / Darm**

Schließmuskel

- Schlehenblüten → als Tee zur Stärkung des Blasen- und des Afterschließmuskels

Schluckauf

- Dill → Samen als Tee oder gekaut bei **Schluckauf**

Schmerzen

- Beifuß → als Elixier bei **Völlegefühl, Ess- und Trinkschmerzen**
- Berberitze → bei **rheumatischen Beschwerden** mit **Schmerzen auf einem Punkt**
- Bilsenkraut → als Öl / Salbe bei **Schmerz durch Energiestau** in den Gliedern
- Bohne → als Kochwasser trinken bei **Schmerzen in den Eingeweiden**
- Efeu → als Tee / Tinktur wirkt er **schmerzlindernd** bei **rheumatischen Beschwerden**
- Efeu → als Tee / Tinktur bei **Hüftschmerzen** und bei **Ischiasbeschwerden**

- Feige → als Salbe zum Einreiben bei **Schmerzen** in der **Brust** und in den **Lenden**
- Blutweiderich → in Wein mit Honig gekocht bei **schmerzenden Eingeweiden**
- Galgant → Schmerzmittel der Hildegard bei **Herz**- und **Rückenschmerzen**
- Kerbel → als Saft / Tinktur mit Wein bei **Milzschmerzen durch Rohkost**
- Krauseminze → als Tee / Elixier bei **Muskelrheuma, Weichteilrheuma, Nervenschmerzen**
- Malve → als Auflage auf dem Kopf bei durch Fieber erzeugte **Melancholie** im **Gehirn mit Schmerzen**
- Mariendistel → als Einreibung bei stechenden **Schmerzen in den Gliedern**
- Meerrettich → äußerlich bei **rheumatischen Schmerzen** sowie bei **Muskel- und Nervenschmerzen** als Auflage (Nur max. 10 Min.)
- Meisterwurz → Salbe als Auflage **löst schmerzhafte Gichtknoten** auf
- Mutterkraut → als Suppe mit Dinkelmehl bei **Schmerzen in den Eingeweiden**
- Mutterkraut → als Tee / Tinktur bei **Kopfschmerz** und **Migräne**
- Odermennig → zerrieben mit Wasser / Wein getrunken gegen **scheußliche Schmerzen im Magen**
- Pfingstrose → Wurzel als Weinauszug bei **Magenschmerzen** durch **unverdaute Speisen**
- Poleiminze → frisch oder Saft bei **starken Kopfschmerzen / Magenschmerzen**
- Rosen-Massageöl / Tinktur → bei **ziehenden** und **reißenden Schmerzen in den Muskeln**
- Schachtelhalm → als Tee / Tinktur bei **Wachstumsschmerzen von Kindern**
- Thymian → Tee / Tinktur bei **Rheuma**, wenn die **Schmerzen von vorne zum Rücken** hinziehen
- Wacholder → Beeren als Tee mit Honig bei **Schmerz in der Brust, Lunge**
- Wacholder → Tee / Fertigmittel bei **Nierenbeckenentzündung** mit klopfempfindlichen Nierenlagern, **oft mit Gefühl von feinen Stichen**
- Weihrauch → bei Kopfweh mit dem **Gefühl, der Kopf werde gespalten**
- Weinraute → als Salbe bei **Lenden**- und **Nierenschmerzen**
- Wermut → Saft / Sud als Waschung bei **Kopfschmerz** mit **hämmernden, stechenden Schmerzen** oder quälendem Schwindel
- Wilder Lavendel (Speik) → in Wein / Wasser / Honig gekocht mildert den **Schmerz in der Leber**
- Zitwer → als Elixier bei **schweren Kopfschmerzen**

Querverweis: siehe eventuell auch unter *Koliken (S. 416)* und *Verkrampfung (S. 476)*

Schnupfen

- Eibenholz / Nadeln → räuchern, inhalieren mit dem Rauch bei **akuten Schnupfen**, hilft beim **infizierten Nasen-Nasennebenhöhlensystem**
- Rainfarn → als Rainfarnwein / Tinktur / Tee bei **Schnupfen, trockenem Husten, Grippe**

Querverweis: siehe eventuell auch unter *Heuschnupfen (S. 407)*

Schock/Trauma

- Diptam → als Blütenessenz bei **Schock durch Feuer, Hitze, Verbrühungen**
- Tormentill → als Tee / Tinktur bei **Neigung zu innerer Panik** (Hauptmittel)

Schultergelenk

- Esche → frische Blätter gekocht und warm als Auflage bei **Gelenkschmerzen**

Querverweis: siehe eventuell auch unter *Arthritis/Arthrose (S. 354)*, *Rheuma (S. 452)*

Schuppenflechte

- Beinwell → als Salbe lindert **Schuppenflechte** und **trockene Ekzeme**

Anmerkung: Ist manchmal homöopathisch nötig.

- Erdrauch → als Tee / Tinktur / Salbe unterstützend bei **Schuppenflechte**, hat eine lösende Wirkung gegen den **Schorf**
- Kardendistel → als Pulver / Tee / Salbe bei **Hautausschlägen**
- Maulbeere → als Trank / Salbe bei **Krätze, Akne, Pusteln, juckenden Ausschlägen**, **Herpes**, für **empfindliche und irritierte Haut**
- Mohnsamen → essen bei **Juckreiz**
- Oregano → Waschen mit kaltem Tee behebt **Juckreiz und Kopfgrind**
- Oregano → als Salbe bei **Schuppenflechte** und Hautreizungen, (eventuell homöopathisch als D12)
- Ringelblume → als Salbe zur Linderung bei **Schuppenflechte**
- Schwertlilie → äußerlich als Salbe und innerlich zerstoßen in Wein hilft sie bei **Schuppenflechte**
- Thymian → als Tee / Tinktur (verdünnt / äußerlich) bei **Schuppenflechte**
- Ziegenmilch → trinken bei **Hautausschlägen, Ekzemen**
- Vogelmiere → als Saft / Tee äußerlich bei **Ekzemen und Hautirritationen**

Schüttelfrost

- Bärlauch → gekocht bei **Schüttelfrost** und **Fieber**
- Basilikum → als Weintrank bei **fieberhaften Zuständen, Schüttelfrost**
- Ingwer → als Tee / Pulver wirkt er **durchwärmend**, auch bei **Erkältungen**

Querverweis: siehe eventuell auch unter *Kälte (S. 413)*

Schwäche

- Angelika → Wurzel als Tee / Wein / Tinktur / Badezusatz wirkt **vitalisierend**
- Benediktinerdistel → als Tee / Tinktur stärkt die **Nerven**
- Dachsfell → zur **Gesundheitsstärkung**
- Dinkel → essen **für gesundes Fleisch** und **Blut**
- Muskatnuss → als Nervenkeks verleiht es dem **Blut einen guten Saft** und **macht stark**
- Petersilienhonigherzwein → **Vitaltrank, hilft bei Müdigkeit**
- Rosmarin → als Tee / Gewürz / Tinktur **stärkt er Herz und Kreislauf**

Querverweis: siehe auch unter *Blutbildung (S. 365)*, *Müdigkeit (S. 435)*, *Schwäche (S. 460)*

Schwangerschaft

- Linde → Blüten / Splint Tee, Bad bei **Schlaflosigkeit,** auch für Schwangere
- Mandel → essen hat eine **stärkende Wirkung** auf Schwangere und stillende Frauen
- Mutterkümmel → als Mischpulver bei **Übelkeit, Erbrechen, Schwangerschaftserbrechen, verdorbenem Magen**
- Wegwarte → als Tee bei **Ausdehnungen des Gewebes** nach einer Schwangerschaft
- Wegwarte → als Tee bei **starken Regelblutungen** nach einer Schwangerschaft
- Benediktinerdistel → als Tee / Tinktur stärkt sie die **Nerven**

Schwangerschaftsdepression

- Aronstab → als Elixier bei **Melancholie, Depression, Schwermut, Reizbarkeit**
- Schlüsselblume → bei **Schwangerschafts-Depression**

Querverweis: siehe auch unter *Depression (S. 375)*

Schwangerschaftserbrechen

- Ingwer → als Tee / Pulver wirkt gegen **Schwangerschaftserbrechen**

Querverweis: siehe eventuell auch unter *Übelkeit (S. 470)*

Schwangerschaftsstreifen

- Beinwell → als Salbe zur Vorbeugung und zur Behandlung von **Schwangerschaftsstreifen**

Zusätzlicher Tipp: Auch das Einreiben mit kalt gepresstem Erdnussöl ist hier sehr hilfreich.

Schwarzsehen

- Aronstab → als Elixier bei **Melancholie, Depression, Schwermut, Reizbarkeit**
- Dinkel → essen für **frohen Sinn** und ein **freudig menschliches Denken**
- Königskerze → als Tee / Wein zu verwenden bei **traurigem Herz** (Herzschmerz)
- Kubebenfrüchte → kauen zur **Stimmungsaufhellung**
- Schlüsselblume → **Melancholie / Depression**, **seelische Verkrampfung**, auch bei Zwangsgedanken, Manie und bei Schwangerschafts-Depression

Querverweis: siehe auch unter *Depression (S. 375)*

Schweißausbrüche

- Muskatellersalbei → als Tee bei **übelriechendem Schweiß**, (Wechseljahre)
- Sivesan-Pulver → bei Kreislaufschwäche mit **Schweißausbrüchen**
- Ysop → als Gewürz / Tee wirkt **schweißhemmend** und ist hilfreich bei **Wechseljahres-beschwerden**

Schweißtreibend

- Eberwurz → als Tee / Weinauszug wirkt **harn- und schweißtreibend**
- Krauseminze → als Tee wirkt **schweißtreibend bei Fieber und Grippe**
- Tausendgüldenkraut → als Tee / Tinktur als **schweißtreibendes Mittel**
- Veilchen → als Elixier / Tee / Tinktur bei **Husten, Heiserkeit** und als **schweißtreibendes Mittel**

Schwellung

- Berberitze → die Wurzelrinde als Tee hilft bei **Schwellungen im Gesicht**
- Gagelstrauch → als Salbe bei **Lymphdrüsenschwellungen**
- Liebstöckel → als Tee / Saft / Umschlag eventuell bei **Schwellung der Halsadern**

Zusätzlicher Tipp: Braunwurzkrauttinktur Firma Kräuter Schulte Apothekenpflichtig, bei Lymphdrüsenschwellungen

Schweregefühl

- Steinklee → als Tee / Tinktur bei **venöser Durchblutungsstörung** mit **Schweregefühl in den Beinen**

Schwerhörigkeit

- Andorn → als Auflage mit gekochtem Frischkraut bei **dumpfem Gehör**
- Dost → als Dostmischpulver bei **Schwerhörigkeit, Ohrgeräuschen**

Schwermut

- Aronstab → als Elixier bei **Melancholie, Depression, Schwermut, Reizbarkeit**
- Dinkel → essen für **frohen Sinn** und ein **freudig menschliches Denken**
- Königskerze → als Tee / Wein zu verwenden bei **traurigem Herz** (Herzschmerz)
- Kubebenfrüchte → kauen zur **Stimmungsaufhellung**
- Schlüsselblume → **Melancholie / Depression, seelische Verkrampfung**, auch bei Zwangsgedanken, Manie und bei Schwangerschafts-Depression

Querverweis: siehe auch unter *Depression (S. 375)*

Schwindel

- Galgant → als Tablette oder mit Honig bei Neigung zu **Schwindel**
- Immergrün → als Tee / Tinktur / Wein gegen **Schwindel, Ohrensausen**
- Pfingstrose → Wurzel als Tee bei **Schwindel**
- Rainfarn → als Rainfarnwein / Tee / Tinktur / Tee fördert er die **Durchblutung** und wirkt gegen **Schwindel**
- Wermut → Saft / Sud als Waschung bei **quälendem Schwindel**
- Ysop → als Tee wirkt er bei **Ungleichgewicht**, also bei **Schwindel** und **Seekrankheit**

Schwindsucht

- Süßholz → gekaut oder als Tee / Tinktur bei **Schwindsucht**

Querverweis: siehe eventuell auch unter *Tuberkulose (S. 469)*

Seekrankheit / Reisekrankheit

- Ingwerpulver → wirkt gut gegen **Übelkeit** und **Erbrechen**, auch bei **Seekrankheit**
- Ingwer → als Tee / Pulver wirkt gegen **Übelkeit** und **Erbrechen**, auch bei **Seekrankheit**
- Ysop → als Tee wirkt er bei **Ungleichgewicht**, also bei **Schwindel** und **Seekrankheit**

Sehkraft

- Alant → als Tee / Elixier **reinigt er die Augen**
- Betonie → als Tee / Tinktur verbessert sie die **Sehkraft**
- Buchsbaum → als Wein aus dem Becher bei **Augenschwäche**
- Buchsbaum → als Handstock für die Gesundheit von **Kopf** und **Augen**
- Habichtskraut → als Tee / Tinktur verbessert es die **Sehfähigkeit**
- Malve → Tau um die Augen gestrichen hilft, das **Sehvermögen zu erhellen**
- Poleiminze → frisch oder als Saft / Tee **stärkt sie die Sehkraft**
- Schöllkrautblätter → regelmäßig frisch auf die Augen gelegt stärken sie die **Sehkraft**
- Seifenkraut → frisch, als bestrichenes, rotes Tuch zur Auflage bei **Verdunklung der Augen, Sehschwäche**
- Senf → essen in Maßen **macht die Augen klar**
- Süßholz → gekaut oder als Tee / Tinktur gibt es eine **klare Stimme**, macht die Stimmung gütig und **klärt die Augen**
- Veilchenöl → zum Einreiben beim Nachlassen der **Sehfähigkeit, Augenleiden, -trübung**
- Weinraute → frisch / getrocknet oder gekaut / als Tinktur, wenn **die Augen nebelig werden**
- Weinraute → als Tee / Tinktur bei **Durchblutungsstörungen des Augenhintergrundes**

Sehnen

- Beinwell → als Salbe bei **Tennisellenbogen, Sehnenscheidenentzündung** und bei **Muskelentzündungen**
- Breitwegerich → Blätter / Salbe wirken gut bei **Quetschungen oder Sehnenzerrungen** und auch bei **Sehnenscheidenentzündung**
- Eberraute → als Saft zum Einreiben bei **Fingersehnenverkürzung, Sehnenverkürzung**
- Schachtelhalm → als Tee / Tinktur bei einer **Sehnenentzündung**

Seitenstechen

- Mariendistel → Früchte zum Kauen oder als Saft bei **Herzstechen** und im Gallebereich mit Ausstrahlung in den rechten Schulterbereich
- Petersilienhonigherzwein → hilft bei **Milzleiden, Seitenstechen**
- Pfingstrose → Wurzel als Tee hilft bei **Seitenstechen**

Sexuelle Überreiztheit

- Balsamkraut → als Tee bei **Nervenüberreizung, Erregungszuständen**
- Kubebenfrüchte → kauen bei **Hysterie, sexueller Überreizung**
- Mönchspfeffer → als Pulver / Tinktur dämpft er die **Lust des Mannes**

Simmonds-Krankheit (Hypophysenvorderlappeninsuffizienz)

- Engelsüß → als Mischpulver mit Salbei im Verhältnis 3:1 bei **Simmonds-Krankheit**

Sinn

- Muskatnuss → essen, **öffnet das Herz**, **reinigt den Sinn** und bringt einen **guten Verstand**

Sodbrennen

- Bohnenkraut → als Tee / Mischpulver bei Magenerkrankung mit **saurem Aufstoßen**
- Eibischwurzel → als kalter Tee bei **Sodbrennen**
- Mandel → kauen hilft bei **Sodbrennen** als Säurepuffer
- Meisterwurz → als Weinauszug / Tinktur bei **Übersäuerung des Magens**
- Weinraute → als Raute-Fenchelgranulat bei **Sodbrennen** sowie bei **Magenverstimmung** und **Blähungen**

Solarplexus

- Poleiminze → frisch oder als Saft wirkt sie positiv auf die **Nerven im Magenbereich**

Sonnenbrand

- Hauswurz → als Saft zum Einreiben bei **Sonnenbrand**
- Leinsamen → Sud als Auflage bei **Verbrennungen**, **Sonnenbrand**

Zusätzlicher Tipp: Einreiben mit Johanniskrautöl.

Sorgen

- Baldrian → als Tee / Tinktur, wenn man sich **zu viele Sorgen** macht
- Lavendel → als Elixier / Tee / Öl hilft er bei Kummer um eine **geliebte Person**

Speichelfluss

- Andorn → **hemmt den Speichelfluss**
- Bertram → gekaut oder als Gurgel / Spülmittel **regt er den Speichelfluss** an
- Gelber Enzian → als Tee / Tinktur zur **Anregung der Speichelbildung**
- Lorbeer → als Pfannkuchen bei schlechtem **Mund- / Speichelgeschmack**

Speisen, verdorbene

- Schlehen → in Honig eingelegt oder als Marmelade eingekocht entfernen sie **Unrat** und **Schleim** aus dem **Magen-** und **Darmbereich**
- Sellerie → mit Trieb gegessen **verdaut er Reste von Speisen**, die noch **im Inneren des Magens rumoren**
- Tormentill → als Elixier wirkt er gegen **Fieber durch schädliche Speisen**

Speiseröhre

- Liebstöckel → Blätter als Tee / Gewürz bei einer **Entzündung der Speiseröhre**
- Liebstöckel → Blätter als Tee / Saft unterstützend bei **Magen-** und **Speiseröhrenkrebs**
- Roggenbrei → bei **Entzündung der Speiseröhre**

Spermien

- Löwenzahn → als Tee / Saft, wenn der **männliche Samen ausbleibt**

Sprache

- Tausendgüldenkraut → wenn die **Zunge beim Sprechen versagt**

Querverweis: siehe auch unter *Stimme (S. 469)*

Stärkung

- Angelika → Wurzel als Tee / Wein / Tinktur / Badezusatz wirkt **vitalisierend**
- Dachsfell → zur **Gesundheitsstärkung**
- Dinkel → essen **für gesundes Fleisch** und **Blut**
- Muskatnuss → als Nervenkeks verleiht es dem Blut einen guten Saft und **macht stark**
- Petersilienhonigherzwein → **Vitaltrank, hilft bei Müdigkeit**
- Rosmarin → als Tee / Gewürz / Tinktur **stärkt Herz und Kreislauf**

Querverweis: siehe auch unter *Blutbildung (S. 365), Müdigkeit (S. 435), Schwäche (S. 460)*

Stauungsgastritis

- Meerrettich → als Pulver mit Galgant in Wasser / Wein bei **Stauungsgastritis**

Steinleiden

- Judenkirsche → hilfreich bei Blasensteinen
- Klette → als Blätterwein bei **Steinleiden**
- Petersilie → frisch essen bei **Steinleiden**
- Pfingstrose → Wurzel Abkochung in Wein **für Kinder mit Steinleiden**
- Ysop → als Gewürz mitkochen, reinigt den **kranken Schaum der Säfte,** auch bei **Nieren- und Gallensteinleiden**

Steißbein

- Beinwell → homöopathisch als D12 bei **Schmerzen im Steißbeinbereich**

Stimme

- Ackerminze → um der **rauen Stimme** wieder Klang zu verleihen
- Aronstab → als Elixier bei **Kehlkopf / Stimmbandentzündung, Heiserkeit, Räuspern**
- Brombeersaft → hilft gegen **Heiserkeit**
- Ingwer → gekaut bei **Zungen- und Stimmbandlähmung** und zur **Kräftigung der Stimme**
- Odermennig → als Tee / Tinktur als Gurgelmittel bei **Heiserkeit** und zur regelmäßigen **Pflege der Stimme** zum Beispiel bei Sängern
- Süßholz → gekaut oder als Tee / Tinktur gibt es eine **klare Stimme,** macht die Stimmung gütig und **klärt die Augen**
- Ysop → als Gewürz / Tee bei **Husten** und bei **rauer Stimme**

Querverweis: siehe auch unter *Heiserkeit (S. 405)*

Stimmung

- Kubebenfrüchte → kauen zur **Stimmungsaufhellung**

Querverweis: siehe auch unter *Depression (S. 375), Traurigkeit (S. 468)*

Stirnhöhle

- Eibenholz / Nadeln → räuchern, inhalieren mit dem Rauch bei **akutem Schnupfen**, hilft bei **infiziertem Nasen-Nasennebenhöhlensystem**
- Lindenblüten → als Tee bei **Erkältung**
- Rebtropfen (ölige) → zum Einreiben / Einträufeln bei **Nebenhöhlenentzündung**

Stoffwechsel

- Benediktinerdistel → als Tee / Tinktur regt sie den **Stoffwechsel** an
- Rainfarn → als Tee / Wein wirkt er **günstig auf die Verdauung** und den **Stoffwechsel**

Stress

- Balsamkraut → als Tee bei **Nervenüberreizung, Erregungszuständen**
- Petersilienhonigherzwein → Beruhigung bei **Stress**
- Rosenmischpulver (mit Salbei) → zum daran Riechen gegen **Ärger**

Querverweis: siehe auch unter *Beruhigung (S. 362)*

Stumpfsinnigkeit

- Muskat → als Gewürz / Keks bei **Stumpfsinnigkeit, Melancholie, müdem Geist**

Querverweis: siehe auch unter *Depression (S. 375), Traurigkeit (S. 468)*

Sucht (Entwöhnung)

- Kubebenfrüchte → kauen als Hilfe zur **Rauchentwöhnung**
- Süßholz → als Tee als Hilfe bei der **Alkoholentwöhnung**

Anmerkung: Mit Salbei kombinierbar.

Tennisarm

- Beinwell → als Salbe bei **Tennisellenbogen, Sehnenscheidenentzündung** und **Muskelentzündungen**
- Breitwegerich → als Auflage / Salbe bei **Sehnenscheidenentzündung**
- Eisenkraut → als Umschlag / Einreibung bei **Tennisarm, Sehnenschmerz**

Thrombosen

(Vorsicht, Facharzt erforderlich!)

- Sivesan-Pulver → bei **Thrombosen**

Tierbisse

siehe unter *Bisswunden (S. 363)*

Tinnitus

- Dost → als Dostmischpulver bei **Schwerhörigkeit, Ohrgeräusche**
- Gundermann → essen oder frisch als Tee bei **Kopfbrummen mit Ohrensausen**
- Judenkirsche → als Auflage bei **Augenverdunkelung, Ohrensausen**
- Seifenkraut → frisch, als bestrichenes Filz-Tuch zur Auflage bei **Ohrenklingeln**

Tourette-Syndrom

(Nur zur unterstützenden Behandlung)

- Bohnenkraut → als Tee / Mischpulver **Unruhe in den Beinen, Zappelphilipp**
- Muskat → als Muskatnusszucker bei **Tourette-Syndrom**
- Muskat → als Muskatnusszucker bei **Neigung zum Grimassenschneiden**
- Muskat → als Muskatnusszucker bei **unangebrachtem Lachen**
- Muskat → als Muskatnusszucker bei **Menschen, die unentwegt reden**
- Muskat → als Muskatnusszucker bei Personen, **die einem durchgeknallt erscheinen**

Anmerkung: Achtung, der Zucker muss unbedingt biologisch sein.

Zusätzlicher Tipp: Agaricus mucarius D12 als Globuli 3 x tägl. 5 Kügelchen.

Trauer

- Aronstab → als Elixier bei **Melancholie, Depression, Schwermut, Reizbarkeit**
- Königskerze → als Tee / Wein zu verwenden bei **traurigem Herz** (Herzschmerz)
- Petersilienhonigherzwein → hilft bei **Müdigkeit**, gilt als **Vitaltrank**, hilft bei
- **Melancholie, Depressionen, Trauer** und **Einschlafschwierigkeiten, Traumregulierung**
- Betonie → als Kissen für **gesunden Schlaf, Traumregulierung**
- Pfingstrose → Samen in Wein lindert **Bedrängnisse durch Träume**

Anmerkung: Alternativ ist auch ein Tee aus den Blüten mit etwas Wein möglich.

Trauma

- Diptam → als Blütenessenz (Peper) bei **Schock durch Feuer, Hitze, Verbrühungen**

Traurigkeit

- Königskerze → als Tee / Wein zu verwenden bei **traurigem Herz** (Herzschmerz)
- Melisse → als Tee bei **Traurigkeit** (meist **morgens schlimmer**)

- Veilchen → als Elixier bei **Melancholie, Depression, Freudlosigkeit**
- Ysop → als Gewürz mitkochen hilft, wenn die Leber infolge von **Traurigkeit** krank ist

Trigeminusneuralgie

- Weihrauch → bei Kopfweh mit dem **Gefühl, der Kopf werde gespalten**

Zusätzlicher Tipp: Majoransalbe vorsichtig auftragen.

Triglyceride

- Bockshornklee → als Tee / Gewürz hilfreich bei **erhöhtem Cholesterin / Triglyceriden**
- Leinöl → wirkt **cholesterinsenkend** und hilft bei **erhöhten Triglyceriden**

Trinkschmerzen

- Beifuß → als Elixier bei **Völlegefühl, Ess- und Trinkschmerzen**

Trübsinnigkeit

- Lilie → riechen an der Blüte hilft bei **Trübsinnigkeit**
- Petersilienhonigherzwein → bei **Melancholie, Depression**

Querverweis: siehe auch unter *Depression (S. 375)*, *Melancholie (S. 432)*

Tuberkulose

- Engelsüß → als Mischpulver mit Salbei im Verhältnis 3:1 bei **Genital-, Nierenschmerzen, Tbc**
- Süßholz → gekaut oder als Tee / Tinktur bei **Schwindsucht**
- Tannenelixier → **eitrige Lungenentzündung / Tbc / eitrige Bronchitis** mit **Auswurf, Kurzatmigkeit, Lungenschmerzen** (Rippenfellentzündung?)

Anmerkung: Achtung, die Krankheit gehört unbedingt in fachärztliche Behandlung.

Tumore

siehe unter *Krebs (S. 420)*

Übelkeit

- Ackerminze → wärmt den Magen und wirkt gegen **Übelkeit**
- Aloe → hilft, auch wenn Beschwerden durch den Genuss oder den **Geruch von frischem Fleisch** auftreten
- Artischocke → als Tee / Tinktur bei **Blähungen, Völlegefühl und Übelkeit**
- Eibisch → als Tee / Kaltansatz bei **Gastritis mit Übelkeit,** eventuell **Erbrechen**
- Ingwer → als Tee / Pulver wirkt er gut gegen **Übelkeit** und **Erbrechen** sowie **Seekrankheit**
- Krauseminze → als Tee lindert sie **Übelkeit**
- Kümmel → als Gewürz / Teemischung bei **Übelkeit**
- Melisse → als Tee / Tinktur bei Neigung zu **Übelkeit (oft morgens)**
- Muskatellersalbei → als Elixier bei **Neigung zur Übelkeit, chronischer Gastritis**
- Mutterkümmel → als Mischpulver bei **Übelkeit, Erbrechen,**
- Schwangerschaftserbrechen, **verdorbenem Magen**
- Odermennig → als Wein bei **Kältegefühl im Magen** mit **Ausspucken von viel Flüssigkeit und Schleim** aus den kranken Eingeweiden
- Pfeffer → als Gewürz bei **Ekel vor Speisen**
- Sellerie → bei **Brechreiz** trinke man Selleriesaft gleich mit herben Essig und Wasser
- Süßholz → als Tee / Tinktur gegen **Übelkeit**

Überbein

- Bienengift → als Salbe oder Umschlag mit toten Bienen **bei Überbein**
- Störfisch → als homöopathisches Mittel (Acipenser sturio*) in D12

** bisher nicht im Handel erhältlich*

Überforderung

- Bertram → als Elixier / Tee bei **Erschöpfungszuständen**
- Benediktinerdistel → als Tee / Tinktur stärkt die **Nerven**
- Brennnessel → als Tee wirkt sie gegen **Ermüdungserscheinungen**
- Eisenkraut → als Tee / Tinktur bei **Erschöpfungszuständen**
- Galganthonig → hilft besonders bei sehr **großer Müdigkeit**
- Gundermann → essen oder frisch als Tee bei **Erschöpfung, Müdigkeit**
- Kardamom → als Tee / Pulver / Tinktur gilt er als **appetitanregend** und als **Tonikum**
- Kiefer → Nadeln gekocht als Fußbad beruhigt und die stärkt die Nerven
- Petersilienhonigherzwein → **Vitaltrank, hilft bei Müdigkeit**
- Rosmarin → als Tee / Wein gegen **Erschöpfung und Schmerzen**
- Tausendgüldenkraut → als Tee / Tinktur bei **Blutarmut, Erschöpfung**

Zusätzlich: Energieplätzchen nach Hildegard
Querverweis: siehe auch unter *Müdigkeit (S. 435), Stärkung (S. 465)*

Übergewicht

(zur Unterstützung beim Abnehmen)

- Liebstöckel → Blätter als Tee / Gewürz zur Unterstützung beim Abnehmen
- Löwenzahn → als Tee / Saft als unterstützendes Mittel beim Abnehmen
- Sellerie → besitzt eine entschlackende Wirkung, auch sehr gut bei Zellulitis (Orangenhaut) und Übergewicht

Übersäuerung

- Bohnenkraut → als Tee / Mischpulver bei Magenerkrankung mit **saurem Aufstoßen**
- Krauseminze → als Tee / Elixier bei **Übersäuerung, Fehlsäfte**
- Mandel → kauen hilft bei **Sodbrennen** als Säurepuffer
- Meisterwurz → als Weinauszug / Tinktur bei **Übersäuerung des Magens**
- Quitte → als Tablette bei **Übersäuerung**

Querverweis: siehe auch unter *Sodbrennen (S. 464)*

Ulcus cruris / Offenes Bein

- Quitte → gekochte Scheiben auf **offene Haut / Beine** legen
- Ringelblume → als Salbe, nur die **Wundränder** damit bestreichen

Querverweis: Siehe auch unter *Vergiftung (S. 475)*

Anmerkung: Achtung, die Wunde darf nicht zugeschmiert werden.

Unangebrachtes Lachen

- Muskat → als Muskatnusszucker bei **unangebrachtem Lachen**

Unfall, Verletzung

- Schafgarbe → äußerlich als Auflage mit einem in Tee getränkten Tuch, wenn die **Wunde** zu heilen beginnt
- Schafgarbe → bei **innerlichen Verletzungen** nimmt man das Pulver in warmen Wein

Ungleichgewicht

siehe unter *Gleichgewicht (S. 399)*

Unrat

- Mutterkraut → als Suppe mit Dinkelmehl reinigt die Frau beim **Monatsfluss** von **Schleim** und **innerem Unrat**
- Schlehen → in Honig eingelegt oder als Marmelade entfernen sie **Unrat** und **Schleim** aus dem **Magen**- und **Darmbereich**
- Sellerie → mit Trieb gegessen **verdaut er Reste von Speisen**, die noch **im Inneren des Magens rumoren**
- Tormentill → als Elixier wirkt er gegen **Fieber durch schädliche Speisen**
- Weinraute → frisch / getrocknet oder gekaut / als Tee / Tinktur kämpft sie **gegen verborgene Gifte** und **reinigt den Körper von Säften**, die ihn verderblich befallen

Querverweis: siehe auch unter *Blutreinigung (S. 366), Fehlsäfte (S. 386), Säfteentmischung (S. 454)*

Unruhe

- Aronstab → als Elixier bei **Reizbarkeit**
- Balsamkraut → als Tee / Trank hilft bei **Nervenüberreizung, Unruhe, Erregungszuständen, Hysterie**
- Baldrian → als Tee / Tinktur / Pulver als **Beruhigungsmittel**
- Bohnenkraut → als Tee / Mischpulver bei **Unruhe in den Beinen, Zappelphilipp**
- Katzenminze → als Tee / Tinktur hat sie eine **beruhigende Wirkung**
- Linde → Tee aus Blüten hat eine entspannende Wirkung bei **Ruhelosigkeit**,
- **Hyperaktivität** und **Schlaflosigkeit**
- Melisse → als Tee bei **Nervosität** und **Unruhe mit Verschlimmerung am Morgen**
- Mutterkümmel → sorgt für innere **Ausgeglichenheit**
- Nervenkekse → zur **Beruhigung**, für innere **Ausgeglichenheit**
- Rosenmischpulver (mit Salbei) → zum daran Riechen **gegen Ärger**
- Tormentill → als Tee / Tinktur bei Neigung zu **innerer Panik**

Querverweis: siehe eventuell auch unter *Nervosität (S. 441)*

Untergewicht

- Butter → essen bei Abmagerung als **Kräftigungsmittel**
- Dinkel → essen sorgt für **gesundes Fleisch** und **Blut**
- Ingwerpulver → bei **Magerkeit, Abmagerung, Appetitlosigkeit**

- Salbei → als Pulvermischung bei **Untergewicht** und **Magersucht**

Querverweis: siehe auch unter *Abmagerung (S. 347)*, *Appetitlosigkeit (S. 353)* und *Magersucht (S. 430)*

Unvernunft

- Augentrost → in Suppe mit gekocht bei **Mattheit, Unvernunft**

Querverweis: siehe eventuell auch unter *Zickigkeit (S. 486)*

Urin, Blut im Urin

- Hirtentäschel → als Tee / Tinktur bei **Blut im Urin**
- Schafgarbe → als Tee / Pulver innerlich bei **Nasenbluten,** auch bei **Blut im Urin**
- Storchenschnabel → als Tee / Pulver / Tinktur wirkt bei **Blut im Urin**

Urin, Schaum im Urin

- Ysop → als Reinigungsgewürz mitkochen, reinigt den **kranken Schaum der Leber**

Urin, stinkt und ist trüb

- Meerrettich → als Tablette / Tinktur / Honig bei bakteriellen Infektionen der **Blase / Harnwege**

Vagina

- Frauenmantel → als Tee / Spülung bei **Weißfluss, vaginalen Entzündungen** und bei **Juckreiz an den Schamlippen**
- Ringelblume → als Tee / Salbe äußerlich bei **Pilzbefall der Genitalien**
- Salbei → als Tee innerlich / äußerlich bei **Juckreiz der Genitalien** zum Auswaschen

Zusätzlicher Tipp: Ehrenpreis als Tee bei Juckreiz der weiblichen Genitalien.

Venenleiden

- Brennnesselsaft → bei **Venenentzündung, Venenleiden, Krampfadern**
- Esche → Blätter als Tee haben durch Rutin eine günstige Wirkung auf **Krampfadern**
- Edelkastaniensaft → hilfreich zur **Venenstärkung**
- Mariendistel → als Saft / Tee bei **Venenentzündung**

- Steinklee → als Tee / Tinktur bei **venöser Durchblutungsstörung** mit **Schweregefühl in den Beinen**

Querverweis: siehe eventuell auch unter *Krampfadern (S. 419)*

Verbrennungen

- Aloe → als Saft bei **Brandwunden / Schnittwunden**
- Beinwell → als Salbe bei **Brandwunden** und bei **Wunden**
- Breitwegerich → mit Eiklar aufgelegt heilt es **Verbrennungen**
- Lavendel → ist als Öl hilfreich / schmerzlindernd bei **Verbrennungen**
- Leinsamen → Sud als Auflage mit Leinentuch bei **Verbrennungen, Sonnenbrand**
- Quitte → gekochte Scheiben auf **Verbrennungen** legen
- Veilchen → als Elixier / Salbe bei **Verbrennungen, Narbenbehandlung**

Verdauungsschwäche

- Ackerminze → wärmt den Magen und **regt die Verdauung** an
- Alant → als Tee / Elixier / Tinktur **hilfreich bei Verstopfung**
- Anis → als Tee zur **Förderung der Verdauung**
- Beifuß → als Tee / Elixier zur Anregung der **Fettverdauung**
- Benediktinerdistel → als Tee / Tinktur bei **Verdauungsbeschwerden**
- Bertram → als Elixier / Tee, um allgemein die **Verdauung anzuregen**
- Bibernell → als Tee / Tinktur zur **Förderung der Verdauung**
- Brunnenkresse → frisch gedünstet bei **Gelbsucht, Fieber** und **Verdauungsstörungen**
- Kardamom → als Tee / Tinktur / Pulver, um die **Verdauung zu stärken**
- Krauseminze → als Tee / Elixier regt die **Verdauung** an
- Kümmel → als Wurzelpulver stärkt er die **Verdauung und fördert den Appetit**
- Leinsamen → wirken durch ihr Quellvolumen **mild abführend**
- Meisterwurz → als Weinauszug / Tinktur bei **Verdauungsstörungen**
- Melisse → als Tee zur Linderung von nervösen **Verdauungsbeschwerden**
- Muskatellersalbei → als Tee nach Strabo aus der Wurzel bei **träger Verdauung**
- Mutterkümmel → als Gewürz / Tee / Pulver wirkt als **Verdauungshilfe**
- Pfeffer → unterstützt die **Verdauungskraft des Magens** und der **Leber**
- Poleiminze → frisch oder als Saft / Tee verbessert sie den **Gang der Verdauung**
- Quendel → als Tee allgemein bei **Verdauungsstörungen**
- Rainfarn → als Tee / Wein wirkt **günstig auf die Verdauung** und den **Stoffwechsel**
- Süßholz → gekaut oder als Tee / Tinktur zur **Förderung der Verdauung**
- Wegwarte und Klette → gemischt mit Honig und Wasser als **Verdauungsmittel**
- Wermutelixier → zur **Anregung der Verdauung**

Querverweis: siehe eventuell auch unter *Magenschwäche (S. 429)* und *Verstopfung (S. 478)*

Verdrossenheit

- Zimt → auf Brot essen hilft gegen **Verdrossenheit**

Vergesslichkeit

- Brennnesselöl → zum Einreiben der Schläfen bei **Vergesslichkeit**
- Esskastanie → gekocht oder als Maronihonig füllt sie ein **leeres Gehirn** wieder auf
- Esskastanie → gekocht oder als Nervenkekse bei **Gedächtnisschwäche** und bei **Hirn-** und **Nervenleiden**
- Immergrün → als Tee / Tinktur / Wein bei **Konzentrationsschwäche**, Gedächtnisstörungen, fehlender Aufmerksamkeit
- Krauseminze → als Tee fördert die **Konzentrationsfähigkeit**
- Kubebenfrüchte → kauen zur Verbesserung der **Konzentrationsfähigkeit**
- Kopfsalat → als Salat mit Essig bei **Gedächtnisstörungen**
- Krauseminze → als Tee / Elixier fördert sie die **geistig mentale Wachheit**
- Mandel → essen bei **Durchblutungsstörungen im Kopfbereich**, Ernährungsstörungen des **Gehirns, Konzentrationsmangel**, **Lernschwierigkeiten**, Kopfschmerz, Müdigkeit

Zusätzlicher Tipp: Regelmäßig Kokosfett essen. Dies enthält Stoffe, die für die Ernährung des Gehirns wichtig sind.

Vergiftung

- Andorn → als **Gegenmittel bei Vergiftungen**
- Balsamkraut → als Trank / Tee hilft bei **Vergiftungen**
- Beifuß → als Gegenmittel bei **Vergiftung durch Opium**
- Bertram → als Elixier, um **Zustände durch Fehlsäfte** zu verbessern
- Meisterwurz → als Tee hilft sie bei **inneren Vergiftungen**
- Oregano → als Tee als **Gegenmittel bei Vergiftungen**, besonders durch Eisenhut
- Ringelblume → als Tee bei **Vergiftungen, Magenschmerzen** mit Gefühl von Kneifen
- Salbei → als Tee / Pulver / Frisch bei **Appetitlosigkeit**, **üblen Säfte, Ausleitung von Schadsäften**
- Wegwarte → Kraut / Saft gegen den **Biss giftiger Tiere**
- Weinraute → frisch / getrocknet oder gekaut, als Tee / Tinktur kämpft sie gegen verborgene Gifte und **reinigt den Körper von Säften**, die ihn verderblich befallen

Querverweis: siehe eventuell auch unter *Entgiftung (S. 381)*

Verhärtungen

- Malve → für **erweichende Umschläge**

Querverweis: siehe auch unter *Überbein (S. 470)*

Verkrampfung

- Bohnenkraut → als Tee / Gewürz bei **Magenschmerzen / Magenkrämpfen**
- Hanfsamen → bei Neigung zu **Verkrampfung** durch **Magnesiummangel**
- Mandel → kauen hilft bei **Magnesiummangel**
- Melisse → als Tee / Tinktur bei **Verkrampfungen (oft morgens)**
- Pfingstrose → Wurzel als Weinauszug bei **Epilepsie** und **Verkrampfung**
- Schlüsselblume → Blüten als Tee bei **seelischer Verkrampfung**
- Schöllkraut → als Tee / Tinktur bei **krampfartigen Beschwerden** im **Magen-Darmbereich**
- Weißtanne → Einreibung bei **Verspannungen, Rheuma** und **neuralgischen Schmerzen**

Querverweis: siehe auch unter *Koliken (S. 416)*

Verletzungen

- Andorn → als frische Auflage bei **eiternden Wunden** und **Geschwüren**
- Augentrost → als Tee oder als Auflage / Spülung bei **Verletzungen des Auges**
- Betonie → aufgelegt bei **Kopfwunden**
- Blutweiderich → als Tee **blutstillend** bei **Verwundungen**
- Gundermann → blanchiert als Kompresse zur **Wundheilung**
- Katzenminze → als Salbe bei **Verletzungswunden** des Fleisches
- Katzenminze → als Salbe für neuen **Haarwuchs nach Verletzungen** der Kopfhaut
- Meisterwurz → als Salbe hilft sie bei **Verletzung durch rostige Nägel**
- Schafgarbe → äußerlich als Auflage mit einem in Tee getränkten Tuch, wenn die **Wunde** zu heilen beginnt.
- Schafgarbe → bei innerlichen Verletzungen das Pulver in warmen Wein einnehmen
- Tausendgüldenkraut → als Saft / Tinktur bei frischen **Hiebwunden**

Querverweis: siehe auch unter *Wunden (S. 482)*

Verrenkung

- Beinwell → als Salbe bei **Prellungen, Quetschungen** und **Verrenkungen**
- Bienen → tot, in Öl gekocht und aufgelegt lindern sie bei **Überbein**, **Verrenkungen** und **Brüchen** (einfacher als Bienengiftsalbe)
- Sanikel → als Tee / Umschlag bei **Quetschungen** und **Verstauchung**

Querverweis: siehe auch unter *Quetschungen (S. 448)*

Verrückt

(nur zur unterstützenden Behandlung)

- Hainbuche → als Bad aus in Wasser gekochten Zweigen bei **Verrücktheit im Kopf** (Psychose)
- Pfingstrose → bei **Verwirrung** die Samen in Honig einlegen und auf die Zunge legen
- Süßholz → als Tee bei **Geisteskrankheit** zur Unterstützung der Therapie
- Tannensalbe / Öl → zum Einreiben im Kopfbereich bei **geistiger Verwirrtheit**

Verschleimung

- Alant → als Tee / Elixier / Tinktur bei Asthma mit **Pfeifen in den Bronchien**
- Andorn → als Elixier / Tinktur / Saft bei **Asthma mit Schleimbildung**
- Eberwurz → als Tee / Weinauszug bei **Verschleimung der Atemwege**
- Efeu → bei **Husten, Bronchitis, Keuchhusten** wirkt er stark **schleimlösend**
- Hirschzungenelixier → als Elixier bei **Asthma, Husten Lungenentzündung, Verschleimung**
- Pfingstrose → Wurzel als Weinauszug bei Verschleimung im Kopf- und **Brustbereich**
- Sanikel → als Tee bei **Bronchialbeschwerden** und **Verschleimungen**
- Seifenkraut → als Tee bei **Husten** und **Bronchitis** mit **zähem Schleim**
- Wermutöl → zur Einreibung der Brust bei **Erkältung, Bronchitis, Husten, Verschleimung** (besonders bei Kindern)

Querverweis: siehe eventuell unter *Asthma (S. 354)*, *Bronchitis (S. 369)*, *Husten (S. 409)*

Verspannung

siehe unter *Verkrampfung (S. 476)*

Verstand

- Esskastanie → gekocht oder als Honig füllt ein **leeres Gehirn** wieder auf
- Kümmel → als Gewürz / Tee sorgt für einen **guten Verstand**
- Mandel → essen bei **Durchblutungsstörungen im Kopfbereich**,
- Ernährungsstörungen des Gehirns, Konzentrationsmangel,
- Lernschwierigkeiten, Kopfschmerz, Müdigkeit
- Muskatnuss → essen, **öffnet das Herz**, **reinigt den Sinn** und bringt einen guten **Verstand**

Querverweis: siehe auch unter *Gehirn (S. 393)*, *Konzentrationsschwäche (S. 417)*

Verstauchung

- Beinwell → als Salbe bei **Prellungen, Quetschungen** und **Verrenkungen**
- Bienen → tot, in Öl gekocht und aufgelegt lindern sie bei **Überbein**, **Verrenkungen** und **Brüchen** (einfacher als Bienengiftsalbe)
- Sanikel → als Tee / Umschlag bei **Quetschungen** und Verstauchungen

Verstimmungen

- Gelöschter Wein → besänftigt das Gemüt, hilft bei **Zorn** und **Verstimmungen**

Verstopfung

- Alant → als Tee / Elixier / Tinktur wirkt er **abführend**
- Bachbunge → als **Abführsaft** ½ Teelöffel im Essen mitkochen
- Benediktinerdistel → als Tee / Tinktur hilft sie bei **Verdauungsbeschwerden**
- Bertram → als Elixier / Tee, um allgemein die **Verdauung anzuregen**
- Bibernell → als Tee / Tinktur zur **Förderung der Verdauung**
- Erdrauch → als Tee / Tinktur hat er eine krampflösende Wirkung bei **leichter Stuhlverstopfung**
- Feigen → gegessen helfen sie bei **leichter Stuhlverstopfung**
- Flohsamen → wirken **regulierend auf den Stuhlgang**
- Kalmus → als Tee / Tinktur (**Hauptmittel**), regt er die Peristaltik des Darmes an
- Krauseminze → als Tee / Elixier regt sie die **Verdauung** an
- Leinsamen → wirken durch ihr Quellvolumen **mild abführend**
- Löwenzahn → als Wurzel hat er eine leicht **abführende Wirkung**
- Meisterwurz → als Weinauszug / Tinktur bei **Verdauungsstörungen**
- Muskatellersalbei → als Tee aus der Wurzel **bei träger Verdauung**
- Mutterkümmel → als Gewürz / Tee / Pulver wirkt er als **Verdauungshilfe**
- Poleiminze → frisch oder als Saft / Tee verbessert sie den **Gang der Verdauung**
- Quendel → als Tee allgemein bei **Verdauungsstörungen**
- Wegwarte und Klette → gemischt mit Honig und Wasser als **Verdauungsmittel**
- Wermutelixier → zur **Anregung der Verdauung**

Querverweis: siehe eventuell auch unter *Verdauungsschwäche (S. 474)*

Zusätzlicher Tipp: Legapas Tropfen (Fa. Pasco) Dosierung nach Bedarf max. 20 Tropfen.

Verwirrung

- Pfingstrose → bei **Verwirrung** die Samen in Honig einlegen und auf die Zunge legen

Anmerkung: Funktioniert auch als Tee / Pulver aus den Blüten.

- Tannensalbe / Öl → zum Einreiben im Kopfbereich bei **geistiger Verwirrtheit**

Querverweis: siehe eventuell auch unter *Durchgeknallt (S. 378)*

Verzweiflung

- Zimt → auf Brot essen hilft gegen **Verdrossenheit**

Vicht (Vorkrebsstadium)

- Rehleber → essen gegen die **Vicht (Vorkrebsstadium)**
- Wasserlinse → als Elixier bei **Präkanzerose** und **Krebs**
- Wasserlinse → als Elixier zur **Stärkung der Abwehrkraft, Entgiftung, inneren Schmerzen**
- Wasserlinse → als Elixier wirkt sie **hemmend auf die Metastasenbildung**

Querverweis: siehe auch unter *Krebs (S. 420)*

Vitalität

- Angelika → Wurzel wirkt als Tee / Wein / Tinktur / Badezusatz **vitalisierend**
- Alant → als Tee / Elixier / Tinktur bei **Kreislaufschwäche** und **Lustlosigkeit**
- Linde → Tee aus Blüten wirkt **stärkend auf das Herz-** und **Kreislaufsystem**
- Eberwurz → als Mischpulver bei **erhöhter Krankheitsanfälligkeit**, erhöht die **Widerstandskraft des Körpers, stärkt das Immunsystem**, bewirkt eine **schnellere Erholung** des Patienten
- Kardamom → als Tee / Pulver / Tinktur gilt er als **appetitanregend** und als **Tonikum**
- Nelkenwurz → als Tee / Tinktur bei **Körperschwäche, Kreislaufschwäche, Rekonvaleszenz**
- Petersilienhonigherzwein → **Vitaltrank, hilft bei Müdigkeit**
- Rosmarin → als Tee / Wein ein gutes **durchblutungsförderndes** und **kreislaufstärkendes Mittel**

Völlegefühl

- Artischocke → als Tee / Tinktur / Wein bei **Blähungen, Völlegefühl und Übelkeit**
- Beifuß → als Elixier bei **Völlegefühl, Ess- und Trinkschmerzen**

- Kalmus → als Tee / Tinktur gegen **Blähungen und Völlegefühl**

Anmerkung: Nach dem Essen einnehmen.

- Muskatellersalbei → als Elixier bei **Völlegefühl, chronischer Gastritis**
- Wasserminze → bei **Völlegefühl mit Blähungen, Gärung**
- Weinraute → als Tee / Tinktur / frisch bei **Magenschmerzen und Völlegefühl** nach dem Essen
- Zitwer → als Elixier bei **Völlegefühl im Magen**

Wachheit

- Immergrün → als Tee / Tinktur / Wein bei **Konzentrationsschwäche, Gedächtnisstörungen, fehlender Aufmerksamkeit**
- Krauseminze → als Tee / Elixier fördert sie die **geistig mentale Wachheit**

Querverweis: siehe eventuell auch unter *Konzentrationsschwäche (S. 417)*

Wachstumsschmerzen

- Schachtelhalm → als Tee / Tinktur bei **Wachstumsschmerzen von Kindern**

Wadenkrämpfe

- Gänsefingerkraut → als Tee trinken
- Mäusedorn → als Tee / Tinktur bei **Krampfadern mit stechenden Schmerzen** und **Wadenkrämpfen**

Zusätzlicher Tipp: Magnesium evtl. als Biochemie Nr. 7 in D12 oder als heiße 7 einnehmen (10 Tabletten in einem Glas kochendem Wasser auflösen und so heiß wie möglich trinken.

Warzen

- Schöllkraut → als Salbe / Saft / Pflanzenbrei bei **Warzen, Geschwüren**

Wassersucht

- Anis → als Tee wirkt gut bei Wassersucht und nimmt den Durst
- Gelber Enzian → Wurzel als Pulver bei durch Herzschwäche bedingten Ödemen
- Gewürznelke → essen bei Nierensklerose, Nierenwassersucht

- Petersilie → frisch essen bei Wasseransammlung im Bauch
- Zwergholunder → als Tee mit Wacholderbeeren gegen Ischias, **Rheumatismus** und beginnender Wassersucht

Querverweis: siehe eventuell auch unter *Harntreibend (S. 403)*

Wechseljahrbeschwerden

- Aronstab → als Elixier bei **Melancholie, Depression, Schwermut, Reizbarkeit**
- Balsamkraut → als Tee / Trank hilft es bei **Nervenüberreizung, Unruhe, Erregungszuständen, Hysterie**
- Frauenmantel → als Tee / Tinktur bei **Wechseljahresbeschwerden** durch eine hormonelle Umstellung
- Kubebenfrüchte → kauen zur **Stimmungsaufhellung**
- Hirtentäschel → hilfreich bei **starken Blutungen im Klimakterium**
- Kubebenfrüchte → kauen bei **Nervenschwäche, Hysterie** und **Gereiztheit im Klimakterium**
- Mönchspfeffer → als Pulver / Tinktur bei zu **häufigen und zu langen Regelblutungen** und **Wechseljahresbeschwerden**
- Muskatellersalbei → als Tee bei übel riechendem **Schweiß, Wechseljahre**
- Salbei → als Tee / Pulver / Frisch bei **Wechseljahresbeschwerden**, wenn die Frau zu viel Hitze hat und ohne Geruch schwitzt
- Weinraute → als Raute-Fenchelgranulat bei Beschwerden in den **Wechseljahren, Hitzewallungen**
- Ysop → als Gewürz / Tee wirkt er **schweißhemmend** und ist hilfreich bei Wechseljahresbeschwerden

Wehen

siehe unter *Geburt (S. 392)*

Weichteilrheuma

- Krauseminze → als Tee / Elixier / Öl bei **Muskelrheuma**, **Weichteilrheuma**, **Nervenschmerzen**

Querverweis: siehe auch unter *Rheuma (S. 452)*

Weißfluss

- Frauenmantel → als Tee / Spülung bei **Weißfluss, vaginalen Entzündungen**, und bei **Juckreiz an den Schamlippen**

Zusätzlicher Tipp: Weiße Taubnessel als Tee trinken.

Wetterfühligkeit

- Gelöschter Wein → besänftigt das Gemüt, hilft bei **Wetterfühligkeit**

Widerstandskraft

- Eberwurz → als Mischpulver bei **erhöhter Krankheitsanfälligkeit**, erhöht die **Widerstandskraft des Körpers, stärkt das Immunsystem**, bewirkt eine **schnellere Erholung** des Patienten

Querverweis: siehe auch unter *Abwehrschwäche (S. 348)*

Wochenbettdepression

- Aronstab → als Elixier bei **Melancholie, Depression, Schwermut, Reizbarkeit**
- Schlüsselblume → bei **Schwangerschaft, Wochenbett-Depression**

Querverweis: siehe eventuell auch unter *Depression (S. 375)*

Wunden

- Aloe → als Saft bei **Brandwunden / Schnittwunden**
- Andorn → als frische Auflage bei **eiternden Wunden** und **Geschwüren**
- Aronstab → Blätter als Auflage bei **unreiner Haut** und bei **fressenden Wunden**, die nie heilen wollen
- Beinwell → als Salbe bei **Brandwunden** und Wunden und zur Anregung der **Narbenbildung**
- Betonie → aufgelegt bei **Kopfwunden**
- Betonie → als Tinktur verdünnt, **eitrige, entzündete Wunden** betupfen
- Blutweiderich → als Tee **blutstillend bei Verwundungen**
- Breitwegerich → trocknet mit Honig darübergelegt **nässende, eitrige Wunden**
- Breitwegerich → Blätter blanchiert als Auflage auf **schlecht heilende Wunden / Geschwüre**

- Eibisch → Blüten in Met gekocht oder gepresst und mit Wein aufgetragen reinigen **Wunden**
- Gundermann → blanchiert als Kompresse zur Wundheilung
- Hanf → ein daraus gefertigtes Tuch ist gut zum Verbinden der **Geschwüre und Wunden**
- Hauswurz → als Saft zum Einreiben zur **Wundbehandlung**
- Katzenminze → als Salbe bei **Verletzungswunden des Fleisches**
- Königskerze → Blüten als Tee zur Spülung von **schlecht heilenden Wunden**
- Meisterwurz → als Salbe hilft bei **Verletzung durch rostige Nägel**
- Meisterwurz → als Salbe hilft bei **infizierten Wunden und Furunkeln**
- Pfeffer → als Pulver auf **Schnitt- und Schürfwunden** streuen
- Salbei → als Tee bei Wunden, besonders zum Auswaschen nach **Bissen**
- Sanikel → als Tee / Wein bei **Verwundungen durch Eisen**
- Sanikel → als Tee / Wein bei **Schnitt-, Riss- oder Stichwunden** sowie nach Operationen
- Schafgarbe → äußerlich als Auflage mit einem in Tee getränkten Tuch, wenn die Wunde zu heilen beginnt.
- Schwertlilie → Wurzelpulver mit Honig als Salbe heilt es nässende Wunden, hilft Knochen, die vom Fleisch entblößt sind
- Spitzwegerich → mit Honig vermischt, trocknet er nässende und reinigt **eiternde Wunden**
- Tausendgüldenkraut → als Saft / Tinktur bei **frischen Hiebwunden**

Wundrose

- Meisterwurz → als Salbe hilft bei **infizierten Wunden und Furunkeln**

Anmerkung: Achtung: Eine Wundrose gilt als antibiotika-pflichtig und gehört deshalb unbedingt in ärztliche Behandlung.

Wurmleiden

- Eberwurz → als Weinauszug bei **Magenschwäche** und **Bandwürmern**
- Rainfarn → als Tee / Wein wirkt er gegen **Darmparasiten**
- Wermut → als Tee / Tinktur bei **Madenwürmern**

Zähne, wackeln

- Habichtskraut → in Wein gekocht oder als verdünnte Tinktur zur Mundspülung bei **Zahnweh** und **wackelnden Zähnen**

Querverweis: siehe auch unter *Parodontose (S. 446)*

Zahnfleischbluten

- Salbei → als Tee als Mundspülmittel bei **Aphten** und **Zahnfleischbluten**
- Tormentill → als Tee / Tinktur verdünnt als Mundspülmittel bei **Zahnfleischbluten**

Querverweis: siehe eventuell auch unter *Zahnfleischentzündung (S. 484)*

Zahnfleischentzündung

- Betonie → als Tee / Tinktur zur Mundspülung und als Gurgelmittel bei **Zahnfleischentzündung**
- Breitwegerich → wiederholt gekaut bei **geschwollenem** und **blutgefülltem Zahnfleisch**
- Habichtskraut → in Wein gekocht oder als verdünnte Tinktur zur Mundspülung bei **angegriffenem Zahnfleisch** und bei **Schleimhautverletzung**
- Himbeerblätter → als Tee zum Mundspülen zur **Kräftigung des Zahnfleisches**
- Lavendel → kalter Tee als Mundspülmittel bei **Mundschleimhautentzündung** und **Zahnfleischentzündung**
- Nelkenwurz → als Tee / Tinktur bei **Entzündungen der Mundschleimhaut**, bei **Zahnfleischentzündungen** und **Aphten**
- Odermennig → als Tee / Tinktur als Mundspülmittel bei **Zahnfleischentzündung**
- Rebaschenlauge → als Mundspülung für **Zähne und Zahnfleisch**
- Salbei → als Tee als Mundspülmittel bei **Aphten** und **Zahnfleischbluten**
- Salbei-Gamander → als Tee / Tinktur als Mundspül- und Gurgelmittel bei **Entzündungen im Mund**- und **Rachenraum**
- Schafgarbe → Tee / Tinktur als Mundspülmittel bei **Zahnfleischentzündung** mit **schlechtem Atem**
- Schlehenblätter → in Wein zum Gurgeln bei **Entzündung des Zahnfleisches** und der **Mundschleimhaut**
- Spitzwegerich → als Tee (kalt) zum Mundspülen bei **Zahnfleischentzündun**g
- Thymian → als Tee / Tinktur (verdünnt) als **Mundspülmittel** bei **Aphten** und bei **Zahnfleischentzündung**
- Tormentill → als Tee / Tinktur (verdünnt) als Mundspülmittel bei **Aphten, Mund-** und **Zahnfleischentzündung**

Zahnfleischschwund

siehe unter *Parodontose (S. 446)*

Zahnungshilfe

- Schwertlilie → als Wurzel (Veilchenwurzel) zum Kauen als **Zahnungshilfe**

Zahnschmerz

- Bertram → als Kaumittel oder als Gurgel- / Spülmittel bei **Zahnschmerzen**
- Eberwurz → als Tee (kalt) zur **Mundspülung** bei **Zahnschmerzen**
- Eisenkraut → als Umschlag bei schlecht heilenden Wunden, **Zahnweh**
- Gewürznelke → gekaut oder als Tee zum Mundspülen bei **Zahnweh** und als Tee bei **Entzündungen der Mundschleimhaut**
- Habichtskraut → in Wein gekocht oder als verdünnte Tinktur zur **Mundspülung** bei **Zahnweh** und **wackelnden Zähnen**
- Meisterwurz → Pulver in Rotwein als **Mundspülung** bei **Zahnweh**
- Melisse → als Auflage oder zum Kauen **lindert sie Zahnweh**
- Ringelblume → als Pulver in ein Baumwolltuch aufgelegt **lindert sie Zahnschmerzen**
- Schachtelhalm → als Tee / Tinktur bei **Karies in den Zähnen**
- Senf → äußerlich als Packung bei **Zahnweh**
- Tormentill → Wurzel in Wein oder Essig gekocht wirkt gegen **Zahnweh**

Zappelphilipp

- Balsamkraut → als Tee / Trank hilft bei Nervenüberreizung, **Unruhe, Erregungszuständen, Hysterie**
- Bohnenkraut → als Tee / Mischpulver bei **Unruhe in den Beinen, Zappelphilipp**
- Zitwer → als Elixier bei **Gliederzittern**

Querverweis: siehe eventuell auch unter *ADS (S. 349)*, *Nervosität (S. 441)*, *Unruhe (S. 472)*

Zellulitis

- Efeu → in Cremes bei **Zellulitis**
- Sellerie → hat eine **entschlackende Wirkung**, auch sehr gut bei **Zellulitis** (Orangenhaut) und **Übergewicht**

Querverweis: siehe eventuell auch unter *Abnehmen (S. 348)*, *Übergewicht (S. 471)*

Zerebralsklerose

- Immergrün → als Tee / Tinktur verbessert die **Durchblutung des Gehirns**
- Quendel → als Keks bei **Zerebralsklerose** und **Gedächtnisschwäche**

Querverweis: siehe auch unter *Arteriosklerose (S. 354)*

Zeugungsunfähigkeit

- Hauswurz → als Speise bei **Zeugungsunfähigkeit des Mannes**

Zickigkeit

- Balsamkraut → als Tee / Trank hilft es bei **Nervenüberreizung, Unruhe, Erregungszuständen, Hysterie**
- Kubebenfrüchte → kauen bei **Hysterie, sexueller Überreizung, Nervenschwäche**
- Linde → Tee / Bad aus Blüten hat sie eine entspannende Wirkung bei **Ruhelosigkeit, Hyperaktivität** und **Schlaflosigkeit**
- Rosenmischpulver (mit Salbei) → zum daran Riechen **gegen Ärger**
- Ziegenmilch → trinken bei Hautausschlägen

Zittern

- Bohnenkraut → als Tee / Mischpulver **Unruhe in den Beinen, Zappelphilipp**
- Steinklee → als Tee / Tinktur bei **Alterszittern**
- Zitwer → als Elixier bei **Gliederzittern (Parkinson)**

Zorn

- Gelöschter Wein → besänftigt das Gemüt, hilft bei **Zorn und Verstimmungen**
- Rosenmischpulver (mit Salbei) → zum daran Riechen **gegen Ärger**

Zugluft

- Linde → Tee aus Blüten bei **Überempfindlichkeit gegen Zugluft**
- Tannensalbe / Öl → zum Einreiben bei einer **schmerzhaften Muskelentzündung** wie einem steifen Nacken durch Kälte, Nässe und / oder Zugluft

Zunge

- Ingwer → gekaut bei **Zungen- und Stimmbandlähmung** und zur **Kräftigung der Stimme**
- Tausendgüldenkraut → wenn die **Zunge beim Sprechen versagt**

Zwangsjacke

- Aronstab → als Elixier für **Menschen, die nicht aus ihrer Haut können**
- Schlüsselblume → bei **Melancholie / Depression, Zwangsgedanken**

Zwölffingerdarm

- Benediktinerdistel → als Tee / Tinktur bei **Magen**- und **Darmgeschwüren**
- Eibischwurzel → als kalter Tee bei **Magen**- und **Darmgeschwüren**
- Roggenbrei → bei **Zwölffingerdarmgeschwür**
- Sanikel → als Tee / Wein bei **Magen**- und **Zwölffingerdarmgeschwüren**

Klösterliche Impressionen

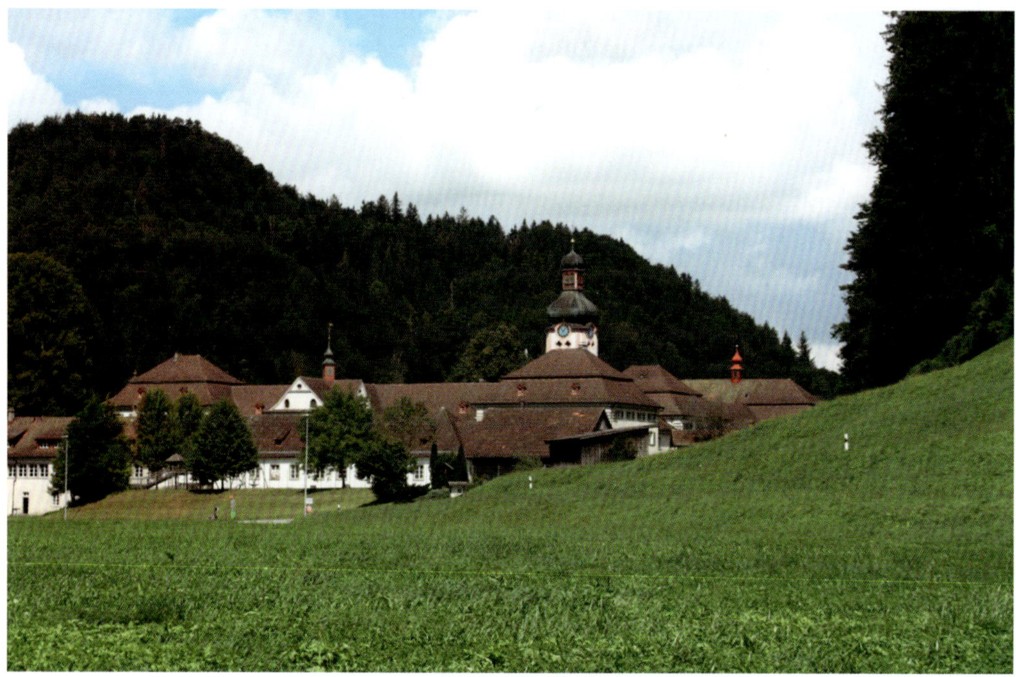

Benediktinerkloster in Fischingen/Schweiz

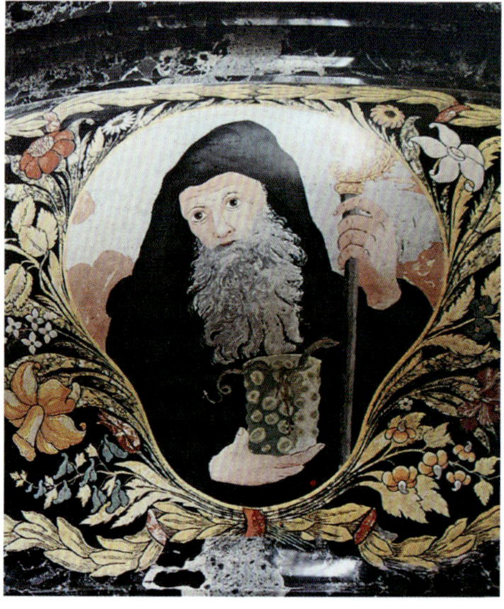

Benedikt von Nursia begründet des Benediktinerordens als Gemälde im Benediktinerkloster Fischingen/Schweiz

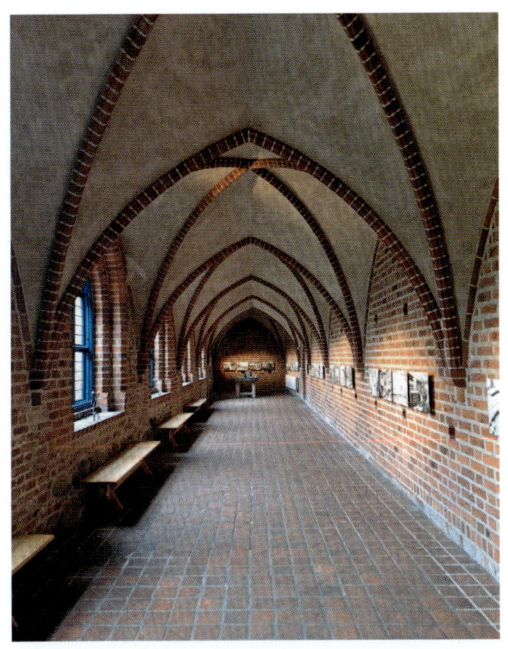

Kreuzgang Kloster Ter Apel / NL

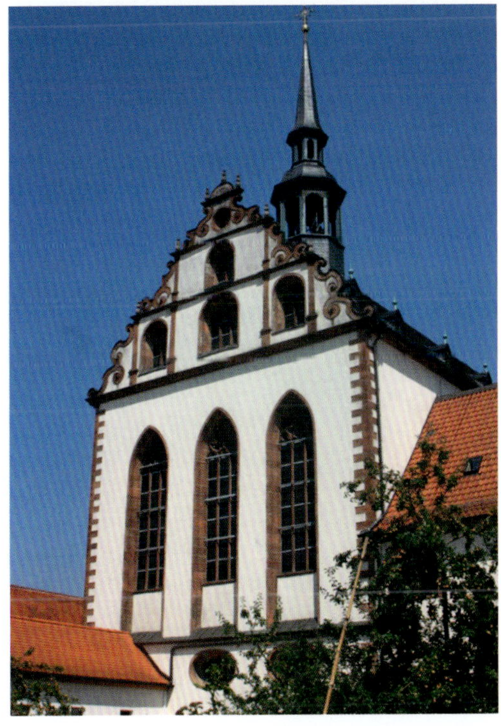

Benediktinerinnen Kloster Fulda

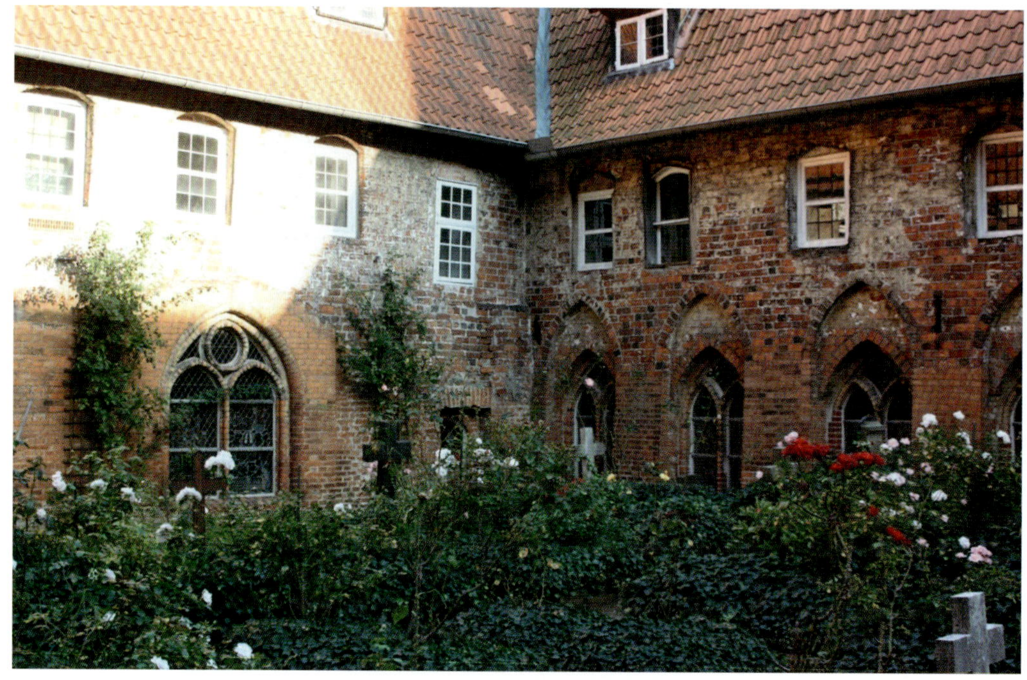

Kräutergarten Kloster Lüne bei Lüneburg

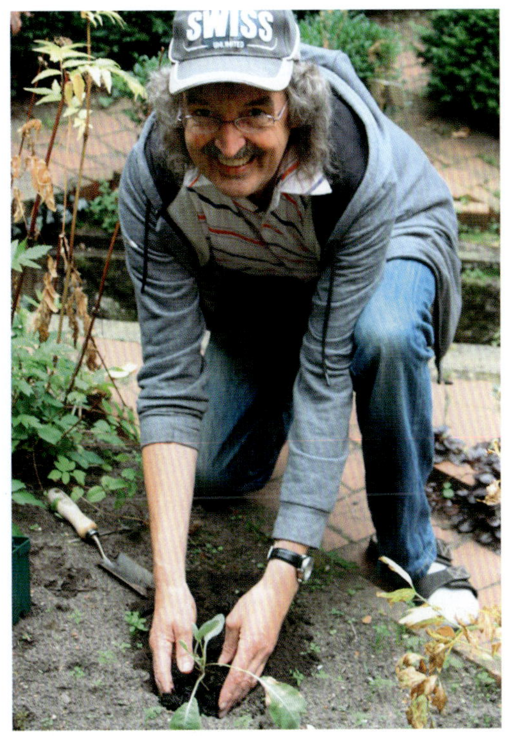

Der Autor beim Pflanzen von Balsamkraut im Klostergarten des Klosters Lüne.

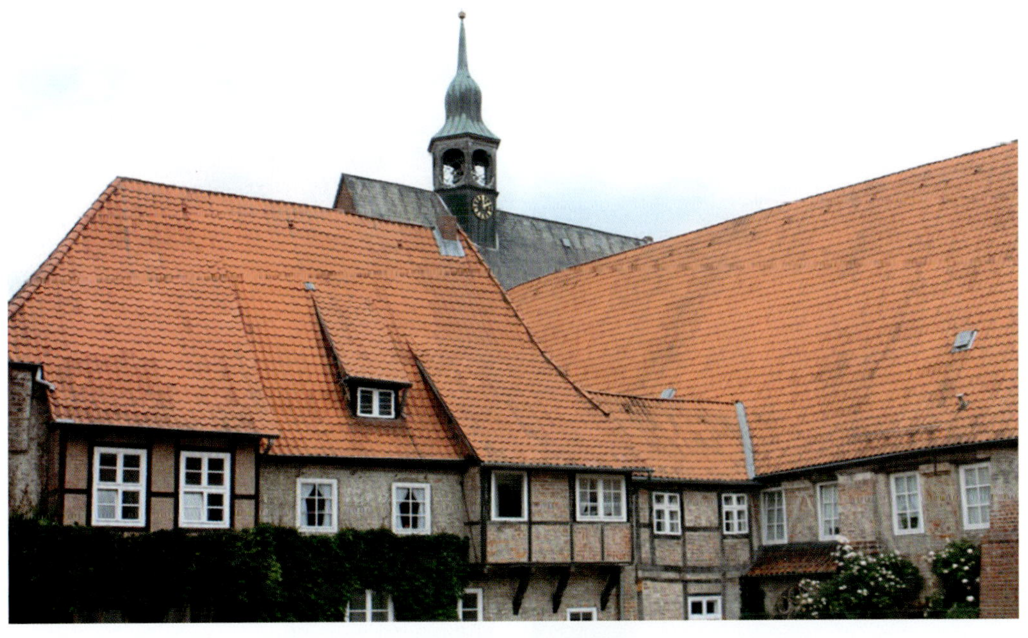

Kloster Lüne bei Lüneburg

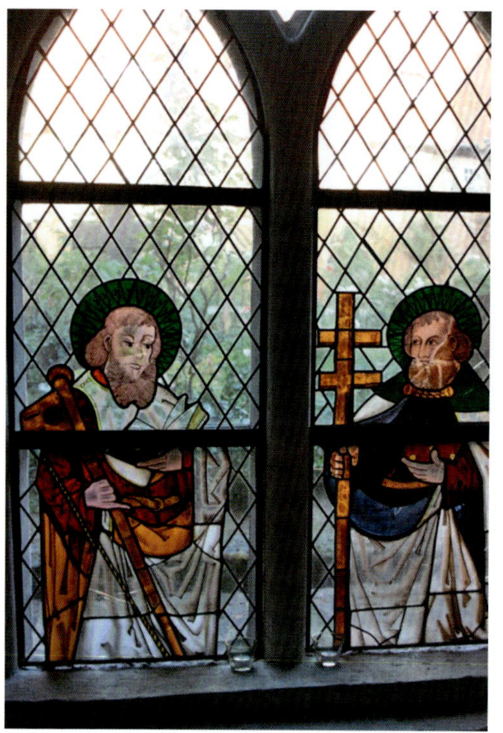

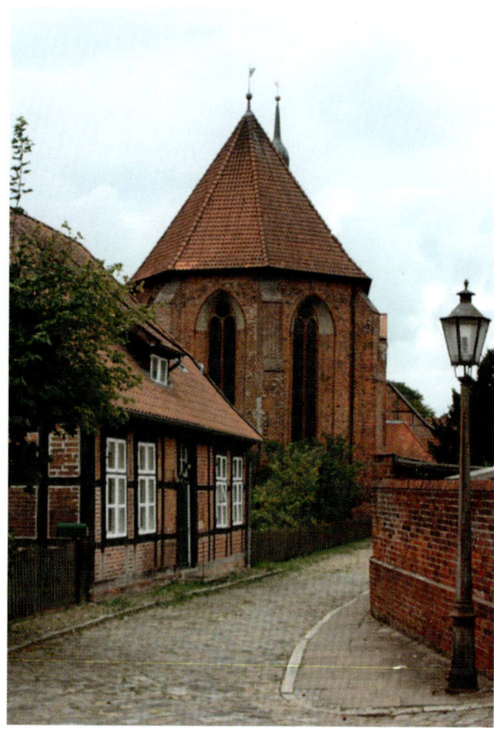

Fensterbild in Kloster Lüne bei Lüneburg; Kloster Lüne bei Lüneburg

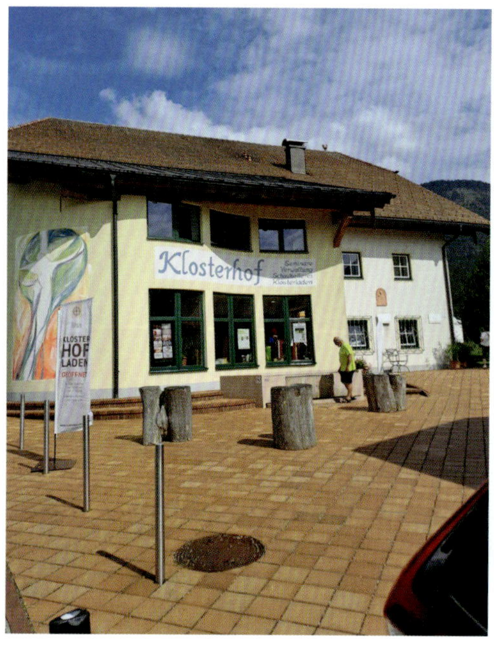

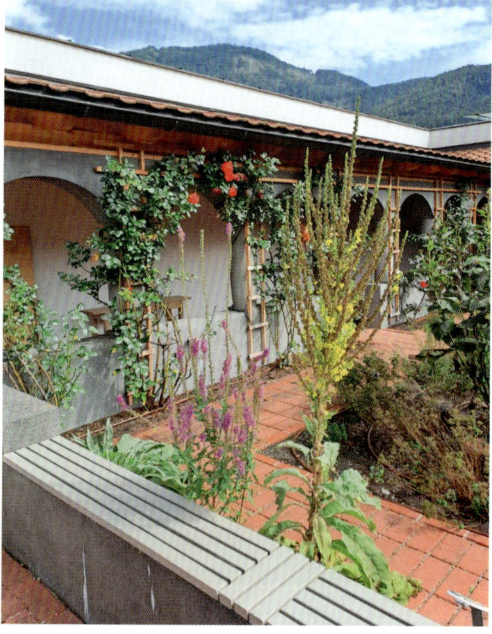

Europakloster Gutaich (Benediktiner) am Wolfgangsee in Österreich

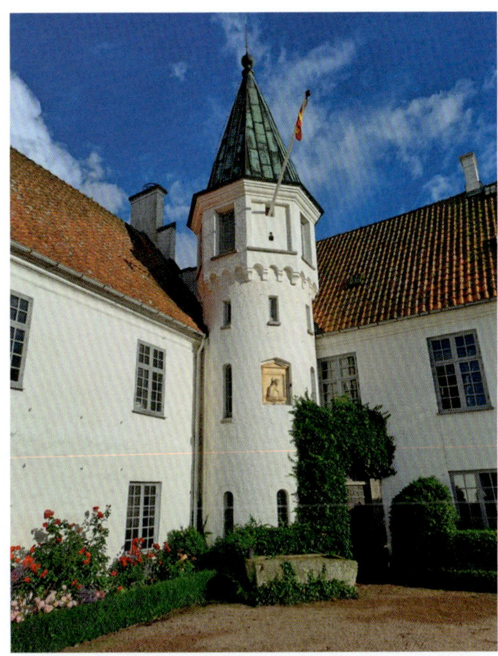

Bosjök Benediktinerinnenkloster in Schweden bei Hörr

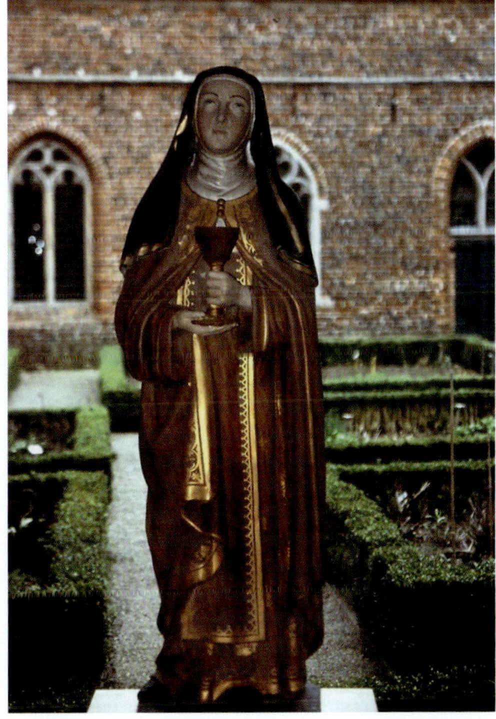

Maria vor dem Klostergarten Kloster Ter Apel/NL

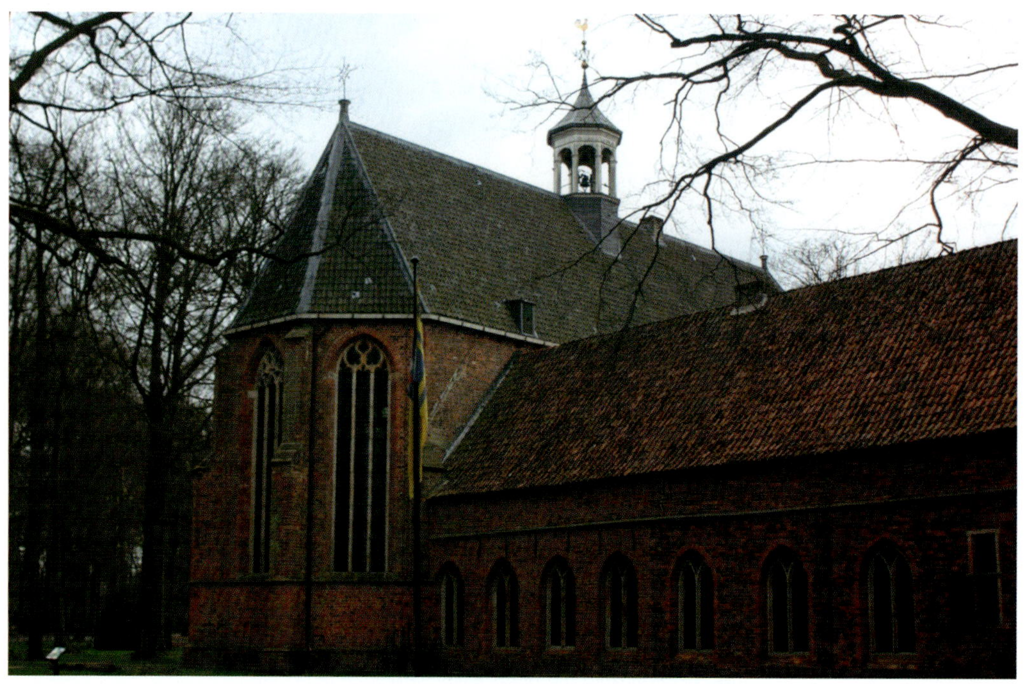

Kloster Ter Apel/NL

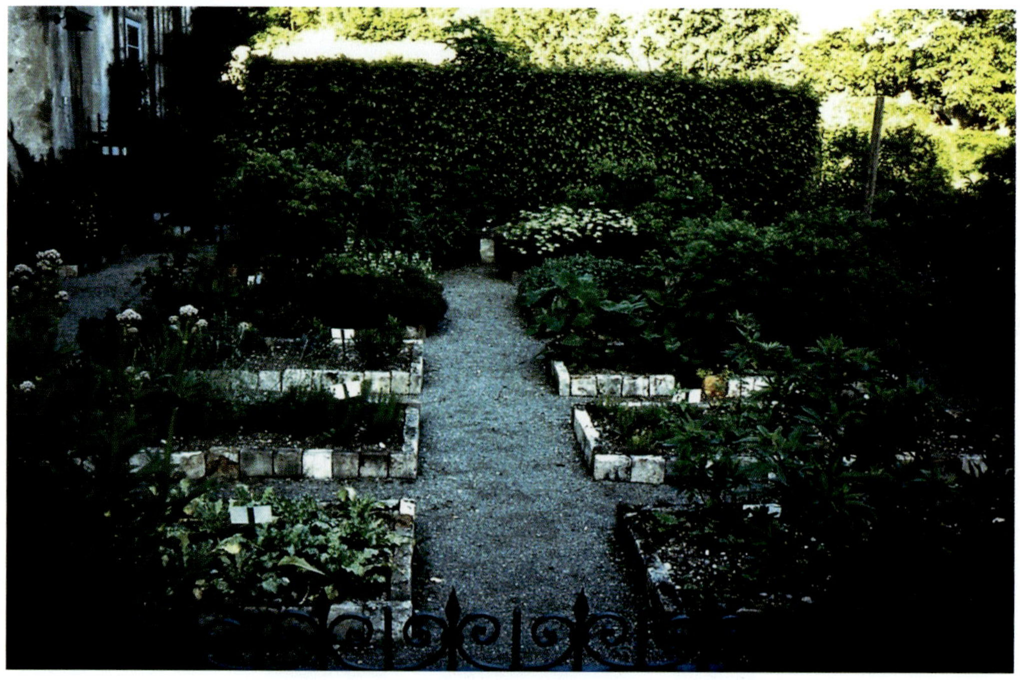

Klostergarten Kloster Kartause Ittingen im Kanton Thurgau/Schweiz

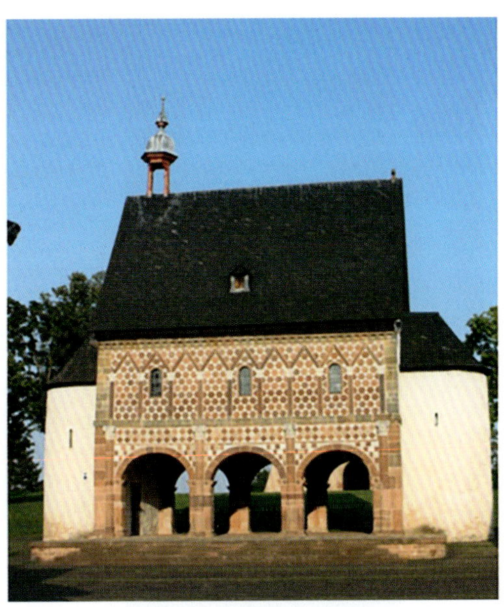

Benediktinerabtei Lorsch.
Hier wurde das älteste Kräuterbuch Deutschlands geschrieben.

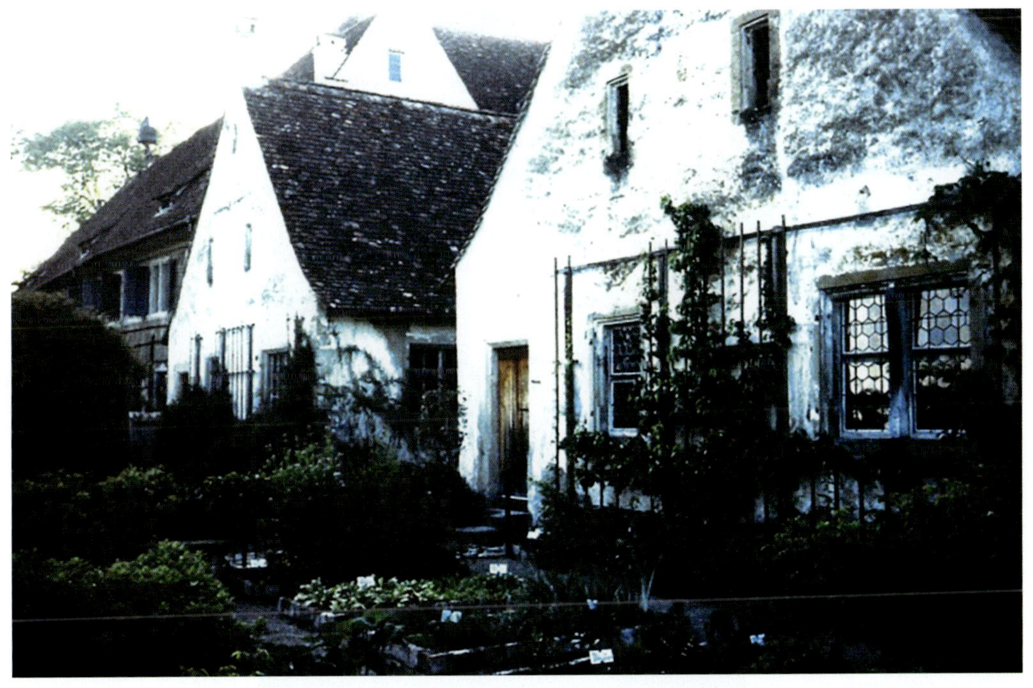

Kathause Ittingen mit Kräutergarten im Kanton Thurgau/Schweiz

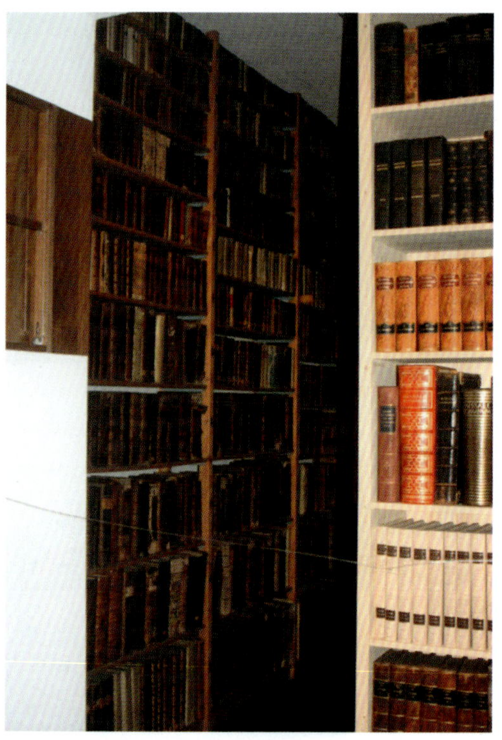

Ein Einblick in die Bibliothek des belgischen Klosters Postel

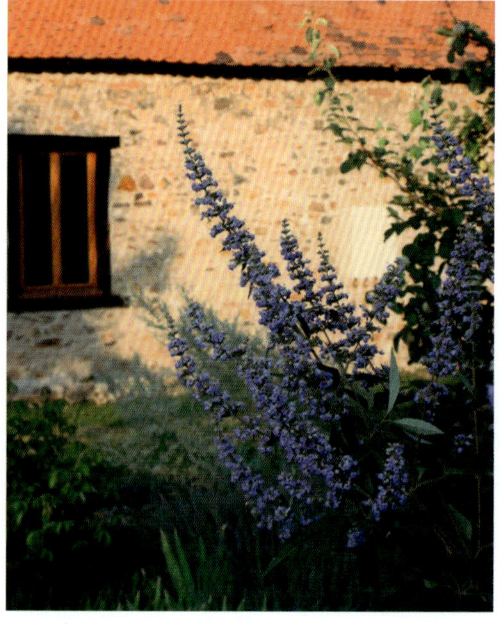

Mönchspfeffer im Kräutergarten des Klosters Lorsch

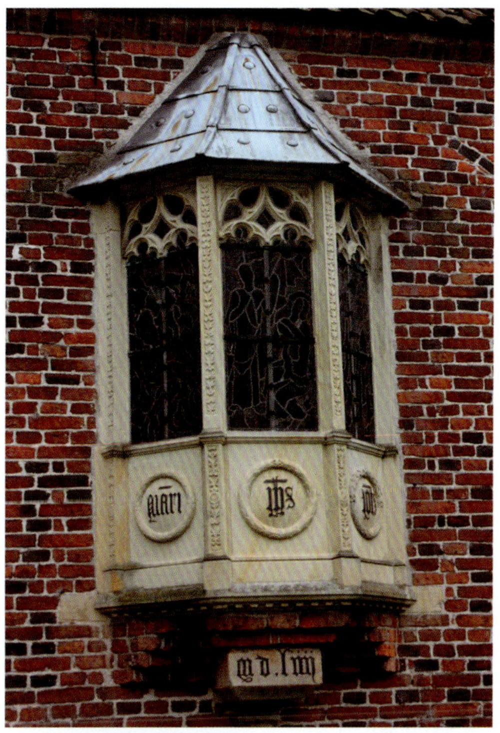

Erkerfenster Kloster ter Apel

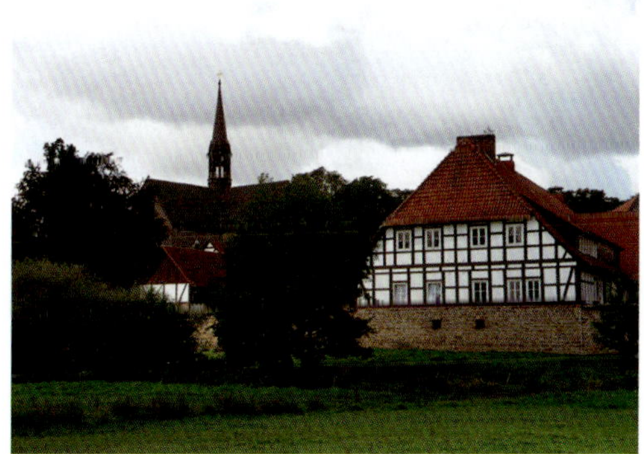

Kloster Loccum

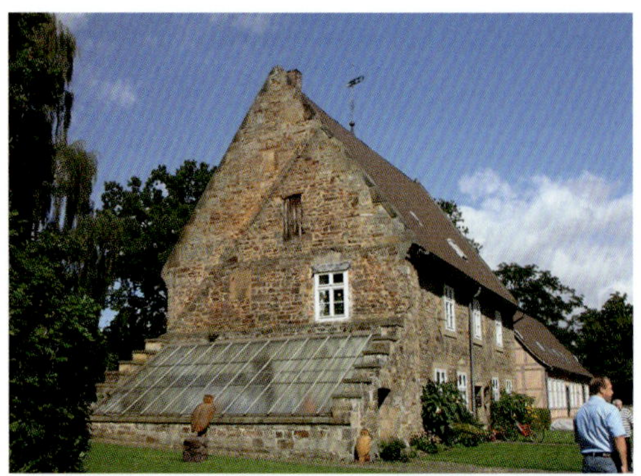

Mittelalterliches Gewächshaus Kloster Loccum

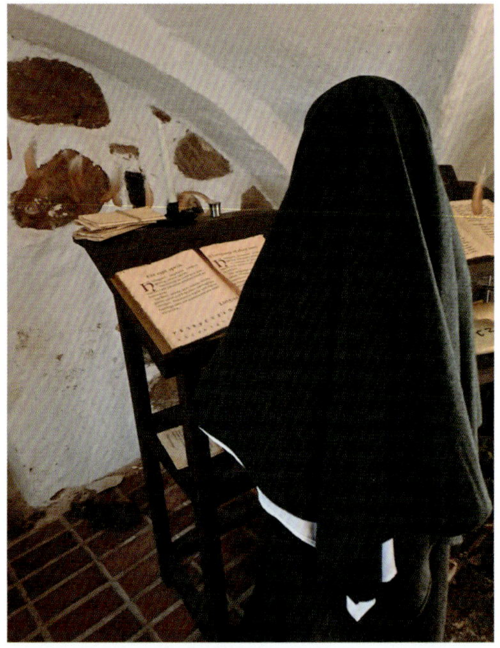

Schreibende Nonne als Darstellung im Bosjök- Kloster in Schweden

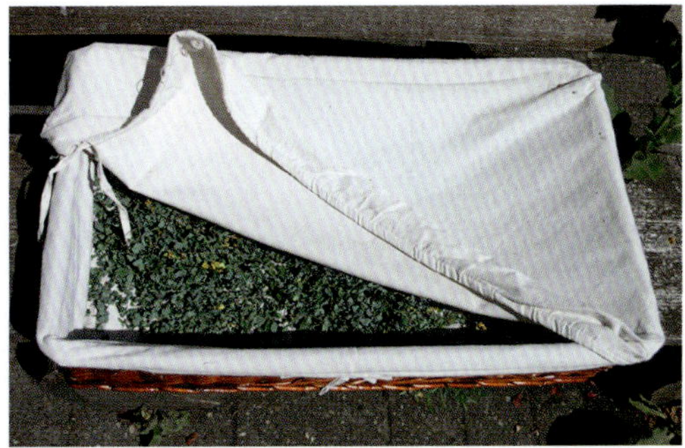

Trocknungskorb für Kräuter mit Leinen; Eberraute Wurzelsprossen

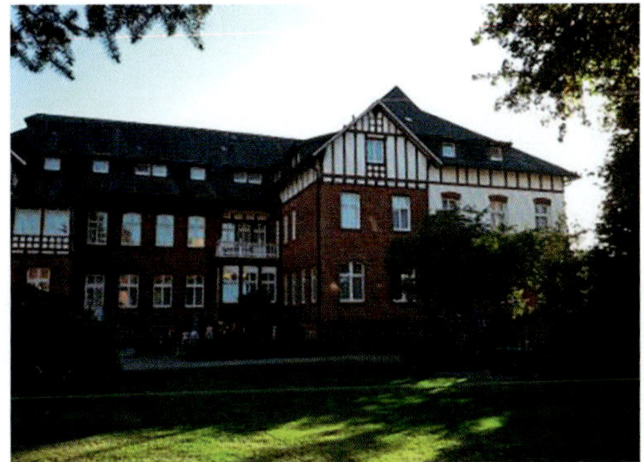

Kloster Thuine Lingen

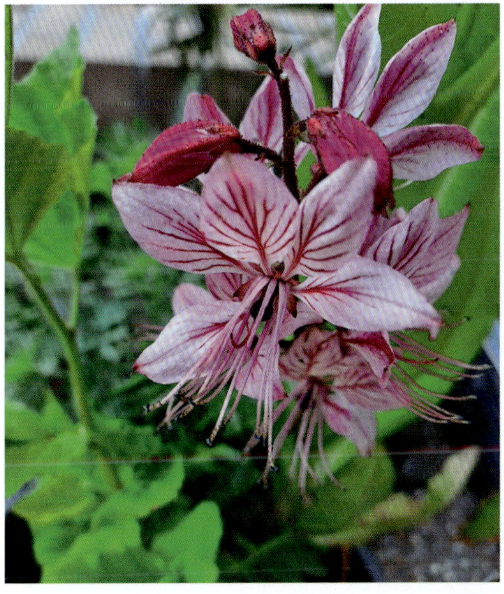

Diptam im Kloster Thuine Lingen

Die Signaturenlehre

Systemerklärung der allgemeinen Zeichen nach H. P. Karl-Heinz Peper

Die Zeichen sind immer im Verhältnis zueinander und in Verbindung mit anderen Zeichen zu sehen.

Die Farbzuordnung beruht auf Erkenntnissen langer Beobachtung, die besagen, dass bestimmte Farben der Blüten oder der Früchte sich ganz bestimmten Körperregionen zuordnen lassen. Diese Farben geben oft erste Hinweise, sollten aber für sich allein nicht überbewertet werden.

Farben

Violett	Kopf, Hals, Brust, Genitalien, venöses Blut, Haut, Leber (nur in Verbindung mit bitterem Geschmack.
Violette Tüpfelchen	Hautkrankheiten (wilde Stiefmütterchen, Quendel) Zum besseren Verständnis kann es hilfreich sein, die gesamte Bewuchsfläche gedanklich auf die menschliche Haut zu übertragen.
Gelb	Kopf, Brust, Herz, Lymphe Leber, Galle, Magen, Darm (nur in Verbindung mit bitterem Geschmack) Bei Harnwegerkrankungen in der Regel mit einem urinähnlichen Geschmack oder Geruch.
Rot	Kopf, Brust, Herz, Blut, Haut, Genitalien
Orange	Bauchspeicheldrüse – Vergleich mit Irisdiagnose (z. B. Schöllkraut)
Weiße Aufhellung	Reizung und / oder Entzündung (Kamille) – Vergleiche Irisdiagnose Lymphe, Milch, Knochen, Zähne
Braun	Darmbereich – Hinweis auf Gerbsäure
Blau	Hals, Kopf, Augen, Leber (nur in Verbindung mit bitterem Geschmack)
Silber schimmernd	Hinweis auf Säure (Magensäure) (Gänsefingerkraut, Silberpappel)

Gelb-grünlich staubfein	Hormone (Hopfen, Frauenmantel, Tannen- und Kiefer-blütenstaub)
Gelb-grünlich mit weißem Rand	Eiter (Kamille, Silberdistel)

Formen

Gefiederte Blätter	krampflösend (Kamille, Schafgarbe, Gänsefingerkraut)
Holzige Verhärtungen	krampflösend, Hinweis auf Rheuma (Bittersüßer Nachtschatten, Heidekraut, Thymian)
Dornen	lang – spitz tief stechende Schmerzen (Weißdorn) kurz – gebogen ziehende reißende Schmerzen (Hundsrose) viele kurze dumpf drückende Schmerzen (Kastanienfrucht)
Klappenzeichnung auf Ästen	Venen, Venenklappen (Kastanie, Esche und Walnuss)
Poröse Flächen auf Ästen	Gefäßpermeabilität / Durchlässigkeit (Esche, Kastanie, Holunder)
Plattgedrückte Stängel / Früchte	Blutdruck (Hirtentäschel, Mistel)
Tannenzapfenform	Drüsen (Artischocke, Hopfenzapfen)
Blattverfärbungen	Hauterkrankungen (Oregano, Löwenzahn)
Unregelmäßig treppenförmige Anordnung von Blättern / Früchten / etc.	regulierend (Hirtentäschel)
Regelmäßige Anordnung	harmonisierend (Herzgespann)
Aufgeblähte Blattachsen	Blähungen Blähungen (Fenchel, Angelikawurzel, gelber Enzian)
Wolle	Prostata, Samenflüssigkeit (Pappel, Weidenröschen, Baumwolle)
Hängende Köpfchen	Beruhigung (Mohn, Hafer)
Schräg vom Stängel hochstehende Blätter oder Früchte	tonisierend, anregend (Rosmarin, Kiefer)
Kratzige Blattoberfläche	Nervosität, Aggressivität (Borretsch)
Nervenartige Ausläufer	Nervensystem (Gänsefingerkraut, Gundermann)

Rankende, windende Schlingpflanzen	Nervensystem (Efeu und Hopfen)
Glöckchenförmige Blüten	Lungen- oder Herzmittel (Lungenkraut, Fingerhut)
Körbchenförmige Blüten	Auswurf (Huflattich, Alant)
Röhrenförmige Stängel	Ausführungsgänge (Löwenzahn)
Markige Röhren	verstopfte Gänge (Mais, Holunder)
Herzförmige Blätter, Früchte oder Blüten	Herzbezug (Hirtentäschel, Oleander, Fingerhut)
Bohnenform der Früchte, Blätter oder Blüten	Nieren (Gartenbohne)
Körnchen, evtl. in Frucht	Entschlackung (Brombeere, Brennnessel, Wacholder)
Trichterform	ausscheidungsfördernd, Harnwege oft mit gelber Blütenfarbe (Kürbis, Gurke)

Geruch

betörender Duft	Nervensystem (Lavendel, Baldrian, Hopfen)
herb	Anregung der Verdauung (Schafgarbe, Odermennig)
stinkt	übelriechende Verdauungsstörungen (stinkender Storchenschnabel, Rhizinus)
anisähnlich	Hustenmittel (Fenchel)
seifig	Saponine (Seifenkraut)
urinähnlich	Nierenmittel (Goldrute, Birkenblätter – besonders in getrocknetem Zustand)

Geschmack

bitter	Leber, Galle, Verdauung (Löwenzahn, Artischocke)
urinähnlich	Harnwege (Birkenblätter, Goldrute, gelber Enzian)
süßlich	Husten, Pankreas (Süßholz, Engelsüß)
sauer	löschend, Durst, Hitze, Fieber (Sauerkirsche, Sauerampfer)
anisähnlich, süß	Husten (Fenchel, Engelsüß, Süßholz)
zusammenziehend	Hinweis auf Gerbsäure, Schleimhautgeschwüre (Eichenrinde, Tormentille)
seifig	Saponine, seifenähnliche Stoffe Blasen- und Atemwegserkrankungen, schleimlösend, Verseifung von Fettsäuren (Seifenkraut)

Rezepte nach Hildegard von Bingen

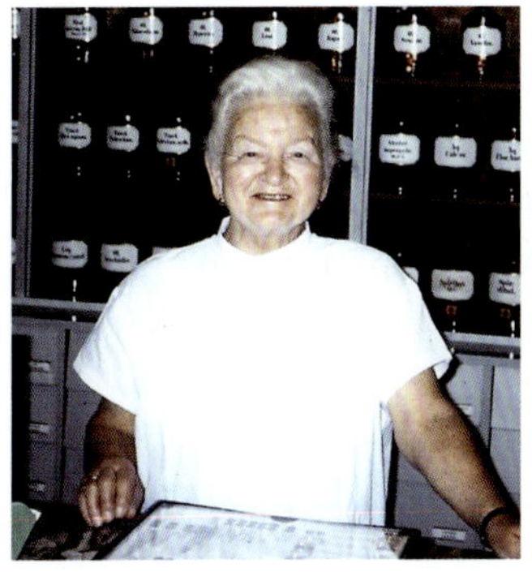

Das Foto von Ellen Breindl wurde 1996 vom Autor aufgenommen.

Ellen Breindl (1923–1997) war die Ehefrau des Apothekers Dr. Max Josef Breindl (1905–1991).

Dr. med. Gottfried Hertzka (1913–1994) versuchte nach langer Beschäftigung mit der Hildegard-Medizin diese Angaben zu verwirklichen und wendete sich an den Apotheker Dr. Breindl, mit dem er zusammen die Hildegard-Rezepturen entwickelte, welche heute noch zum Einsatz kommen. Frau Breindl unterstützte als Mitarbeiterin in der Apotheke Dr. Hertzka mit großem Einsatz bei der Beschaffung der Rohstoffe und bei der Anfertigung der mitunter komplizierten Rezepturen seit 1955.

Einige Rezepte sind heute apothekenpflichtig und können in der Zähringer Apotheke in Konstanz am Bodensee erworben werden.

Akeleihonig

Rezept
Akeleiblätter (und -blüten), ca. 50 Stück
500 g Honig

Das Akeleikraut mit dem Wiegemesser fein schneiden und in den Honig einrühren. Von diesem Akeleihonig mehrmals täglich 1 TL voll auf der Zunge zergehen lassen.

Indikation
Mandelentzündung, Bronchitis, Verschleimung der Lunge, Katarrh der oberen Luftwege, Schnupfen

Handel
Über Kräuter Schulte, als Akelei kraut, geschnitten, als Akeleihonig 100/250 ml und als Akeleisaft über die Zähringer Apotheke in Konztanz.

Alant Elixier

Rezept
50 g Alantwurzel
und oder 30 g Alantkraut
1 l Wein

Frischen oder getrockneten Alant in Wein legen, evtl. einen Tag ziehen lassen. Nicht abseihen!

Von diesem Alantwein nehmen wir vor und nach jeder Mahlzeit 1–2 EL voll, je nach Krankheitszustand. Wenn die Krankheit ausgeheilt ist, hören wir sofort mit der Einnahme auf, da dieser Kräuterwein nicht nur heilen, sondern – wenn er falsch angewendet wird oder bei Dauergenuss – auch schädigen kann.

Indikation
Eitrige Lungenentzündung, Tbc, Migräne, als Augenheilmittel

Handel
Als Alantwurzel über Kräuter Schulte in der Apotheke unter der Bezeichnung Radix Helenii, als Alantkraut unter der Bezeichnung Herba Helenii. Als Alantelixier über die Zähringer Apotheke in Konstanz am Bodensee.

Aronstab Elixier

Rezept
ca. 12 g getrocknete Aronstabwurzel
1 l Wein

Aronstabwurzel 10 Minuten in Wein kochen, abkühlen lassen, anschließend einen erhitzten Stahl in den Kräuterwein tauchen.

Von dem Aronstab Elixier nehmen wir 2–3x täglich 1 Likörglas voll ein.

Indikation
Magenverschleimung, Gastritis, Dyspepsie, Melancholie, Depression, Schwermut, klimakterische Verstimmung, Reizbarkeit, Kehlkopf, Heiserkeit, Räuspern, Stimmbandentzündung

Handel
Als Aronstabwurzel über Kräuter Schulte, als Aronstabelixier nur über die Zähringer Apotheke in Konztanz am Bodensee erhältlich. Als Aruvin-Trank Bio über Fa. Posch in Österreich.

Birnenbrei und Mischpulver

Rezept
Birnenbreimischpulver
35 g Bärwurzpulver
15 g Bohnenkrautpulver
28 g Galgantpulver
22 g Süßholzpulver

Birnenbrei
1 kg Birnen
150 g Bienenhonig

Ein Kilogramm reife Birnen schälen, Kerngehäuse entfernen und mit viel Wasser weichkochen. Wasser abgießen, Birnen pürieren. 35 g Gewürzmischpulver mit 150 g Bienenhonig aufwärmen und gut mischen, Birnenpüree beifügen und nochmals aufkochen lassen. In kleine Gläser abfüllen und im Kühlschrank aufbewahren.

Morgens nüchtern einen TL, nach dem Mittagessen 2 TL, vor dem Schlafengehen 3 TL einnehmen. Die Einnahmemenge wird unterschiedlich gehandhabt, statt der 2 bzw. 3 TL werden auch 2 bzw. 3 EL eingenommen. Eine Reinigungskur dauert etwa 3–4 Wochen, bei Migräne bis zu 3 Monaten.

Abgekürzte Version, (preiswerter): Ein Kilogramm reife Birnen vierteln, entkernen und mit Bohnenkraut als Gewürz und viel Wasser kochen. Die Birnen 1–2 täglich essen und das Kochwasser trinken.

Indikation
Reinigung des Darmes und zum Aufbau der Darmflora

Handel
Die Zutaten für das Birnenbreimischpulver sind über Kräuter Schulte als Bärwurzwurzel, gemahlen, Bohnenkraut gemahlen, Galgantwurzel, gemahlen, Süßholzwurzel geschält, gemahlen erhältlich. Das Süßholzpulver ist auch über die Fa. Jura erhältlich. Das Galgantwurzelpulver ist auch über die Fa. Jura und die Zähringer Apotheke als Galgantwurzelpulver erhältlich.

Bohnenkrautmischpulver

Rezept
25 g Bohnenkraut
20 g Salbeipulver
15 g Mutterkümmel

Sonstiges:
Honig, Süßholzsaft, Fencheltee

1 TL Mischpulver, 1 TL Honig und 1 TL Süßholzsaft (in der Apotheke erhältlich) nach dem Essen in etwas Fencheltee verrühren und einnehmen.

Indikation
Gliederzittern, Parkinsonsche Krankheiten

Handel
Das Bohnenkrautmischpulver ist über die Zähringer Apotheke erhältlich. Als Bärwurz-Birnhonig Pulver über Fa. Posch in Österreich.

Brennnesselöl

Rezept
Frische, bei zunehmendem Mond gepflückte Brennnessel zerstoßen, den Saft auspressen und mit etwas Olivenöl mischen.

Über einen längeren Zeitraum (am besten 2–3 Monate) vor dem Schlafengehen zuerst die Brust und dann beide Schläfen mit Brennnesselöl einreiben (diese Reihenfolge einhalten!).

Indikation
Hilft gegen Vergesslichkeit, solange man sie noch selbst bemerkt und man auch bereit ist, etwas dagegen zu tun.

Handel
Über die Zähringer Apotheke erhältlich, die Selbstherstellung ist mühsam.

Brombeer Elixier

Rezept
30 g Bertramwurzel
25 g Brombeerblätter
20 g Ysopkraut
15 g Oregano
150 g Honig
3 l Wein

Die Kräutermischung mit dem Honig ca. 5 Minuten lang in Wein kochen, abseihen und heiß in Flaschen füllen. Von diesem Brombeer Elixier nimmt man nach jeder kleinen Mahlzeit 1–2 EL voll, nach jeder großen Mahlzeit 1–2 Likörgläser voll ein. Kindern gibt man je nach Alter und Größe der Mahlzeit ½–2 TL nach dem Essen.

Indikation
Husten, Verschleimung, Mukoviszidose, Bronchitis, Rippenfellentzündung, Katarrh

Handel
Als Brombeertrank über die Fa. Jura und Fa Posch in Österreich, als Brombeerelixier über die Zähringer Apotheke.

Dill-Scharfgabenpulver (Pulv. Aneti comp)

Rezept
1 Teil Dillkraut
2 Teile Scharfgabenkraut

Die frischen Kräuter werden um die Stirn und Schläfen, sowie auf die Brust gebunden. Oder man nimmt 2 EL getrocknete Kräuter, befeuchtet sie mit Wein und gibt sie in ein Mullsäckchen. Dieses Säckchen wird dann auf Stirn, Schläfen und Brust gelegt.

Indikation
Nasenbluten

Dinkel-Kopfsalat

Rezept
1 Kopfsalat
2 El. Weinessig
4 El. Sonnenblumenöl
2–3 EL weich gekochte Dinkelkörner
1 Prise Salz
ca.1 TL (Rohr-)Zucker
Gewürze Bertram Pfeffer
Kräuter (nach Belieben) Dill, Petersilie, Knoblauch, Ysop, Schnittlauch, Bohnenkraut, Brennnessel, Melde, Minze (Acker-, Bach-,Polei-), gedünstete Zwiebel

Indikation
Verdauungsschwäche, Verstopfung, Durchblutungsstörungen des Gehirns

Dinkelsuppe

Rezept
2–3 EL Dinkelkörner
0,5 l Wasser
Butter oder Eidotter, je nach Geschmack, etwas klein geschnittene Liebstöckelblätter

Dinkelkörner in Wasser kochen (ca. 30 Minuten) und je nach Geschmack Butter oder Eidotter unterquirlen, etwas Salz hinzugeben. Auch Pelargonien oder Selleriemischpulver kann zum Würzen verwendet werden.

Eberwurzelpulver, gemischtes

Rezept
20 g Eberwurzpulver
10 g Bertrampulver
10 g Zimtpulver

Eberwurzpulver täglich auf einem Stückchen Brot, in der Suppe oder in warmem Wein einnehmen.

Indikation
Bei regelmäßiger Einnahme hat man nach Hildegard das ganze Leben lang keine größeren Krankheiten. Es hat demnach eine Abwehrsteigernde Wirkung.

Handel
Eberwurz über die Fa. Kräuter Schulte als Eberwurz, gemahlen oder unter der Drogenbezeichnung Radix Carlinae plv. Fa. Caelo. Bertramwurzel über die Fa. Kräuter Schulte als Bertramwurzel mild, gemahlen erhältlich. Fertig als Eberwurz-Mischpulver über Fa. Posch in Österreich.

Edelkastanienkekse

siehe unter Maronikeks/-kuchen, Seite 515

Edelkastanienpulver

siehe unter Kastanienpulver, Seite 514

Engelsüßmischpulver

Rezept
2 / 3 Engelsüßpulver
1 / 3 Salbeipulver

Dieses Pulver bei leichter Krankheit regelmäßig essen. Bei schwerer Krankheit kocht man Wein mit Honig, seihe ihn durch ein Tuch ab und lasse ihn erkalten. Dann schüttet man etwas von diesem Pulver hinein und trinke es regelmäßig.

Indikation
Magerkeit bei Visceralleiden (Basedow, Addison, Genital-, Nieren-Tbc, Simmonds Krankheit, Magersucht

Handel
Als Engelsüßmischpulver über die Zähringer Apotheke erhältlich.
Einzelne Bestandteile

- Engelsüß: Über Apotheke unter der Drogenbezeichnung Rhizoma Polypodii (Firma Klenk). Über Kräuter Schulte als Engelsüßwurzel (Tüpfelfarn) > geschnitten<
- Salbei: In der Apotheke unter der Drogenbezeichnung Folia Salviae. Als Tinktur unter der Bezeichnung Tinctura Salviae. Über Kräuter Schulte als Salbeiblättertinktur.
- Als Engelsüß-Mischpulver über Fa. Posch in Österreich.

Esskastanienrezepte

siehe unter Maroni, Seite 515

Fenchelmischpulver

siehe unter Sivesan Pulver, Seite 524

Galgantgebäck

Rezept
140 g Rohrzucker
140 g Dinkelmehl
1 Ei
1 Eigelb
geriebene Schale einer halben Zitrone
1 TL Galgantwurzelpulver
Wasser oder Magermilch

Aus den Zutaten einen glatten geschmeidigen Teig bereiten und 4 Stunden ruhen lassen. 3 mm dick ausrollen (dabei stets mit Mehl bestäuben, da der Teig sonst anklebt) und Plätzchen daraus ausstechen. Auf ein Backblech legen und mit Eiklar bestreichen. Bei mittlerer Hitze hellbraun backen.

Handel
Galgantwurzelpulver über die Fa. Jura und über die Zähringer Apotheke erhältlich.

Galgantplätzchen

Rezept
500 g kernige Dinkelflocken
250 g Butter
200 g Rohrzucker
1 Päckchen Vanillezucker
2 Eier
50 g Dinkelmehl (2–3 EL)
1 TL Galgant

Die Butter aufkochen, Dinkelflocken dazugeben und gut verrühren. Beiseite stellen und erkalten lassen. Zucker, Vanillezucker, Galgant und Eier schaumig rühren und mit Dinkelmehl unter die Butter-Flocken-Masse heben. Mit 2 TL kleine Portionen herausstechen und auf ein gefettetes Backblech setzen. Auf mittlerer Schiene bei 180 Grad C. etwa eine Viertelstunde hellgelb und weich ausbacken. Sofort vom Blech nehmen.

Handel
Galgantwurzelpulver über die Fa. Jura und über die Zähringer Apotheke erhältlich.

Galgantwein

Rezept
1 TL geschnittene Galgantwurzel
0,25 l Wein

Herstellung
Die Anweisung lautet Galgantwurzel ca. 10 Minuten in Wein sprudelnd kochen.

Indikation
Herzschmerz, Herzstechen, Kraftlosigkeit, Angina pectoris, Kreißlaufschwäche, Magenschmerzen, Durchblutungsstörungen, rasche Ermüdbarkeit

Handel
Galgantwurzel, geschnitten über die Fa. Jura und über die Zähringer Apotheke erhältlich.

Gewürztaler

Rezept
125 g (flüssiger) Honig oder
200 g Rohrzucker
150 g Butter
50 g gemahlene süße Mandeln
50 g Orangeat (zerkleinert)
200 g Dinkelflocken
250 g Dinkelmehl
20 g Gewürzplätzchenpulvermischung (Zimt, Muskat, Nelken), *siehe unter Nervenkekse Seite 518*
1 geh. TL Hirschhornsalz
oder Weinstein-Backpulver

Die Zutaten miteinander vermengen, das Hirschhornsalz mit wenig Wasser auflösen und dazugeben. Teig gut verarbeiten und etwa 5 mm dick ausrollen. Plätzchenformen ausstechen und auf ein gefettetes Blech geben. Oberfläche mit Eigelb bestreichen und mit gehackten oder gehobelten Mandeln garnieren. Etwa 10 Minuten bei 190 Grad C. backen.

Indikation
siehe Nervenkekse, Seite 518

Handel
Als Dinkel-Gewürzkekse Bio über Fa. Posch in Österreich.

Hirschzungenelixier

Rezept
10 g Hirschzungenfarnkraut
10 g Zimtrinde
5 g langer Pfeffer
50–250 g Honig
1,5 l Wein

Schritt 1: Hirschzungenfarnkraut in Wein ca. 5 Minuten kochen, anschließend vom Feuer nehmen.
Schritt 2: Dieser Abkochung fügen wir den Honig bei und lassen das ganze noch einmal aufkochen, wieder vom Feuer nehmen.
Schritt 3: Nun geben wir das Kräuterpulvergemisch (Zimtrinde und langer Pfeffer) in den Wein und lassen es aufwallen.

Indikation
Lungenentzündung, Mukoviszidose, Asthma, Husten, Bauchschmerzen, Entzündungsherde, Störungen im Hormonhaushalt, unterstützend bei Menstruationsstörungen, Funktionsstörungen der Milz, unterstützend bei Lebererkrankungen

Handel
Als Hirschzungenkräutertrank über die Fa. Jura, als Hirschzungenelixier über die Zähringer Apotheke. Als Scolevin Bio Hirschzungentrank über Fa. Posch in Österreich erhältlich.

Ingwerkekse

Rezept
1 TL Ingwer, frisch
75 g Butter
125 g Zucker
1 Päckchen Vanillezucker
1 Ei
2 EL Milch
275 g Mehl
1 TL Weinsteinbackpulver

Den Ingwer in feine Stifte schneiden. Die Butter mit Zucker, Vanillezucker, Ei, Milch und den Ingwerstiften schaumig schlagen. Mehl und Backpulver unterkneten. Den Backofen auf 175 Grad C. vorheizen. Den Teig auf bemehlter Arbeitsfläche 4–5 mm dick ausrollen Kreise (3–4 cm Durchmesser) ausstechen und aufs Blech legen. Im Ofen bei 175 Grad C. (Mitte, Umluft 160 Grad C.) ca. 12 Minuten backen.

Kastanienpulver / -brei

Rezept
5 Stück Edelkastanien
0,125 l Wasser für Brei, 0,5 l für Suppe
2–3 EL Dinkelfeinmehl
1 gehäufter TL Süßholzwurzelpulver
1 gestrichener TL Engelsüßpulver

Die geschälten Maroni weich kochen und zerdrücken. Mit Dinkelfeinmehl, Süßholzpulver und Engelsüßpulver und wenig Wasser einen festen Teig herstellen. Diesen in die kochende Maronibrühe einrühren und nochmals aufkochen – fertig. Diese Zubereitung kann als Brei oder Eintopfsuppe zubereitet werden.

Indikation
Gastritis, Magenschmerzen, fördert die Kopfdurchblutung, füllt ein leeres Gehirn wieder auf, gibt dem ganzen Körper Kraft.

Handel
Süßholzwurzelpulver über die Fa. Jura oder über Kräuter Schulte als Süßholzwurzel, geschält, gemahlen. Engelsüßpulver über die Fa. Jura erhältlich.

Kopfsalat

siehe unter Dinkel-Kopfsalat, Seite 508

Maronihonig/Esskastanienhonig

Rezept

500 g Bienenhonig (Rapshonig) vorsichtig erwärmen und mit
150–200 g Maronimehl gut verrühren

Kann sowohl pur eingenommen, wie auch als Brotaufstrich und zum Verfeinern von Salatsoßen verwendet werden.

Indikation

Der Maronihonig ist besonders zur Therapie bei Leberkrankheiten aber auch bei Hirn und Nervenleiden angezeigt.

Handel

Edelkastanienmehl, bzw. Maronienmehl Fa. Jura

Maronikekse

Rezept

2 ganze Eier und 1 Eigelb
150 g Vollrohrzucker
150 g Butter
300 g Esskastanienmehl
1 TL Weinsteinbackpulver
1 Handvoll Rosinen
3 EL Milch

Alles miteinander vermischen, dann kleine Haufen / Keksformen damit Formen, und mit dem übrig gebliebenen Eiweiß bestreichen und auf einem mit Backpapier ausgelegten Backblech bei 180 Grad C. ca. 25 Minuten lang backen

Handel

Edelkastanienmehl, bzw. Maronienmehl Fa. Jura. Als Edelkastanienkekse und Edelkastanienmehl über Fa. Posch in Österreich erhältlich.

Maronikuchen

Rezept
300 g Edelkastanienmehl
40 g Pinienkerne
40 g Walnüsse
70 g Rosinen
Rosmarin, Salz, Olivenöl

Das gesiebte Mehl in eine große Schüssel geben und kaltes Wasser dazugeben, bis es einen ziemlich flüssigen Teig gibt(ca. ½ l Wasser). 2 EL Olivenöl, eine Prise Salz und die vorher eingeweichten Rosinen dazubeben. Die gut gemischte Masse in eine mit Olivenöl eingefettete Backform (rechteckig) verteilen, so dass es eine fingerdicke Schicht gibt. Die Oberfläche mit Pinienkernen, Walnüssen und einigen Rosmarinblättern bedecken. Öl darüber gießen und im vorgeheizten Backofen bei 200° backen. Es dauert ca. 30 Minuten, bis sich eine Kruste bildet.

Handel
Edelkastanienmehl, bzw. Maronienmehl Fa. Jura

Meisterwurzwein

Rezept
2 TL Meisterwurz
0,25 l Wein

Die angestoßene Meisterwurz in einen Becher geben, mit 1/8 l. Wein bedecken und über Nacht stehen lassen. Am Morgen wiederum 1/8 l. Wein zugeben und vor jeder Mahlzeit einen Schluck davon trinken. Für den nächsten Tag wird das Heilmittel am Abend wieder frisch angesetzt.

Handel
Über die Apotheke unter der Bezeichnung Imperatoria Urtinktur Fa. Ceres Über Kräuter Schulte unter Meisterwurzel oder als Meisterwurz über die Zähringer Apotheke.

Muskateller-Salbei-Wein

Rezept
45 g Muskateller Salbei
15 g Poleiminze
5 g Fenchel
200 g Rapshonig
2 l Weißwein

Muskateller Salbei, Poleiminze und Fenchel in Wein kochen, den Honig zugeben und nochmals kurz aufwallen lassen, abseihen und heiß in sterilisierte Flaschen abfüllen. Von diesem Magenelixier nehmen wir nach jeder Mahlzeit 1 Likörglas und ca. 1–2 Stunden nach dem Essen ein weiteres Likörglas voll, ebenso vor dem Schlafengehen. Sollte der Magen empfindlich reagieren, so kann man mit 1 Tl. voll beginnen und langsam die Dosis auf 1–2 Likörgläser voll steigern.

Indikation
Magen-, Darmsanierung, Appetitlosigkeit, Neigung zur Übelkeit, Völlegefühl, chronische Magenschleimhautentzündungen

Handel
Fertig erhältlich über Firma Jura. Muskatellersalbeikraut über Kräuter Schulte, als Muskatellersalbei, geschnitten
Fenchel über die Apotheke unter der Drogenbezeichnung Fructus Foeniculi contusus
Poleiminze über Kräuter Schulte als Poleiminzekraut. Als Muskateller-Salbeielixier über die Zähringer Apotheke in Konstanz. Als Sclarea Muskatellersalbei Elixier über Fa. Posch in Österreich erhältlich.

Musskatnusszucker (Nux muscatae saccart.)

Rezept
40 g Nuc. Muscatae pulv.subt.
20 g Saccari offic.pulv.subt. (Puderzucker)

D.S. Muskatzucker vor und nach dem Essen in warmem Wein einnehmen. Ca. ½ Ostfriesischer TL voll auf ein Schnapsglas erwärmtem Wein. Bei Kindern kann auch warmes Wasser genommen werden.

Indikation

Unangebrachtes Lachen. Es wird dadurch eine Selbstvergiftung hervorgerufen. Dies schadet der Milz (und dem Herzen), wobei die Leber-Lungendurchblutung offenbar durcheinander gerät.

Handel

Über die Zähringer Apotheke als Muskatpulvermischung (50 g Nr. 650, 100 g Nr. 651)

Nervenkekse

Rezept

1 kg Dinkel Feinmehl,
400 g Butter,
250 g feinen Rohrohrzucker,
200 g gemahlene Mandeln,
3 EL Nervenkekspulver* (siehe unten)
4 Eier, 1 Prise Salz
100 ml Milch

Zutaten zu einem eher feuchten Mürbeteig verarbeiten
Nervenkekspulver*, Mischung
45 g Zimtpulver
45 g Muskatnusspulver
10 g Gewürznelkenpulver

Den Teig mindestens eine Stunde, am besten aber über Nacht kaltstellen. Dann 3–5mm dick ausrollen, Kekse ausstechen und bei 180 Grad C. ca. 15 Minuten lang backen.

Indikation

Zur Anwendung bei Unruhe, Nervosität und Hirn und Nervenleiden.

Handel

Firma Jura

Petersilienhonigherzwein

Rezept
7–10 Petersilienstängel mit Kraut
1–2 EL Weinessig
50–150 g Rapshonig
1 l Rotwein

Die Petersilie in dem Wein-Essig-Gemisch 5 Minuten lang kochen. Jetzt fügt man den Honig bei und lässt alles noch einmal ca. 5–7 Minuten auf kleiner Flamme köcheln. Der fertige Herzwein wird durch ein Tuch abgeseiht und heiß in sterilisierte Flaschen abgefüllt.

2–3x täglich 1 Likörglas voll trinken.

Indikation
Herz, Kreislauf, erweitert die Herzkranzgefäße hilft bei Müdigkeit, Milz, Vitaltrank, Beruhigung bei Stress, Seitenstechen und zur Nachbehandlung eines Herzinfarktes

Handel
Als Petersilienhonighonigwein über die Fa. Jura und Zähringer Apotheke in Konstanz am Bodensee. Als Meluvin Bio über Fa. Posch in Österreich erhältlich.

Pfirsichblätterelixier

Rezept
3 gehäufte EL frische (Frühlings-)Pfirsichblätter
3 gehäufte EL Süßholzwurzeln
1 TL schwarzen Pfeffer
150 g Honig

In 1 l Wein aufkochen, abseihen
Zweimal täglich 1 Likörglas: nach dem Mittagessen und abends

Indikation
Bei Atemgeruch, Eiterungen, Eiterige Bronchitis, Bronchiektasie eventuell bei einer eiterigen Mittelohrentzündung (?) und Stinknase (?)

Handel
Als Pfirsichelixier über die Fa. Jura und Zähringer Apotheke in Konstanz am Bodensee. Als Pfirsichblätter-Trank Bio über Fa. Posch in Österreich.

Quendel / Thymus serphyllum

Hildegard *„… und ein Mensch der krankes Fleisch am Körper hat, so dass sein Fleisch wie Krätze ausblüht, der esse oft Quendel entweder mit Fleisch oder in Mus gekocht, und das Fleisch seines Körpers wird innerlich geheilt und gereinigt werden."*

Quendelpulver

Rezept
Jeder Mahlzeit schon während des Kochens Quendelkrautpulver als Gewürz dazugeben. Quendel ist als Gewürz für Fleisch, Fisch und Gemüsegerichte gut geeignet.

Wichtig ist: Quendel muss immer mitgekocht werden.

Indikation
Hautausschläge Neurodermitis, Ekzeme, Dermatitis, Akne, vielleicht auch Schuppenflechte

Handel
Über Kräuter Schulte als Quendelkraut Nr. 9838, als Quendelsalbe über Fa. Jura und die Zähringer Apotheke in Konztanz, hier als 50 / 100 g. Als Quendelkraut gemahlen über Fa. Posch in Österreich erhältlich.

Quendelkekse

Rezept
1250 g Dinkelmehl
375 g Butter
100 g Rohrzucker
200 g gemahlene süße Mandeln
20 g Quendelpulver
4 Eidotter
2 ganze Eier, 1 TL Salz, Wasser

Aus den Zutaten einen geschmeidigen Teig kneten, etwa 5 mm dick ausrollen und Plätzchen ausstechen, auf das Backblech legen und 20–25 Minuten bei Mittelhitze überbacken. Als Quendel gemahlen über Fa. Posch in Österreich erhältlich.

Indikation
Diese Kekse helfen gegen Durchblutungsstörungen, auch bei Cerebralsklerose und Gedächtnisschwäche.

Handel
Quendel über die Fa. Jura als Quendelkrautpulver, über die Zähringer Apotheke als Quendelgewürz.

Quendelsalbe

Hildegard von Bingen: *„Aber wer die kleine Krätze, das heißt den kleinen Grind hat, der zerstoße Quendel mit frischem Fett und so mache er daraus eine Salbe und salbe sich damit und er wird die Gesundheit wiedererlangen."*

Rezeptur
30 g Quendelkraut
70 g Ziegen, Schaf oder Rinderfett (ich bevorzuge hierbei Ziegenfett)

Dafür zerstoßen wir den Quendel in einer Reibeschale so fein wie möglich und rühren ihn in das erwärmte flüssige Fett ein. Die Mischung lassen wir erkalten und über Naht ziehen. Um eine schöne Salbe zu erhalten, erwärmen wir das Fett am nächsten Morgen noch einmal, seihen die Kräuterteile mit einem Sieb ab und rühren die Salbe bis sie fest wird. 2x täglich auf die betroffene Hautstellen dünn auftragen.

Indikation
Bei Unreinheiten der Haut, Ekzeme, Neurodermitis, Schuppenflechte

Handel
Als Quendelcreme über Firma Posch.

Rainfarnwein/Tanacetum vulgare

Hildegard „Der Rainfarn ist warm und etwas feucht und er ist gut gegen alle überfließenden und ausfließenden Säfte und wer den Harn nicht halten kann, als ob er von einem Stein bedrängt wird, der zerstoße Rainfarn und seihe den Saft durch ein Tuch, und er gebe genügend Wein bei, und so trinke er oft, und das Harnverhalten wird gelöst, und er lässt ihn hinaus."

Rezept
50 ml Rainfarnsaft, oder Tinktur
1 l Wein

Rainfarnsaft mit dem Wein mischen und davon 3x täglich ein Likörglas trinken.

Indikation
Harnverhalten, Prostatavergrößerung

Handel
Als Rainfarnsaft und Rainfarnwein nur über die Zähringer Apotheke. Als Prostavin Bio-Rainfarntrank über Fa. Posch in Österreich erhältlich.

Rautensalbe
siehe unter Weinrautensalbe Seite 528

Rosenblütenmischpulver

Rezept
20 g Rosenblüten und -blätter
15 g Salbeiblätter und -blüten

Rose und Salbei in der Sonne trocknen und zusammen pulverisieren. Dieses Pulvergemisch geben wir eine kleine Dose und tragen sie stets bei uns. Bei einem Zornanfall halten wir die geöffnete Dose an die Nase und nehmen den Duft der Kräuter auf. Es ist nicht nötig, das Pulver zu schnupfen.

Indikation
Jähzorn, Wutausbrüche unterstützend bei Gicht

Rosenöl

Rezept
Es handelt sich hierbei um einen öligen Auszug mit Olivenöl, denn die Olive und die Rose sind nach Hildegard eine ideale Ergänzung. das Rosenöl hinterlässt ein Angenehmes Gefühl auf der Haut.

Indikation
Das Rosenmassageöl hat sich bei Verspannungen und bei Muskelkrämpfen (auch Muskelkater) bewährt.
Rosenöl kann auch bei Augenbindehautentzündungen angewandt werden, hierzu wird das Öl vorsichtig mit dem Finger ums Auge herum eingerieben.

Leitsymptom sind hier gemäß der Signatur ziehende, reißende Schmerzen.

Handel
Als Rosenmassageöl über Firma Posch, oder als Rosen-Hautöl über Kräuter Schulte.

Schöllkrautsalbe

Rezept
250 g Schweineschmalz
25 ml Olivenöl
30 ml frisch gepressten Schöllkrautsaft

Schweineschmalz mit dem Olivenöl kalt vermischen, den frischen Schöllkrautsaft hinzufügen und gut vermengen. Diese Menge ergibt ca. 13 Dosen á 20 g.
(Die Dosen im Kühlschrank aufbewahren.)

Handel
Die Schöllkrautsalbe ist nicht im Handel erhältlich.

Selleriemischpulver

(Gewürzmischung)

Rezept

60 g Selleriesamen
20 g Weinraute
15 g Muskatnuss
10 g Nelken
5 g Steinbrech

Indikation

Es kommt bei Glieder- und Rheumaschmerzen zum Einsatz und bringt rasch spürbare Erleichterung.

8 Wochen lang vor und nach dem Essen 1 TL Mischpulver mit einem Stück Brot essen. Das Brot am besten mit Quittenmarmelade bestreich, da das Pulver etwas unangenehm schmeckt.

Handel

Als Selleriemischpulver über die Firma Jura, oder die Zähringer Apotheke. Selleriemischpulver, Sellerie-Mischpulver, über Fa. Posch in Österreich erhältlich.

Sivesan-Pulver (nach der heiligen Hildegard von Bingen)

Rezept

32 g Fenchelpulver
16 g Galgantwurzel
8 g Diptamkraut (Spechtwurzelpulver)
4 g Habichtskraut

Die verschiedenen Bestandteile miteinander vermischen, pulverisieren und ganz fein aussieben. Ca. eine halbe Stunde nach dem Mittagessen ½ TL Pulver in einem Likörglas warmen Wein einnehmen.

Indikation

Stärkt die allgemeine Gesundheit und das Immunsystem, macht einen gesunden Teint, für gute Verdauung und Nährstoffaufnahme, zur Stoffwechsel- und Kreislaufverbesserung, für Infarktpatienten, bei Angina Pectoris, Thrombosen, Bluthochdruck, Schweißausbrüchen, (Blähungs-) Herzdruck, Managerleiden, Nierenleiden (Gesichtsfarbe).

Handel
Fa. Posch unter Sivesan Fenchel-Mischpulver Bz. SIV 100 g , über die Zähringer Apotheke oder Fa. Jura als Sivesan Pulver.

Stimmkräuterwein

Rezept
0,25 l Rotwein
1 EL Stimmkräutermischung

Zusammensetzung Stimmkräutermischung
1 Teil Königskerze
1 Teil Fenchel

Der Wein wird mit der Stimmkräutermischung 4 Minuten lang gekocht, dann absieben und etwas Bienenhonig dazugeben. 1 / 8 bis ¼ l Wein als Tagesportion in eine Thermoskanne füllen und schluckweise trinken.

Indikation
Heiserkeit, Erkältungen, Stimmbandproblemen, starke Beanspruchung der Stimme

Handel
Königskerze über Kräuter Schulte als Königskerzenblüten, ganz
Fenchel über die Apotheke unter der Drogenbezeichnung Fructus Foeniculi contusus

Tannencreme (Weißtanne)

Rezept
100 g Tannenrinde, -nadeln, -holz (März bis Mai)
50 g Salbeiblätter
0,5 l Wasser
150 g Mai-Kuhbutter

Tannenrinde und -nadeln und wenig -holz und die Salbeiblätter klein schneiden und mit Wasser einkochen. Butter dazugeben und unter ständigem Rühren zusammenschmelzen. Der Festigkeit wegen kann man noch ca. 50 g Ziegenfett zugeben. Anschließend durch ein Tuch rühren und im kalten Wasserbad fest werden lassen. Das sich absetzende Wasser abgießen, die Salbe erneut erwärmen und erneut kalt rühren.

Handel
Als Tannencreme über die Fa. Jura und die Fa. Posch (TAS 50 ml) oder über die Zähringer Apotheke in Konztanz am Bodensee als Tannensalbe 20 g.

Veilchenelixier

Rezept
1 l Rotwein
10 g Galgantwurzel (geschnitten)
20 g Süßholzwurzel (geschnitten)
15 g Veilchenblüten und -blätter

Den Wein mit der Galgantwurzel, Süßholzwurzel und den Veilchenblüten und – blättern aufkochen, vom Herd nehmen und über Nacht ziehen lassen. Am nächsten Tag alles nochmals kurz aufkochen und dann abseihen.

Indikation
Melancholie, Arbeitsunlust, Traurigkeit und dadurch bedingte Lungenbeschwerden

Handel
Veilchenelixier ist über die Zähringer Apotheke erhältlich.
Einzelne Bestandteile:

- Galgantwurzel: In der Apotheke unter der Bezeichnung Rhizoma Galangae, über Kräuter Schulte als Galgantwurzel, geschnitten
- Süßholzwurzel: Über die Apotheke als Radix Liquiritiae, über die Fa. Jura oder über Kräuter Schulte als Süßholzwurzel, geschält
- Veilchen: Als Veilchenelixier über die Zähringer Apotheke

Veilchenöl

Rezept
0,25 l Olivenöl
2 gehäufte EL Veilchenblüten und -Blätter

Das Öl mit den Veilchenblüten und -blättern langsam erhitzen, bis sich kleine Bläschen bilden. Dann sofort vom Feuer nehmen und über Nacht stehen lassen. Am nächsten

Tag abfiltern und in kleine Fläschchen füllen. Mehrmals täglich die betroffene Stelle mit Veilchenöl einreiben.

Indikation
Hilft bei blauen Flecken, Nierenschmerzen, Überbein, gutartige Geschwulstbildungen

Handel
Über die Fa. Jura und die Zähringer Apotheke als Veilchenöl.
Veilchen: Über Kräuter Schulte als Veilchenblätter geschnitten, Veilchenblüten ganz als Veilchenöl über die Zähringer Apotheke.

Wegerichhonig

Rezept
Spitz- oder und Breitwegerichwurzeln
4-fache Menge Bienenhonig

Indikation
Vorbeugemittel gegen Osteoporose, hilft mit, Knochenbrüche und Bänderzerrungen auszuheilen, fördert die Knochenheilung.
Spitz- oder und Breitwegerichwurzeln ausstechen, gut waschen und in kleine Stückchen schneiden. Mit der 4-fachen Menge Bienenhonig mischen. Täglich einen EL pur einnehmen, als Brotaufstrich verwenden oder in Tee auflösen.

Wegerichwurzeln ab Ende Oktober oder ganz zeitig im Frühling sammeln, wenn die Kraft schon bzw. noch in den Wurzeln ist.

Handel
Als Wegerichhonig über die Zähringer Apotheke in Konztanz am Bodensee.

Weinrautensalbe

Rezept
10 g Weinrautenblätter
10 g Wermutkraut
5 Tropfen Rosenöl
50 g Bärenfett oder Gänseschmalz

Das Fett wird geschmolzen und dann werden die Kräuter hinzugefügt. Langsam zum Sieden erhitzen kurz aufkochen lassen und anschließend über Nacht stehen lassen. Am nächsten Morgen wieder kurz erwärmen dann durch ein Tuch gießen und auswringen. Anschließend die 5 Tropfen Rosenöl unterrühren und erkalten lassen.

Indikation
Nach Hildegard zum Einreiben (möglichst an einem Holzfeuer) bei Schmerzen in der Nierengegend, Nierenleiden und Bluthochdruck.
Anmerkung: Da die Behandlung eine gewisse Zeit durchgeführt werden sollte empfiehlt es sich die doppelte Menge zu nehmen.

Wermutelixier / Maitrank

Botanische Bezeichnung Artemisia absinthium (Physica Cap. 1–109, S. 125)

Indikation
Nach Hildegard Frühjahrskur, Erschöpfung, Verstopfung, Stärkung der Abwehrkräfte, Anregung der Verdauung

Rezeptur
Man nimmt 20 g Frischsaft der Wermutpflanze, der einem halben Liter mit Honig abgekochtem Weißwein zugesetzt wird. Jeden dritten Tag morgens nüchtern ein Likörglas voll. (siehe Buch R. Schiller grün, S. 51)

Handel
Als Wermutelixier über die Zähringer Apotheke in Konstanz am Bodensee. Als Maitrunk über Fa. Posch in Österreich erhältlich.

Wichtige Persönlichkeiten in der Klosterheilkunde

Albertus Magnus (um 1200–1280) war ein dominikanischer Gelehrter, der 1248 zum Leiter der ersten Ordenshochschule Deutschlands ernannt wurde. Einer seiner Schüler war der Philosoph und Theologe Thomas von Aquin. Albertus Magnus beschäftigte sich zudem mit der Pflanzen- und Heilkundenlehre. Er verband das botanische Wissen antiker Autoren mit Lehrmeinungen (bspw. aus Avicennas Schriften) und fügte eigene Erfahrungen und Beobachtungen hinzu. Damit gilt der Dominikaner als einer der bedeuteten Gelehrten und Naturforschern des Mittelalters.

Avicenna (um 973 als Abdallah Ibn Sina in Persien geboren und 1037 verstorben) war ein Gelehrter und Schriftsteller, der als bedeutendster universelle Wissenschaftler, Philosoph und Arzt des islamischen Ostens im Mittelalter zählt. In zahlreichen Schriften verarbeitete er Wissen griechischer, lateinischer und persischer Quellen. Zu Ruhm verhalf ihm vor allem das fünfbändige Werk *Canon medicinae*, dessen Übersetzungen grundlegend für die medizinische Ausbildung zu seiner Zeit war und noch bis ins 17. Jahrhundert hinein nachgedruckt wurde.

Hieronymus Brunschwig (um 1450–ca. 1512) war ein deutscher Chirurg, der Bekanntheit durch seine Publikationen zum Destilliervorgang und damit der Gewinnung heilkundlicher Mittel bekannt wurde. Das Wissen darin stammt möglicherweise u. a. aus der Volksmedizin des Mittelalters und war das erste Werk dieser Art bis zu seiner Zeit.

Cassiodor (um 490–580) war ein Senator und Gründer des Klosters Vivarium in Süditalien. Er gilt als einer der Wegbereiter der Klostermedizin, indem er u.a. zahlreiche griechische Texte ins Lateinische übersetzen ließ. In seiner Schrift *Institutiones* (um 550) ruft er dazu auf, das Wissen der antiken Wissenschaftler zu studieren und zu erhalten: „Lernet die Eigenschaften der Kräuter und die Mischungen der Arzneien kennen [...]“

Constaninus Africanus (um 1010/15–1087) war ein arabischer Arznei- und Gewürzhändler im Mittelmeerraum und dem Vorderen Orient. Auf einer seiner Reisen lernte er das Benediktinerkloster Monte Cassino in Salerno kennen und trat schließlich ein. Dort übersetzte er zahlreiche arabische und persische Schriften in das Lateinische und begründete mit anderen die lateinische Fachsprache der Medizin. Sein Buch *Liber de gradibus* – eine Art Intensitätsgrade-Lehrbuch – und seine Übersetzungen wurden grundlegend für die Medizinschule von Salerno und das dort entstandene Lehrbuch *Circa instans*.

Dioskurides (1. Jh. n. Chr.) war ein griechischer Militärarzt unter den römischen Kaisern Claudius und Nero. Er verfasste das als bedeutendste pharmazeutische Werk der Antike, das bis weit in die neuzeitliche Arzneimittellehre hinein Verwendung fand. Insgesamt führte er darin etwa 600 Arzneipflanzen sowie ihre Indikation, Dosierung und Wirkung auf. Das Buch wurde bis ins späte Mittelalter hinein immer wieder kopiert, übersetzt und bearbeitet.

Guy van Leemput (1955–2022) war ein heilkundiger belgischer Mönch, der im belgischen Norbertijnen-(Praemonstratenser-)Kloster in Postel / Belgien lebte. Dort gibt es den größten Kräutergarten, den ich jemals in einem Kloster gesehen habe. Auch betrieb Guy van Leemput ein Labor zur Herstellung von Kräuterprodukten. Guy van Leemput hat zwei Bücher in niederländischer Sprache geschrieben.

Hildegard von Bingen (1098–1179) war eine Benediktiner-Äbtissin, die bereits als Kind ins Kloster kam und mit 43 Jahren anfing, zu schreiben. Neben heilsgeschichtlichen Texten verfasste sie Schriften zur Natur- und Heilkunde. Heute noch bekannt im Hinblick auf die Heilkunde ist v. a. die *Physica*, die in 230 Kapiteln Tiere, Mineralien und Pflanzen mit der Anwendung ihrer Wirkstoffe beschreibt. Sie unterschied sich von zeitgenössischen oder auch antiken Medizinern durch ihr mythisches Weltbild und ihre Darstellung der Heilwirkungen von Arzneimitteln. Zu Lebzeiten stand Hildegard von Bingen im Schatten der heilkundlichen Lehren von Salerno. Erst gegen Ende des 20. Jahrhunderts wurden ihre Lehren und Schriften wiederentdeckt und vielfältig kommentiert und editiert.

Ibn-al-Baytar (1197–1248) war ein spanisch-maurischer Botaniker, der sich nach Reisen in Ägypten niederließ. Er verfasste mehrere botanische Schriften, in denen er u. a. die Wirkung von Heilpflanzen festhielt. Besonders war die Verarbeitung nicht nur europäischer, sondern auch persischer, syrischer und indischer Texte, sodass auch viele orientalische Heilpflanzen aufgenommen wurden.

Konrad von Megenberg (1309–1374) war ein Gelehrter, der zunächst in Paris arbeitete und dann zum Rektor der Wiener Domschule berufen wurde. Dort wirkte er als Lehrer und Autor. Bekanntheit erlangte er durch sein Werk *Buch der Natur*, in der er das Werk *Thomas von Cantimpré* verarbeitete. Als eigenständiges Werk gilt es in besonderer Weise als ein für Laien verständliches medizinisches Handbuch.

Odo Magdunensis (von Meung) war ein französischer Mönch, Arzt und Schriftsteller, der im 11. Jahrhundert etwa um 1080 ein botanisches Lehrgedicht namens *Macer floridus* verfasste, in das er 77 Pflanzen in Versform des lateinischen Hexameters aufnahm. Der Text wurde vielfach in andere Sprachen übersetzt und Grundlage für spätere

Kräuterbücher, zunächst aber fälschlicherweise dem römischen Dichter *Aemilius Macer* (1. Jahrhundert) zugeordnet. Sein Buch spielte im Mittelalter eine große Rolle und ist eine Wertvolle Ergänzung zur Hildegard-Medizin welches Hildegard von Bingen sicher auch gelesen haben wird

Pater Kilian Saum (geboren 1958) erforschte die geschichtliche Entwicklung der Klosterheilkunde und auch die Angaben der *Leipziger Drogenkunde* und anderen Quellen sehr gut. Der Mönch aus einem bayrischen Kloster beschrieb seine Erkenntnisse in Zusammenarbeit mit zwei Ärzten im Werk *Das große Handbuch der Klosterheilkunde*.

Plinius der Ältere (23–79 n. Chr.) war ein bedeutender Schriftsteller, der sich u. a. mit der Medizin und der Pharmazeutik beschäftigte. Er verfasste eine 37-bändige Enzyklopädie der Naturgeschichte – die *Naturalis historia*. Mit ihrer Präzision wurde sie zur Quelle vieler mittelalterlicher Schriften zur Klostermedizin (wie für *Odo Magdunensis*). Zur besseren Übersicht wurden im 4. Jahrhundert die medizinisch relevanten Textstellen in der Medicina Plinii und später mit Ergänzungen in der *Physica Plinii* zusammengefasst.

Walahfrid Strabo (808–849) war ein benediktinischer Dichter und Gelehrter. Während seiner Tätigkeit als Abt seines Heimatklosters Reichenau verfasste er ein in 444 Hexameter-Versen gehaltenes botanisches Lehrgedicht: den Hortulus. Er beschreibt darin 24 Pflanzen und hebt sich von anderen medizingeschichtlichen Ausführungen durch die Genauigkeit seiner Beobachtung und Beschreibung ab.

Priester und Pastoren

Jan van Dieken, ostfriesischer Pastor und Botaniker, wurde am 12. 3. 1893 in Stickhausen im Jümme-Gebiet (Ostfriesland) geboren und verstarb am 26. 4. 1971. Noch vor dem Ersten Weltkrieg studierte er Biologie mit Schwerpunkt Botanik. Nach dem Krieg wurde er Pastor, doch seine Liebe zu den Pflanzen blieb ungebrochen. Er widmete sich u. a. der systematischen Botanik und besuchte im Laufe von 30 Jahren heilkundige ostfriesische Bauern, Bäuerinnen und Schäfer, um diese nach ihrem Wissen zu befragen. Als er starb, hinterließ er umfangreiche Aufzeichnungen, die von mir ausgewertet werden durften. Bei seiner Sammlung handelt es sich um die größte jemals schriftlich festgehaltene Quelle über die ostfriesische Volksmedizin. Dieses Wissen geht zum Teil auch auf die Klosterheilkunde zurück, was sich durch eine von Ihm verwendete Rezeptsammlung aus dem Jahre 1560 belegen lässt.

Der katholische Priester **Sebastian Kneipp**, geboren am 17.5.1821 in Stephansried bei Ottobeuren, verstarb am 17.6.1891 in Bad Wörishofen. Er war berühmt als Wassertreter, Bienenvater und Kräuterkundiger und begründete im 19. Jahrhundert ein berühmtes Naturheilkundliches Konzept, welches auch ein enormes Kräuterwissen beinhaltete. Ich habe einige seiner Beschreibungen mit verwendet.

Johann Künzle (3.9.1857–9.1.1945) war ein Schweizer Kräuterpfarrer, der in Leuwen (Belgien) Theologie studiert hatte. Er verbrachte ein Teil seiner Schulzeit im Kloster Einsiedeln. Er besaß ein großes Wissen über die Kräuterheilkunde, veröffentlichte zahlreiche Schriften und gründete auch einen Kräuterhandel. 1945 erschien sein größtes Werk *Das große Kräuterheilbuch*. Ich habe einiges davon in meinem Buch verwendet, weil es nach meiner Meinung die Klosterheilkunde sehr ergänzt.

Dr. Friederich Losch war ein schwäbischer Kräuterpfarrer. Er brachte im Jahre 1903 ein sehr gutes Buch heraus, welches sehr genaue Beschreibungen der Heilpflanzen und auch sehr detaillierte Zeichnungen enthält. Leider ist sein Name in Vergessenheit geraten. Ich habe einige seiner Beschreibungen mit verwendet.

Personen mit Bild

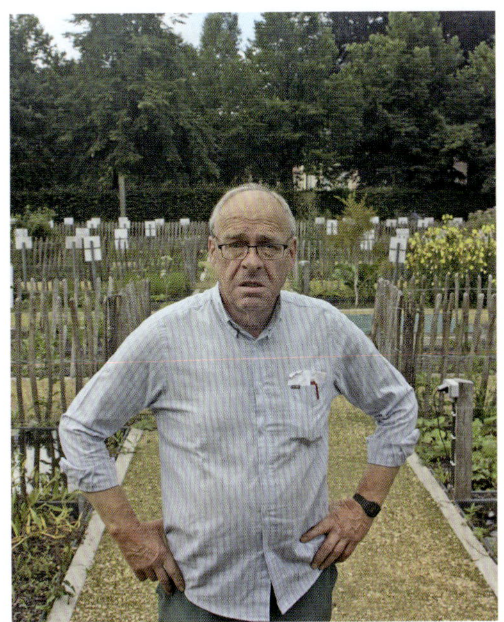

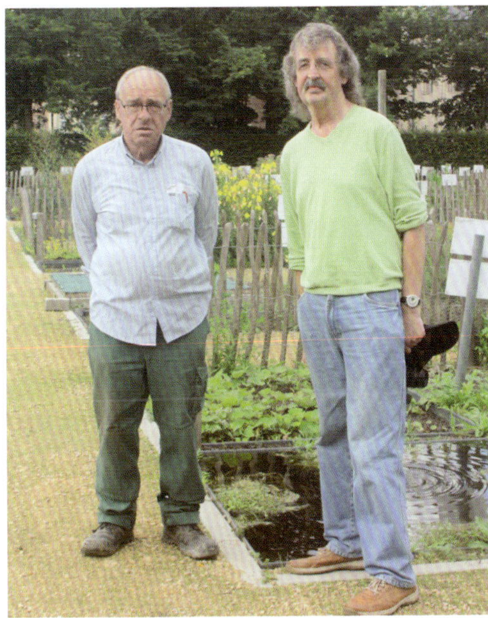

Guy van Leemput heilkundiger, belgischer Norbertijnenmönch, im Klostergarten des belgischen Norbertijnenkloster Postel, rechts mit dem Autor K.-H. Peper

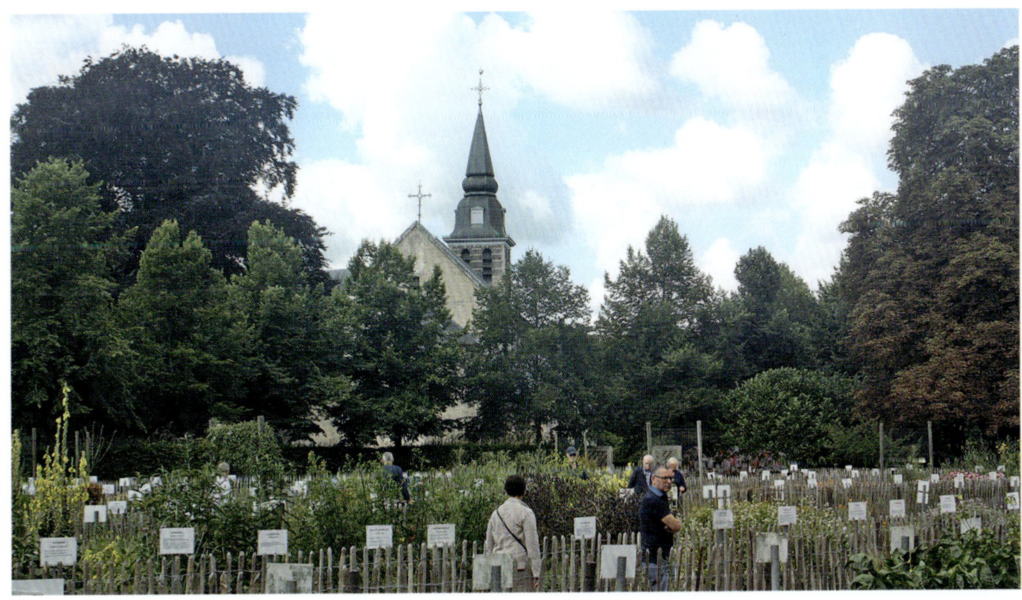

Klostergarten des Klosters Postel in Belgien

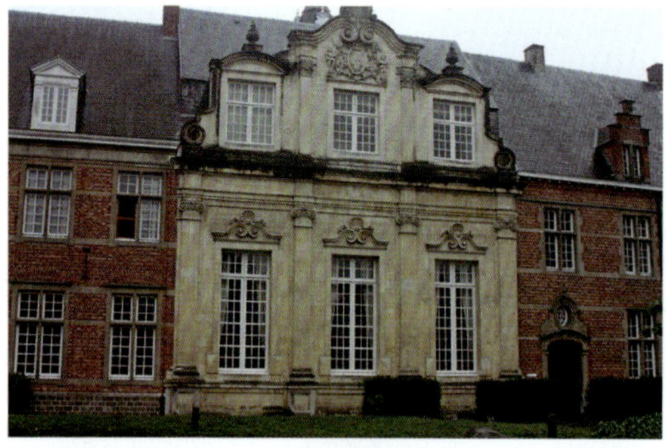

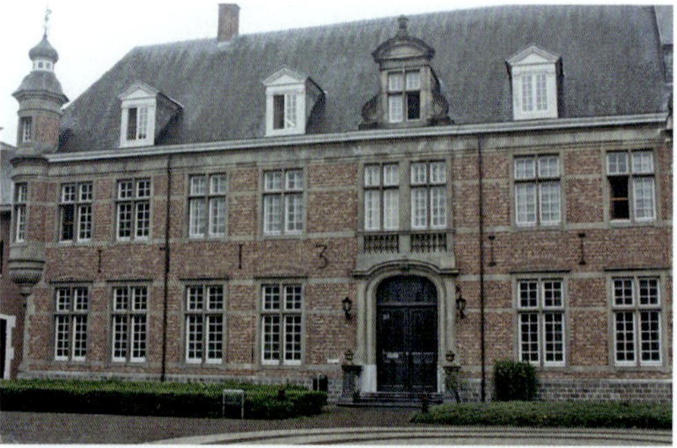

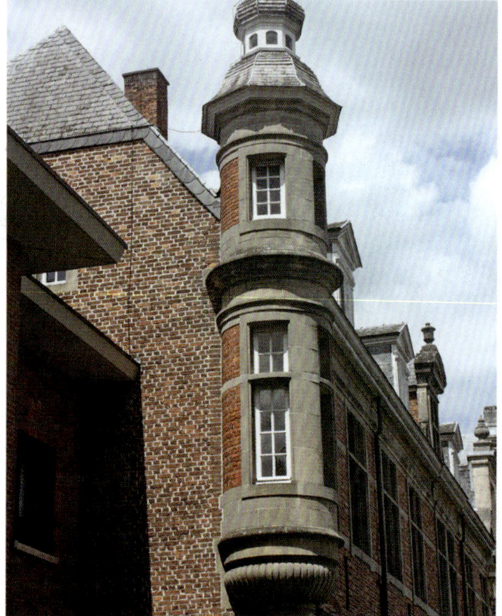

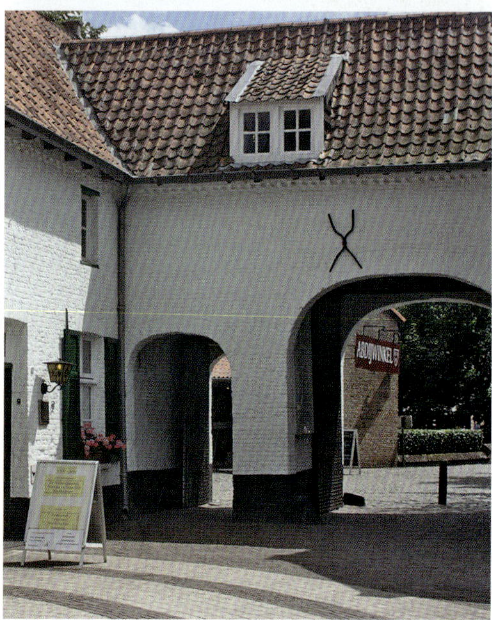

Bilder vom Norbertijnenkloster (Praemonstratenserkloster) in Belgien

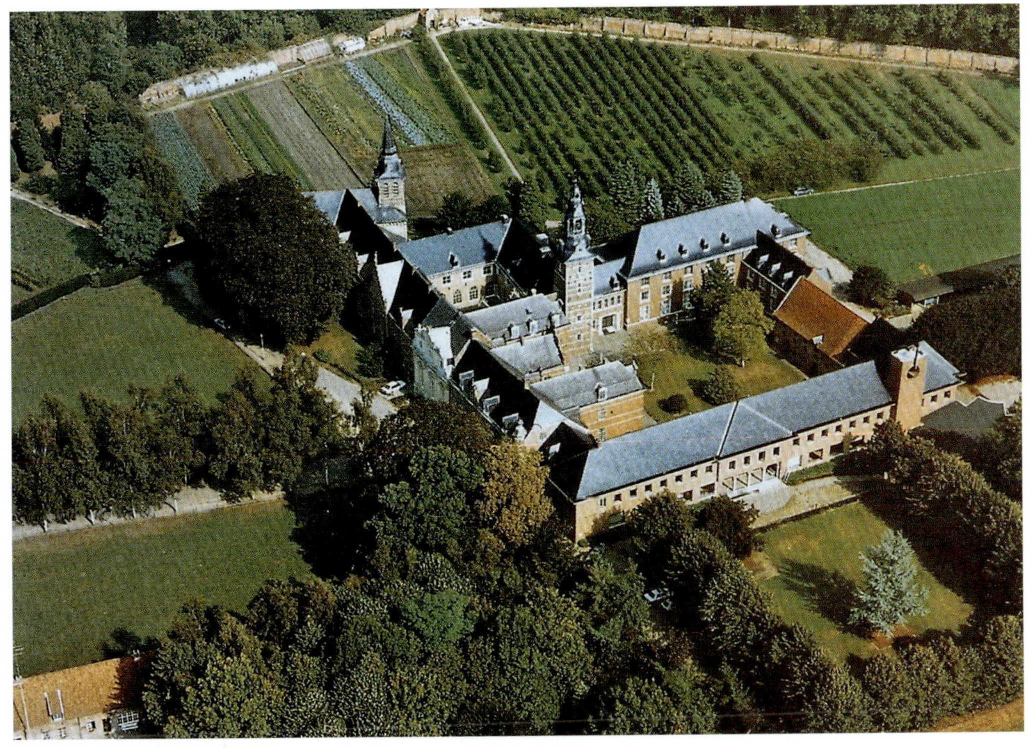

Norbertijnenabtei Postel in Belgien

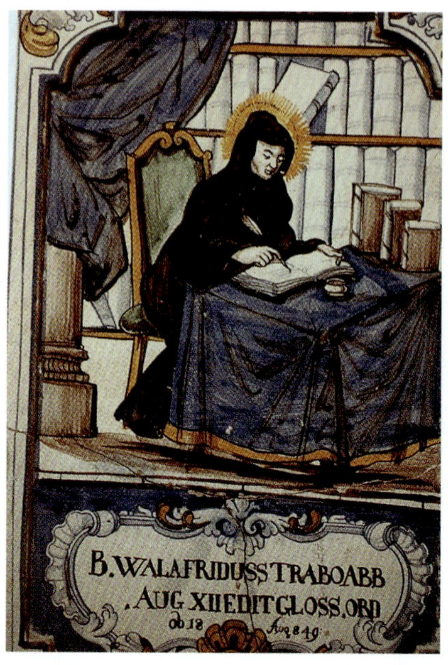

Walahfrid Strabo (der Schielende) Abt schrieb im 8. Jhd. das Hortulus, ein Lehrgedicht über Kräuter. Er war Abt des Klosters Reichenau auf der Insel Reichenau im Bodensee.

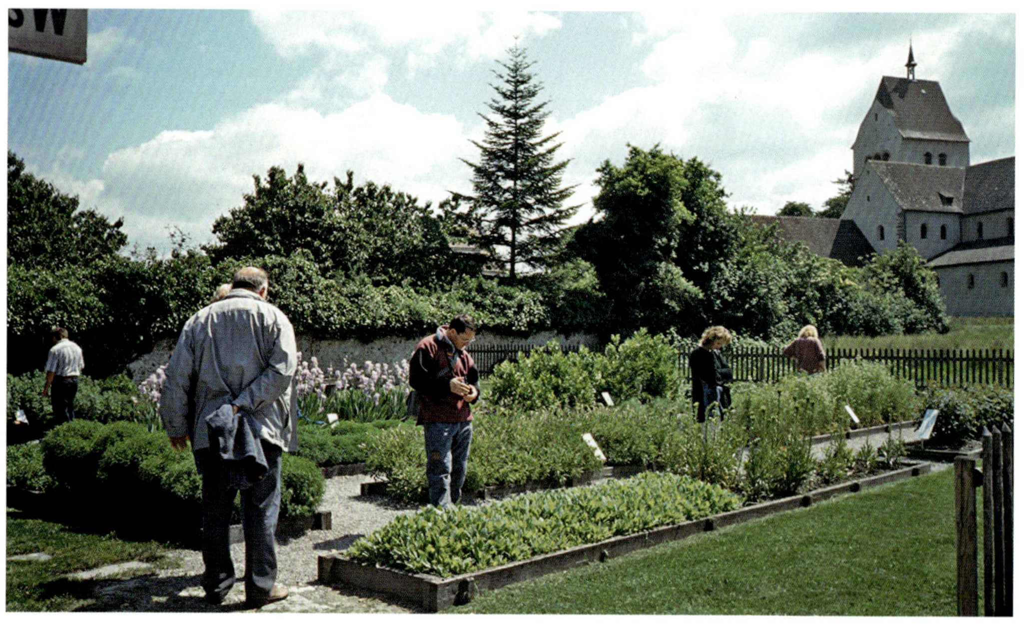

Der Kräutergarten heute von Walahfrid Strabo, im Hintergrund das Kloster Reichenau

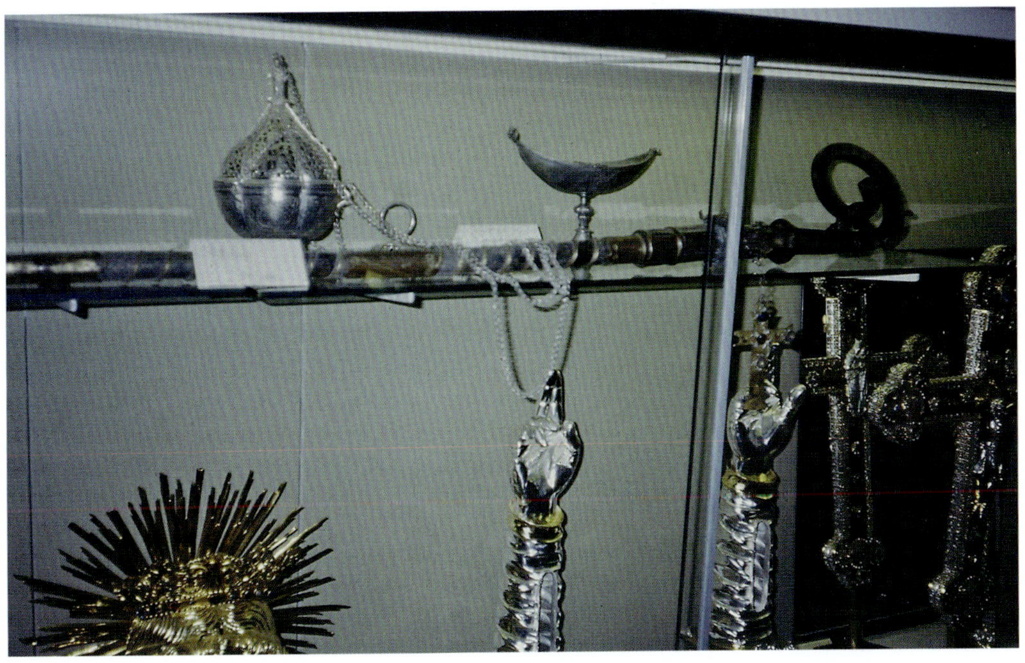

Der Mönchsstab mit Räuchergefäß von Walahfrid Strabo, im Kloster Reichenau

Anhang

Literaturregister der Klosterheilkunde

Die **Circa instans** gilt als „Standarddrogenkunde des Mittelalters" und entstand 1150 in der Medizinschule von Salerno. Sie bildete den Höhepunkt der mittelalterlichen pharmazeutischen Literatur und wurde vermutlich von einem Mitglied der Ärztefamilie Platearius verfasst. Es sortiert die Pflanzen nach einem halbalphabetischen Ordnungsprinzip und systematisierte sie nach aussehen, Anbau und Anwendung, was damals neuartig war. Mögliche Nebenwirkungen, Gefahrenhinweise und Haltbarkeit der Arzneien unterschieden es grundlegend von früheren Kräuterbüchern. Die **Circa instans** trug zusammen mit anderen Werken wesentlich zur Professionalisierung des Apothekerberufs bei.

Das **Elsässische Arzneibuch** entstand 1418, wurde später aber noch erweitert. Es enthält eine Zusammenfassung aller bis dahin vorliegenden deutschen Texte zur Medizin.

Das **Gart der Gesundheit** des Stadtarztes von Mainz Johann Wonnecke von Kaub entstand zwischen 1480 und 1485. Es ist der erste bekannte Druck eines Kräuterbuchs mit Pflanzendarstellungen nach der Erfindung des Buchdruckes. Allerdings haben sich bis heute viele Fehler darin gefunden.

Das Kräuterbuch ist eine von dem Stadtarzt Adam Lonitzer stark editierte und verbesserte Fassung des Gart der Gesundheit.

Die **Leipziger Drogenkunde** entstand 1435 in einem sächsischen Kloster. Es besteht aus einer vollständigen Übersetzung des Circa instans und Auszügen aus anderen Quellen wie der Schrift des Constantinus Africanus. Es wurde auszugsweise in Das große Handbuch Klosterheilkunde von Pater Kilian Saum, Dr. B. Uelke und Dr. J. G. Mayer veröffentlicht und jeweils den Pflanzen zugeordnet.

Das **Lorscher Arzneibuch** entstand um 795 als Reaktion auf die benediktinische Regelung, die Klöster seien nicht nur für das seelische, sondern auch das körperliche Wohl der Armen und Kranken verantwortlich. Auf 150 Seiten sind darin medizinisch-pharmazeutische Texte versammelt, die einen Einblick in die damaligen Abläufe der Krankenversorgung und Heilverfahren bietet. Neben einer umfangreichen Pflanzenliste enthält es über 500 Rezepturen für Heilmittel.

Literaturverzeichnis

Beringer, Alice (1999): Aloe vera. Natürliche Schönheit und Wohlbefinden durch die Königin der Heilpflanzen. Neuausg. München: Heyne (Heyne-Bücher: 48, 49).

Berschin, Walter; Walahfrid Strabo (Hg.) (2007): De cultura hortorum. (Hortulus) = Das Gedicht vom Gartenbau. Unter Mitarbeit von Claudia Erbar. 2. Aufl. Heidelberg: Mattes (Reichenauer Texte und Bilder, 13).

Breindl, Ellen (1998): Das große Buch der heiligen Hildegard von Bingen. Neuausg., 3. Aufl. Düsseldorf, München: Econ-Taschenbuch-Verl. (Econ, 20606 : Econ-Ratgeber).

Goehl, Konrad; Mayer, Johannes Gottfried (Hg.) (2003): Kräuterbuch der Klostermedizin. Der „Macer floridus" Medizin des Mittelalters. Leipzig: Reprint Verlag.

Harms, Heinz; Stracke, Johannes (1962): Ostfriesische Rezeptsammlung aus der Zeit um 1560. In: Emder Jahrbuch für historische Landeskunde Ostfrieslands, Bd. 42. Aurich: Verl. Ostfriesische Landschaft.

Heimat- und Kulturverein (2002): Das Lorscher Arzneibuch. Klostermedizin in der Karolingerzeit; ausgewählte Texte und Beiträge. 3. Aufl. Lorsch: Verl. Laurissa.

Hertzka, Gottfried; Strehlow, Wighard; Hildegard (2015): Große Hildegard-Apotheke. 16. Auflage. Kissleg-Immenried: Christiana-Verlag im FE-Medienverlag.

Hildegard (2012): Werke. = Causae et curae. 2. Aufl. Beuron: Beuroner Kunstverlag (Werke / Hildegard von Bingen, Band 2).

Hildegard von Bingen (2007): Scivias. Wisse die Wege; vollständige Übersetzung. Petersberg: Imhof.

Hildegard von Bingen; Portmann, Marie-Louise (Übersetzerin) (Hg.) (1991): Physica, Heilkraft der Natur. Das Buch von dem inneren Wesen der verschiedenen Naturen der Geschöpfe. 2. Aufl. Augsburg: Pattloch.

Hirsch, Siegrid; Grünberger, Felix (2019?): Die Kräuter in meinem Garten. Heilwirkung, traditionelle europäische Medizin, Bach-Blüten, traditionelle chinesische Medizin, Hildegard Anwendungen, Genehmigte Sonderausgabe. Rottenburg: Kopp Verlag.

Karl, Josef (1983): Phytotherapie. Ein Lehr- und Verordnungsbuch. 4. Aufl. München: Marczell.

Katholische Frauengemeinschaft St. Laurentius (1989): Alte Hausmittel für die Gesundheit. Lehrte- Haselünne (Emsland).

Kneipp, Sebastian, Reile, Fr. Bonifaz (1909): Das große Kneippbuch. Ein Volksbuch für Gesunde und Kranke. Kempten und München: Verlag der Jos. Kösel'schen Buchhandlung (1).

Kropf, Ingrid (2009): Het kruidenboek van Ingrid. Alle medicinale kruiden beschreven. Witte Paarden: Grizzly Bear.

Künzle, Johann (1982): Das große Kräuterheilbuch. Ratgeber für gesunde und kranke Tage nach der giftfreien Heilmethode und den Originalrezepten. [Unveränd. Nachdr. d. Erstausg. 1945]. Olten: Walter.

Mayer, Johannes Gottfried; Saum, Kilian; Uehleke, Bernhard (ca. 2006): Das große Handbuch der Klosterheilkunde. [alte Schätze neu entdeckt; Anwendungen, Tipps und Rezepte]. Genehmigte Sonderausg., überarb. und erw. Geschenkausg. Augsburg: Weltbild.

Pahlow, Mannfried (1987): Das große Buch der Heilpflanzen. Gesund durch die Heilkräfte der Natur. 2. Auflage. München: GRÄFE UND UNZER Verlag GmbH (GU Einzeltitel Gesundheit/ Alternativheilkunde).

Peper, Karl-Heinz (2016): Nutze die Heilkraft der Nüsse, Kerne, Körner und Samen. Mit besonderen Erfahrungen aus der ostfriesischen Volksmedizin. [1. Auflage]. Oldenburg: Isensee Verlag.

Peper, Karl-Heinz (2015): Lexikon der ostfriesischen Natur- und Volksheilkunde. Gesammeltes Wissen von 1560 bis heute: Gesundheit für Mensch & Tier. 2. Auflage. Oldenburg: Isensee Verlag.

Posch, Helmut (2006): Das kleine Hildegard-Lexikon. Hildegard-Naturheilmittel die helfen und heilen. 5. Aufl. St, Georgen im Attergau.

Pregenzer, Brigitte; Schmidle, Brigitte (2022): Hildegard von Bingen – Einfach gesund. Ein Gesundheitsratgeber mit Sonderteil „"Hildegard-Apotheke für Einsteiger"". Unter Mitarbeit von Brigitte Schmidle. Innsbruck: Tyrolia Verlag. Online verfügbar unter https://ebookcentral.proquest.com/lib/kxp/detail.action?docID=6888121.

Schiller, Reinhard; Hildegardis (1993): Hildegard-Medizin-Praxis. Rezepte für ein gesundes Leben, Heilmittel im Einklang mit der Umwelt, Wahrung der ursprünglichen Lebenskraft. Augsburg: Pattloch.

Schiller, Reinhard; Hildegardis (1996): Hildegard-Pflanzen-Apotheke. Heilpflanzen für ein gesundes Leben, Rezepte zur Herstellung von natürlichen Medikamenten, praktische Hinweise für die Selbstbehandlung. Augsburg: Pattloch.

Siefert Heinrich: Broschüre „Auf den Spuren der Hildegard von Bingen" Weg-Begleiter Katholische Akademie Stapelfeld

van Leemput, Guy (op. 2008): Het kruidenboek van broeder Guy. Averbode, Zoetermeer: Altiora Averbode; Meinema.

van Leemput, Guy (op. 2010): Heilzame kruidenrecepten van broeder Guy. [Averbode], Zoetermeer: Averbode; Meinema.

Wichtl, Max; Bisset, Norman Grainger (Hg.) 2. Auflage (1989): Teedrogen und Phytopharmaka. Ein Handbuch fur die Praxis auf wissenschaftlicher Grundlage. 4th ed. Stuttgart: Wissenschaftliche Verlagsgesellschaft.

Wikipedia (Hg.) (2022): Leber. Online verfügbar unter https://de.wikipedia.org/w/index.php?title=Leber&oldid=222783873, zuletzt aktualisiert am 11.05.2022, zuletzt geprüft am 31.05.2022.

Bildnachweise

Zeichnungen und Fotos sind von Karl-Heinz Peper.

***Ausnahmen sind folgende Bilder**: Bilsenkraut, Gagelstrauchwurzel, Kopfsalat, Pfingstrose und Rehbock. Diese sind von dem ostfriesischen Kunstmaler Heinrich Voss aus Veenhusen.*

Die Luftaufnahme vom Kloster Postel in Belgien wurde vom Kloster zur Verfügung gestellt.

Bezugsquellen

DHU – Deutsche Homöopathische Union (Nur über die Apotheke)
Ottostr. 24 in 76227 Karlsruhe

Firma Ceres (Hersteller von Urtinkturen, erhältlich in der Apotheke)
Ceres Heilmittel GmbH Schloss Türnich 50169 Kerpen

Gut Saunstorf gGmbH
Am Gutspark 1, 23996 Saunstorf, Tel. 038424 227990, Fax 038424 22691
derklosterladen.com

Herrenbach-Apotheke
Inhaber: Apotheker Franz Fassl e. K.
Friedberger Straße 73, 86161 Augsburg, Tel. 0821 56872-0, Fax 0821 56872-29
herrenbach-apotheke.de

***Kräuter Schulte** (Tinkturen sind grundsätzlich Apothekenpflichtig!)*
Hauptstraße 5, 76593 Gernsbach/Schwarzwald, Tel. 07224 3876, Fax 07224 68434
www.kraeuterschulte.de

Remedia Homöopathica
www.remedia.at
Es handelt sich hier um eine in Österreich ansässige Firma

St. Hildegard-Posch Gmbh
Am Weinberg 23, 4880 St. Georgen im Attergau, Österreich, Tel. 0043 7667-8131
hildegardvonbingen.at

Zähringer Apotheke
Zähringerplatz 17, 78464 Konstanz, Tel. 0753168576, hildegard-vertrieb-breindl.de

Danksagungen

Für die wertvolle Hilfe bei der Recherche zur Klostermedizin und der fachlichen Korrektur des Manuskriptes möchte ich insbesondere Frau Gudrun Breindl von der Zähringer Apotheke in Konstanz danken.

Auch möchte ich mich auch bei Tomke Schröder für die für Beratung sowie die Korrekturlesung bedanken.

Dem belgischen Abt Frederic des Norbertinen-Klosters Postel in Belgien möchte ich für seine Zustimmung zu der Veröffentlichung der Hinterlassenschaft des belgischen Mönches Guy van Leemput danken.

Dem ostfriesischen Kunstmaler Heinrich Voss möchte ich hiermit für einige wertvolle Zeichnungen danken, welche er für mich angefertigt hat.

Ein herzliches Dankeschön geht auch an meine Zeichenlehrerin Ellen Schneider-Stötzner. Ohne ihre fachliche Anleitung hätten meine Zeichnungen sicherlich nicht diese Qualität erreicht.

Ein besonders herzliches Dankeschön geht an Elke Schulte für ihre geduldige und wertvolle Hilfe bei der Gestaltung des Buches. Ohne ihr grandioses Computerwissen hätte ich das gesamte Buchprojekt, das Einscannen der zahlreichen Bilder, Sortieren der Bilder, das Ordnen und Nacharbeiten der Texte in seiner alphabetischen Reihenfolge, was mir ganz besonders am Herzen lag, nicht so umsetzen können.

Auch ein Dankeschön an meine Frau Dietlind Rafalski für ihre Hilfe und ihre große Geduld. Auch sie war als Heilpraktikerin eine große Hilfe beim Arbeiten mit den Mitteln.

Karl-Heinz Peper

Der Autor

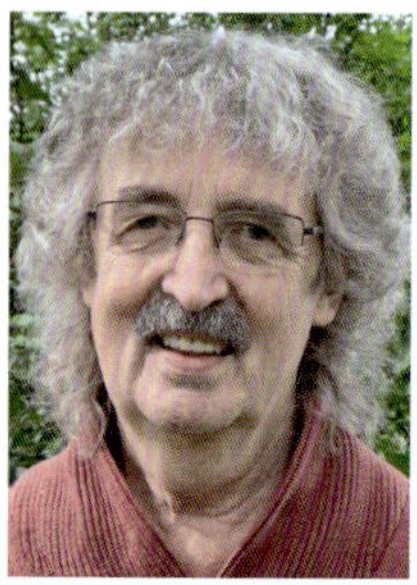

Karl-Heinz Peper wurde am 28.12.1958 in Spols, einem kleinen ostfriesischen Geestdorf, geboren und wuchs auf einem Bauernhof auf. Er ist seit 1992 als Heilpraktiker tätig. Peper lernte von seiner Mutter schon früh den Umgang mit Heilpflanzen und erhielt von älteren ostfriesischen Leuten, darunter viele Bauern und Bäuerinnen, immer wieder wertvolle Hinweise zum Gebrauch von Hausmitteln in der ostfriesischen Volksmedizin. Darüber schrieb er bereits vier Bücher, welche im Isensee Verlag in Oldenburg erhältlich sind.

Der Autor bietet regelmäßig Kurse, Seminare über die Medizin nach Hildegard von Bingen im Kloster Thuine im Emsland sowie dazu eine Ausbildung zum Kräuterkundigen an.

Weitere Infos finden Sie unter:
www.heilpflanzenschule-ostfriesland.de
www.naturheilpraxis-peper.de

Praxisadresse:
Karl-Heinz Peper
Woerdestraße 16
26847 Detern/Ostfriesland
www.naturheilpraxis-peper.de